"十三五"国家重点图书出版规划项目

ICU专科医师文库

名誉主编

邱海波

ICU 监测与治疗技术

第 2 版

主 编

杨 毅 黄英姿

副主编

康 焰 马晓春 王春亭 陈德昌

上海科学技术出版社

图书在版编目(CIP)数据

ICU监测与治疗技术 / 杨毅,黄英姿主编. —2版.
—上海:上海科学技术出版社,2018.1(2025.3重印)
ISBN 978-7-5478-3451-0

Ⅰ.①I… Ⅱ.①杨…②黄… Ⅲ.①险症—诊疗
Ⅳ.①R459.7

中国版本图书馆 CIP 数据核字(2017)第 029131 号

ICU 监测与治疗技术(第 2 版)
主编 杨 毅 黄英姿

上海世纪出版(集团)有限公司 出版、发行
上海科学技术出版社
(上海市闵行区号景路159弄A座9F-10F)
邮政编码201101 www.sstp.cn
上海中华商务联合印刷有限公司印刷
开本 889×1194 1/16 印张 23
字数:650 千字
2009 年 10 月第 1 版
2018 年 1 月第 2 版 2025 年 3 月第 11 次印刷
ISBN 978-7-5478-3451-0/R·1317
定价:128.00 元

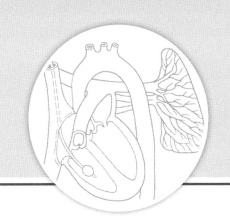

内 容 提 要

　　本书介绍了重症监护治疗病房(ICU)内使用的数十种项技术,既包括各种穿刺、插管等基础技术,也涵盖了机械通气、肺动脉漂浮导管等较为复杂、先进的技术,并对 NAVA 通气、电阻抗断层显像、心脏超声和体外膜肺氧合(ECMO)在重症患者抢救中应用的新技术进行了介绍。介绍每项技术时,深入、细致地描述了相关的解剖和病理生理学知识要点、患者评估、适应证和禁忌证、操作技巧,以及注意点、并发症和处理方法等,并体现了中华医学会制定的相关操作规范。编写时采用了大量的图片,配以简略的文字,简洁直观、易懂易学。

　　本书可供 ICU 医师参考,同时也作为急诊、内科、外科医师以及护理人员学习重症监护治疗技术的用书。

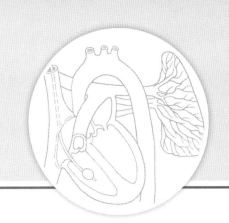

编 者 名 单

（按姓氏笔画排序）

王玉华　东南大学附属中大医院

王茂华　东南大学附属扬州医院

朱艳萍　东南大学附属中大医院

刘　玲　东南大学附属中大医院

刘艾然　东南大学附属中大医院

刘松桥　东南大学附属中大医院

许红阳　无锡市人民医院

严　静　浙江省浙江医院

苏　正　东南大学附属中大医院

杨　挺　无锡市人民医院

杨　毅　东南大学附属中大医院

杨从山　东南大学附属中大医院

李　娜　苏州大学附属第一医院

李　卿　东南大学附属中大医院

李元忠　大连市中心医院

李旭东　东南大学附属中大医院

李维勤　南京军区南京总医院

邱晓东　东南大学附属中大医院

邱海波　东南大学附属中大医院

陈　志　江西省人民医院

金　钧　苏州大学附属第一医院

周韶霞　东南大学附属中大医院

郑瑞强　扬州大学附属苏北人民医院

赵　波　东南大学附属中大医院

胡　柳　东南大学附属中大医院

莫　敏　东南大学附属中大医院

顾　勤　南京大学附属鼓楼医院

徐晓婷　东南大学附属中大医院

徐静媛　东南大学附属中大医院

黄英姿　东南大学附属中大医院

康　焰　四川大学华西医院

景　亮　东南大学附属中大医院

谢剑峰　东南大学附属中大医院

谭　焰　南京医科大学附属南京第一医院

潘　纯　东南大学附属中大医院

穆心苇　南京医科大学附属南京第一医院

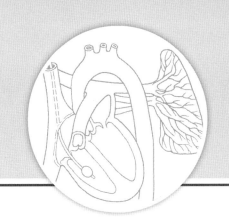

序

　　重症医学是医学领域中的一支奇兵,其重要性日益为人们所认识。由于广大从事重症医学工作的医护人员的共同努力、各级卫生行政主管部门的支持,近十多年来,我国的重症医学事业有了长足的进步和发展。

　　现今,科学技术的各个方面发展迅速,新装备、新技术、新疗法不断涌现,为了跟上科学前进的步伐,我们广大医务人员需要不断更新自己的知识和技能。

　　《ICU监测与治疗技术》是目前国内唯一一本有关ICU常用操作和监测、治疗技术的图书,全书60余万字,内容新颖、实用。本书通过大量的图片和流程图,配以精练的文字说明,描述各种操作和监测、治疗技术的具体步骤,强调相关注意事项,以求使初学者通过文字结合图片、流程图就可了解甚至掌握操作和监测、治疗技术,使读者能"按图索骥",并胸有成竹地进行操作。书中文字叙述简练、精确,图片精美、准确,这是本书的特点,也是亮点。

　　本书主编杨毅、黄英姿教授从事重症医学临床和研究工作多年,刻苦钻研、勤奋敬业、工作踏实认真,善于不断总结经验,敬业有为。本书由30余位常年在临床一线从事重症患者救治工作的医生共同编著,此次进行更新和修订,推出《ICU监测与治疗技术》第二版。本书的再版,无疑将满足广大重症医学医生临床操作和治疗的迫切需要,是对重症医学的又一个重要贡献,故为之序。

于凯江

2017年5月

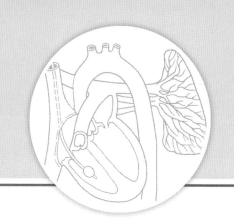

前　言

随着现代医学的发展,重症医学(critical care medicine)作为一门年轻的学科,不断发展成熟,已成为现代医学的重要组成部分,在医院重症患者救治中地位越来越重要。重症医学已成为现代化医院的重要标志,是医院救治水平的重要体现。

重症医学专业人员梯队已经形成,在越来越多的医院中,重症监护治疗病房(intensive care unit,ICU)已经显示出强大的活力。在重症患者的救治过程中常常需要密切进行各种监测及有创操作,只有选择正确的监测方法、恰当地监测、准确地"翻译"监测数据结果,才可能指导临床医生实施恰当的治疗。

本书介绍了重症医学领域相关的基本操作技术和新技术,融入了编著者们的临床经验,内容系统、新颖、实用。全书分为7章,共68项技术,内容深入、详细,包括相关的解剖结构、病理生理知识点、患者评估、适应证、禁忌证、详细的操作过程、注意事项、并发症及其处理等。书中大量使用插图和表格,以简化文字,增加直观性,使图书易读、易学、易用。本书旨在使临床医师快速掌握ICU常用监测和治疗技术。

本书的主要读者对象是从事重症医学工作的临床医生、研究生,是学习基本技能、基础操作的重要参考书,对其他专业医务人员学习重症患者的救治技术也有很大帮助,可供麻醉科和内外科等专业的医师参考学习。

作为本书的主编,我们衷心感谢曾经给予帮助的各位前辈和同道。衷心感谢东南大学附属中大医院重症医学科的医生们在本书校稿、绘图、文字校正等方面付出的大量心血。

由于本书编写人员较多,难免存在不足之处,诚望各位专家和同道予以批评、指正。

杨　毅　黄英姿
2017 年 5 月

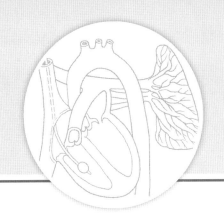

目 录

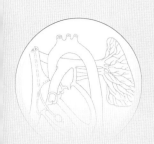

第一章
呼吸系统常用监测与治疗技术

一、氧　疗

氧气是机体组织细胞能量代谢所必需的物质。氧疗的主要目的包括：①纠正低氧血症：提高吸入氧浓度（FiO_2），提高肺泡氧分压，可不同程度纠正低氧性低氧血症。②降低呼吸功：低氧血症和缺氧引起酸中毒刺激呼吸中枢，代偿性引起呼吸频率加快，通气量增加，呼吸肌做功增加，氧耗增加，加重低氧血症。提高吸入氧浓度可降低机体对通气的需要，降低呼吸功。③减少心肌做功：低氧血症和缺氧引起心血管系统发生代偿性反应，心率增快、心排出量增加、外周血管收缩、血压升高、导致心肌作功增加，氧疗可以通过纠正低氧血症而减少心肌做功。

● 适应证

氧疗适用于所有存在组织缺氧和低氧血症的患者，以及高危患者。主要适应证包括：①低氧血症；②呼吸窘迫；③低血压或组织低灌注状态；④低心排出量和代谢性酸中毒；⑤一氧化碳中毒；⑥心跳呼吸骤停。

需要注意的是，对于无明显组织缺氧、无低氧血症表现的高危患者，也应考虑氧疗。

● 操作过程

1. 氧疗装置　根据氧疗系统提供的气体是否能满足患者吸气的需要，一般将氧疗装置分为高流量系统和低流量系统。值得注意的是，高流量与低流量并不等同于高浓度和低浓度吸氧。

（1）高流量系统：高流量系统具有较高的气体流速或足够大的贮气囊，气体量能够完全满足患者吸气所需，患者不需要额外吸入空气。用高流量系统实施氧疗并不意味着吸入氧浓度较高，高流量系统可提供氧浓度较高的气体，也可提供氧浓度较低的气体。该系统的主要优点为：①能够提供较准确的、不同氧浓度的气体，而且氧浓度不受患者呼吸模式的影响。②气流完全由系统提供，可根据患者需要调整气体的温度和湿度。

（2）低流量系统：低流量系统提供的气流不能完全满足吸气的需要，患者需额外吸入部分空气。低流量系统提供的气体氧浓度不很准确，但患者更为舒适，应用较为方便，而且比较经济。常用的低流量系统包括鼻塞、鼻导管、普通面罩、带有贮气囊的面罩等。用低流量系统实施氧疗时，吸入氧浓度一般低于60％，要进一步提高吸入氧浓度，需应用带有贮气囊的面罩。

另外，根据氧疗系统是否存在呼出气的重复吸入，又可将氧疗装置分为非重复吸入系统和重复吸入系统。几乎所有的氧疗系统都是无重复吸入系统，能将不含呼出气成分的吸入气输送给患者。

2. 低流量或高流量氧疗系统的应用指征　当患者有指征接受氧疗时，应确定采用何种氧疗系统。低流量和高流量系统各有利弊。与高流量系统比较，低流量系统具有以下优点：①患者耐受性较好，较为舒适；②实施较方便。但低流量系统的缺点也很明显：①低流量系统的气体不能满足患者吸气的需要，需额外吸入空气，使吸入氧浓度不稳定；②吸入氧浓度受患者呼吸模式的影响较大。高流量系统提供的气体氧浓度较为稳定,基本不受患者呼吸模式的影响。总的来说,对于病情稳定、呼吸平稳,而且对吸入氧浓度的准确性要求不高的患者,宜采用低流量氧疗系统,反之,应采用高流量氧疗系统。高流量氧疗系统适用于严重通气或氧合功能障碍的患者。

一般认为,采用低流量氧疗系统的患者应具备以下指征:①潮气量 300～700 ml;②呼吸频率低于 25～30 次/min;③呼吸规则而稳定。不符合上述条件的患者,应采用高流量系统。

经过积极的氧疗措施病情不能改善时,应考虑机械通气,必要时气管插管。

3. 低流量氧疗系统 包括鼻导管、鼻塞、面罩及气道内供氧等氧疗方法。

(1) 鼻导管或鼻塞:安全简单,不影响口腔护理及进食,但吸入氧浓度不稳定,适用于轻症及呼吸衰竭恢复期的患者。主要包括①鼻咽导管法:导管自前鼻孔插入鼻咽腔,常用氧流量为 2～3 L/min,吸入氧浓度在 30% 以下。②鼻前庭导管法(图 1-1):导管置于鼻前庭,氧流量可达 6～8 L/min,吸入氧浓度可达 35%～50%,又能发挥鼻腔的湿化作用。③鼻塞给氧:鼻塞长度约 1 cm,塞于单侧或双侧鼻孔。此法较舒适,不易被分泌物堵塞。

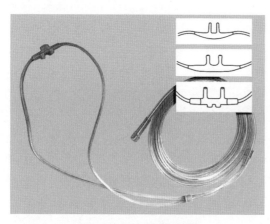

图 1-1 双鼻前庭吸氧管

采用鼻导管或鼻塞氧疗时,吸入氧浓度与吸入氧流量有如下关系:吸入氧浓度(%)=21+4×吸入氧流量(L/min)(表 1-1)。实际上吸入氧浓度还受潮气量和呼吸频率的影响;张口呼吸、说话、咳嗽和进食时,即使氧流量不变,吸入氧浓度也会降低。

表 1-1

鼻导管和鼻咽导管的吸入氧流量与吸入氧浓度的关系

氧流量(L/min)	吸入氧浓度(%)
1	25
2	29
3	33
4	37
5	41
6	45

下面以正常人以正常呼吸模式进行呼吸为例,简要说明吸入氧浓度(%)=21+4×吸入氧流量(L/min)这一公式的由来(表 1-2)。

表 1-2

正常人在正常呼吸模式下的呼吸参数参考值

参数	正常参考值
潮气量	500 ml
呼吸频率	20 次/min
吸气时间	1 s
呼气时间	2 s
口鼻咽解剖死腔	50 ml

假设鼻导管吸氧流量为 6 L/min(100 ml/s),呼气在呼气时间的前 1.5 s(75%)完成,则最后的 0.5 s 无气体呼出,吸入的纯氧(吸氧流量为 6 L/min,即 100 ml/s)将在这 0.5 s 中将口鼻咽解剖死腔充满。则在 1 s 的吸气时间内,吸气潮气量由 3 部分组成:①来自口鼻咽解剖死腔的 50 ml 纯氧;②来自鼻导管的 100 ml 纯氧,即 100 ml/s×1 s;③500 ml 潮气量中,有 350 ml 的空气(氧浓度为 20% 左右),则氧气为 350 ml×20%=70 ml。

可见,500 ml 吸气潮气量中含有 220 ml 的纯氧(50 ml+100 ml+70 ml),吸入氧浓度为 44%(220 ml/500 ml)。也就是说人体在"正常理想通气状态下",通过鼻导管吸入流量为 6 L/min 的氧气时,吸入氧浓度为 44%。

其他条件不变的情况下,若将氧流量从 1 L/min 逐渐增加至 6 L/min,则氧流量每增加 1 L/min,吸入氧浓度大约相应变化 0.04(4%)。这就是上述氧流量与吸入氧浓度关系计算公式的推算依据。

对于同一患者,若潮气量减少 1/2,即 250 ml,

其他条件不变,则吸气潮气量的构成将发生明显变化:①来自口鼻咽解剖死腔的 50 ml 纯氧;②来自鼻导管的 100 ml 纯氧,即 100 ml/s×1 s;③250 ml 潮气量中,需吸入 100 ml 的空气(氧浓度为 20% 左右),则氧气为 100 ml×20%=20 ml。

可见,250 ml 吸气潮气量中含有 170 ml 的纯氧(50 ml+100 ml+20 ml),则吸入氧浓度为 68%(170 ml/250 ml)。因此,潮气量越大或呼吸频率越快,吸入氧浓度越低;反之,潮气量越小或呼吸频率越慢,吸入氧浓度越高。

只要通气模式不发生变化,鼻导管或鼻塞可提供相对稳定的吸入氧浓度。但是认为鼻导管或鼻塞可确保稳定的吸氧浓度是错误的。

另外,应用鼻导管或鼻塞时,氧流量不应超过 6 L/min。这与鼻咽部解剖死腔已被氧气完全预充有关,提高氧流量不可能进一步增加吸入氧浓度,此时要提高吸入氧浓度,须加用贮气囊。

(2)普通面罩:包括开放式(图 1-2)和密闭式两种,开放式为低流量系统,密闭式为高流量系统。应用开放式面罩时,氧气导管与面罩相连,面罩置于患者口鼻部,根据需要选择氧流量。使用时应注意面罩位置,以免影响吸入氧浓度,适用于不能耐受导管的患者及儿童。吸入氧浓度参见表 1-3。

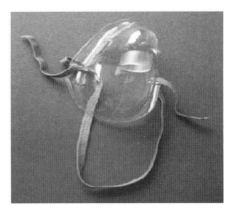

图 1-2 普通吸氧面罩

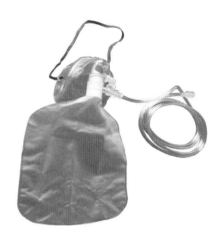

图 1-3 附储气袋面罩

表 1-3

面罩吸氧吸入气氧流量与吸入氧浓度的关系

氧流量(L/min)	吸入氧浓度(%)
面罩吸氧	
5~6	40
6~7	50
7~8	60
附储气袋面罩	
6	60
7	70
8	80
9	90
10	99

(3)附储气袋面罩:未气管切开或气管插管的患者需吸入高浓度氧气(吸入氧浓度>60%)维持氧饱和度时,可在简单面罩上加装一体积 600~1 000 ml 的储气袋,即附储袋面罩(图 1-3)。氧流量须在 5 L/min 以上,以确保储气袋适当充盈和将

面罩内 CO_2 冲洗出。面罩和储气袋之间无单向活瓣的面罩称为部分重复呼吸面罩,有单向活瓣的面罩则为无重复呼吸面罩。应用附储气袋面罩的目的是以较低的氧流量来提供较高的吸入氧浓度。

(4)无重复呼吸和部分重复呼吸面罩:根据呼出气体是否存在重复吸入,可将面罩分为无重复呼吸和部分重复呼吸面罩。

部分重复呼吸面罩(图 1-4)允许患者重复呼吸部分呼出气,以减少氧气消耗。氧气从面罩的颈部流入,在吸气相直接进入面罩,而在呼气相则进入储气袋。理想情况下,患者呼气时,呼出气的前 1/3 进入储气袋,与储气袋中的纯氧混合。呼出气的前 1/3 主要来自解剖死腔。此部分气体在使用部分重复呼吸面罩后不久,氧浓度较高。当储气袋被纯氧和呼出气的前 1/3 充满后,其内部压力迫使呼出气的后 2/3(包括 CO_2 负荷)从呼气孔排出。在密封较好的部分重复呼吸面罩,氧流量为 6~10 L/min 时,吸入氧浓度可达 35%~60%。

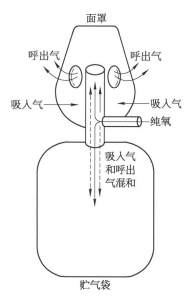

图 1-4 部分重复呼吸面罩

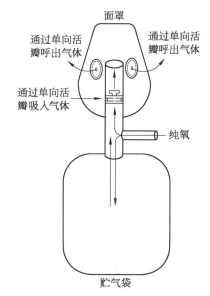

图 1-5 无重复呼吸面罩

无重复呼吸面罩(图 1-5)则是在储气袋与面罩间加装一单向活瓣,确保呼气相氧气直接进入储气袋,吸气相氧气流向面罩和储气袋;活瓣可阻止呼出气回流到储气袋,直接通过面罩上的小孔排出,使患者不再吸入呼出气。

(5)气管内给氧法:适合于脱离呼吸机,但仍需保留气管插管或气管切开管的患者。可直接将供氧管插入人工气道内,也可采用气管切开喉罩(图 1-6)。简单易行,但避免供氧管插入过深,损伤气道,另外,氧流量过高时,可能导致气道湿化不足。

4.高流量氧疗方法

(1)Venturi 面罩法:是一种特殊设计的供氧面罩(图 1-7),利用氧射流产生的负压从面罩侧孔

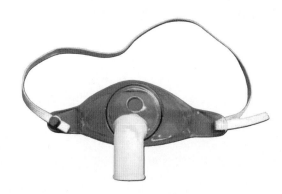

图 1-6 气管切开喉罩

带入一定量的空气,以稀释氧气,达到目标氧浓度。吸入氧浓度可按需调节并能保持稳定。适用于严重的呼吸衰竭患者。目前临床用的 Venturi 面罩不能提供高浓度的氧气吸入。

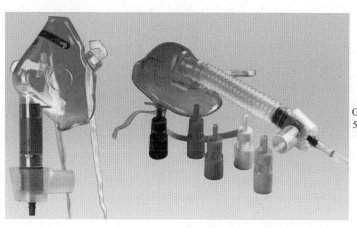

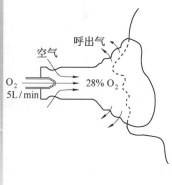

图 1-7 Venturi 面罩

（2）密闭面罩加压给氧法：应用密闭面罩加压给氧，可用简易呼吸器（图1-8）、麻醉机或呼吸机实施。适用于严重低氧血症、肺水肿、昏迷、自主呼吸微弱的危重患者，也常用于气管插管前预充氧。实施过程中，应注意防止胃肠充气、反流和误吸，同时应注意采取恰当的体位，并保持上呼吸道通畅（图1-9）。

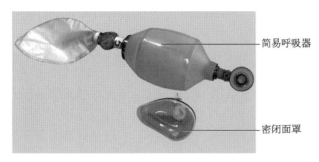

图1-8 简易呼吸器和密闭面罩

简易呼吸器

密闭面罩

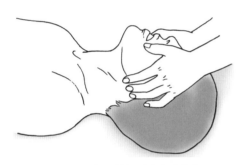

图1-9 加压给氧时患者的体位

（3）氧帐法：在密闭和高流量给氧（20 L/min）时，吸入氧浓度能达到60%。改进式氧气头帐，以10~20 L/min给氧，颈项部胶布固定防漏气条件下，氧浓度提高到60%~70%，多用于婴幼儿。

（4）高压氧疗法：需特制的高压氧舱，将患者置于2~3个大气压下的氧舱内给予氧疗。适用于缺氧不伴二氧化碳潴留的患者，如急性严重缺氧、重度一氧化碳中毒等。

（5）经鼻高流量氧疗（high-flow nasal cannula, HFNC）：HFNC是指通过无需密封的鼻塞导管直接将一定氧浓度的空氧混合高流量气体输送给患者的一种氧疗方式。HFNC系统内部具有的涡轮及流量感受器，将空氧混合气体按照设定进行输出，因此吸入氧浓度可控，并且不随患者呼吸状态的改变而变化，另外可加温的湿化水罐及内置加热线路的呼吸管路可以提供37 ℃、相对湿度为100%的气体，可有效保护黏液纤毛转运系统的功能（图1-10）。由于HFNC较普通氧疗具有高效、舒适、禁忌证很少等特点，在临床有较为广泛的应用。

HFNC的工作原理介绍如下。

1）产生PEEP效应：HFNC通过高流量的气流可在患者气道内产生一定的呼气末正压，促进塌陷肺泡复张，有利于改善患者的氧合。PEEP效应与气体流速、张口呼吸、体质指数、性别等因素有关。①流速越高产生的PEEP水平越高。PEEP效应与流速存在一定的正相关关系，随着气体流速的增加，呼气末压力也在增加。对于健康男性闭口呼吸时，在流速分别为20 L/min、40 L/min及60 L/min时，产生的呼气末正压分别为2.2（2.0~2.9）cmH_2O、4.1（3.2~5.2）cmH_2O及5.4（5.0~6.0）cmH_2O，而对于女性患者闭口呼吸时分别为3.7（2.9~4.0）cmH_2O、7.2（5.9~7.7）cmH_2O及8.7（7.7~9.7）

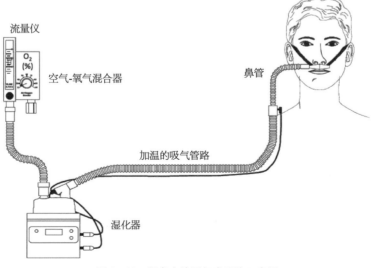

流量仪

空气-氧气混合器

鼻管

加温的吸气管路

湿化器

图1-10 经鼻高流量氧疗系统示意图

cmH_2O。②张口呼吸影响 PEEP 水平。患者张口呼吸会降低 HFNC 产生的 PEEP 水平。气体流速为 35 L/min 时，HFNC 的鼻咽部压力在闭口时增加到$(2.7\pm1.04)cmH_2O$，开口时仅为$(1.2\pm0.76)cmH_2O$。实施 HFNC 时，患者应经鼻呼吸并保持闭口能获得较高 PEEP 水平。

2）减少鼻咽部解剖死腔：HFNC 通过高流速的气体清除鼻咽部解剖死腔内未进行交换的气体，进而减少解剖死腔。随着流速增加，鼻咽部解剖死腔逐渐减少；相同流速下，随着通气时间的延长，鼻咽部的解剖死腔明显减少。

3）增加呼气末肺容积：HFNC 通过 PEEP 效应促进塌陷的肺泡复张，增加呼气末肺容积，改善氧合并促进 CO_2 排出。

4）改善舒适度：与无创及其他氧疗方式比较，HFNC 气体通过充分湿化及加热，可以缓解气道痉挛，改善气道黏膜纤毛的运动功能，湿化气道分泌物，促进气道分泌物的清除，降低呼吸功。当流速超过 40 L/min 时，HFNC 可以提供充分加温及湿化的气体，充分满足患者的需要，患者对治疗的舒适度提高，改善了患者对治疗的依从性。

HFNC 的适应证介绍如下。

1）低氧血症、急性呼吸衰竭：吸氧浓度及 PEEP 效应是维持患者氧合的关键因素。HFNC 可以提供稳定的吸氧浓度并且具有一定的 PEEP 效应，能够改善低氧血症性呼吸衰竭患者氧合，降低再插管率、甚至改善急性呼吸衰竭患者预后。

2）纠正高碳酸血症：高流量的气体能减少鼻咽部解剖死腔，减少 CO_2 的重吸收，增加肺泡的有效通气量，纠正高碳酸血症。

● **注意事项**

1. 选用合适的氧疗方式　根据病情需要，决定氧疗方式。COPD 引起的呼吸衰竭应使用控制性低流量和持续性氧疗，其氧浓度控制在 24%～28%，流量为 1～2 L/min。

2. 注意湿化和加温　呼吸道内保持 37℃的温度和 95%～100%的湿度，是黏液纤毛系统正常清除功能的必要条件。成人呼吸道每日蒸发水量达500 ml，以湿化吸入空气。气管插管及气管切开时，呼吸道湿化功能丧失，需借助于物理方法使吸入气体保持有效湿化。

3. 定时更换和清洗消毒　防止污染和导管堵塞，对导管、湿化加温装置，呼吸机管道系统等应经常定时更换和清洗消毒，以防止交叉感染。吸氧导管应随时注意检查有无分泌物堵塞，并及时更换。

4. 氧疗效果评价

（1）循环系统的评估：心血管系统的评估主要应观察血压、脉搏和组织灌注状态。对于接受氧疗的患者，应将其血压、脉搏与基础状态比较。如缺乏基础状态的治疗，则应动态观察和评价。

（2）呼吸系统的评估：呼吸系统的评估主要包括潮气量、呼吸频率和呼吸功能的观察和监测。

（3）动脉血气监测：动脉血气监测是评价氧疗效果的实验室手段。氧疗期间，应根据病情变化，反复监测动脉血气，根据动脉血气中动脉氧分压水平，判断氧疗效果，调整氧疗措施，并根据动脉血二氧化碳分压和 pH，判断患者通气状态和酸碱平衡状态。

● **并发症**

1. 去氮性肺不张　吸入氧浓度高于 50%可引起去氮性肺不张，导致解剖样分流增加。正常情况下，氮气是维持肺泡膨胀的重要气体。存在生理学分流的肺泡，通气量不足，容积较小。当提高吸入氧浓度，特别是吸纯氧时，可发生以下两种效应：①通气不良的肺泡存在低氧性肺血管痉挛，当肺泡氧分压升高，其周围痉挛的毛细血管明显扩张，血流增加。②肺泡内氮气被洗出，氮气张力明显减低，肺泡内主要含有氧气。结果氧气迅速被吸收，这类小肺泡发生萎陷，形成肺不张，导致解剖学分流增加。

预防去氮性肺不张可采用下列方法：①吸入氧浓度不宜超过 50%；②进行机械通气时，加用合适水平 PEEP；③鼓励患者排痰，减少气道堵塞；④注意吸入气体的加湿和加温。

2. 氧中毒　高浓度氧（一般指吸入氧浓度高于60%）吸入后，可产生较多的氧自由基，超过了组织抗氧化系统的清除能力。氧自由基可损伤组织细胞，使其丧失呼吸功能，造成氧中毒。选择适当给氧方式，正确控制给氧浓度和时间可减少氧中毒的发生。

3. 晶状体后纤维组织形成　多见于新生儿，长时间、高浓度吸氧可导致晶状体后纤维组织形成及患儿失明。

（金　均　黄英姿）

二、气 管 插 管

人工气道是将导管直接插入气管或经上呼吸道插入气管所建立的气体通道，为气道的通畅、有效引流及机械通气提供条件。目前最常用的建立人工气道的方法是气管插管导管和气管切开套管。

● 适应证

1. 上呼吸道梗阻　口鼻咽及喉部软组织损伤、异物或分泌物潴留均可引起上呼吸道梗阻，威胁患者生命。及时建立人工气道，能够保证上呼吸道通畅，拯救患者生命。

2. 气道保护性机制受损　正常情况下，咽、喉、声带、气道及隆突通过生理反射(主要为迷走神经反射)对呼吸道发挥保护作用。依次存在咽反射(恶心和吞咽反射)、喉反射(声门关闭及会厌覆盖声门)、气管反射(异物或分泌物刺激气道引起咳嗽)及隆突反射(隆突受刺激而引发的强烈咳嗽)。患者意识改变(特别是昏迷)以及麻醉时，正常的生理反射受到抑制，导致气道保护性机制受损，易发生误吸及分泌物潴留，可能导致严重肺部感染。因此，对于气道保护性机制受损的患者，有必要建立人工气道，以防止误吸和分泌物潴留。

3. 气道分泌物潴留　正常情况下，气道分泌物通过黏液纤毛运动到达大气道，大气道受刺激后，发生咳嗽反射，将分泌物咳出。正常的咳嗽反射受损时，分泌物潴留于大气道，易导致肺部感染及呼吸道梗阻。虽然可经鼻腔或口腔将吸痰管插入气管，但往往效果较差，而且创伤性较大，严重时还可能诱发心律失常。因此，及时建立人工气道，对清除气道分泌物是必要的。

4. 实施机械通气　需要接受有创机械通气的患者，首先需建立人工气道，提供与呼吸机连接的通道。

(一) 经口气管插管

● 操作准备

1. 患者准备　患者仰卧，肩下垫一小枕，头略后仰。用吸引器吸净口腔、鼻腔中分泌物。根据患者情况镇静、镇痛。若患者咽喉部暴露不充分或存在困难插管时，在充分氧供和简易呼吸囊辅助呼吸的情况下使用肌松剂。密切监测呼吸频率、呼吸幅度、指脉氧饱和度、心率和血压等生命体征的变化。

2. 器械准备

(1) 喉镜：直接喉镜根据镜片的形状分为直喉镜和弯喉镜(图 2-1)。直喉镜与弯喉镜的使用方法、插入部位有所不同：直喉镜是插入会厌下，向上挑，即可暴露声门(图 2-2A)；弯喉镜是插入会厌和舌根之间，向前上方挑，会厌间接被牵拉起来，从而暴露声门(图 2-2B)。耳鼻喉科医生为进行活检，需暴露充分，多采用直喉镜，而麻醉医生主要目的是插入气管插管导管，因此多采用弯喉镜。作为 ICU 的医生，需适应各种急救环境，两种喉镜的使用方法均应掌握。插管前，须检查电池、灯泡及镜片和镜柄是否接触良好。

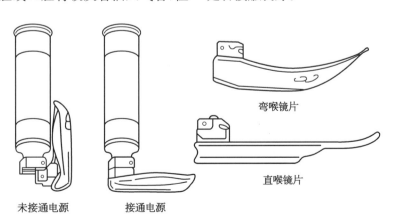

未接通电源　　接通电源　　弯喉镜片　　直喉镜片

图 2-1　直喉镜与弯喉镜

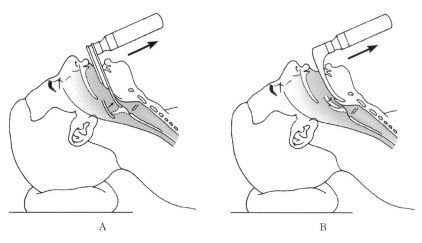

图 2-2 喉镜插入部位

A. 直喉镜插入会厌下；B. 弯喉镜插入会厌和舌根间

（2）气管导管：①根据患者的年龄、性别准备气管导管（表 2-1）。②检查导管气囊是否漏气：可将气囊浸入生理盐水中，注入气体后检查是否漏气，然后将气体完全抽出。③润滑气管导管：气管导管远端 1/3 表面涂石蜡油，有助于插入声门，减少创伤。④使用导丝：如使用导丝，则将导丝插入导管中，利用导丝将导管塑形，一般将导管弯成 J 形（图 2-3）。注意导丝不能超过导管远端，以免损伤组织。

表 2-1

气管导管型号及插入深度

年龄	气管导管内径(mm)	从口腔插入深度(cm)	从鼻腔插入深度(cm)
新生儿	3.0	9	12
6 个月	3.5	10	14
12 个月	4.0	12	16
1～2 岁	4.5	13	17
3～4 岁	5.0	14	18
5～6 岁	5.5	15～16	19
7～8 岁	6.0	16～17	20
9～10 岁	6.5	17～18	21
11～13 岁	7.0	18～20	23
成年女性	7.0～8.0	20～22	25
成年男性	8.0～8.5	22～24	25

气管导管为一略弯曲的管子（图 2-4），长度为 28～32 cm，内径有 4.0 mm、4.5 mm、5.0 mm、5.5 mm、6.0 mm、6.5 mm、7.0 mm、7.5 mm、8.0 mm 等数种规格。内径越小，阻力越大，而且分泌物易阻塞管道。内径越大，阻力越小，但插管时较难通过鼻腔和声门，创伤性较大，患者越不舒适。导管远端开口呈 45°斜面，带有单向活瓣的气囊（图 2-5～图 2-7），气囊充气后，阻塞导管与气管壁之间的间隙，可接呼吸机实施机械通气。

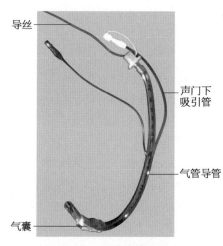

图 2-3 气管导管和导丝

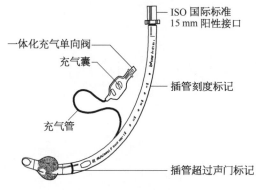

图 2-4 气管导管结构示意图

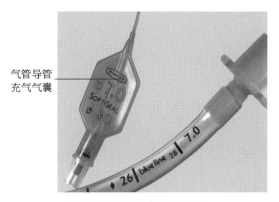

气管导管
充气气囊

图 2-5　气管导管充气气囊

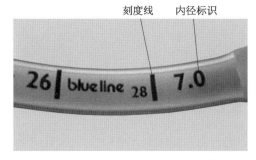

刻度线　　内径标识

图 2-6　气管导管的刻度及内径标识

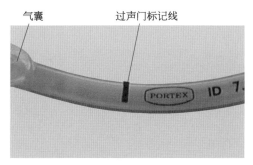

气囊　　　过声门标记线

图 2-7　气管导管过声门标记线

气管导管有橡胶管、聚氯乙烯塑料管及硅胶管几种。橡胶管质地硬，可塑性差，插管时易损伤鼻、声带及气管黏膜，而且其组织相容性差，易导致黏膜充血、水肿、糜烂，甚至溃疡，目前很少使用。聚氯乙烯塑料导管组织相容性好，受热后可软化，对上呼吸道的创伤性较小。硅胶导管的组织相容性更好，质地较软，但价格较贵。目前较多使用聚氯乙烯塑料导管或硅胶导管。

气管导管气囊可分为高压低容和低压高容两种。气囊对气管黏膜是否有损伤主要取决于气囊内压力及气管黏膜灌注压。高压低容气囊易导致黏膜缺血、糜烂、溃疡、坏死，目前已较少使用。低压高容气囊充气后，气囊内压较低，与气管黏膜接触面积

大，对黏膜损伤较小。低压高容气囊是目前最为常用的气管导管气囊。

● **操作方法**

经口气管插管是建立人工气道最常用的手段，也是心肺复苏时建立有效气道的重要方法。

1. 插管前准备　在准备气管插管的同时，应利用面罩和简易呼吸囊或麻醉机予辅助呼吸，避免低氧和二氧化碳潴留。尽可能经皮血氧饱和度在 94％ 以上时再开始气管插管。如插管不顺利，或经皮血氧饱和度低于 90％（尤其是低于 85％ 时）应立即停止操作，重新辅助呼吸，直到氧饱和度恢复后再重新开始插管。插管前、插管过程中及插管后均应该密切监测患者的心电图、血压和经皮血氧饱和度。

2. 插入喉镜，观察和清洁上呼吸道　操作者站在患者头端，用左手握喉镜，从患者口腔右侧插入，将舌头推向左侧（图 2-8A、B）。喉镜应处于口腔正中，观察口咽部。如有分泌物，则需充分抽吸，以免影响插管的视野。注意，插入喉镜时，应以持续温和的力将喉镜镜片沿镜柄的长轴提起，不可以牙齿或下颌等做支点（图 2-9）。

3. 观察声门的解剖标志物　会厌和杓状软骨是声门的解剖标志物，会厌位于声门上方（前方），杓状软骨位于声门的下方（后方），两者之间即为声门（图 2-10）。将喉镜插入会厌与舌根之间或插入会厌下方，向前上方挑，就可将会厌挑起。一般首先看到杓状软骨，再用力上挑，则可看到声带。气管插管时并非一定要看到声带，只要看到杓状软骨，甚至看到杓状软骨下方（后方）的食管，即可判断声门的位置，进行插管。

4. 插入气管导管和调节导管深度　观察到声门或声门的解剖标志物后，右手持气管导管，将导管插入声门（图 2-8C）。调整导管深度，避免插入过深，进入主支气管（图 2-8D），注意双侧呼吸音是否对称。一般情况下，男性患者插入深度为距离门齿 22～24 cm，而女性为 20～22 cm。立即给气囊充气，将气管导管接呼吸机或麻醉机，实施机械通气。使用导丝引导的，在气管导管插入声门后，一边送导管，一边将导丝拔除。

5. 通过以下手段确认导管进入气管

（1）监测患者呼末二氧化碳浓度是确定导管进入气管的金标准。如导管进入气管，则在二氧

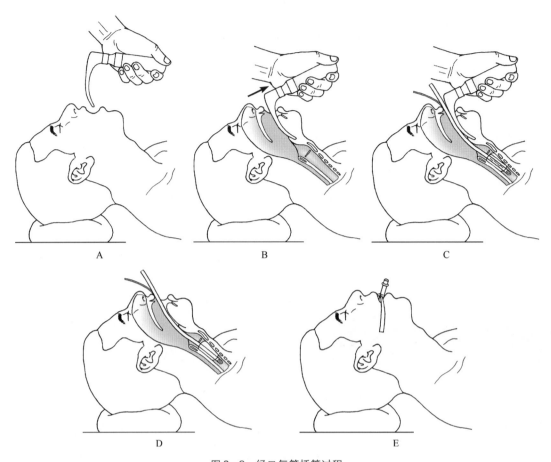

图 2-8 经口气管插管过程

A. 插入喉镜；B. 喉镜镜片沿镜柄的长轴提起；C. 导管过声门，插入气道；
D. 调整导管深度，气囊充气；E. 插入牙垫、固定气管导管

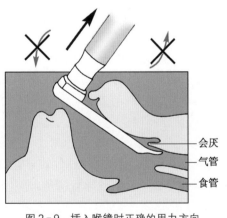

图 2-9 插入喉镜时正确的用力方向

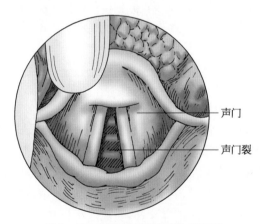

图 2-10 喉镜下看到的声带、声门裂

化碳浓度-时间曲线上呼气期二氧化碳波形呈现方波。

（2）将气管导管接呼吸机，气囊充气，在流速时间曲线上看到典型的主波方向向下的呼气波形（图2-11）。

（3）纤维支气管镜插入气管导管，检查导管是否进入气管。

（4）用听诊器听胸部和腹部的呼吸音，胸部呼吸音较腹部强（此方法可靠性欠佳）。

6. 固定气管导管 将牙垫插入口腔，此时才可将喉镜取出，用蝶形胶布将气管导管和牙垫一起固定于面颊部及下颌部（图2-8E）。

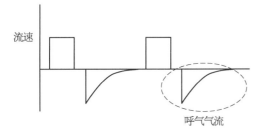

图2-11 流速-时间波形中的呼气流速

7. 气管导管位置的确认与调整　拍摄 X 线胸片，进一步调整导管位置。气管导管远端与隆突的距离应当为 3～4 cm。根据 X 线胸片，调整导管深度。同时观察患者肺部情况及是否并发气胸(图 2-12)。

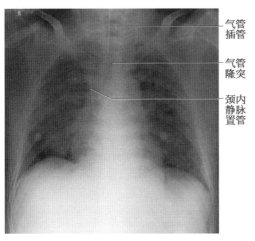

气管插管

气管隆突

颈内静脉置管

图2-12 气管插管远端与隆突的距离

● **注意事项**

1. 气管插管可能对患者造成的不良影响　呼吸道感染的正常防御机制被破坏；抑制正常咳嗽反射；影响患者的语言交流；患者的自尊受到影响。

2. 气管插管气囊的管理　正常成年人气管黏膜的动脉灌注压大约 30 mmHg(41 cmH$_2$O)，毛细血管静脉端压力为 18 mmHg(24 cmH$_2$O)，淋巴管压力为 5 mmHg。由此可推断，气囊压力高于 30 mmHg 时，气管黏膜血流将完全被阻断，可引起黏膜缺血；当气囊压力高于 18 mmHg，将引起气管黏膜静脉回流受阻而出现瘀血；当气囊压力高于 5 mmHg 时，将阻断淋巴回流，引起黏膜水肿。气囊充气过多，压力过高，会引起黏膜损伤，而压力过低，则不能有效地封闭气囊与气管间的间隙。因此，必须注意调整气囊压力，避免压力过高引起气管损伤，同时压力又不能过低，以免气囊与气管之间出现间隙。一般将气囊

压力维持在 20～35 cmH$_2$O。另外，目前也不建议气囊定期放气、充气。

3. 插管困难的判断和处理　详见"三、困难气管插管"。

(二)经鼻气管插管

经鼻气管插管比经口插管易于耐受、便于固定和进行口腔护理，导管保留时间较长。但经鼻插管对鼻腔创伤较大，易出血，采用的导管内径多偏小，而且导管弯度较大，使吸痰管插入困难，导管也易堵塞。

● **适应证**

(1)上呼吸道梗阻：口鼻咽及喉部软组织损伤、异物或分泌物潴留均可引起的上呼吸道梗阻。

(2)气道保护性机制受损：患者昏迷、麻醉时气道保护机制受损，易发生误吸及分泌物潴留，可能导致严重肺部感染。有必要建立人工气道，防止误吸和分泌物潴留。

(3)气道分泌物潴留：咳嗽反射受损时，使分泌物在大气道潴留，易导致肺部感染及呼吸道梗阻，应及时建立人工气道清除气道分泌物。

(4)机械通气。

(5)张口度小、颜面骨折等无法经口气管插管者。

(6)口腔外伤、口底肿物、鼾症等经口插管困难或需经口腔手术者。

● **操作方法**

(1)准备用具：喉镜、插管钳、气管导管、固定胶布、滴鼻用 1% 麻黄碱溶液。

(2)检查患者鼻孔通畅程度，用 1% 麻黄碱溶液或地卡因滴鼻以收缩鼻黏膜血管。

(3)镇静：适当深度的静脉麻醉，充分吸氧，患者情况允许可考虑使用肌肉松弛剂。

(4)经一侧鼻孔插入导管，手法应先顺鼻孔进入 1 cm，之后将导管与面部垂直缓慢送入，过鼻后孔时会有一个突破感(阻力消失)，再向前送管 4～5 cm，此时应用喉镜窥喉，明视下看到声门，用插管钳协助将气管导管送入气管，确认深度合适后气囊充气、固定气管导管。

(5)插管条件差如张口度小的患者，可经鼻盲

探插管。方法如下：用 2% 利多卡因溶液 2 ml 行环甲膜穿刺注入气管内进行表面麻醉，防止患者在导管插入后剧烈呛咳，轻轻经一侧鼻孔插入导管，手法应先顺鼻孔进入 1 cm 后将导管与面部垂直缓慢送入，过鼻后孔时会有一个突破感（阻力消失），导管应缓慢进入，到咽后壁的时候适当旋转导管，使其斜面和咽后壁一致，以减少损伤。插入 17～20 cm 时，根据呼吸音来调整导管的方向，耳听导管口的气流音（患者呼吸气流），气流音清楚时缓慢向前送导管，气流音不清时让患者抬头、仰头或头向一侧倾斜，直至气流音清楚再送管，直至将导管送入气管内。如果表面麻醉充分，当导管进入气管内时，患者不出现任何反应。成人导管进入气道的合适深度为导管尖端距鼻孔约 28 cm，确认导管深度后气囊充气、固定导管。

● **注意事项**

1. **监测** 每次操作应密切监测血氧饱和度、心率和血压。

2. **插管时间** 插管时间不应超过 30～40 s，如一次操作不成功，应立即面罩给氧，待血氧饱和度上升后再重复上述步骤。

3. **气囊压力** 注意调整气囊压力，避免压力过高引起气管黏膜损伤，同时压力又不能过低，气囊与气管之间出现间隙。不需对气囊进行定期的放气-充气。

4. **气囊漏气** 按常规作好紧急更换人工气道的必要准备，包括准备同样型号（或偏小）的气管插管、紧急插管器械、面罩、手动呼吸囊等，一旦气囊漏气，及时更换。

5. **防止意外拔管发生**

（1）正确、牢靠固定气管插管，每日检查，并及时更换固定胶布或固定带。

（2）检查气管插管深度，插管远端应距隆突 3～4 cm，过浅易脱出。

（3）烦躁或意识不清者，用约束带将患者手臂固定，防止患者拔管。

（4）呼吸机管道不宜固定过牢，应具有一定的活动范围，以防患者翻身或头部活动时导管被牵拉而脱出。

6. **判断导管口与声门间的距离** 经鼻插管比经口插管患者耐受性较好，与经口插管相比，经鼻插管患者更舒适，需要的镇静和镇痛药物较少，口腔护理容易实施，甚至有些患者可经口进食。

7. **导管位置不当** 推进导管中如遇阻挡，同时呼吸气流声中断，提示导管前端已触及梨状窝，或误入食管，或进入舌根会厌间隙，有时还可在颈前区皮肤感触到导管端，此时应稍退出导管并调整头位后再试插。

（1）误入梨状窝：如插管受阻，管口呼吸声中断，可能导管滑入一侧梨状窝，在颈侧近喉结处可见隆起肿包。应退管 2～3 cm，向反方向旋转 45°～90°，再向中线探插，同时用左手压甲状软骨，使声门接近插管径路。

（2）误入会厌谷：如同时出现窒息症状，常为头位过度后伸，导管前端置于会厌谷，致使会厌被盖声门造成窒息。在颈部可见甲状软骨上方隆起，应稍退导管，使头位抬高前屈后，再沿最大气流声探插导管。

（3）导管误入食管：如导管探插阻力消失而管口呼吸声也中断，多为头前屈过度，导管误入食管所致。应稍退导管，将头后伸，使导管向前转向插入气管，切忌用暴力探插。

（4）导管误入咽后间隙：多为导管抵鼻后孔遇阻力时施行暴力探插所致，偶尔可听到"咔嚓"声，同时气流中断，即可能沿咽鼓管误入咽后间隙。应将导管逐渐后退，当听到气流声后，稍将导管旋转 90°，重新探插。

8. **小儿患者** 小儿经鼻插管务必要轻柔，而且必须准备好喉镜和插管钳等设备，随时准备挑起会厌明视下插管。反复探插很容易造成喉头水肿和喉痉挛。

● **并发症**

1. 置管并发症

（1）缺氧：一般情况下每次操作时间不超过 30～40 s，密切监测血氧饱和度，一旦低于 90%，应立即停止插管，保证氧供。

（2）损伤：如果插管有阻力，万不可用暴力猛插，否则会损伤声门或喉头，造成水肿、出血，严重的时候甚至会将导管插入黏膜下组织。

（3）误吸：插管时可引起呕吐和胃内容误吸，导致严重的肺部感染和呼吸衰竭。条件允许时在插管前应放置胃管，尽可能吸尽胃内容物，避免误吸。

（4）插管位置不当：管道远端开口嵌顿于隆突、气管侧壁或支气管，多见于导管插入过深或位置不当等。立即调整气管插管位置。

2. 留管并发症

(1)气道梗阻:气道梗阻的常见原因如下。①导管扭曲:多见于头颈部过度活动、经鼻插管、呼吸机管道牵拉等。②气囊疝出而嵌顿导管远端开口:常见于头颈部位置改变或管道位置改变、气囊充气过多或气囊偏心、导管使用时间过长等。③痰栓或异物阻塞管道:见于痰栓或异物阻塞人工气道。④管道坍陷:多见于经鼻插管,特别是鼻中隔偏曲压迫管道。⑤管道远端开口嵌顿于隆突、气管侧壁或支气管:多见于导管插入过深或位置不当等。

当发生气道梗阻时,可采取以下处理措施:调整人工气道位置,抽出气囊气体,试验性插入吸痰管吸痰,纤维支气管镜明确气道梗阻的原因。

如气道梗阻仍不缓解,则应立即拔除气管插管或气管切开套管,重新建立人工气道。当重新建立人工气道后,气道压力仍然很高,呼吸机不能进行有效的机械通气,应考虑存在张力性气胸的可能。

当然,积极采取措施防止气道梗阻更为重要,认真护理、密切观察、及时更换人工气道,有效的人工气道护理对防止气道梗阻至关重要。

(2)气道出血:患者出现气道出血,特别是大量鲜红色血液从气道涌出时,往往威胁患者生命,需要紧急处理。

(3)气囊漏气:对于接受机械通气的重症患者,气囊漏气往往很危险。如及时发现气囊漏气,立即处理不会造成严重后果。如未及时发现或漏气量较大,则会造成重症患者通气量不足,引起二氧化碳潴留和低氧血症,严重时可危及生命。

应密切观察、监测,以及时发现气囊漏气。应常规作好紧急更换人工气道的准备,措施包括:准备同样型号的气管插管导管或气管切开套管、紧急插管器械、面罩、简易呼吸囊或呼吸机。一旦气囊出现漏气,及时更换气管插管导管或气管切开套管。

(黄英姿　邱海波)

三、困难气管插管

经过常规气管插管训练的医生,在使用常规喉镜下插管时间超过 10 min,或尝试 3 次以上插管而失败,称为困难气管插管(以下简称困难插管)。

● 困难插管的预测

对于重症患者气管插管困难往往会危及生命,但多数困难插管可通过临床检查早期发现,因此,早期预测潜在困难气管插管是减少插管意外发生的必要措施。

1. 了解病史　插管前主要了解两方面的病史。一是了解患者是否曾有过困难气管插管的病史,并尽量调查清楚困难气管插管的性质、程度和处理方法;二是了解有无口腔、颌面的病史,此部位疾病本身可能导致口腔、颌面变形而难以暴露声门,也可能因术后伴有的瘢痕挛缩致咽喉、气管变形、移位而造成困难插管。对有口腔、颌面手术病史的患者,必要时需行咽部 CT 扫描观察气道情况。

2. 查体　气管插管困难度评估的重点是呼吸道的局部解剖,而对患者体型、头颈部的全面观察也可发现许多与潜在性困难气管插管有关的线索。

肥胖,尤其是病态肥胖,因鼻道和声门周围区域过多的组织累及呼吸道,可导致直接喉镜暴露声门困难。对于头颈部的观察,重点了解下颌骨在颞下颌关节处的活动度;头部在寰枕关节处的活动度;颈部的长度、周径和肌肉发达的程度;腭的大小和形状;下颌骨与面部大小的比例;上颌牙与下颌牙的咬合情况,有无突出或覆𬌗。

3. 常用的困难插管评估方法

(1)Cormack 及 Lehane 分级:Cormack 及 Lehane 根据喉镜下所见将插管困难分为 4 级(图 3-1),由

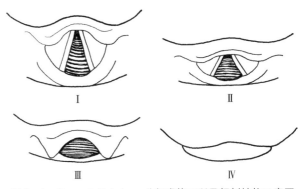

I　　　　　　　II

III　　　　　　　IV

图 3-1　Cormack 及 Lehane 分级喉镜下所见解剖结构示意图

此来判断插管困难程度(表3-1)。

(2) Mallampati 分级:1983 年 Mallampati 描述了一种口咽部的检查方法,1987 年 Sampsoon 和 Young 做了修改,定义为 Mallampati 分级,患者端坐位,舌尽力前伸,根据检查者所见患者软腭、悬雍垂、咽侧壁的可见度分为 4 个等级(图3-2),由此来判断插管困难程度(表3-2)。此法简单,但仅能预测 50% 左右的困难插管。

表3-1

Cormack 及 Lehane 分级与困难插管

分级	喉镜所见解剖特点	插管困难程度
Ⅰ级	声门可完全显露	极少会出现插管困难
Ⅱ级	仅能见到声门后联合	极少会出现插管困难
Ⅲ级	仅能见到会厌的顶缘	可能无明显插管困难体征,会遭遇意想不到的插管困难
Ⅳ级	看不到喉头的任何结构	常伴明显解剖异常或张口受限,多已预知有插管困难存在

表3-2

Mallampati 分级与困难插管

分级	镜下所见解剖特点	插管困难程度
Ⅰ级	可见软腭、咽峡弓、悬雍垂、扁桃腺窝、咽后壁	插管不应存在困难(除非头后仰受限)
Ⅱ级	仅见软腭、咽峡弓、悬雍垂	插管不应存在很大困难(除非头后仰受限)
Ⅲ级	仅见软腭、悬雍垂根部	插管可能会遇到困难
Ⅳ级	仅见软腭	插管会有困难

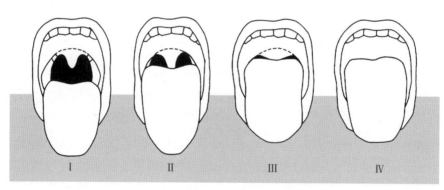

图3-2 Mallampati 分级

(3) 张口度:最大张口时,上下门齿之间的距离(图3-3)。正常值大于等于 3 cm(或 2 横指);若患者最大张口度小于 3 cm,提示可能存在插管困难。

(4) 甲颏间距:颈部完全伸展时甲状腺切迹至颏突的距离(图3-4)。若患者甲颏间距大于等于 6.5 cm,插管无困难;若为 6~6.5 cm,仍然可考虑

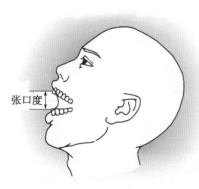

图3-3 张口度

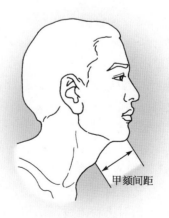

图3-4 甲颏间距

在喉镜下插管;甲颏间距小于 6 cm(3 横指),该患者用喉镜插管存在困难,应考虑其他方法。

(5) 颈部屈伸度:最大限度地屈颈到伸颈的活动范围,正常值应大于 90°(从中立位到最大后仰位可达 35°)。颈部屈伸度大于 90°,患者插管存在困难可能性小;若颈部屈伸度小于 80°,提示存在插管困难。

(6) 下颌骨长度:下颌骨的水平长度大于 9 cm,气管插管操作多无困难,如果小于 9 cm,气管插管操作困难的发生率很高。

(7) 下颌骨舌骨间距:正常情况下女性为 26.4 ± 15.4 mm,男性为 33.8 ± 21.4 mm。长下颌骨舌骨间距容易有插管困难。

(8) 寰椎-枕骨关节的活动度:患者将口张开,上牙列水平与枕骨平面平行,然后将头部后仰,使下牙列水平与枕骨平行,头后仰的角度可反映寰椎-枕骨关节的活动角度。正常情况下,活动角度

应大于 35°,如活动角度降低 1/3,则提示插管困难。

(9) 颏部与舌骨的间距:颏舌距离正常大约为 3 横指,如患者颏舌距离仅为 2 横指,甚至 1 横指,则提示插管困难。

(10) 下颌骨-颞骨关节活动度:患者张口,沿上下门齿方向插入手指,正常能够插入 3 横指。如不能插入 3 横指,则提示插管会遇到困难。

(11) 综合评价:常用的有 Wilson 危险评分,Wilson 等人用 5 个简易的预测估计因素,依次为体重、头颈部活动度、下颌活动度、下颌退缩及龅牙,每个因素为 0～2 分,总分为 0～10 分,得分越高,插管困难越大。

● **困难插管的处理原则**

对于可能的气道困难插管,可参考美国麻醉学会(ASA)关于气道困难插管的处理原则(图 3-5)。

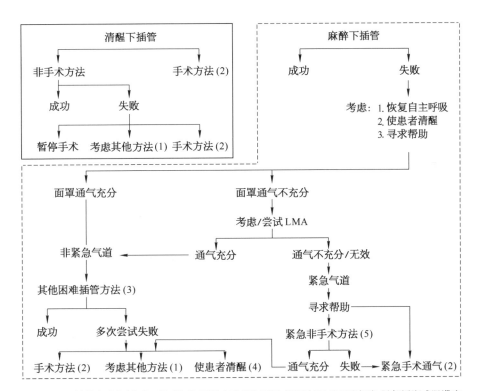

注:1. 其他方法包括(但不仅限于)不影响手术的面罩或喉罩(LMA)下麻醉、局部浸润或阻滞麻醉。这些方法仅限非紧急气道下使用。

2. 手术方法包括手术或经皮气管切开或环甲膜切开术。

3. 包括(但不仅限于)选用不同的喉镜片、LMA 引导下插管、纤支镜下插管、插管探针、光棒、逆行插管、经口或鼻盲探插管等。

4. 可重新考虑清醒插管或取消手术。

5. 包括(但不仅限于)刚性气管、食管联合导管插管下通气、经气管喷射通气。

图 3-5 气道困难插管的处理原则

● 困难插管与意识状态

如果插管前已经预测属于困难插管,原则上要求进行保留自主呼吸,进行清醒或半清醒插管。

1. 清醒插管 最大优点在于能保留患者自主呼吸,保留患者的保护性气道反射以及保留咽喉部的肌肉紧张性,不易发生缺氧和呼吸道梗阻。此法要求患者配合,以及充分的口、咽喉部、气管的表面麻醉。清醒气管插管给患者带来痛苦,精神过度紧张者无法合作,可能加重原有疾患甚至发生严重并发症如冠心病、哮喘、颅内压增高等,故不宜常规使用。

2. 半清醒插管 在咽喉气管表面麻醉之前,适当给予镇静、镇痛药,既能缓解患者紧张和痛苦,减轻恶心、呛咳和插管应激反应,又能保持自主呼吸。但要注意不能过度镇静,以免抑制自主呼吸或造成舌后坠而导致上呼吸道梗阻。

● 困难插管技术

1. 经口盲探插管 该方法主要用于清醒患者存在严重误吸危险或严重的肺通气功能不全及颈部有血肿压迫的情况。清醒插管较为困难,需要经验丰富的操作者操作。操作步骤如下。

(1) 首先,若有可能,应向患者充分告知气管插管的必要性和可能的不适,以取得患者的理解和配合。

(2) 在充分供氧的情况下操作。一般可通过简易呼吸囊+密闭面罩加压给氧,使经皮血氧饱和度(SpO_2)大于94%,最好达到98%~100%。

(3) 用2%利多卡因喷雾作舌、口、咽黏膜的表面麻醉,并在喉镜直视下麻醉喉及会厌部黏膜,继而行环甲膜穿刺作气管内麻醉。

(4) 为保持患者安静和舒适,可使用镇静剂和镇痛剂,如地西泮、瑞芬太尼等,但需保持患者清醒状态。另外,不宜使用肌松剂。

(5) 插管方法同经口直视插管。当导管前端达到喉部,接近声门时,操作者倾听导管开口的气流声。一旦听到有气流喷出,则表明导管在声门口,此时待患者吸气时将导管轻轻插入气管。

(6) 为防止误吸,插管时可请助手实施环状软骨压迫手法(Selick 手法),轻压环状软骨,以堵塞食管。

(7) 如果在插管前患者出现呕吐,则应积极吸引,并鼓励患者多咳嗽,以清除气道分泌物。

(8) 插管成功后,按常规确认导管位置,并适当固定。

(9) 操作期间,需监测患者的心电图、经皮血氧饱和度(SpO_2)、血压等。导管接近会厌时,需特别注意是否发生恶性心律失常,一旦发生,应暂时中止插管,并充分供氧,必要时给予抗心律失常药物。若操作期间 SpO_2<90%,亦应暂时中止插管,加压给氧,使 SpO_2>94%后,再重新插管。

2. 经鼻盲探插管 该方法的适应证与经口盲探插管类似,但多用于预计插管时间较长和不愿接受经口插管的患者。清醒插管较为困难,需要经验丰富的操作者操作。操作步骤如下(图3-6)。

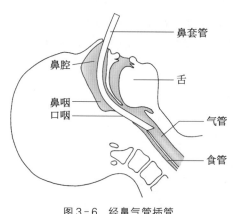

图3-6 经鼻气管插管

(1) 首先,若有可能,应向患者充分告知气管插管的必要性和可能的不适,以取得患者的理解和配合。

(2) 在充分供氧的情况下操作。一般可通过简易呼吸囊+密闭面罩加压给氧,使 SpO_2>94%,最好达到98%~100%。

(3) 用2%利多卡因等局麻药物喷雾,使鼻、咽、喉部充分地表面麻醉,并应用麻黄素等鼻腔黏膜血管收缩剂。

(4) 操作过程中需保留患者的自主呼吸。为保持患者安静和舒适,也可使用镇静剂和镇痛剂,如地西泮、芬太尼等,但需保持患者清醒状态。另外,不宜使用肌松剂。

(5) 宜选择专用的鼻腔气管导管,导管相对柔软,对鼻腔黏膜的损伤较小。

(6) 将气管导管表面涂抹石蜡油,与面部垂直插入鼻腔,进入口咽部后,一边插入一边听导管的呼吸音,一旦听到较强呼吸音,提示导管尖端正好位于声门上方,在吸气时将导管插入。

(7) 如果导管未能进入声门,可将患者头部后仰、前屈,或左右转动患者头部,以调节导管尖端的方向。

(8) 如果有颈椎损伤,禁忌转动患者头部,可借助纤维支气管镜来调整方向。

(9) 插管成功后,按常规确认导管位置,并适当固定。

(10) 操作期间,需监测患者的心电图、SpO_2、血压等。一旦发生恶性心律失常,应暂时中止插管,充分供氧,密切观察,必要时给予抗心律失常药物。若操作期间 $SpO_2<90\%$,亦应暂时中止插管,加压给氧,使 $SpO_2>94\%$ 后,重新再插管。

3. 手指盲探插管　可用于张口困难或颈椎损伤的患者。操作步骤如下(图 3-7)。

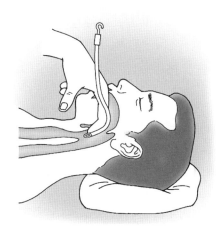

图 3-7　手指盲探插管

(1) 在充分供氧的情况下操作。一般可通过简易呼吸囊＋密闭面罩加压给氧,使经皮血氧饱和度(SpO_2)>94%,最好达到98%～100%。

(2) 用导管芯将气管导管弯成鱼钩状。

(3) 患者仰卧位,尽量张口,伸出或牵出舌体,并尽量放松颈部和口底部肌肉。

(4) 口、咽、喉部实施表面麻醉。

(5) 为保持患者安静和舒适,应使用适当的镇静剂和镇痛剂,如地西泮、瑞芬太尼等,但需保持患者清醒状态。另外,不宜使用肌松剂。

(6) 操作者位于患者右侧,用左手示指插入患者口腔,探触会厌位置,作为插管导引(要求操作者有足够长的示指和一定的常规插管经验)。

(7) 操作者左手示指沿患者右口角后臼齿伸入口腔,抵达舌根部,探触会厌上缘,并尽可能将会厌压向舌根。

(8) 操作者右手持气管导管,插入口腔,在左手示指引导下,接近声门,听到气流声后,于吸气时顺势插入导管。

(9) 若操作者示指不够长,可改作按压舌根再行插管。

(10) 插管成功后,按常规确认导管位置,并适当固定。

(11) 操作期间,需监测患者的心电图、SpO_2、血压等。探触会厌和插管时,需特别注意是否发生恶性心律失常,一旦发生,应暂时中止插管,并充分供氧,必要时给予抗心律失常药物。若操作期间 $SpO_2<90\%$,亦应暂时中止插管,加压给氧,使 $SpO_2>94\%$ 后,再重新插管。

4. 逆行引导插管　该方法是在非急症情况下,困难插管患者的插管手段。适应证包括牙关紧闭症、下颌关节或颈椎僵硬或损伤。操作步骤如下(图 3-8)。

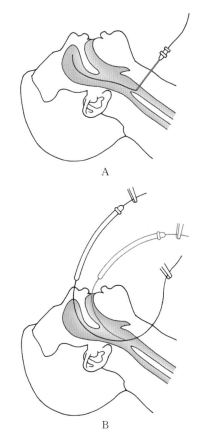

A

B

图 3-8　逆行引导插管
A. 导引钢丝经环甲膜穿刺针逆行通过声门;
B. 气管导管沿导引钢丝入声门

（1）在充分供氧的情况下操作。一般可通过简易呼吸囊＋密闭面罩加压给氧，使经皮血氧饱和度（SpO_2）大于 94％，最好达到 98％～100％。

（2）口、咽、喉部和气管黏膜实施表面麻醉。

（3）经环甲膜穿刺，经穿刺针头向头侧插入导引钢丝（以往也可用硬膜外导管），经声门、咽喉进入口腔，最后用插管钳从口腔内取出导引钢丝，退出穿刺针头。

（4）选择合适的气管导管，沿导引钢丝，顺沿从口、咽、经声门进入气管。插入气管。

（5）插管成功后，将导引钢丝抽出，或剪除皮肤外的硬膜外导管。

（6）确认导管位置后固定。

（7）操作期间，需监测心电图、SpO_2、血压等。操作期间若 $SpO_2 < 90％$，应暂时中止插管，加压给氧。

5. 肌松后快速插管　肌松后快速插管（rapid sequence intubation, RSI）主要用于颅脑外伤伴有窒息、喉头痉挛的患者。此外对于饱胃有误吸危险者，也可采用 RSI，以减少误吸的可能。具体操作方法如下。

（1）首先吸引、清除口腔反流及异物。

（2）充分给氧，使 $SpO_2 > 94％$。

（3）压迫环状软骨，避免误反流。

（4）在充分镇静的前提下，静脉使用肌松剂琥珀胆碱 1.5 mg/kg 或维库溴铵（潘可罗宁）0.01 mg/kg 等肌松剂。

（5）肌松后，随即进行插管，插管方法同经口插管。

（6）插管过程中由于咳嗽或用力，可导致脑挫裂、出血、水肿加重或致致命性颅内高压，可通过静脉用利多卡因 1.5 mg/kg 预防，或减轻颅内高压的进一步增高。

（7）由于 RSI 是在使用肌松剂后插管，应由经验丰富者进行操作，一次成功。而对于缺乏经验者，肌松后插管，有一定风险。

6. 喉罩通气　喉罩通气道（laryngeal mask airway, LMA）是英国人 Brain 于 1983 年发明的，介于面罩和气管插管之间的一种新型维持气道通气的装置。主要用于全麻术中呼吸道的管理和困难气道的处理。

该方法适用于：出现未预料到的困难插管，需紧急建立人工气道；或预计常规插管难度较大、需要快速建立人工气道的患者。

禁忌证包括：存在误吸风险的患者（如饱胃、肥胖、多发创伤、急性胸腹部外伤、禁食前使用过阿片类药物、肠梗阻、食管裂孔疝等）；呼吸系统顺应性明显下降的患者；长期机械通气的患者；不能耐受喉罩，反复、频繁发生恶心、呕吐的患者。

（1）喉罩的结构：喉罩由导管和罩囊两部分组成（图 3-9）。根据人体咽喉部解剖特点设计。喉罩的导管远端成斜面，连接一卵圆形、一面凹陷、中间质地硬而周边软的可充气的罩囊。插入喉头。向空气罩囊内注入空气后可使喉罩覆盖在喉头上，并保持气道的通畅。

根据不同年龄患者的需要，将喉罩分为 4 种型号，不同型号的罩囊中注入的空气量也不相同（表 3-3）。

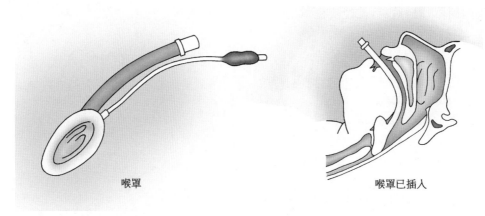

喉罩　　　　　　　　喉罩已插入

图 3-9　喉罩的结构示意图

表 3 - 3

喉罩选择标准及注气量

编号	患者体重	注入空气量(ml)
1	<6.5 kg 的幼儿	2～4
2	6.5～25 kg 的小儿	10
3	成人女性	20
4	成人男性	30～35

（2）操作方法（图 3 - 10）

1）选择大小合适的喉罩，使用前行充气和放气的试验，检查气囊是否漏气，抽除囊内气，确认后抽气至气囊完全萎陷，保持边缘平整无皱折。在通气罩前端后面涂抹润滑油。

2）患者取仰卧位由助手牵引下颌，使口张开，便于喉罩入口。

3）如患者不合作，可适当镇痛、镇静。一般不用肌松剂，以保留自主呼吸。

4）操作者一手搬动患者头部，使头轻度后仰而颈向前屈，一手以握笔式持喉罩，经口将喉罩前端紧贴门齿内侧，后面紧贴硬腭推入咽喉部后壁，下推至有阻力时为止。当到达喉头位置时会感到有明显的阻力，也可借助喉镜明视下插入。

5）根据所选喉镜的规格，注入一定量的空气，使气囊充气，此时通气管道略有退出，甲状软骨和环状软骨处略有膨出。

6）连接呼吸器通气并观察胸廓运动、双肺呼吸音等，判断喉罩位置是否恰当，一般在 15～20 cmH$_2$O 的通气压力下，不漏气即可。如通气不畅伴有阻塞现象，应拔出喉罩，按前述步骤重新放置。

7）有条件时可通过呼气末二氧化碳监测或纤维支气管镜确认喉罩的位置。

8）确定喉罩位置正确后，置入牙垫，用胶布固定喉罩以防其脱出。

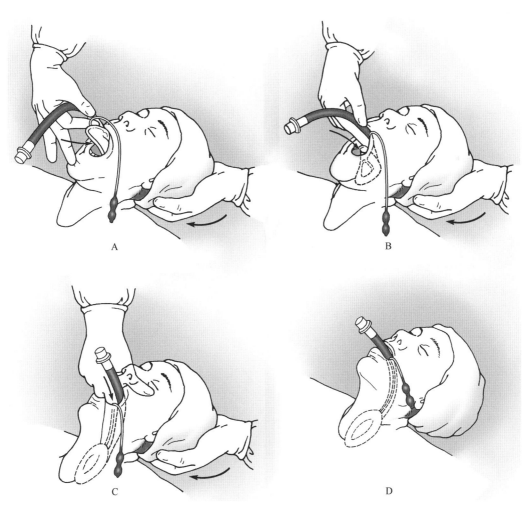

图 3 - 10 喉罩的插入步骤

9）可经喉罩盲插气管导管：置入喉罩后，在通气导管内插入内径稍细的气管导管，其外涂有少量润滑液，当导管沿喉镜推进，接近声门时，可听到气流声，顺势插入气管内，然后退出喉罩。

10）经喉罩插入弹性探条，引导气管插管：用弹性探条插入喉罩的通气导管内，直达气管内，然后退出喉罩，留探条，再将气管导管套在探条外，以此为引导插入气管内。

（3）喉罩的并发症

1）呼吸道梗阻：常见原因是位置不当，罩囊边缘或会厌覆盖于声门开口处，阻塞呼吸道，应立即拔出重插。另一原因是操作过程中的刺激诱发喉痉挛。

2）反流和误吸：由于罩囊漏气或注气不足，边缘不能有效地密封喉部。当正压通气达一定水平，大于 20 cmH$_2$O 时，漏气易发生。因此，对饱胃的患者应尽快作气管插管以防误吸。

3）咽喉局部黏膜损伤：多由操作不当所致。

（4）注意事项

1）喉罩插入及维持中应给予适当的镇静，避免刺激咽喉部反射引起恶心、呕吐等不良反应。

2）喉罩插入后，患者可保留自主呼吸，也可行正压通气，经喉罩行正压通气时，气道压应小于 20 cmH$_2$O，以避免胃胀气。

3）喉罩使用时间过长，可因咽部黏膜受压而损伤咽部黏膜，引起咽喉疼痛等不适。需长时间通气者，可经喉罩插入气管插管，以保证通气需求。

7. 纤维支气管镜引导插管　纤维支气管镜引导插管是解决困难插管的手段之一。患者在自然卧位下，口咽喉部充分表面麻醉，将气管导管外套

在纤维支气管镜上（经鼻插管的须先将气管导管插至口腔），先将支气管镜送入气管内，然后将套在纤维支气管镜外的气管导管送入气管内（图3-11）。

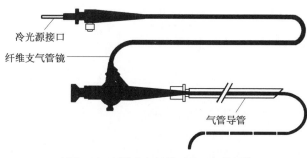

冷光源接口
纤维支气管镜
气管导管

图 3-11　纤维支气管镜引导下气管插管

需注意的是：①该方法适合于常规插管困难、声带解剖或位置异常、下颌和颈部活动受限等患者。②如果上呼吸道解剖异常，或有大量分泌物、呕吐物、血液潴留时，局部结构难以辨别，纤维支气管镜亦难以发挥作用。③该方法插管较可靠，但耗时长，一般需 4～5 min，因此，心肺复苏等紧急情况下不宜采用。④纤维支气管镜引导插管需要操作者熟练的技巧。

8. 直接喉镜下插管　借助特殊直接喉镜（图3-12），可增加会厌和声门暴露的机会，有可能直接在特殊喉镜下完成插管。

9. 间接刚性光导喉镜引导插管　光导喉镜的特点是设计坚固，能有效控制软组织，也能很好吸引分泌物，操作简单，尤其适合张口受限、颈部运动受限等患者的困难插管。目前临床上使用的主要有Upsher 喉镜（图 3-13）、Bullard Elite 喉镜和WuScope 喉镜。

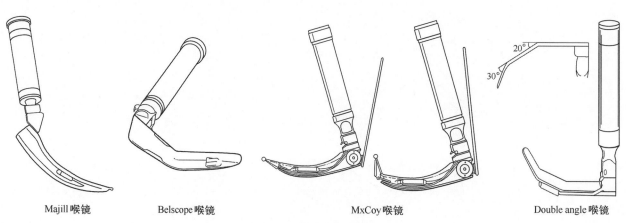

Majill 喉镜　　Belscope 喉镜　　MxCoy 喉镜　　Double angle 喉镜

图 3-12　特殊喉镜示意图

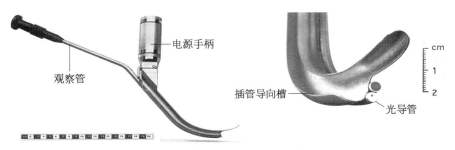

图 3-13　Upsher 纤维光导喉镜

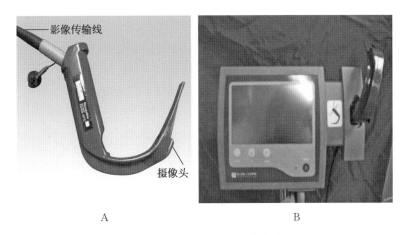

A　　　　　　　　　　B

图 3-14　GlideScope 视频喉镜

A. 视频喉镜；B. 监视器

10. GlideScope 视频喉镜引导插管　GlideScope 视频喉镜是加拿大 Saturn Biomedical System 公司电子视频气管插管工具。将传统的喉镜片中巧妙地装入了双色光源和摄像头，这个系统包括视频喉镜（图 3-14A）和监视器两部分（图 3-14B）。GlideScope 喉镜片厚度仅为 1.8 cm，镜片前端 60°成角，便于更好地暴露声门。插管过程与普通喉镜气管插管一样，使用者通过监视器的视频图像来确定声门，整个操作过程较传统的直接喉镜法更为直观、容易和安全。尤其适合张口度小，颈椎不能搬动的患者。

11. 光棒引导插管　光棒（光索、插管照明灯、light wand）是一根可弯曲的金属导管，前端装有灯泡，尾部配有电池和开关（图 3-15）。插管时，将气管导管套在光棒上，根据人体口咽部的解剖结构，将光棒/导管折弯成合适的形状（J 形），根据颈部软组织透光的原理观察引导气管导管进入气管内（图 3-16）。插管时要求关闭照明灯，能更清晰分辨光棒的位置。光棒引导插管尤其适合声门高的患者。

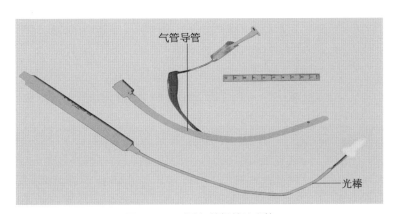

图 3-15　引导气管插管的光棒

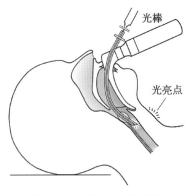

图 3-16　光棒引导气管插管

● **插管失败后的处理**

经过上述方法仍无法进行气管插管,应考虑环甲膜切开术和经皮扩张气管切开术(参见"五、气管切开术,六、经皮扩张气管切开术")。

（邱晓东　黄英姿）

四、环甲膜穿刺术

环甲膜穿刺术是通过环甲膜穿刺紧急开放气道,或通过气道注射治疗药物的一项诊疗措施。

● **适应证**

（1）主要适用于上呼吸道梗阻,尤其是声门区阻塞导致的严重呼吸困难,甚至窒息,需立即开放气道但又无法立即建立常规人工气道者。

（2）注射表面麻醉药,为喉、气管内的其他操作(如纤维支气管镜检查)做准备。

（3）气管内注射治疗药物。

（4）留置支气管给药导管。

● **禁忌证**

紧急开放气道无绝对禁忌证,有明显出血倾向和穿刺局部感染为相对禁忌证。若环甲膜穿刺的目的是气管内注射治疗药物,则明显出血倾向和穿刺局部感染为禁忌证。

● **操作准备**

1. 患者的准备　置管前应明确适应证,了解患者的出凝血功能。对于清醒患者,应取得患者配合,说明施行环中膜穿刺术的目的,消除不必要的顾虑。

2. 器械准备　根据适应证不同,准备 7～9 号注射针头或用作通气用的粗针头、无菌注射器、局麻药物、2％利多卡因、1％丁卡因(地卡因)溶液及其他所需的治疗药物、支气管留置给药管等。

● **操作方法**

（1）患者取仰卧位,肩部垫一小枕头,头部后仰(图 4-1)。环甲膜前的皮肤常规消毒和铺无菌巾,局部浸润麻醉,紧急情况下可不麻醉。

（2）在环状软骨与甲状软骨之间正中处可触到一凹陷,即环甲膜,此处即为穿刺位置(图 4-2)。

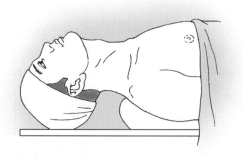

图 4-1　环甲膜穿刺术患者体位

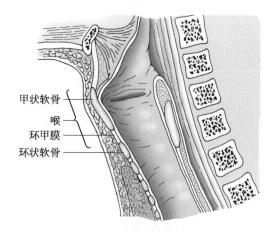

甲状软骨
喉
环甲膜
环状软骨

图 4-2　环甲膜解剖位置

（3）以左手示、中指固定环甲膜两侧,右手持注射器从环甲膜垂直刺入,当针头刺入环甲膜,进入气道后,即可感到阻力突然消失,并能抽出空气(图 4-3),患者可能出现咳嗽。

（4）固定注射器于垂直位置,注入 2％利多卡因或 1％丁卡因溶液 1 ml 行黏膜表面麻醉,减少呛咳,然后迅速拔出注射器。

（5）根据穿刺目的进行其他操作。如为紧急开放气道,换用通气用粗针头穿刺,以解除气道阻塞造成的通气障碍,也可用粗针头直接穿刺,梗阻缓解后,评估是否需要尽快行气管插管或气管切开术。

（6）操作完成后,消毒穿刺点并压迫止血。

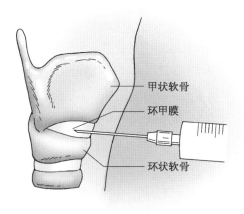

图 4-3　环甲膜穿刺

甲状软骨

环甲膜

环状软骨

（刘松桥）

● **注意事项**

（1）穿刺时进针不要过深，避免损伤喉后壁黏膜。

（2）必须回抽有空气，确定针尖在气道内才能注射药物。

（3）注射药物时嘱患者勿吞咽及咳嗽，注射速度要快，注射完毕后迅速拔出注射器及针头。针头拔出以前应防止喉部上下运动，否则容易损伤气道黏膜。

（4）注入药物应以等渗盐水配制，pH 要适宜，以减少对气道黏膜的刺激。

（5）如穿刺点皮肤出血，穿刺点压迫的时间应适当延长。

（6）术后如患者咳出血性分泌物应密切监测，一般在 1～2 天内即消失。

五、气管切开术

气管切开术（tracheostomy）是切开颈段气管前壁，置入气管切开导管，使患者可以通过新建立的通道进行呼吸的一种手术，是建立人工气道的一种常用方法，可为气道的通畅、有效引流及机械通气提供条件。

气管切开术不仅可以解除喉阻塞，而且可以降低呼吸阻力，便于气道管理，减少上呼吸道死腔的 70%，减少死腔气体的重复吸入。相对于气管插管而言，气管切开更适用于上呼吸道梗阻、长期机械通气的患者，可以解放患者口腔，利于口腔护理和气道管理以及脱机锻炼，患者舒适度改善，可以更好地交流，甚至进食，而且易于固定。然而气管切开术是一种非生理性手术，丧失了上呼吸道黏膜对吸入气体的加温、加湿和过滤的生理作用，下呼吸道发生感染的概率增加。故应严格选择指征，不可滥用。

气管切开术按病情危急的程度和切开方法不同，可分常规手术气管切开术、紧急气管切开术、环甲膜切开术、麻醉插管下气管切开术及经皮穿刺气切导管置入术几种。其中常规手术气管切开术是基础，现以常规手术气管切开术为例叙述。经皮穿刺气切导管置入术见"六、经皮扩张气管切开术"。

● **解剖学基础**

气管由 14～17 个半环状的气管软骨环及其间的环状韧带组成。上端于第 6 颈椎下缘水平接环状软骨，下端在胸骨角水平分为左、右主支气管。气管全程以胸骨颈静脉切迹平面分为颈、胸两段。颈段气管一般有 6～8 个环，其长度即环状软骨下缘至胸骨上端的距离，因年龄、头部位置及颈部长度而有不同。成年人为 7～8 cm，8～10 岁为 5～6 cm，3～5 岁为 4～5 cm。该段位置较浅，当头后仰时，则更加突向皮肤表面。

气管颈段的前面，由浅入深依次为皮肤、浅筋膜、颈筋膜浅层、胸骨上间隙、舌骨下肌群及气管前筋膜。颈前部的皮肤较薄，移动度大，皮纹呈横向，手术时常做横切口，以利愈合，又可使疤痕不明显。浅筋膜内含有脂肪，在颈前外侧部脂肪深面有一层菲薄的肌肉称颈阔肌，前正中线上无此肌覆盖。颈筋膜浅层也称封套筋膜，此层筋膜在颈前部左、右汇合参与颈白线的构成。颈筋膜(深筋膜)位于浅筋膜和颈阔肌的深面,包绕诸肌和器官结构。沿前正中线两侧下行有颈前静脉,汇入颈外静脉,左、右颈前静脉间有吻合支称颈静脉弓,该弓在胸骨上间隙内横行于颈静脉切迹上方。

在第 2~4 气管软骨环的前方为甲状腺峡部,被气管前筋膜包绕,手术时应将甲状腺峡部向上推开或切断后再切开气管。气管两侧偏内有甲状腺最下动、静脉和甲状腺奇静脉丛,有时也可存在甲状腺最下动脉,该动脉出现率约为 10%,偏外有颈部主要血管,因此在行气管切开时,切口必须在颈部安全三角区内(三角的两上角各位于环状软骨与胸锁乳突肌交界点,下角位于胸骨切迹中点)。气管的两侧为甲状腺侧叶,后方为食管,两者之间侧沟内有喉返神经,后外侧为颈动脉鞘。

● **适应证**

1. 预期或需要较长时间机械通气治疗者 以建立人工气道,提供与呼吸机连接的通道。

2. 上呼吸道梗阻导致气管插管困难者 如口鼻咽及喉部软组织损伤、异物或分泌物潴留、双侧声带麻痹、有颈部手术史或颈部放疗史致上呼吸道梗阻,无法气管插管者。及时建立人工气道,能够保证上呼吸道通畅,拯救患者生命。

3. 气道保护性机制受损者 任何原因引起的咳嗽反射抑制、排痰困难导致反复误吸或下呼吸道分泌物潴留,有必要建立人工气道,以防止误吸和分泌物潴留。

4. 减少死腔通气 各种原因造成的严重的通气功能障碍,如慢性肺气肿、慢性支气管炎、肺心病,气管切开可减少死腔量,改善通气功能。

5. 口腔、颌面、咽、喉、头颈部大手术或严重创伤的患者 为了便于麻醉和维持手术前后呼吸道通畅,进行气管切开。

6. 高位颈椎损伤者 特别是损伤后立即出现呼吸困难者,应及时施行气管切开;无明显呼吸困难者,应密切观察,仔细评估,作好气管切开的一切准备。一旦需要即行气管切开。

7. 破伤风患者 破伤风患者易发生喉痉挛,反复抽搐时需要使用镇静药物甚至肌松剂,预防性气管切开,以防发生窒息,必要时行机械通气。

● **禁忌证**

气管切开无绝对禁忌证,若行经皮穿刺气切导管置入术,则以下情况为相对禁忌证:①儿童;②颈部粗短肥胖,颈部肿块或解剖畸形;③气管切开局部软组织感染或恶性肿瘤浸润;④难以纠正的凝血障碍。

● **操作准备**

1. 患者准备

(1) 术前备皮、剃须。

(2) 仰卧位,肩下垫枕,头后仰,使气管充分暴露,固定头部,使头颈保持中线位,以利于手术(图 5-1)。

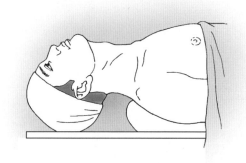

图 5-1　气管切开术患者体位

(3) 用吸引器吸净口腔、鼻腔中分泌物。

(4) 根据患者情况适当镇静,如呼吸困难明显术前先行气管插管,待呼吸困难缓解后,再作气管切开,更为安全。

(5) 密切监测呼吸频率、幅度、指脉氧饱和度、心率和血压等生命体征。

(6) 颈段气管因受肿瘤等压迫发生移位者,术前应行颈部正侧位 X 线片或 CT 检查,以确定气管的位置,使术中容易找到气管。

2. 器械准备

(1) 照明灯、吸引器、氧气、药品等。

(2) 手术器械:10 ml、5 ml 注射器及针头各 1 个,切皮刀 1 把,止血钳 6~8 把,爱立斯钳、巾钳 4 把,卵圆钳 1 把,拉钩 2 个,有齿及无齿解剖镊各 1 把,直及弯解剖剪各 1 把,手术刀 2 把,持针器 1 把,大小合适的气管套管及缝合针、线、纱布、治疗巾等。必要时可备用电凝刀止血。

(3) 气切套管:常用的有金属和塑料两种气切

套管。

1) 金属气切套管：金属气管套管目前一般采用银质合金制成，有底板、内套管、外套管和管芯四部分，底板和外管相连处不能完全固定，应保留一定灵活度，以免妨碍颈部转动和上仰下俯的动作。内管和外管必须吻合无间隙，但在插入或取出时又要求灵活而无阻力，这样既可避免分泌物积存，又可避免发生内管插不进或拔不出的困难。内管、外管的长度必须一致，每一套管都有一根管芯，其顶端呈圆锥形，插入外管后应与外管口吻合，使套管容易插入气管内，插入后立即将其拔出，放入内套管（图 5-2）。

2) 塑料气切套管：塑料套管多为聚氯乙烯塑料制成，也有顶端呈圆锥形的管芯，便于置入，经皮气切置入的套管管芯有孔以通过导丝，气囊现多采用低压高容气囊封闭气道以行机械通气、避免误吸，还有带声门下吸引可吸出声门下和气囊间的分泌物（图 5-3）。使用前检查气切套管气囊是否漏气。可将气囊浸入生理盐水中，注入气体后检查是否漏气，然后将气体完全抽出。气切套管表面涂上无菌石蜡油，有助于插入气管，减少创伤。根据患者的年龄选择气切套管型号（表 5-1）。一般成年男性选用 10 号、成年女性选用 9 号气管切开套管。

● 操作方法

1. 体位和消毒　采用前述患者准备的体位，用 3％碘酊及 70％酒精或活力碘消毒颈正中及周围皮肤，铺无菌巾。

2. 麻醉　一般采用局部麻醉。自甲状软骨下缘至胸骨上窝，注射已加 0.1 ml 肾上腺素的利多卡因（2％），浸润麻醉皮肤及深部组织，并注意注射前先回抽，以免麻醉剂进入血管。当气管暴露，但尚未切开前，如系成年患者，用注射针刺入气管腔，注入 2％利多卡因或 2 ml 1％丁卡因 1～2 ml 麻醉气管黏膜，切开气管及插入气管套管时，不致发生剧烈咳嗽。儿童患者禁用丁卡因，以免发生中毒。

3. 切口　局部麻醉后便开始手术，有纵、横两种切口（图 5-4），纵切口操作方便，但颈前正中纵切口可能遗留瘢痕，横切口术后瘢痕不明显。操作前确定体表标志（图 5-5）。

（1）纵切口：在颈前正中，自环状软骨下缘至胸骨以上 2 横指处，纵行切开皮肤、皮下组织并进行分离、止血，用钝拉钩向两侧牵拉，暴露颈前正中的颈白线（图 5-6）。

（2）横切口：在颈前环状软骨下约 3 cm 处，沿颈前皮肤横纹 4～5 cm 切口（图 5-4），切开皮肤、皮下组织及颈阔肌后，向上下分离，暴露颈前带状肌及颈白线。

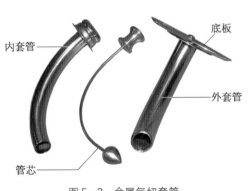

图 5-2　金属气切套管

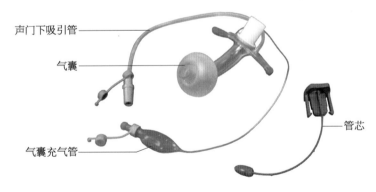

图 5-3　塑料气切套管

表 5-1

气管套管大小按年龄选用表

直径×长度(mm×mm)	4.0×40	4.5×45	5.5×55	6.0×60	7.0×65	8.0×70	9.0×75	10×80
适用年龄	1～5月	1岁	2岁	3～5岁	6～12岁	13～18岁	成年妇女	成年男子

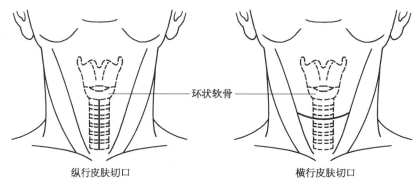

环状软骨

纵行皮肤切口   横行皮肤切口

图 5-4　气管切开术的皮肤切口

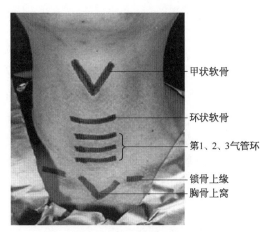

甲状软骨

环状软骨

第1、2、3气管环

锁骨上缘
胸骨上窝

图 5-5　气管体表标志

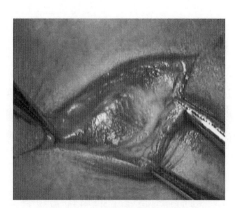

图 5-6　颈部纵切口和颈白线

4. 分离气管前组织　用止血钳或剪,沿白线上下作钝性或锐性分离,向深部分离两侧颈前肌,用拉钩将胸骨舌骨肌、胸骨甲状肌牵向两侧,以显露气管前壁、甲状腺峡部及甲状腺下静脉丛。分离时可能遇到怒张的颈前静脉,可牵向两侧,其吻合支则予以

切断结扎。如遇甲状腺下静脉丛的横支,将其结扎切断。甲状腺峡部可将其向上牵拉,即可暴露气管。若峡部较宽,甲状腺峡部妨碍手术进行,可用两把止血钳将峡部钳夹切断,断端贯穿缝合结扎(图 5-7)。在分离过程中,切口两侧拉钩的力量应均匀,并

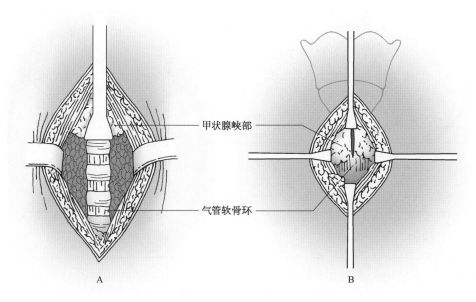

甲状腺峡部

气管软骨环

A   B

图 5-7　分离甲状腺

A. 甲状腺峡部下缘分离；B. 切断甲状腺峡部

经常用手指触摸环状软骨和气管环,以便手术始终沿气管前中线进行,不可偏向一侧,以免进入肌肉内,引起出血或偏离气管。分离甲状腺后,可透过气管前筋膜看到灰白色的气管环,用手指可触摸到带有弹性的软骨环。小儿的气管环较软,注意与颈总动脉相鉴别,可用空针穿刺,如有气体抽出即可定为气管。

5. 切开气管　气管前壁充分显露后,不宜向气管两侧分离,避免发生气肿。确定第 3、4 气管软骨环准确部位。用弯刀在预计切开的气管软骨环下方,刀刃向下刺入气管,然后将刀柄立起,刀刃转向上,用刀尖挑开第 2、3 或第 3、4 气管软骨环,刀尖切勿插入过深,以免刺伤气管后壁和食管前壁(图 5-8)。切口一般多在第 3、4 气管软骨环之间,称之为中位气管切开术。若切口位置过高,易伤及

环状软骨,易导致喉狭窄。如喉部施行手术,亦可行低位气管切开,切开第 5、6 气管软骨环。

6. 插入气管套管　切开气管后,用气管撑开器或弯止血钳伸入并撑开气管切口,插入大小合适、带有管芯的气管套管外管(图 5-9),立即取出管芯,放入内管。如有分泌物咯出,可用吸引器吸除分泌物。气管套管放入后,在尚未系带之前,必须一直用手固定,否则患者用力咳嗽,套管有可能被咳出。

7. 伤口处理　用一根凡士林纱条或碘伏纱条,填塞于气管套管上下的伤口内,术后 12～24 小时抽出。这可压迫伤口止血及防止皮下气肿。伤口一般不需缝合,根据切口大小,也可在切口上端缝合 1～2 针,用一块剪开一半的纱布垫入伤口和套管之间,每日更换 1 次,并注意局部清洁消毒(图 5-10)。线带打死结固定,松紧以可容纳 1 横指为宜。

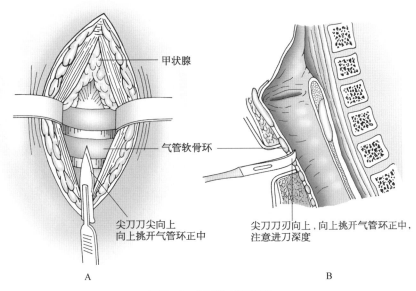

图 5-8　气管软骨环切开
A. 向上挑开气管环正中；B. 刀刃向上挑开气管环正中

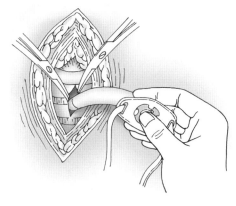

图 5-9　止血钳撑开气管切开口后插入气管套管

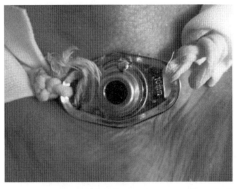

图 5-10　固定气管套管于颈部:示固定后的金属气管切开套管(未垫入纱布)

8. 紧急气管切开术　适用于病情危急,须立即解除呼吸道阻塞而又不能按正规气管切开术操作时。病情危急时,一般可不考虑麻醉问题。只用一把刀或其他小型锋利尖片即可完成手术。患者仰卧,肩下垫高,头后仰,头颈部保持中线位。常规消毒后术者用左手拇指和中指固定甲状软骨,并向下按压两侧软组织,使气管明显前突。示指按于颈中央,触及气管前壁。右手持刀,从环状软骨下缘垂直向下切开皮肤、皮下组织及肌层(图5-11A)。左手示指顺切口摸入创口深部,推开软组织或甲状腺峡部,使能触及气管前壁之软骨环。切开时,左手示指伸入切口,摸查气管位置,引导右手继续向下切入,直到切开第1、2气管环(图5-11B)。注意避免刀尖切入过深而伤及气管后壁。切开后,立即用刀柄或止血钳插入并撑开切口(图5-11C),迅速放入气管套管,清除分泌物。

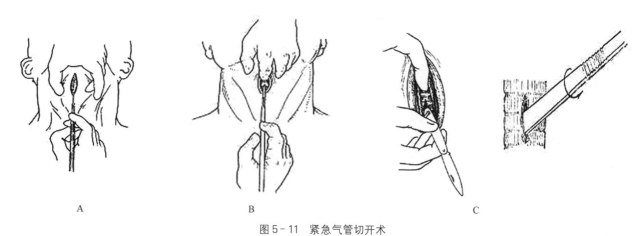

图5-11　紧急气管切开术
A. 切开皮肤、皮下组织和肌肉；B. 切开第1、2气管环；C. 插入刀柄旋转撑开气管切口,置入气管切开套管

● **注意事项**

(1) 气管切开术应准确选择适应证,如患者烦躁不安,呼吸困难严重者应先插管,防止缺氧发生。

(2) 术中出血时,应尽快找到气管,并切开,迅速止血。术中出血常因损及颈前静脉或甲状腺,术后少量出血往往是因术中止血不够有效,或结扎线线头脱落。一般经局部填塞或再次缝扎可止血。误伤颈总动脉,常造成大出血,往往发生在术中,把气管拉离中线,在气管旁深入分离组织造成,在小儿可因误把颈总动脉当做气管而误伤。

(3) 术中找不到气管,易发生在幼儿和儿童,因其气管较细,软骨环软,不易辨认。尤其是在体位不正确时困难更大,因此术中保持头、颈、躯干于正中位置非常重要。如头部后仰不够,气管位置较深,都会增加寻找气管的困难。术中使用拉钩的力量应两侧对称、均匀。如一侧用力较大,即容易使气管被牵向一侧,甚至可使整个气管置于拉钩之下,被拉入软组织。一旦术中不能确认气管时,应先将拉钩取开,检查体位、切口是否处于正中位,然而将创口沿中线自两侧均匀拉开,用手指仔细寻摸。

(4) 误伤环状软骨,常因切口过高,动作粗野所致,如环状软骨损伤或切断,易发生喉狭窄。

(5) 误伤食管,切开气管时加刀尖插入过深,尤其是在因手术导致咳嗽时,易将气管后壁连同食管前壁穿通形成气管食管瘘。食物可以通过瘘口进入下呼吸道导致吸入性肺炎,亦可经瘘口渗入颈部筋膜间隙形成颈部感染、颈部脓肿。发现食管壁损伤应及时将食管、气管的切口分层缝合,并严格禁食,经鼻管饲,待伤口完全愈合。

(6) 呼吸骤停,可能由于气管切开后二氧化碳分压突然降低,化学感受器反射,呼吸中枢骤然由兴奋转入抑制所致。如发生在手术过程中,应尽快加速手术进程,立即进行辅助呼吸。

(7) 切勿过多分离气管旁组织,防止损伤喉返神经及周围组织。气管切口过长及皮肤切口缝合过紧可致皮下气肿。

● **术后处理**

气管切开术后处理是否得当,与患者的治疗效果甚至预后都有极大的关系。若因经验不足或注意不够而处理不当,将造成严重后果。

(1) 气管套管要固定牢靠,经常检查系带松紧,与颈部的间隙不应超过 2 指。另外,注意呼吸机管道不要过于固定,以免患者头颈部移动时,气管套管被呼吸机管道牵拉而脱出,导致窒息。

(2) 手术 5～7 天后切口窦道形成,方可更换套管。在气管切开后 48 h 内,由于气管切开窦道尚未形成,一旦拔除气管套管,气管切开窦口将关闭,很难将气管套管重新插入,会引起气道梗阻、严重缺氧,后果极为严重,如气管切开后 48 h 内需更换气管套管或气管套管意外脱出,在保证氧供的基础上,重新置入气管插管,在氧供保证、患者生命体征平稳的前提下,重新置入气管套管,切不要妄图可以直接重新置入气管切开管。

(3) 气管切开后,上呼吸道丧失对吸入空气的过滤、加温和湿化等生理作用,故应积极气道湿化,防止分泌物干结堵管。呼吸机需有加湿器和过滤装置。病室内保持适当的温度(22 ℃左右)和湿度(相对湿度 90% 以上)。金属气管套管患者用 1～2 层湿纱布覆盖套管口,湿化防尘。积极雾化吸入,每 4～6 h 1 次,每次 10～15 min,以稀释痰液,便于咳出。

(4) 严格无菌操作,预防呼吸道感染。室内经常用紫外线照射消毒,保持良好的通风,减少不必要的探视。保持套管清洁通畅,金属套管内管每天清洗、消毒 2～3 次。套管周围及覆盖管口的纱布应每日更换。吸痰时无菌操作,先行套管内吸痰后吸引口腔,吸痰管一次性使用。其余用具也应每日消毒或更换 1 次。

(5) 若患者呼吸道分泌物不多、咳嗽反射良好、原发病已稳定,可考虑拔管。拔管前先试堵管 1～3 天,如无呼吸困难、肺部感染加重即可拔管。拔管后,用蝶形胶布拉紧伤口两侧皮肤,使其封闭,切口内可不填塞引流物。每日或隔日换药 1 次,1 周左右即可痊愈。拔管后床边仍需备气管切开包,以便病情反复时急救。

● **术后并发症**

1. **皮下气肿**　是术后最常见的并发症,空气经气管切开处渗入颈部软组织中,沿肌肉,筋膜和神经、血管壁之间隙扩散而达皮下,开始时先在颈部,出现颈部增粗,触之有捻发感,以后逐渐扩散至头及胸腹等部。皮下气肿一般在 24 h 内停止发展,3～5 日自行逐渐吸收,多在 1 周内消失,不需特殊处理。

造成皮下气肿的主要原因是:①暴露气管周围软组织时分离过多。②气管切口过长使空气易由切口两端渗入软组织。③气管套管过短,使套管容易脱出气管切口,这时空气易渗入软组织。④切开气管或插入套管后,发生剧咳,使气体渗入软组织。⑤皮肤切口缝合时过于紧密。

若皮下气肿沿气管前筋膜向下发展,可引起纵隔气肿,过分分离气管前筋膜可产生此情况,严重的纵隔气肿可因心肺的受压而致心肺功能紊乱。如发生纵隔气肿,可于胸骨上方,沿气管前下区向下分离使纵隔积气向上逸出,以防止心肺受损。

2. **气胸**　暴露气管时过于向下分离,损伤胸膜后引起气胸。右侧胸膜顶位置较高,遇胸膜向上膨出时,应保护之。气胸明显,伴呼吸困难者,应行胸腔穿刺抽除积气,必要时作胸腔闭式引流。

3. **出血**　可分为原发性出血及继发性出血两种。原发性出血较常见,多为术中止血不完善,或术后患者剧烈咳嗽、静脉压升高使已封闭的小血管再度扩张出血。颈前静脉或甲状腺峡部为常见出血部位。若为静脉出血,局部用凡士林纱条或碘仿纱条填塞、加压包扎,使患者镇静,减轻咳嗽,一般即可止血。必要时可开放伤口,给予结扎止血。因技术操作意外、手术伤及甲状腺或颈部大血管,可致大出血,应立即打开伤口,寻找出血处,妥善结扎或缝扎。继发性出血较少见,其原因为:伤口感染扩散至颈深部而致大血管(如无名动脉)糜烂;气管切口过低、偏斜或套管不合适,长期摩擦、刺激血管;个别患者颈胸部血管畸形,手术容易伤及;用呼吸机时间较长的患者,若套囊压力过高,长时间压迫气管壁,造成气管壁坏死、感染,并累及至颈部血管等。

4. **感染**　手术时消毒不严格或术后分泌物污染,可引起伤口感染。伤口感染应加强护理和空气消毒,注意伤口换药,必要时及时给予适量抗生素。个别病例感染向颈深部蔓延,甚至引起纵隔炎症危及生命。环状软骨感染坏死,可引起喉狭窄。炎症向下扩散,可引起支气管肺炎。

5. **气道狭窄**　气管切开位置过高损伤环状软骨可致喉狭窄;手术时气管环损伤过多或气囊压迫气管壁引起溃疡瘢痕形成而发生气管狭窄。

6. **气管食管瘘**　多由于手术操作损伤引起,或气囊压迫气管壁发生溃疡感染破溃造成,如瘘口不大,可改用鼻饲,可自行愈合。若瘘口较大,则需手术修补或放置带膜支架封堵瘘口。

7. 气管套管意外脱出 气管切开早期 48 h 内气管套管意外脱出,窦道尚未形成,切口很快闭合,可导致呼吸道梗阻。呼吸功能不全的患者气管套管意外脱出可导致呼吸支持中断。因此气管套管意外脱出需要紧急处理。

(1)患者应准备气管切开包、气管插管等急救设备。

(2)气管套管一旦意外脱出或需紧急更换,应立即使用面罩和简易呼吸囊进行辅助通气,并给予纯氧,保证患者供氧和通气。

(3)保证患者氧供的同时,可考虑紧急气管插管或再次切开,直视下插入气管套管;一般不要尝试盲视下再次经气管切开处置插入气管套管,此时误入假道的概率非常高;窦口肉芽组织尚未形成,盲目重新插入气管套管往往引起出血。

(4)气管套管重新插入前,认真检查气囊,以免插入后气囊漏气而更换。

(5)重新插入后,必须认真固定管道。意外拔管时,气囊上潴留的分泌物常引起误吸,可导致或加重肺部感染,必须彻底吸出气道内的分泌物。

(6)整个操作期间,注意心电监护,经皮血氧饱和度和血压等生命体征的监测。

8. 拔管困难 如果发生拔管困难,应先检查原因,然后作针对性处理。拔管困难可能原因如下。

(1)患者呼吸功能尚未恢复,气道自洁能力差,或喉部原发病变未彻底根除。凡堵管试验不成功者,要进一步查明原因,待病因消除后再拔管。

(2)气管切口位置过高,伤及环状软骨及第一气管环时,可产生喉狭窄;气管切口太小,由于气管套管的长期压迫,可致气管坏死,使气管前壁塌陷,造成气管狭窄;由于气管切口周围及气管腔内肉芽组织增生,使呼吸道部分受阻,亦可造成拔管困难,去除肉芽组织即可缓解。对于喉或气管狭窄,必要时需整复手术,同时将气管套管向下移,待呼吸道通畅后,再考虑拔管问题。

(3)因精神紧张、恐惧及习惯的因素,造成拔管困难,多见于长期带管者或小儿。应进行练习用口、鼻呼吸。绝不可操之过急,防止发生意外。拔管困难者可带管出院或延期拔管。

(刘松桥)

六、经皮扩张气管切开术

1985 年,Ciaglia 建立了经皮扩张气管切开术,在之后 20 多年的时间中,经皮扩张气管切开术不断被修改更新,操作也越来越简便,出血和并发症少,临床应用广泛。随着技术的改进,出现了多种经皮气管切开方法,其中已经上市的产品有 5 种(表 6 - 1),国内应用较多的是导丝-扩张钳经皮扩张气管切开术(guidewire dilating forceps,GWDF)技术。近年来旋转扩张气管切开(percutwist)技术也在逐渐开展。

● **适应证**
同气管切开术。

● **禁忌证**
同气管切开术。

表 6 - 1

经皮气管切开产品类型及特点

产品类型	特点	生产国	产品类型	特点	生产国
percutaneous dilational tracheostomy (PDT)	多级扩张器	美国	translaryngeal tracheostomy (TLT)	经喉,逆向	爱尔兰
guidewire dilating forceps (GWDF)	导丝-扩张钳	英国	ciaglia blue rhino (CBR)	单级扩张器	美国
			percutwist	旋转扩张器	德国

● **操作准备**

1. 术前准备

(1) 常规器械及药品准备：氧气、吸引器、面罩、简易呼吸囊、喉镜、气管插管、普通气管切开包、空针、局麻药品以及抢救药品，有条件的纤支镜床边备用，并检查气管切开导管气囊有无漏气。

(2) 准备专用的经皮气管切开包(内含手术刀、带外套管的穿刺针、J型导丝、扩张器、专用扩张钳、带套囊的气切套管等)(图 6-1 和图 6-2)。如需行声门下吸引，则需要单独包装的特制的气切套管(图 6-3)。

(3) 患者准备：适当镇痛、镇静。

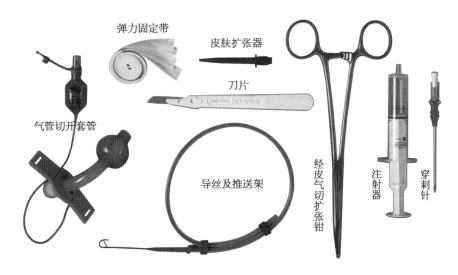

图 6-1　专用的经皮气管切开包(GWDF)

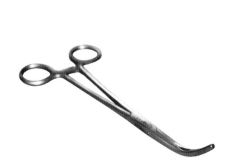

图 6-2　专用扩张钳(顶端有孔，可通过 J 形导丝)

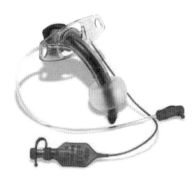

图 6-3　带有声门下吸引的气切套管

2. 体位及手术定位

(1) 体位：仰卧位，头后伸，肩部垫高，下颌、喉结、胸骨上切迹三点一线，从而充分暴露颈部(图 6-4)。

(2) 局部定位：选第 1、2 或第 2、3 气管软骨间隙(以甲状软骨为标志或胸骨上窝 3~4 cm)，过高容易损伤环状软骨，引起声门下的气管狭窄；过低容易损伤甲状腺峡部或无名动脉及其分支，引起大出血(图 6-5)。

● **导丝-扩张钳经皮扩张气管切开术的操作步骤**

(1) 术者位于患者右侧，第一助手位于患者左侧，第二助手位于患者头侧，负责头部的固定、气道管理或拔除气管插管。

(2) 颈部皮肤消毒、利多卡因局麻(利多卡因中可加少许肾上腺素)。由第二助手将气管插管缓慢退出至距门齿 18~20 cm 处(确认导管在气管内)，并负责固定患者的头部于正中位。

(3) 横行切开皮肤 1.5 cm 左右(图 6-6)，用带有外套管的穿刺针在选定气管软骨间隙穿刺，边进针边回抽，进入气管壁时，穿刺针有明显的突破感，回抽见空气进入注射器，确定穿刺针已进入气道内，向气道内注入 1% 利多卡因 3~5 ml。

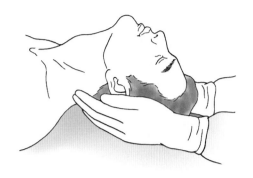

图 6-4 经皮扩张气管切开术前的体位

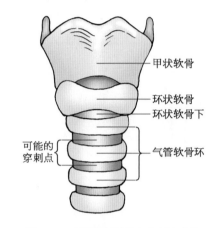

图 6-5 颈部解剖结构与穿刺点定位

甲状软骨
环状软骨
环状软骨下
可能的穿刺点
气管软骨环

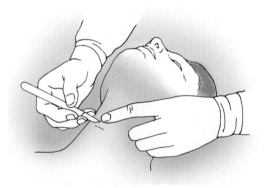

图 6-6 横行切开皮肤

（4）向气道内推进外套管的同时，退出穿刺针的针芯，保留塑料外套管在气道内。

（5）沿外套管置入 J 形导丝（进入深度 10 cm 以上，不宜过深），拔出外套管（图 6-7A）。

（6）沿导丝放入扩张器，扩张皮下组织，避免过深损伤气管后壁。固定好导丝的位置，避免导丝滑出（图 6-7B）。

（7）沿导丝头端推下扩张钳，分 2～3 次，依次

扩张皮下组织和气管前壁，注意扩张钳尖端的角度和方向（先垂直气管长径，进入气道后再与气管长径平行）（图 6-7C）。过程中注意固定好导丝的位置，避免导丝异位和打折。

（8）沿导丝置入气管套管，注意先垂直进入，并避免导丝在皮下打折使导管误入假道，拔出导丝和内套管（图 6-7D）。

（9）再次确认导管位置，气囊充气并妥善固定，清理气道分泌物。

● 旋转扩张气管切开术的操作步骤

经皮旋转扩张气管切开术是在导丝的引导下，用一个带有螺纹的锥形旋转扩张器，一次性旋转扩张气管前软组织及气管前壁，再将气切套管沿瘘口直接插入气管内的新技术。其操作前的准备除特殊的器械（经皮旋转扩张气管切开包和引导扩张器）外，与导丝-扩张钳（GWDF）技术类似（图 6-8～图 6-10）。

具体操作如下。

（1）术者位于患者右侧，第一助手位于患者左侧，第二助手位于患者头侧，负责头部的固定、气道管理或拔除气管插管。

（2）颈部皮肤消毒、利多卡因局麻。由第二助手将气管插管拔出至距门齿 18～20 cm 处（确认导管在气管内），并负责固定患者的头部于正中位。

（3）横行切开皮肤 1.0～1.5 cm，用血管钳轻轻分离皮下组织，止血。试穿后用带有外套管的穿刺针在选定气管软骨间隙略指向患者足端穿刺，边进针边回抽，进入气管壁时，穿刺针有明显的突破感，回抽见空气进入注射器，确定穿刺针已进入气道内后向气道内注入适量 1% 利多卡因（图 6-11A）。

（4）向气道内推进外套管的同时，拔出穿刺针，保留外套管在气道内。

（5）沿外套管置入 J 形导丝（进入深度 10 cm 以上，也不宜过深），拔出外套管（图 6-11B）。

（6）将旋转扩张器放入生理盐水中 10～15 s 以活化其表面的亲水材料，然后将导丝插入其中，在导丝的指引下，将旋转扩张器沿与水平面成约 45°角、尖端指向足端，顺时针旋转逐渐扩张气管前软组织和气管前壁。边旋转边略上提，由助手随时确认导丝能够在扩张器中自由滑动，直至扩张器旋入到穿

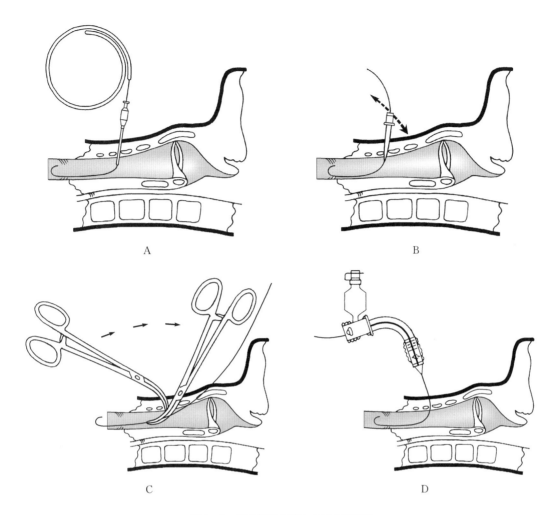

图 6-7　经皮扩张气管切开术(GWDF)
A. 套管针穿刺置入导丝；B. 扩张器垂直气管长轴扩张；C. 特制扩张钳沿导丝逐层扩展；D. 沿导丝置入气切套管

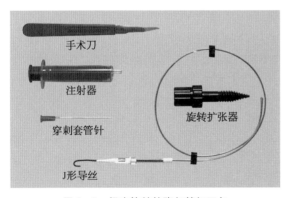

图 6-8　经皮旋转扩张气管切开包

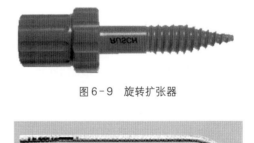

图 6-9　旋转扩张器

图 6-10　引导扩张器

刺深度后,逆时针旋出扩张器(图 6-11C)。

（7）将引导扩张器在生理盐水中活化后,先插入气切套管中,再沿导丝将气切套管导入气管腔内,固定住套管并拔出引导扩张器和导丝(图 6-11D)。再次确认导管位置,气囊充气并妥善固定,吸痰后接呼吸机,最后拔除气管插管。

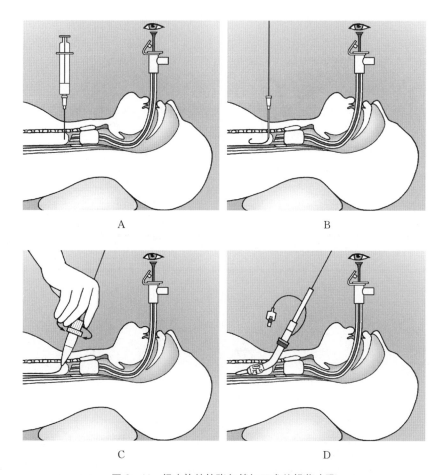

图 6-11　经皮旋转扩张气管切开术的操作步骤
A. 用带有外套管的穿刺针穿刺；B. 沿外套管置入导丝；C. 沿导丝旋转扩张器扩张；D. 置入内含引导扩张器的气切套管

● **注意事项**

1. **气管插管的管理**　经口气管插管患者实施气管切开前，应安排专人负责气管插管的管理。未确认已成功置入气管套管前，不应完全拔除气管插管。而且在床边准备简易呼吸囊和面罩。

2. **穿刺过程中出血的处理**　穿刺气管时切口位置较高或患者甲状腺肿大，穿刺时的出血多为甲状腺血管损伤。甲状腺的血运丰富，血管损伤后的出血量较多。若在第 2、3 气管软骨环以下水平穿刺，出血则多为甲状腺下静脉（暗红色出血）或甲状腺下动脉（鲜红色出血）损伤。这两条血管走行于气管正中。当发生出血时，应保持冷静，若出血量不多则可继续按步骤进行操作。成功置入气管套管后，由于套管的局部压迫作用，出血多可停止。但应注意在每步操作间期均按压切口，避免持续出血积聚在气管前间隙而造成误吸。置管后应充分吸引气管套管，并观察气管内或切口周围是否继续出血。若持续出血，可先压迫止血，无效时手术探察。若操作过程不顺利，应果断放弃穿刺置管方法，扩大切口，充分止血，改行常规气管切开。

3. **导丝置入困难**　在穿刺气管时，针尖应偏向患者足端，与垂直线的角度为 15°～30°。垂直进针存在将导丝置向患者咽喉部的危险。此外，由于穿刺针外套管尖端与针尖的距离较长，穿刺成功后，应将外套管轻轻向前旋转，置入气管内，不仅有利于后续导丝的置入，还可应用注射器试验外套管是否处于气管内，提高导丝置入的成功率。

4. **套管置入困难**　置入导丝后恰当扩张穿刺入路，套管多能顺利置入。若在置入套管的过程中发生困难，应检查导丝是否能够在套管内自由滑动。若不能顺利滑动，说明导丝打折，套管误入假道的可能性非常大。这时应拔出套管和导丝，重新穿刺。若形成明显的假道，局部创伤常较严重，发生并发症的危险大大增高。应视具体情况，决定是否及时改为常规气管切开。

5. **操作期间生命体征的监测**　操作过程中应

严密监测心电图、血压、指脉氧饱和度的变化,注意导丝过深时可能刺激气管黏膜引起的恶性心律失常。

6. 气管套管的管理 气管套管套囊压力一般设定 $25\sim30$ cmH$_2$O(1 cmH$_2$O=0.098 kPa),不建议机械通气患者常规定期放气囊。气管切开后立即行声门下吸引,吸引负压为 $100\sim150$ mmHg(1 mmHg=0.133 kPa)。

7. 气管切开早期气管套管意外脱出的处理 气管切开后 48 h 内,如需更换气管套管或管道意外脱出,则不但换管困难,而且并发症较多。在气管切开 48 h 内,应注意以下问题。

(1)由于气管切开窦道尚未形成,一旦拔除气管套管,气管切开窦口将关闭,很难将气管套管重新插入,可能引起呼吸道梗阻和严重缺氧;而且窦口肉芽组织尚未形成,重新插入气管套管往往引起出血。因此,气切后应将气管套管牢固固定,固定带应打方结,与颈部的间隙 2 横指。注意呼吸机管道不要过于固定,以免患者头颈部移动时,气管套管被呼吸机管道牵拉而脱出。另外,如患者烦躁或意识不清,用约束带固定患者手臂防止患者拔管。此外患者床边应准备气管切开包、气管插管等急救设备。

(2)气管套管一旦意外脱出或需紧急更换,应立即使用面罩和简易呼吸囊进行辅助通气,并吸入纯氧,保证患者供氧和通气。如气管切开窦口漏气,可用纱布暂时封闭。

(3)在保证患者氧供的同时,可考虑紧急气管插管或急请耳鼻喉科会诊重新打开封闭的窦口,直视下插入气管套管;一般不要尝试盲视下直接插入气管套管,此时误入假道的概率非常高。

(4)气管套管重新插入前,认真检查气囊,以免插入后漏气。

(5)重新插入气管套管后,必须认真固定管道。另外,意外拔管时,气囊上潴留的分泌物常流入气管,引起误吸,可导致或加重肺部感染,必须彻底抽吸气道。

(6)整个操作期间,注意检测患者心电图、经皮血氧饱和度和血压。

(杨从山)

七、机 械 通 气

● 机械通气的生理与临床目标

合理的机械通气首先必须明确机械通气的目标。明确有创机械通气的生理和临床目标,既有助于解决指征问题,以免延误治疗,同时又能使机械通气治疗实现个体化,获得最佳疗效。

1. 机械通气的生理目标

(1)改善或维持动脉氧合:改善低氧血症,提高氧输送是机械通气最重要的生理目标。吸入氧浓度(FiO$_2$)适当条件下,动脉血氧饱和度大于 90% 或动脉氧分压大于 60 mmHg(1 mmHg=0.133 kPa)是保证氧输送的前提。由于氧输送是由动脉血氧饱和度、血红蛋白浓度和心排血量共同决定,过分强调动脉氧分压达到正常水平对机体并无益处。

(2)支持肺泡通气:使肺泡通气量达到正常水平,将动脉二氧化碳分压水平维持在基本正常的范围内,是机械通气的基本生理目标之一。但对于颅内高压患者,往往需要提高肺泡通气量,使动脉二氧化碳分压低于正常以降低颅内压;对于 ARDS 患者,由于肺泡容积明显减少,为防止呼吸机相关性肺损伤,需采用小潮气量,允许动脉二氧化碳分压有所升高。

(3)维持或增加肺容积:维持或增加肺容积是机械通气中常被忽视的生理目标。肺泡容积明显减少主要见于肺不张、ARDS、肺部感染、肺水肿等,是患者出现呼吸窘迫、低氧血症和肺顺应性明显降低的主要原因。通过应用控制性肺膨胀、间歇性高水平呼气末正压(PEEP)、叹息(sigh)、俯卧位通气等肺泡复张手段,可明显增加呼气末肺泡容积(功能残气量),改善呼吸窘迫和低氧血症。

(4)减少呼吸功:机械通气替代患者呼吸肌做功,降低呼吸肌氧耗,有助于改善其他重要器官或组织的氧供。正常情况下,呼吸肌氧需占全身氧需的 1%$\sim$3%,呼吸困难或呼吸窘迫时,氧需骤增,使得氧需增加到全身氧需的 20%$\sim$50%。呼吸氧需的明显增加,势必造成其他器官的缺氧,可能导致或加重多器官功能障碍综合征(MODS),上消化道出血常常是发生 MODS 的先兆。及时的机械通气治疗,改善呼吸困难,能明显降低呼吸肌氧需,防止 MODS。

2. 机械通气的临床目标 强调机械通气的生理目标无疑是很重要的,但机械通气的临床目标对机械通气的指导更直接、更具可操作性。临床目标主要如下。

(1)纠正低氧血症:通过改善肺泡通气量、增加功能残气量、降低氧耗,可纠正低氧血症和组织缺氧。

(2)纠正急性呼吸性酸中毒,但动脉二氧化碳分压并非一定要降至正常水平。

(3)缓解呼吸窘迫:缓解缺氧和二氧化碳潴留引起的呼吸窘迫。

(4)防止或改善肺不张。

(5)防止或改善呼吸肌疲劳。

(6)保证镇静和肌松剂使用的安全性。

(7)减少全身和心肌氧耗。

(8)降低颅内压,通过控制性的过度通气,降低颅内压。

(9)促进胸壁的稳定:胸壁完整性受损的情况下,机械通气可促进胸壁稳定,维持通气和肺膨胀。

● **适应证**

1. 通气异常 常见以下情况。

(1)呼吸肌功能障碍或衰竭:如呼吸肌疲劳、胸壁稳定性异常、结构异常,以及格林-巴利综合征、重症肌无力、进行性肌营养不良等神经肌肉疾病。

(2)通气驱动降低:如苯二氮䓬类药物中毒、肺性脑病等。

(3)气道阻力增加和/或阻塞:如哮喘、慢性阻塞性肺疾病等。

2. 氧合异常 常见以下情况。

(1)顽固性低氧血症、急性呼吸窘迫综合征。

(2)需要呼气末气道正压。

(3)呼吸功明显增加。

3. 需要使用镇静剂和/或肌松剂

4. 需要降低全身或心肌氧耗

5. 需要适当过度通气降低颅内压

6. 需要肺复张,防止肺不张

● **禁忌证**

一般认为,机械通气没有绝对禁忌证,但有一些特殊疾病,如气胸及纵隔气肿未行引流,肺大疱和肺囊肿,低血容量性休克未补充血容量,严重肺出血,气管-食管瘘等,机械通气有可能使病情加重。但在出现致命性通气和氧合障碍时,应积极处理原发病(如尽快行胸腔闭式引流,积极补充血容量等),同时不失时机地应用机械通气。

对于这些特殊情况,可归结为机械通气的相对禁忌证,以提醒临床医师采取适当的处理手段。这类疾病主要包括:

1. 张力性气胸或气胸 气胸患者接受机械通气治疗,易发生张力性气胸,而张力性气胸患者如接受机械通气治疗,则病情会进一步恶化。因此,这类患者在接受机械通气前或同时,必须采取胸腔闭式引流。

2. 大咯血或严重误吸引起的窒息性呼吸衰竭 大咯血或严重误吸引起的窒息,不宜立即用呼吸机进行正压通气,因为气道被血块或误吸物阻塞,正压通气会把血块或误吸物压入小支气管而易发生肺不张,对以后的治疗和恢复不利。应首先采取措施,将血块或误吸物清除,再进行正压通气。当然,不能一味地强调清除血块或误吸物而导致患者通气不足和缺氧,在清除误吸物的同时,应保证供氧。

3. 伴肺大疱的呼吸衰竭 肺大疱患者接受机械通气时,大疱内压力可升高而引起大疱破裂,引起张力性气胸。这类患者使用呼吸机时应注意患者肺大疱的程度、范围及是否有气胸病史,正压通气的压力应尽可能低,而且在机械通气过程中,应密切注意观察患者生命体征和肺部体征,以防发生气胸。一旦发生气胸,应立即进行胸腔闭式引流。

4. 严重心力衰竭 严重心力衰竭患者如并发呼吸衰竭,应实施机械通气,但机械通气有可能影响心脏前后负荷,因此需要选择适当的机械通气模式,将机械通气对循环的影响降到最低限度,并密切观察循环的改变,必要时应持续监测血流动力学变化。

● **机械通气模式**

1. 容量辅助/控制通气 大多数呼吸机均具有容量辅助/控制(A/C)通气模式。使用该模式时,患者的每一次呼吸均被呼吸机支持,患者呼吸频率可高于设置的机械通气频率。应用容量辅助/控制通气模式需设置以下参数:潮气量、吸气流速、气流模式、触发灵敏度、机械通气频率等。吸气向呼气的切换为时间切换(或容量切换)。该模式具有以下优点:既具有控制通气安全性的特点,又使呼吸机与患者呼吸同步,支持患者的每一次呼吸。

当然,容量辅助/控制通气也具有一些不足之处,主要表现:①由于峰值流速不足、触发灵敏度低,使患者额外做功,总呼吸功增加,在自主呼吸较强的患者尤为突出;②清醒、非镇静患者往往不能耐受,需用镇静剂使患者与呼吸机协调同步;③常发生过度通气和呼吸性碱中毒;④慢性阻塞性肺病患者应用该模式不当时,有可能使肺内气体闭陷加重;⑤当同时有压力限制时,患者气道阻力增加、自主呼吸加强或人机对抗时,潮气量就难以保证。

容量辅助/控制通气时机械通气波形见图7-1,其中图7-1A为控制通气,图7-1B为患者自主触发呼吸机按预置参数进行辅助通气。其压力时间波形示吸气支的起始阶段曲线呈指数增长,当呼吸机完成释放预置潮气量,气道压呈指数下降至平台压水平,呼气支亦呈指数下降至0或PEEP水平。

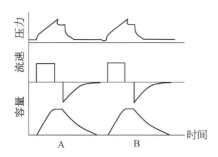

图7-1 容量辅助/控制通气波形图
A. 控制通气;B. 辅助通气

容量辅助/控制通气流速-时间曲线反映了吸气流速和呼气流速各自的变化形式。定容型通气时,呼吸机一般以恒定流速为患者输送气体,流速波形为方波,当吸气开始时,流速很快升至呼吸机设定的流速值并保持恒定,直至所预置的潮气量被完全释放;呼气开始,此时呼气流速最大,正常情况下呼气流速成指数递减,呼吸末降为0。

当然,目前不少呼吸机也在容量辅助/控制通气条件下提供减速气流,从而使压力时间波形转变为方波,而流速时间波形转变为减速波。

2. 同步间歇指令通气 同步间歇指令通气(SIMV)是呼吸机强制指令通气与患者自主呼吸相结合的通气模式,大多数呼吸机均具有该通气模式。呼吸机强制指令通气的送气方式与容量辅助/控制通气(A/C)类似,一般在触发窗内如患者有吸气触发,则按预设的潮气量、气体流速、吸气时间给患者送气;如在触发窗内患者无吸气触发,则在该指令通气周期结束后,呼吸机按预设的条件强制送气。在触发窗外患者吸气触发,呼吸机不予支持,则这次呼吸为自主呼吸。当然,SIMV也允许对触发窗外的自主呼吸进行一定水平的压力支持,即为SIMV+PSV通气。

SIMV模式需设置下列参数:指令通气的潮气量、吸气流速/吸气时间、频率及触发灵敏度。SIMV的主要优点包括:①既保证指令通气,又使患者不同程度地通过自主呼吸做功;②通过调节SIMV指令通气频率,既可减少患者做功,也可增加患者做功;③SIMV是常用的撤机手段。

当然,SIMV也存在一些不足,表现为:①与容量辅助/控制通气(A/C)类似,常常引起过度通气和呼吸性碱中毒;②由于按需阀反应较迟钝、呼吸机管道阻力及气体流速不能满足患者吸入需要等因素,患者往往需要额外做功,使呼吸功明显增加;③慢性阻塞性肺疾病(COPD)患者应用SIMV时,可能使肺内气体闭陷加重。

根据SIMV中指令通气的特征,可分为容量型和压力型两种。容量型SIMV+PSV模式中(图7-2),指令通气为容量恒定,吸气流速为方波,气道压力随患者的气道阻力和顺应性变化,其中图7-2A为控制通气,图7-2B为患者自主触发呼吸机按预置参数进行辅助通气。而在压力型SIMV+PSV模式(图7-3),其气道压力恒定,吸气流速为减速波,吸入潮气量亦随患者肺的气道阻力和顺应性变化,其中图7-3A为控制通气,图7-3B为患者自主触发呼吸机按预置参数进行辅助通气。

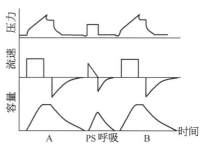

图7-2 容量型SIMV+PSV波形图
A. 控制通气;B. 辅助通气

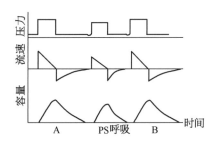

图 7-3 压力型 SIMV+PSV 波形图
A. 控制通气；B. 辅助通气

3. 压力控制通气 压力控制通气(PCV)模式是一种预设压力、时间切换的控制通气模式。使用该模式时，患者的每一次呼吸均被呼吸机支持，患者呼吸频率可高于设置的机械通气频率。应用 PCV 模式需设置以下参数：压力控制水平、触发灵敏度、机械通气频率、吸气时间或吸呼比等参数。吸气向呼气切换为时间切换。

该模式具有以下优点：①具有控制通气安全性的特点；②气流模式为减速气流，吸气早期流速较高，有助于使塌陷肺泡复张，同时该气流模式也较符合患者的生理需要。

当然，PCV 也具有一些不足，表现为：①潮气量不稳定是应用 PCV 最需注意的问题，潮气量不仅与 PCV 压力水平有关，还与肺顺应性、气道阻力等因素有关，因此，应持续监测潮气量；②清醒、非镇静的患者往往不能耐受，需用镇静剂使患者与呼吸机同步；③易发生过度通气和呼吸性碱中毒。

压力控制通气模式的流速-时间曲线为减速气流(图 7-4)，在吸气开始时气流迅速升至最大值，随后呈指数下降。正常情况下在吸气过程中流速可回复到 0，随着肺内充气容积的增加，肺泡压也随之上升，在吸气结束时，肺泡压等于呼吸机设置的压力。呼气相流速也呈指数递减。

在压力控制通气模式中，压力-时间曲线在吸气初期快速上升到预设压力水平，并在整个吸气相保持恒定，呼气时气道压力呈指数下降至基线水平。

压力控制通气时，呼吸机按照设定的压力送气，当气道和弹性阻力变化时，患者的潮气量会产生相应变化。当阻力增加时，患者潮气量下降，阻力降低，潮气量相应增加。

4. 压力支持通气 压力支持通气(PSV)是一种预设压力、流速切换的辅助通气模式，对患者的每一次呼吸均给予支持。吸入向呼气的切换为流速切换，大多数呼吸机是在吸入流速降低到峰值流速的 20%～25% 时切换到呼气。PSV 既可作为自主呼吸较稳定患者的一种辅助通气模式，也可作为一种撤机手段。PSV 需设置的呼吸机参数包括预设压力水平和触发灵敏度。部分呼吸机还可设置吸气时的压力上升速度。

PSV 具有下列优点：①呼吸由患者自己控制，人机对抗比同步间歇指令通气(SIMV)和控制或辅助通气(A/C)少，患者较为舒适。②PSV 水平越高，呼吸机做功越多，患者做功就越少，随着 PSV 支持水平的增加，潮气量逐渐增加，而呼吸频率逐渐降低，因此，可根据患者的潮气量和呼吸频率来选择 PSV 的支持水平。③应用 $5～12\ cmH_2O$ 的 PSV 时，呼吸机做功可完全克服气管插管和按需阀的附加阻力，减少患者做功。④通过调节 PSV 支持水平，患者可完全不做功，也可逐渐增加做功水平，有利于呼吸肌的锻炼。⑤PSV 有助于撤机困难的患者尽早撤机。

PSV 最大的缺陷是潮气量不固定，影响因素多。潮气量不仅与 PSV 压力水平有关，还与肺顺应性、气道阻力、患者吸气力量、人机协调性等因素有关。因此，对于呼吸功能不稳定的患者，应持续监测潮气量。为保证患者的安全，应设置后备通气(back-up)。

PSV 的波形见图 7-5，每次呼吸均为患者自主

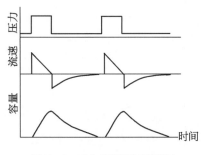

图 7-4 压力控制通气波形图

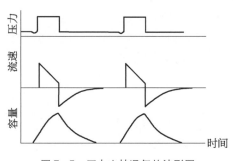

图 7-5 压力支持通气的波形图

触发,辅助呼吸压力恒定不变,但吸入潮气量可随患者的吸气努力,设置吸气压力水平,患者肺顺应性和气道阻力等变化有关。

5.持续气道内正压通气　持续气道内正压(CPAP)指通过按需阀或持续气流,在气道内形成持续正压,以增加肺容积、改善氧合。CPAP完全靠患者自主呼吸,因此,应用CPAP的患者必须具有正常的呼吸驱动功能。CPAP可通过两种系统实施。

(1)按需阀系统:大多数呼吸机通过按需阀和PEEP阀实现CPAP。按需阀为压力触发或流量触发。该系统的优点是呼吸机的监测系统能够对CPAP进行监测,但其缺点十分突出,由于患者需要打开按需阀,呼吸功明显增加。

(2)持续高流量系统:该系统为独立的CPAP装置,通过持续的高流量气流,在系统内形成正压。该系统明显降低患者呼吸功,但往往缺乏呼吸力学监测。

使用CPAP时需要设置的参数包括:按需阀系统需设置压力水平和触发灵敏度,持续高流量系统需设置气流域值和基础气流。CPAP具有下列优点:增加肺容积、促进塌陷的肺泡复张、减少呼吸功、改善氧合,也能抵销内源性PEEP或动态肺过度充气。值得注意的是,持续高流量系统可减少患者呼吸功,而按需阀系统有可能增加呼吸功。

CPAP也有其不足,表现为:①CPAP压力水平过高,可引起肺过度充气和呼气功增加;②当患者存在肺过度充气时,如患者不耐受,则可明显增加吸气功;③如使用按需阀系统,PEEP阀的气流阻力高,则增加呼气做功。

CPAP模式通气完全依靠患者自主呼吸,在其气道内形成所设置的气道正压,气道压力在设置的数值上下轻微变化,吸气流速接近正弦波,呼出气为被动呼吸,呈指数变化。吸入潮气量随患者的吸气努力,肺顺应性和气道阻力等变化有关(图7-6)。

6.气道压力释放通气　气道压力释放通气(APRV)是Down等1987年对持续气道正压通气(CPAP)系统进行改进而形成的通气模式,由CPAP系统中呼气端增加一压力释放阀构成。通过周期性的短暂终止CPAP而增加肺泡通气量。APRV通气时,肺泡通气量由压力释放时的释放容积和APRV频率决定。释放容积量由压力释放水平、肺顺应性和气道阻力决定。APRV既可以是控制通气,也可是自主呼吸。如图7-7显示的是APRV的压力-时间波形,分高CPAP和低CPAP通气两个时相,且高压时间大于低压时间。

APRV具有以下优点:①较长时间保持较高的气道压力,有助于保持肺泡开放。②压力释放时间短或呼气时间短,使顺应性低的肺泡易于保持充张状态(通过内源性PEEP),防止其塌陷。③可保留自主呼吸,减少对镇静和肌松剂的需要。④气道压力接近平均气道压力,变化幅度小,有助于减少气压伤。⑤保留了自主呼吸,APRV压力水平可降低,减少对肺循环的影响。

APRV模式压力-时间波形图(图7-7)特点为气道压力间断迅速降低,形成肺泡通气量,高压时间大于低压时间,且在吸气高压阶段,可允许患者自主呼吸。

7.气道双相正压通气　气道双相正压通气(BIPAP)是对气道压力释放通气(APRV)改进而形成的、可保留自主呼吸的压力控制通气模式,是一种定时改变持续气道内正压(CPAP)水平的CPAP系统。可调节吸气、呼气时间(T_{high}、T_{low})和高压、低压水平(P_{high}、P_{low})。高水平CPAP使肺扩张,CPAP的压力梯度、肺顺应性、气道阻力及转换频率决定肺泡通气量。在无自主呼吸情况下,BIPAP实际上就是压力控制通气,但有自主呼吸时,自主呼吸可在高、低两个水平CPAP上进行。Sydow等对中

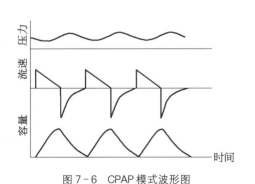

图7-6　CPAP模式波形图

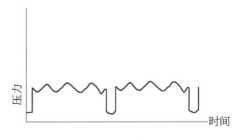

图7-7　APRV模式压力-时间波形图

重度的 ARDS 患者进行研究,患者在容量控制通气(VCV)条件下,吸入氧浓度 100%、PEEP 5 cmH$_2$O、吸呼比 1 : 2 时,肺泡-动脉氧分压差均大于 300 mmHg,观察容量控制反比通气和 BIPAP 对呼吸及循环的影响,结果显示 BIPAP 组在通气 8 h 后,患者肺泡-动脉氧分压差和肺内分流显著改善。通气 24 h 后,BIPAP 组患者平均气道压力明显降低,全身氧输送略有升高。BIPAP 的优越性显而易见。

BIPAP 具有以下优点:①平均气道压力低,可防止气压伤发生。②通过保持不同水平的 CPAP,能更有效地促进塌陷肺泡复张,改善氧合。③由于双向压力和吸呼比可随意调整,具有更大的使用范围。④可保留自主呼吸,对循环干扰较小,并能减少肌松剂和镇静剂的使用。

BIPAP 通气时(图 7-8),允许在低压水平上设置压力支持,在低压时,一旦患者有自主呼吸触发,呼吸机就按照预设的压力支持水平给患者输送气体。此外,BIPAP 通气还允许患者自主呼吸触发高压和低压之间的切换,在高、低压时间的后段设定了触发窗,以实现更好的人机同步。如果患者在触发窗内有自主呼吸触发,则呼吸机进行高、低压之间的切换。图 7-8A 为控制通气,患者在吸气高压无自主呼吸,而图 7-8B 示在吸气高压患者有自主呼吸,且此次呼吸为自主呼吸触发。

BIPAP 模式在不同的自主呼吸努力程度和不同的吸呼气压力、时间设置下可演变为其他模式(图 7-9),如患者完全无自主呼吸,呼吸机就按预置的吸气压力和频率送气,相当于压力控制通气;当患者只在低压有自主呼吸,且每次自主呼吸可给予 PSV

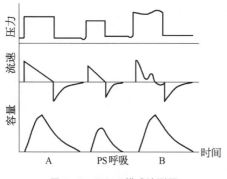

图 7-8 BIPAP 模式波形图
A. 控制通气;B. 辅助通气

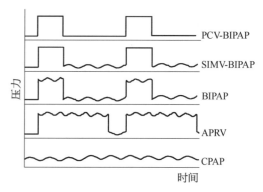

图 7-9 BIPAP 模式的演变

辅助时,就相当于 SIMV+PSV 模式;当高压时间大于低压时间,且在吸气高压阶段,可允许患者自主呼吸时就相当于 APRV 模式;若患者完全自主呼吸且高压低压设置为同一数值时,就相当于 CPAP 模式。

8. 比例辅助通气 比例辅助通气(PAV 或 PPS)是采用正反馈原理,由呼吸机将患者吸气努力按预设比例放大的一种辅助通气模式。PAV 可应用于撤机过程,当患者具备了撤机基本条件后,可逐步降低 PAV 辅助比例以增加患者做功比例,直至撤机。目前 PAV 辅助比例降至何种程度是撤机的合适标准尚无定论,一般主张在患者具备撤机的基本条件后可先将 PAV 辅助比例设为 70%,并根据患者呼吸及各项生理指标情况每 1~2 h 降低辅助比例 10%~20%,直到辅助比例降至 10%~20% 或呼气末正压(PEEP)小于等于 5 cmH$_2$O 时可考虑拔除气管插管。

由于 PAV 通气原理的特殊性,PAV 或 PPS 与其他常用的撤机模式[如压力支持通气(PSV)、同步间歇指令通气(SIMV)]相比,具有一定的优势:①PAV 通气时,患者的呼吸和呼吸机同步,患者自己控制呼吸形式和频率,不存在人机对抗,感觉更舒适。②PAV 通气呼吸机适应患者通气需求的能力更好,同时可避免过度通气。由于 PAV 是将患者呼吸努力放大的正反馈系统,因此,能随着患者呼吸努力的变化而改变支持的力度,能更好地适应患者通气需求的变化。③镇静剂的用量减少。PAV 通气患者舒适度高,人机对抗减少,也同时降低了因人机对抗导致的镇静剂用量。④PAV 通气可提高睡眠质量:睡眠时呼吸中枢兴奋性下降,呼吸频率的维持很大程度上依靠 PaCO$_2$ 水平。如呼吸支持过度,可能会导致 $PaCO_2$ 水平下降,患者呼吸中枢得不到有效刺激,导致呼吸暂停,待 $PaCO_2$ 上升后才出现呼吸触发,并如此往复形成周期性呼吸暂停。睡眠中呼吸暂停可导致 PaO_2 下降及睡眠中断,睡眠质量下降。研究显示,在 PSV 及辅助控制模式通气时,患者夜间均会出现周期性呼吸暂停,而 PAV 通气时则无此现象。

当然 PAV 也有它的不足之处:①需要自主呼吸驱动,没有自主呼吸 PAV 模式无法工作,因此不适用于危重病患者和自主呼吸驱动障碍者。②不能改变患者的呼吸形式。若患者出现浅快呼吸,PAV 不能降低其呼吸频率,临床应用中需做相应的调整。③当通气回路出现漏气或 PAV 参数设置不当,呼吸机以很高的流量送气补偿漏气或达到设置的参数,而并非患者自己努力的结果,就会发生"脱逸"现象,导致通气异常。

PAV 通气时(图 7-10),当呼吸机设置的参数和患者呼吸系统的顺应性、气道阻力恒定不变而患者的吸气努力变化,其波形图亦有变化。图 7-10A 示患者的吸气努力较图 7-10B 大,故其气道压力、吸气峰流速和潮气量也大于图 7-10B。

● 操作步骤

1. 明确患者是否具备实施 PAV 的条件 PAV 实质是将患者呼吸肌吸气力量按设定的比例放大的一种辅助通气模式,自主呼吸努力终止则辅助终止。因此,实施 PAV 前必须确定患者呼吸中枢功能正常,且具有一定的呼吸努力。

2. 测定弹性阻力和气道阻力 PAV 模式中设置潮气量辅助以克服患者的弹性阻力,同时设置流速辅助克服患者的气道阻力。因此,在应用 PAV 前必须预先测定患者的弹性阻力和气道阻力。

弹性阻力和气道阻力的测定可采用气道闭合法和脱逸法,部分呼吸机有能够自动测定患者的弹性阻力和气道阻力的比例辅助通气模式(如 PAV+),无需对患者进行镇静肌松。

(1)气道闭合法:在镇静肌松的状态下采用恒流的容量控制通气模式,用吸气阻断键在吸气末阻断吸气 3 s,测定气道峰值压(图 7-11)和吸气末气道平台压(图 7-12),则气道阻力=(气道峰值压-气道平台压)/吸气流速。用呼气阻断键在呼气末阻断呼气 3~5 s,测定总呼气末正压(图 7-13),则弹性阻力=(气道平台压-总呼气末正压)/潮气量。

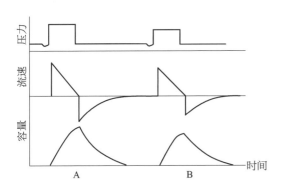

图 7-10 PAV 模式波形图
A. 吸气努力较大;B. 吸气努力较小

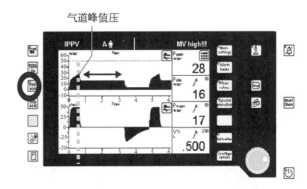

图 7-11 吸气阻断键阻断吸气 3 s,测定气道峰值压

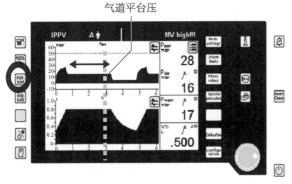

图 7-12 吸气阻断键阻断吸气 3 s,测定吸气末气道平台压

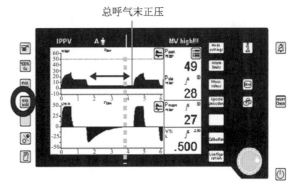

图 7-13 呼气阻断键阻断呼气 3~5 s,测定总呼气末正压

（2）脱逸法：患者呼吸努力与呼吸机辅助力量之和小于呼吸系统弹性回缩力时，患者由吸气转为呼气，脱逸法是根据此原理测定弹性阻力和气道阻力。理论上，当呼吸机的潮气量辅助大于或等于患者呼吸系统弹性阻力时，当患者的吸气终止时呼吸机仍然送气，即出现脱逸现象（图 7 - 14）。而当流速辅助大于患者的气道阻力时即出现误触发（图 7 - 15），且靠改变流量触发的设置不能纠正。利用脱逸法测定弹性阻力时，首先将呼吸机的潮气量辅助和流速辅助都设置在最小值，然后逐步上调潮气量辅助每次 2 cmH$_2$O/L 直至出现脱逸现象，此时的潮气量辅助值即为呼吸系统弹性阻力。然后将潮气量辅助值设为最小，逐步增加流速辅助每秒 1 cmH$_2$O/L，

至出现误触发或脱逸现象，此时的流速量辅助值即为气道阻力。

3. 设定窒息通气条件　PAV 是一种辅助通气模式，一旦患者呼吸停止则呼吸机停止送气，危及生命，所以采用 PAV 通气前，必须确保呼吸机的窒息通气设置合适并开启。

4. 辅助比例设定　根据患者疾病情况设置不同的辅助比例。一般可先将潮气量及流速辅助程度设定为患者呼吸系统弹性阻力及气道阻力的 80%，然后根据患者自主呼吸恢复情况逐步降低辅助比例直至撤机。辅助比例的设定应充分考虑到通气目的及患者的舒适度。PAV＋模式通气时，呼吸机界面可提供患者自主呼吸做功情况（图 7 - 16），可据此调节辅助比例的设置。

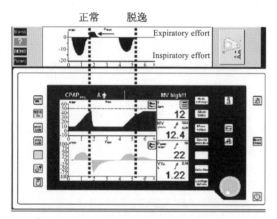

图 7 - 14　脱逸现象

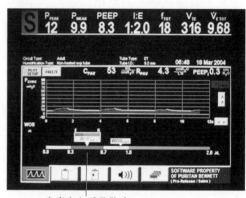

患者自主呼吸做功

图 7 - 16　PAV＋模式通气

5. 报警设定　PAV 模式即无既定的压力又无既定的容量，因此，除了常规通气的报警设置外，必须根据患者情况设定合适的压力上限报警及潮气量上、下限报警。

6. 监测　实施 PAV 后，需密切监测患者的通气状况及舒适程度，以防止患者的弹性阻力及气道阻力变化后，未能及时调整呼吸机的辅助程度，而出现通气不足或患者不舒适等情况。

（徐晓婷　黄英姿）

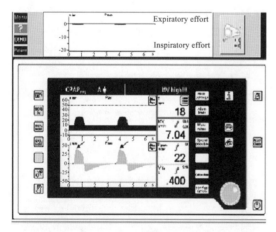

图 7 - 15　当流速辅助大于患者的气道阻力时即出现误触发

八、无创通气

无创正压通气(NPPV)是指无需建立人工气道的正压通气。临床中常通过鼻、面罩等方法连接患者。临床研究证明,对于急性加重期的慢性阻塞性肺疾病(AECOPD)、急性心源性肺水肿和免疫功能低下患者并发急性呼吸衰竭,NPPV 可以减少急性呼吸衰竭的气管插管或气管切开及相应的并发症,并有可能改善预后;同时一定程度地减少慢性呼吸衰竭对呼吸机的依赖,减少患者的痛苦和医疗费用,提高生活的质量。

● **适应证**

应用 NPPV,患者必须具备以下基本条件:较好的意识状态、咳痰能力、自主呼吸能力、血流动力学稳定和良好的配合 NPPV 的能力。

当患者出现较为严重的呼吸困难,动用辅助呼吸肌,常规氧疗方法(鼻导管和面罩)不能维持氧合或氧合障碍有恶化趋势,有中重度酸中毒(pH 7.10～7.15),中重度高碳酸血症[$PaCO_2$ 45～60 mmHg(1 mmHg＝0.133 kPa)],呼吸频率大于等于 25 次/min 时,应及时使用 NPPV。

在临床应用中已有大量的实验表明 NPPV 可作为急性加重期 COPD 和急性心源性肺水肿患者的一线治疗手段,对合并免疫抑制的呼吸衰竭患者可首先试用 NPPV。

临床上把握 NPPV 的应用指征有一定困难,因此,有学者提出可以试验性应用 NPPV,观察治疗后的反应,以判断是否应该继续应用。具体来说,在没有绝对禁忌证的呼吸衰竭患者中,应用 NPPV 治疗 1～4 h,如果临床状况和血气好转,则继续应用 NPPV,否则改为有创通气。

● **禁忌证**

NPPV 的禁忌证可分为绝对禁忌证和相对禁忌证。

绝对禁忌证包括:①心跳或呼吸停止;②自主呼吸微弱、昏迷;③循环呼吸不稳定;④误吸危险性高,不能清除口咽及上呼吸道分泌物,呼吸道保护能力差;⑤鼻咽腔永久性的解剖学异常;⑥合并其他器官功能衰竭(血流动力学不稳定,不稳定的心律失常,消化道大出血或穿孔,严重脑部疾病等);⑦颈面部创伤、烧伤及畸形;⑧近期面部、颈部、口腔、咽腔、食管及胃部手术后;⑨上呼吸道梗阻;⑩明显不合作。

相对禁忌证包括:①气道分泌物多和/或排痰障碍;②严重感染;③极度紧张;④严重低氧血症(PaO_2＜45 mmHg)、严重酸中毒(pH≤7.20);⑤近期上腹部手术后(尤其是需要严格胃肠减压者);⑥严重肥胖;⑦上呼吸道机械性阻塞。

● **操作步骤**

1. 筛选患者　根据患者的病情选择是否具有使用 NPPV 治疗的适应证和禁忌证。

2. 教育与沟通　使患者了解 NPPV 治疗的重要性以利于配合,并且安慰患者防止在治疗过程中紧张导致的治疗失败。

3. 监测和体位　应给予患者心电监护、血氧饱和度等监测,并使患者处于半卧位。

4. 呼吸机和连接方式的选择　无创呼吸机要求能提供双水平正压和持续气道正压通气模式,提供的吸气压力可达到 20～30 cmH_2O,能满足患者吸气需求的高流量气体(＞100 L/min),具备一些基本的报警功能;若用于 I 型呼吸衰竭,要求能提供较高的吸氧浓度(＞50%)和更高的流速需求(图 8-1 和图 8-2)。

应准备不同大小型号的鼻罩和口鼻面罩(图 8-3)以供不同患者使用。鼻罩和口鼻面罩都能成功地用于急性呼吸衰竭的患者,在应用 NPPV 的初始阶段,口鼻面罩应首先考虑应用,患者病情改善 24 h 后还需较长时间应用者,NPPV 可更换为鼻罩。不同的鼻、面罩有不同的固定方法(图 8-4)。

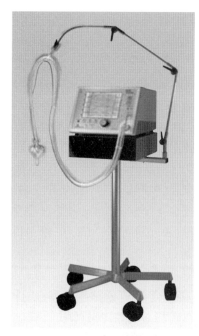

图 8-1 非便携式无创呼吸机

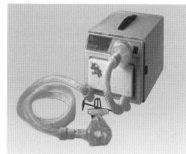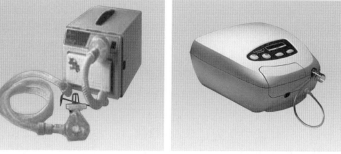

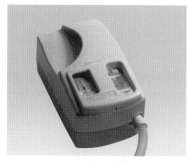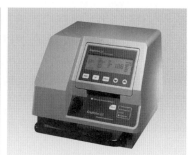

图 8-2 小型便携式 NPPV 呼吸机

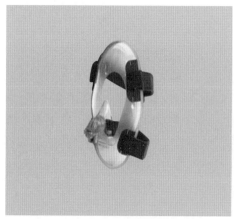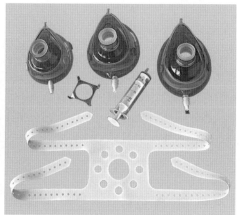

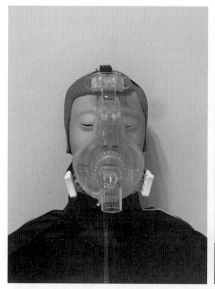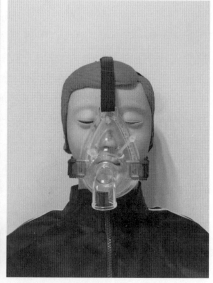

图 8-3 不同型号面罩、固定带及固定方法

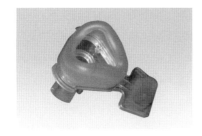

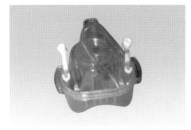

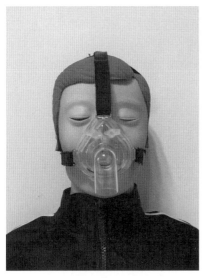

图 8-4 不同鼻罩及固定方法

5. 通气模式与参数调节 持续气道正压和双水平正压通气是最常用的两种通气模式,后者最为常用。双水平正压通气有两种工作方式,即自主呼吸通气模式(S模式,相当于PSV+PEEP)和后备控制通气模式(T模式,相当于PCV+PEEP)。因此,BIPAP的参数设置包括吸气压(IPAP)、呼气压(EPAP)及后备控制通气频率。当自主呼吸间隔时间低于设定值(由后备频率决定)时,即处于S模式;自主呼吸间隔时间超过设定值时,即由S模式转向T模式,即启动时间切换的背景通气PCV。在ACPE患者首选CPAP,如果存在高碳酸血症或呼吸困难不缓解可考虑换用BIPAP。

BIPAP参数调节原则:IPAP/EPAP均从较低水平开始,患者耐受后再逐渐上调,直到达满意的通气和氧合水平,或调至患者可能耐受的水平。

BIPAP模式通气参数设置的常用参考值(表8-1)。

表8-1

双水平正压通气模式的参数设置

参数	常用值
IPAP/潮气量	$10\sim25$ cmH$_2$O/$7\sim15$ ml/kg
EPAP	$3\sim5$ cmH$_2$O(Ⅰ型呼吸衰竭时用 $4\sim12$ cmH$_2$O)
后备频率(T模式)	$10\sim20$ 次/min
吸气时间	$0.8\sim1.2$ s

● **注意事项**

1. 避免皮肤损伤 与面罩接触的面部皮肤发生过敏、肿胀、破溃甚至坏死是最常见的并发症(图8-5),直接影响呼吸机的继续使用。其可能原因有患者对面罩材料过敏、面罩佩带过紧、被高流速的气体吹伤等有关,目前有高质量材料的面罩可作为替代,在面罩与皮肤接触处涂抹糊膏或垫以敷料对皮肤的损伤可以起到预防的作用。

2. 避免胃膨胀 当吸气高压小于25 cmH$_2$O时较少发生,但是在给予NPPV治疗过程中需密切监测患者的腹部体征的变化,教育患者尽量不要在行NPPV过程中讲话;如果患者出现急性胃膨胀症状,可以给予胃肠减压以减轻症状。

3. 加强湿化 NPPV治疗过程中,应注意患者气道湿化,并且鼓励患者咳痰,以利于气道分泌物的稀释并且排出,否则可能使气道分泌物更加干燥,而

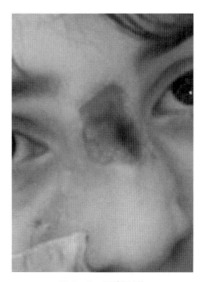

图 8-5 面部压伤

最终加重通气障碍。

4. **避免二氧化碳潴留** 鼻面罩使死腔量增加，有可能造成二氧化碳重复吸入而致二氧化碳潴留。普通面罩的死腔量大约是 250 ml，鼻罩约为 150 ml，所以在 NPPV 过程中需经常监测动脉血气分析。

5. **争取患者的配合** NPPV 的治疗效果往往有赖于患者的配合，由于患者的不配合、紧张导致患者不耐受，从而容易导致治疗的失败。

6. **严格掌握指征** 对于意识状态差、有误吸危险的患者，尽量避免使用 NPPV，以防止误吸，另外饱餐后不要立即给予 NPPV，避免误吸。

（徐晓婷）

九、高频振荡通气

高频振荡通气（high frequency oscillatory ventilation，HFOV）是一种高通气频率、低潮气量的通气方式，其通气频率至少为常规机械通气频率的 4 倍，而潮气量接近于或小于解剖死腔。高频振荡通气是通过基础气流产生持续气道内正压，电驱动隔膜振动产生振荡波，使气体在气道内不断振动的一种通气方法，一般频率在 3～15 Hz/min。HFOV 在婴幼儿使用较为广泛，成人临床应用经验较少，尚存在一定争议。

HFOV 改善氧合和通气的机制与常规机械通气不同。HFOV 通过持续的基础气流维持一定的平均气道压（mPaw），增加肺容积，改善氧合，而通过高频率的振荡维持通气，排出二氧化碳。与常规机械通气相比，HFOV 有下列特点：①改善氧合：HFOV 的基础气流在气道内产生较高的 mPaw，维持较高肺容积，使肺内气体分布更为均一，有利于改善氧合，见图 9-1。②减轻呼吸机相关肺损伤：虽然 HFOV 的振荡压力高，但由于气管插管和气道的阻力，振荡压力迅速衰减，肺泡内压力变化幅度小，仅为传统正压通气的 1/15～1/5，见图 9-2，可明显减少局部肺泡过度膨胀和反复开闭所造成的肺损伤。③活塞泵推动隔膜产生往复运动，吸气和呼气均为主动过程，改善气体交换。

HFOV 的潮气量小于死腔量，气体交换的机制与常规机械通气不同，包括不对称的流速分布、增强的分子弥散、Taylor 传播、直接的肺泡通气、时间常数不同的肺泡间气体交换、对流等。其主要原理为：①不对称的流速分布：由于气道分叉、气道内壁的阻力，导致气道内的气体流速分布不对称，活塞泵产生振荡波使气体在气道内反复摆动，振荡隔膜向前运动时，气道内的气体产生向肺内方向的移动，中央部位的气流流速更快，振荡隔膜向后运动时，气道内的气体向肺外方向移动，而气道周边部位的气流流速更快。最终使中心部位的气体向肺内流动，而周

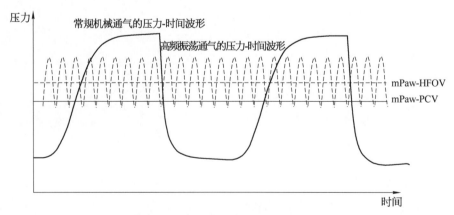

图 9-1 高频振荡通气和常规机械通气的压力-时间波形图

压力-时间波形

高频振荡通气　　　　　　常规机械通气

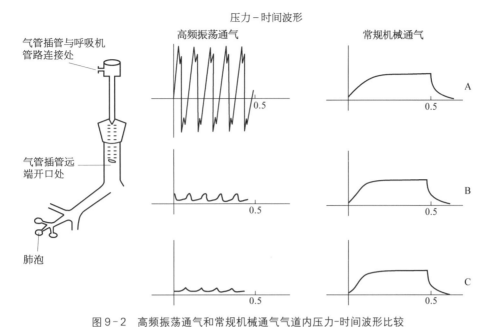

图9-2　高频振荡通气和常规机械通气气道内压力-时间波形比较

A. 气管插管与呼吸机管路连接处的压力-时间波形；B. 气管插管远端开口处压力-时间波形；C. 肺泡内压力-时间波形

边部位的气体向肺外流动(图9-3)。在模拟气道内以同位素标记振荡气流的模拟研究显示：不对称流速分布使中心部位的气流产生主要向肺内方向的运动，周边部位的气流产生主要向肺外方向的运动(图9-4)。吸入和呼出气的氧气和二氧化碳含量不同，吸入气富含氧气，而呼出气富含二氧化碳，从而完成气体交换。②增强的分子弥散：高频率的振荡在气道内产生湍流，增强分子弥散过程，从而达到气体交换的目的。③Taylor传播：在高频率的振荡气流中出现层流和湍流的增强使气体在气道内的纵向气流扩散现象更加明显。④直接的肺泡通气：由于各肺泡单位距离大气道的距离不同，虽然潮气量低于死腔量，但是距离气道近的肺泡仍有可能接受到新鲜的气流，从而有气体交换。⑤时间常数不同

的肺泡间气体交换：时间常数不同的肺泡和肺单位之间产生气体交换，加速肺内气体混合，使肺内气体混合更为均匀。总之，高频振荡通气的气体交换的总效率是多种机制共同作用的结果。

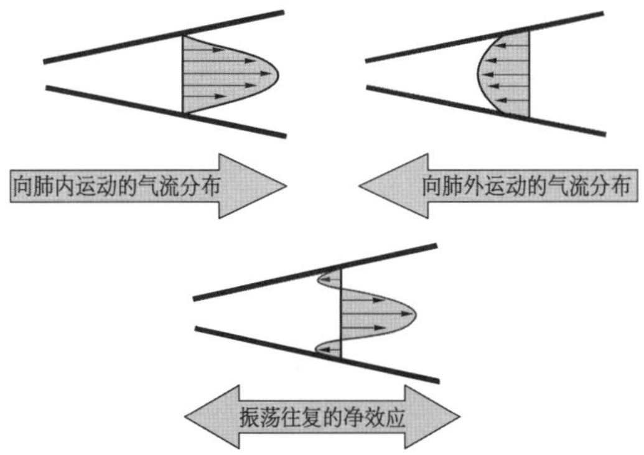

● **适应证**

(1) 常规机械通气失败的急性呼吸窘迫综合征(ARDS)患者，$PEEP > 10$ cmH_2O，$FIO_2 > 0.6$，$P:F < 100$ mmHg，尽早开始HFOV，并根据患者对HFOV的反应决定是否有效。

(2) 需要机械通气治疗的气胸、支气管胸膜瘘患者。

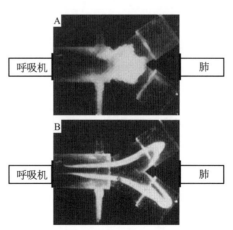

图9-4　同位素标记在模拟肺内的振荡气流(白色部分)

A. 呼气气流(沿气道周边)；B. 吸气气流(沿气道中央)

图9-3　高频振荡通气气流不对称的流速分布

● **禁忌证**

（1）大气道狭窄和气道阻塞。

（2）颅内高压。

（3）血流动力学极不稳定；需要血管活性药物维持 MAP<60 mmHg。

（4）严重肺出血。

● **操作步骤**

SensorMedics 3100B 呼吸机是唯一被美国 FDA 批准，可用于体重 35 kg 以上患者的高频振荡呼吸机（图 9 - 5）。以下以 SensorMedics 3100B HFOV 系统为例介绍高频通气呼吸机的操作步骤。

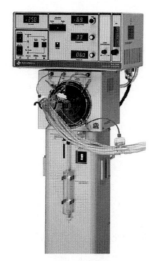

图 9 - 5　SensorMedics 3100B

1. 管道的连接　首先高频通气呼吸机与空气和氧气供气管路连接。其次，将呼吸管路和加温湿化器连接到呼吸机上，并连接相应的各管路控制线和压力传感线。

2. 管路系统校准　为检查管路是否存在漏气，每一套新管路使用前均需要进行管路系统的压力校准。

连接好管路后，打开主电源开关，首先调节基础气流（bias flow）为 20 L/min，平均气道压的报警高限调至 59 cmH$_2$O，调节 mPaw 调节钮至最大值。然后旋转呼吸机右侧面面板上的管路校准钮，如 mPaw 能维持在 39～43 cmH$_2$O，则管路校准完成。如果不能达到此范围，不要过度旋转管路校准钮，需检查确认管路安装是否良好、管路及湿化装置有无明显漏气后再次行校准。

3. 设置呼吸机初始参数　高频呼吸机与患者连接前应设置初始参数。一般需设置下列参数：基础气流、mPaw、振荡压力（ΔP）、振荡频率（f）、吸入氧浓度（FiO$_2$）和吸气时间比例。各参数的初始设置和可调节范围见表 9 - 1。

其中基础气流提供新鲜气流并维持 mPaw。mPaw 和 FiO$_2$ 是影响氧合的主要参数，f、ΔP 和吸气时间比例是影响通气量和二氧化碳排出的主要参数。

4. 呼吸机报警设置及处理

（1）气道压力报警：SensorMedics 3100B 呼吸机的 mPaw 具有安全限制范围，高压安全限制为 60 cmH$_2$O，低压安全限制为 5 cmH$_2$O，一旦 mPaw 超过压力限制，振荡器停止振荡，管道压力迅速降至大气压。但是为了防止患者气压伤和肺泡萎陷，在呼吸机与患者连接前应设置报警范围。一般 mPaw 高限设为 45 cmH$_2$O，低限 10 cmH$_2$O。

（2）气源压力报警：当空气或氧气气源压力低于 30 psi（1 psi=6.895 kPa，1 psi=0.07 kg/cm^2）时，呼吸机气源压力报警，需检查并调整空气和氧气气源压力。

表 9 - 1

HFOV 呼吸机的参数设置和调节

参数	初始设置参考值	可调范围
基础气流（bias flow）	20～30 L/min	20～60 L/min
平均气道压（mPaw）	常规机械通气时气道平台压加 5 cmH$_2$O	20～40 cmH$_2$O
振荡压力（ΔP）	60 cmH$_2$O（适宜的胸壁振荡）	50～90 cmH$_2$O
振荡频率（f）	pH<7.1，f=4 Hz pH：7.1～7.19，f=5 Hz pH：7.2～7.35，f=6 Hz pH>7.35　f=7 Hz	3～15 Hz
吸入氧浓度（FiO$_2$）	100%	40%～100%
吸气时间比例（I%）	33%	33%～50%

（3）振荡器报警：当呼吸机工作时间长或散热不佳，振荡马达的温度超过150℃时，振荡器过热报警。另外ΔP<7 cmH₂O时，振荡器报警，需要检查振荡器是否工作正常。

5. 呼吸机运行检查　将呼吸机管路Y管与模拟肺连接，观察呼吸机运行是否正常。

6. 机械通气过程中的参数设置和调节　呼吸机检查完成后与患者连接，按Start键进行高频振荡通气，然后根据动脉血气分析调整呼吸机参数。

（1）影响氧合的参数调节：FiO_2和mPaw是影响氧合的主要呼吸机参数。根据常规机械通气时气道平均压（mean airway pressure，P_{mean}）加5 cmH₂O设置mPaw，FiO_2设为100%，然后根据动脉血气分析或SpO_2监测，将FiO_2由100%逐步降低、mPaw由初始设置逐步下降，维持动脉血氧饱和度（SaO_2）在90%以上，同时注意血流动力学改变。

（2）影响通气的参数调节：f、ΔP、吸气时间比例是影响通气的主要呼吸机参数。下调f、上调ΔP或增加吸气时间比例可使通气量增加，二氧化碳排出增加。上调f、下调ΔP或降低吸气时间比例可使二氧化碳排出减少。根据血气分析调整，使$PaCO_2$维持在40~70 mmHg，动脉血pH维持在7.25~7.35。

（3）气囊放气：若f下调至3 Hz，ΔP上调至90 cmH₂O，吸气时间比例为33%，仍不能维持有效的通气，$PaCO_2$持续上升导致动脉血pH小于7.25，可采用气囊放气的方法，增加二氧化碳的排出。气囊放气可导致mPaw下降，在气囊放气时需要增加基础气流，使mPaw维持到原来的水平。

（4）碳酸氢钠的应用：若f下调至3 Hz时pH仍小于7.10，可静脉应用碳酸氢钠改善酸中毒。

（5）肺复张（RM）的实施：对于ARDS患者，需实施RM增加肺容积，改善氧合。

7. 呼吸机管路脱开的处理　呼吸机管路脱开可导致气道压力下降，肺复张容积丢失。因此每次脱开呼吸机管路时，均应进行再次肺复张，以维持肺复张容积，改善氧合，防止肺萎陷和导致肺损伤。

8. 气道湿化　由于HFOV振荡气体流速高，通气量大，易导致气道干燥，痰液难以排出，气道加温加湿非常重要。一般应用热湿加温装置，不宜用人工鼻，湿化器温度设为37~38℃，管路内需达到100%的相对湿度。

9. HFOV治疗无效的判断　HFOV理论上是肺保护的机械通气模式，但近期两个大规模临床研究并未发现其对ARDS患者预后的益处，ARDS患者对HFOV治疗的反应性可能是影响预后的重要因素，因此进行HFOV后3 h即评估患者的反应性。如HFOV治疗后3 h患者氧合指数明显改善达30%或升高超过30 mmHg，则HFOV有反应性，患者可进行HFOV，否则根据患者病情考虑联合其他措施，或ECMO辅助治疗。

判断HFOV无效后需要更换治疗策略，因此需要评估HFOV治疗是否有效。经HFOV治疗24 h，FiO_2不能降低0.1或氧合不能改善（SaO_2>88%~93%）或通气不能维持（$PaCO_2$<80或pH>7.25），则HFOV治疗无效。应联合运用其他辅助治疗方法，如俯卧位通气、一氧化氮吸入等，或采用ECMO进行辅助。

10. HFOV转换为常规机械通气的条件　原发疾病及肺部病变基本稳定，血气分析结果良好，mPaw≤24 cmH₂O，FiO_2在40%~60%超过12 h，可考虑转为常规机械通气。

11. HFOV能否成功转为常规机械通气的判断　HFOV转为常规机械通气后，需立即判断常规机械通气是否合适，如①SaO_2<88%超过10 min；②动脉血pH<7.3；③动脉血pH比HFOV时下降0.1以上，则应考虑常规机械通气失败，考虑重新转为HFOV或加用其他辅助方法，如肺复张、俯卧位通气等（图9-6）。

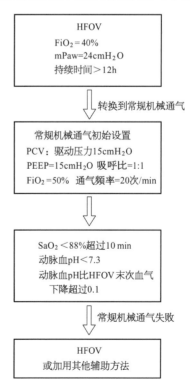

图9-6　HFOV转换为常规机械通气的流程

● HFOV 治疗 ARDS 的流程

ARDS 常规机械通气失败的患者是成人 HFOV 的适应证,其治疗流程如下(图 9 - 7)。

1. 患者选择　常规机械通气治疗效果不佳的 ARDS 患者可应用 HFOV。常规机械通气 $FiO_2>70\%$,呼气末正压(PEEP)大于 14 cmH_2O,仍不能使 $SpO_2>90\%$,或潮气量>6 ml/kg、气道平台压>30 cmH_2O 时,pH 仍<7.25 考虑应用 HFOV。

2. 治疗目标　氧合目标为 $SaO_2>88\%\sim93\%$,通气目标为 $PaCO_2$ $40\sim70$ mmHg,动脉血 pH $7.25\sim7.35$。

3. 首先实施肺复张　开始实施 HFOV 时,应首先实施 RM。设定 $FiO_2=100\%$, $\Delta P=0$ cmH_2O,在 10 s 内将 mPaw 逐渐升至 40 cmH_2O,以 40 cmH_2O 的 mPaw 持续 40 s。RM 完成后,转为基础通气条件,一般 mPaw 设为 30 cmH_2O, FiO_2 100%,ΔP $60\sim90$ cmH_2O,f$=5$ Hz。

4. 影响氧合的参数调节

(1) FiO_2 的调整:若患者氧合在目标范围内,每 2 min 降低 FiO_2 10%,直到 FiO_2 降至 40%。如 FiO_2 不能降至 60% 以下,应再次行 RM。实施 RM 时 mPaw 应提高。3 次 RM 后,如 FiO_2 仍不能降至 60% 以下,则通气一段时间后再次重复 RM。

(2) mPaw 的调整:在 SaO_2 维持 93% 以上的情况下,若 FiO_2 能降至 60% 以下,则逐步降低 mPaw 水平,一般每 20 min 降低 2 cmH_2O,直到

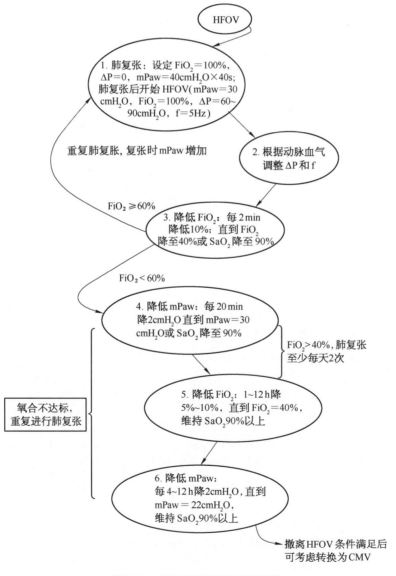

图 9 - 7　ARDS 患者 HFOV 治疗流程

$mPaw=30\ cmH_2O$。若 FiO_2 降至 40%，每 $4\sim12\ h$ 降低 $mPaw\ 2\ cmH_2O$，直到 $mPaw$ 降至 $22\ cmH_2O$。

5. 影响通气的参数调节　通气 10 min 后根据动脉血气分析结果调整 f 和 ΔP，使 $PaCO_2$ 维持在 $40\sim70\ mmHg$，动脉血 pH 维持在 $7.25\sim7.35$。若动脉血 pH 大于 7.35，可增加 f 或降低 ΔP，以降低二氧化碳排出。若二氧化碳潴留导致 pH 小于 7.25，可增加 f、降低 ΔP，也可增加吸气时间比例或气囊放气，增加二氧化碳排出（表 9-2）。

表 9-2

ARDS 患者 HFOV 治疗 ΔP 和 f 的调整

pH	参数调节
pH>7.35	增加 f，1 Hz/2 h，最大 15 Hz
	如 f=15 Hz，降低 ΔP（5~10）cmH_2O/（1~2）h
pH<7.25	ΔP<90 cmH_2O，增加（5~10）cmH_2O/（1~2）h，最大 90 cmH_2O
	如 ΔP=90 cmH_2O，降低 f 1 Hz/2 h，最小 3 Hz
	f<7 Hz 时，可采用气囊放气措施改善通气，先调节 Bias flow 使 mPaw 增加 5 cmH_2O，气囊放气至 mPaw 达原水平
	f<4 Hz 时，纤维支气管镜检查气道有无气道分泌物潴留、气管插管扭曲、位置不当等
pH<7.1	f=3 Hz 时，静滴碳酸氢钠，或停止 HFOV

6. 吸气时间比例的调节　吸气时间比例一般设为 $33\%\sim50\%$，增加吸气时间比例有助于降低 $PaCO_2$，同时也有改善氧合的效应。

7. HFOV 反应性的评估　ARDS 患者 HFOV 治疗后 3 h 患者氧合指数明显改善达 30% 或升高超过 30 mmHg，则 HFOV 有反应性，患者可继续 HFOV，否则需要停止 HFOV，换用 ECMO 等辅助措施。

8. HFOV 转换为常规机械通气的条件　若 FiO_2 为 $40\%\sim60\%$，mPaw 将为 24 cmH_2O，SaO_2 能够维持在 90% 以上并超过 12 h，可考虑转换为常规机械通气。

● **注意事项**

1. 镇痛镇静　清醒患者难以耐受 HFOV，而且自主呼吸会影响 HFOV 的通气效果，HFOV 治疗过程中需持续给予镇痛镇静或肌松药物，维持充分镇痛、较深的镇静，但要密切监测患者血流动力学的变化，避免对血流动力学的不良作用。镇痛镇静过程中要进行镇痛镇静评估，调整镇静和肌松药物的剂量。

2. 血流动力学　尽管 HFOV 时 mPaw 较高，但肺泡内压并不高于常规机械通气，对血流动力学影响较小。但实施 RM 时，可能对血流动力学有一定的干扰。

3. 监测　HFOV 呼吸机无潮气量和分钟通气量监测，必须定期观察胸廓的运动，监测动脉血气分析。胸壁震动如果消失或减弱，应考虑气道阻塞。若仅有一侧存在胸壁震动，考虑气管内插管滑入一侧主支气管或是一侧气胸发生。

应用 HFOV 后立即行胸部 X 线摄片，了解肺容积，肺充分复张后肺下界一般应位于第九后肋水平（胸部后前位 X 线片）。拍摄 X 线胸片时不需停止振荡。

4. 气道管理　充分的湿化和气道管理是高频振荡通气有效的主要保障。若 SpO_2 下降或 mPaw 明显增高，常常提示气道不畅、分泌物潴留、气管插管扭曲或移位，应及时处理。开放式吸痰使 mPaw 不能维持，影响 HFOV 的通气效果，建议采用密闭式气道吸引。在吸痰或其他气管内操作断开呼吸机管路后，需行 RM 以恢复肺容积。

5. 体位　患者一般取仰卧位，如没有禁忌证，应抬高头位 30°，防止呼吸机相关肺炎的发生。

6. 其他治疗　HFOV 可联合俯卧位通气、一氧化氮吸入、部分液体通气等治疗，但其临床效果尚需进一步探讨。

7. 其他　HFOV 的振荡音会干扰听诊，进行心脏和腹部听诊时，应停止振荡。

（刘松桥）

十、气 道 管 理

（一）气管内吸痰

危重患者常存在呼吸道保护功能、自洁能力差，导致气道分泌物潴留，是引起肺部感染和呼吸衰竭的常见原因。气管内吸痰可较为有效地清除气道内分泌物，保持气道通畅，以免痰液形成结痂阻塞气道。

开放式吸痰

● 操作步骤

（1）评估患者是否需要吸痰，不必要的常规吸痰可引起气管黏膜的损伤、出血和支气管痉挛。

（2）洗手，戴口罩、手套，严格遵守无菌操作制度。

（3）吸痰前向患者充分解释，以取得配合。

（4）预充纯氧 0.5～2 min，以达到预充氧的目的，提高机体的氧储备，尽可能避免低氧血症的发生。

（5）吸痰时应先阻断吸痰管前的负压，快速插入吸痰管至遇到阻力，后退 1～2 cm，然后在旋转上

提时再与负压相通，可防止气道黏膜损伤或低氧血症。每次吸痰时间不超过 15 s，以免加重缺氧、气管痉挛、心律失常，甚至心搏骤停。

（6）吸痰期间应密切监测心电图、血压和指脉氧饱和度。

（7）吸痰结束后继续给患者吸高浓度氧气 1～5 min，或直到患者心率和指脉氧饱和度恢复到正常范围。

（8）对重症患者或分泌物较多的患者，吸痰时可能不会一次完成，吸痰与吸氧应交替进行。

（9）如有必要可抽吸口腔分泌物，并做口腔护理。

● 注意事项

1. 吸痰管的选择　吸痰管应选择对黏膜损伤小，远端光滑有侧孔，长度足够到达人工气道的远端或隆突，并且外径不应超过人工气道内径的一半（表 10-1）。有研究表明，吸痰管的多侧孔处于非平行位置，侧孔直径越大，吸痰管的吸引效果越好（图 10-1）。

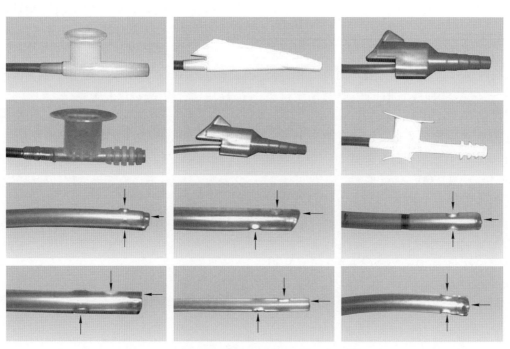

图 10-1　不同型号吸痰管（黑箭头表示气流方向）

表 10 - 1

不同内径气管插管的吸痰管选择

气管插管	吸痰管
7 mm	10FR
7.5 mm	12FR
8 mm	14FR
8.5 mm	14FR
9 mm	16FR

2. **吸痰的负压**　成人 80～120 mmHg(1 mmHg = 0.133 kPa)，过大可引起低氧血症和气管黏膜损伤。

3. **肺复张**　气道内抽吸或吸痰时，一方面负压抽吸导致肺内大量气体被抽吸，局部形成负压，使细支气管和肺泡塌陷，另一方面，气道内注射冲洗液可能使细支气管和肺泡淹溺，而发生不张。细支气管、肺泡的塌陷和不张不但可导致低氧血症，而且有可能加重感染。因此，在气道抽吸结束后，应及时应用简易呼吸囊或应用呼吸机实施肺复张，使塌陷肺泡复张。

密闭式吸痰

20 世纪 80 年代开始使用密闭式气管内吸引(图 10 - 2)，与开放式气管吸痰比较，该方法不仅肺容积降低较少，动脉血氧饱和度变化较小，而且避免了开放式气管吸痰时，患者呛咳导致的致病菌在室内播散。因此，密闭式气管内吸引适用于严重低氧血症，以及多药耐药致病菌感染和传染性病原微生物感染的患者。

● **操作过程**

(1) 准备工作同开放式吸痰。

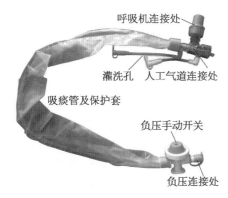

图 10 - 2　密闭式吸痰管

(2) 连接好密闭式吸痰管后，按压手动开关调节所需压力(图 10 - 3)。

(3) 为防止送管过程中携带负压，先将负压手动开关拉出，旋转 180°锁定(图 10 - 4)。

(4) 一手稳定吸痰管与气道连接处，用自己的习惯用手控制送管，送管迅速，即将到达吸引深度后放慢送管速度(图 10 - 5)。

(5) 到达隆突后，解除负压手动开关锁定，下压与放松负压手动开关的同时退出吸痰管(图 10 - 6)，退管至标记线(图 10 - 7)。

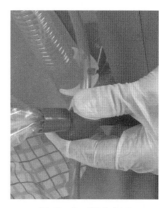

图 10 - 3　调节负压

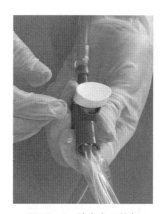

图 10 - 4　锁定负压按钮

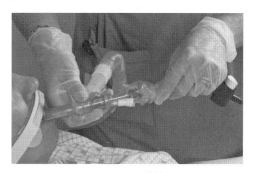

图 10 - 5　送管

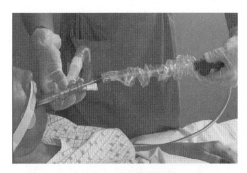

图 10 - 6 吸引并退管

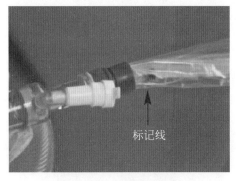

图 10 - 7 退管至标志线

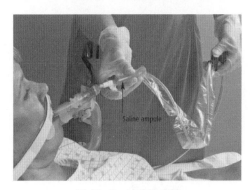

图 10 - 8 冲洗吸痰管

（6）观察患者吸痰后的反应，必要时可再次吸引，但重复吸引不超过 2～3 次。

（7）吸引完毕，确定吸痰管全部退出气道，打开灌洗孔盖，注入无菌盐水，按动负压手动开关，冲洗吸痰管（图 10 - 8）。

纤维支气管镜吸痰

纤维支气管镜下吸痰范围可以到小气道，并能直视下冲洗吸出痰栓，可以迅速改善呼吸功能。还可明确病变部位、范围及病变的性质。

● 操作过程

（1）确保各种抢救药物备齐，心电监护、血氧监护。

（2）检查纤维支气管镜清晰度，连接管道是否通畅，冷光源系统是否正常。确认吸引器正常、吸引管通畅。

（3）患者处于去枕平卧位，光源通常处于患者的右侧，操作者位于床头，连接好吸引器，润滑好纤维支气管镜，调节呼吸机吸氧浓度为 100％。

（4）如患者有自主呛咳在气道内注入 0.1％利多卡因进行气道表面麻醉。

（5）操作者动作要熟练轻柔，时间不宜过长，吸力不宜过大 100～200 mmHg。

（6）注意心电、指脉氧饱和度的情况，如出现心律失常、指脉氧饱和度下降等应停止操作，并作相应处理。

（郑瑞强）

（二）持续声门下吸引

随着机械通气的广泛应用，呼吸机相关性肺炎（VAP）也因其高发病率和病死率日益得到重视。采取有效措施预防 VAP 的发生，对于尽早脱机、降低病死率、减少住院时间、节约医疗费用具有重要的意义。应用持续声门下吸引（CASS）的方法预防 VAP 目前已被确定为有效的治疗手段。

气管插管或气管切开后，声门下、气囊上（图 10 - 9）常有较多分泌物积存，形成黏液糊。随吞咽和呼吸动作气管管径发生变化，分泌物即可沿气囊壁流向下呼吸道。这些分泌物中的病原菌由于黏附在适当的受体上，并没有被机体的特异性防御机能

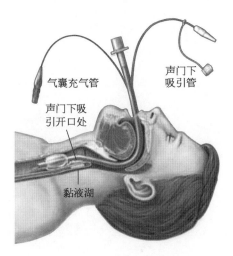

图 10 - 9 声门下吸引示意图

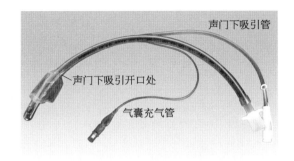

图 10-10　具有声门下引流功能的气管插管

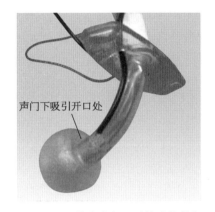

图 10-11　具有声门下引流功能的气管切开导管

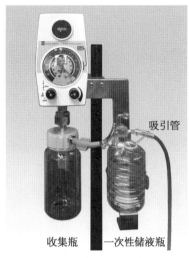

图 10-12　声门下吸引负压泵

所清除,成为 VAP 发病的重要因素之一。临床研究反复证实,应用带声门下吸引气管导管持续吸引该分泌物,可降低 VAP 的发生率。

● **操作步骤**

1. **物品准备**　具有声门下引流功能的气管插管(图 10-10)或气管切开导管(图 10-11)、负压表及管路、无菌盐水、10 ml 无菌注射器。

2. **使用方法**

(1) 向清醒患者用通俗语言讲解操作目的,方法及操作中的配合,使患者减少不必要的紧张和顾虑,以利于操作的顺利完成。

(2) 操作前严格洗手,执行无菌操作原则。

(3) 予气囊充气,保持气囊充盈,使气管和气管导管之间的腔隙处于封闭状态,防止分泌物和冲洗液误吸引起吸入性肺炎,甚至窒息。

(4) 将声门下引流管与连续或间断负压连接,常规不超过 200 mmHg(图 10-12),压力调节时请将患者与装置分开,并于持续吸引状态调节压力。

(5) 将引流物集于无菌负压罐,每日计量,并及时倾倒。一般每日引流量不低于 20 ml,低于 20 ml

往往提示引流不畅。

(6) 为保持引流管的通畅,每 2 h 用无菌盐水冲洗引流管 1 次,冲洗声门下引流管前要检查气管导管或气管切开导管气囊的压力,并及时将冲洗液吸出,每次冲洗液不超过 10 ml,回抽速度应均匀缓慢,以免负压过大造成黏膜损伤。若声门下积液多,可适当增加冲洗次数。每次冲洗量过大(＞10 ml)易引起患者咳嗽不适,甚至误吸;冲洗量过小(＜5 ml)可能为无效冲洗。

（郑瑞强）

（三）胸部物理治疗

重症患者由于体位受限、镇静、自主咳痰能力下降等原因,均易导致气道分泌物潴留(图 10-13)。胸部物理治疗是预防肺部并发症,改善急慢性肺疾病患者肺功能的物理治疗技术。

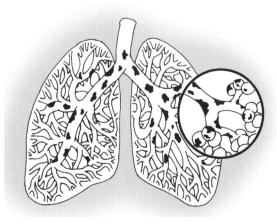

图 10-13　气道分泌物潴留

胸部物理治疗主要目的包括：防止气道分泌物潴留,促进分泌物清除;改善肺脏的通气/血流分布,提高患者呼吸效能;通过功能锻炼,改善心肺贮备功能。

按照胸部物理治疗的目的可将胸部物理治疗的手段分两类:①促进气道清洁:包括体位引流,胸部叩击,胸部震颤,刺激咳嗽等。②增强患者呼吸效能:深吸气锻炼和刺激性肺呼量。

● **适应证**

(1) 慢性支气管炎:因支气管黏膜的炎症和分泌物增多,支气管痉挛或支气管狭窄及黏液、渗出物阻塞而引起喘息,急性发作期,出现黏液脓性或脓性痰。

(2) 慢性阻塞性肺气肿:各种因素所导致肺组织的永久性损伤,以致肺组织弹性减弱,造成黏液排除障碍。

(3) 肺炎:为各类微生物引起的感染性肺炎,炎症引起组织肿胀,分泌物增加,产生痰液、胸腔积液。

(4) 哮喘:当外来或内在的过敏原或非过敏原等引起支气管平滑肌痉挛、黏膜水肿及分泌物增加,引起气道狭窄分泌物不能排出。

(5) 职业性肺部疾病:直接接触化学物质、尘埃和有机物所致的呼吸系统损害,及其他职业性肺部疾病等所造成的肺功能退化。

(6) 支气管扩张症:支气管及其周围组织因慢性炎症损坏管壁,导致支气管扩张和变形,引起慢性咳嗽、大量脓痰和反复咯血,肺部气道分泌物清除能力下降。

(7) 气管切开术后:气道保护机制受限,无法自行清除气管内分泌物。

(8) 昏迷:昏迷的患者对外界反应差,抵抗力减弱,气道保护机制受损,肺内分泌物不易排出。

(9) 外科术后患者:导致外科患者咳嗽能力下降的原因有:术后切口疼痛、镇痛不充分、麻醉药物残留作用、呼吸肌肉肌力下降、患者运动和体位受到限制等。

体位引流

体位引流是指对分泌物的重力引流,应配合使用一些胸部手法治疗。如拍背、震颤等,多能获得明显的临床效果。治疗者可参照 X 线胸片、胸部 CT 等了解肺内分泌物的分布,以便确定引流体位。

1. **体位引流目的** 达到最佳的引流效果;改善肺脏的通气/血流分布,提高氧含量水平。

2. **体位改变的意义**

(1) **体位改变对肺容量的影响**:①从直立到仰卧位,功能残气量减少约 1 000 ml。②平卧时,横膈背部受力大于前面;俯卧时正相反;侧卧时,受压横膈受力大于上面。受力大的部位肺灌注相对增加。③机械通气时,机械正压增加横膈的被动运动。受压部位肺的灌注增加,通气减少。尤见于一些长时间不更换体位和持续低容量通气的患者。人体正常直立位及经常变换的体位对获得最佳的通气/灌注比例十分重要。

(2) **体位改变可增加氧合和肺顺应性**:对原有肺部疾患或肺部手术后患者,侧卧位,压迫患侧肺时,PO_2 下降,需加用正压通气才能改善氧合。压迫健侧肺时,PO_2 相对增加,肺顺应性增加。从而提供了单侧肺病变患者体位改变对改善氧合的生理学基础。

(3) **体位对颅内压的影响**:体位的改变,特别是当患者咳嗽和处于头低位时,可使颅内压升高,这使对脑外伤及开颅术后患者做头低位的体位引流成为禁忌。但如在患者肩下垫高,就能将颅压控制在一定范围内,而便于施用体位引流。

● **操作方法**

体位引流应根据肺部病变部位,决定应采取的体位。一般来说,下肺病变时,为引流下叶支气管,应采取仰卧,头低脚高位。上叶病变,应采用半坐位引流。右中叶或左舌叶病变,引流时需采用侧卧位。以下介绍几种体位引流的具体方法:

(1) 若病变部位为双上叶前段、右中叶和左下叶前段,用枕头垫高髋和膝部,使胸部低于髋部(图 10 - 14),治疗时间为 5~10 min。

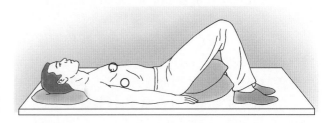

图 10 - 14 肺双上叶前段、右中叶、左下叶前段病变引流体位

（2）若病变部位为左肺中叶和下叶，患者取右侧卧位，用数个枕头垫高髋部（图 10 - 15），治疗时间为 5～10 min。

（3）若病变部位为右肺中叶和下叶的侧面，患者取左侧卧位，用枕头垫高髋部（图 10 - 16），保持治疗时间为 5～10 min。

（4）若病变部位为左、右肺下叶的后侧部，患者俯卧位，用枕头垫高髋部，重要的是胸部低于髋部（图 10 - 17），持续时间 5～10 min。若患者病情危重、体质差，不能承受上述体位时，可降低髋部垫枕的高度（图 10 - 18）。

● **注意事项**

（1）体位引流至少在进食或管饲后 2 h 进行，以避免发生呕吐及窒息。

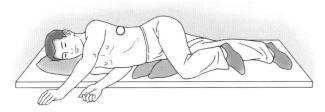

图 10 - 15　左肺中叶和下叶病变引流体位

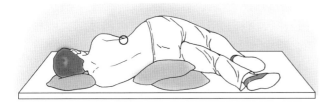

图 10 - 16　左肺中叶和下叶侧面病变引流体位

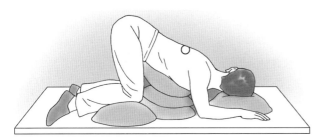

图 10 - 17　左、右肺下叶后侧部病变引流体位（一）

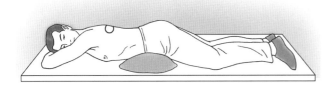

图 10 - 18　左、右肺下叶后侧部病变引流体位（二）

（2）根据临床情况，每天进行 2～6 次，体位引流的时间可根据引流效果和患者耐受情况适当延长。

（3）尽量协助患者保持体位引流姿势，并辅以拍背、震颤和咳痰，直到将分泌物引流出。

（4）循环极不稳定的患者应避免体位引流。

（5）采取头低脚高位进行体位引流时，头部静脉回流阻力增加，使颅内压增高，因此，颅脑术后患者及有颅内高压的患者，应避免头低脚高位。

（6）体位引流增加缝合切口张力，作植皮和脊柱手术的患者应特别注意。

（7）胸腔积脓的患者应避免作体位引流，体位改变可能导致脓液在胸腔扩散，并有可能感染健侧胸腔。

胸部叩击和胸部震颤

胸部叩击和胸部震颤都是促进气道引流的重要手段，常常与体位引流等其他手段一起应用。

1. 胸部叩击　胸部叩击是将双手指并拢，手掌呈杯状，然后双手交替对胸部病变部位进行节律性叩击（图 10 - 19）。叩击时产生的压缩空气释放机械能，通过胸壁传导至肺部的能量能够促进黏附于气管壁的痰液有所松动，并有利于分泌物向外移动。

对于恶性肿瘤骨转移，全身出血倾向，脓胸未引流的患者以及易发生骨折的高龄患者，胸部叩击为相对禁忌证。即使必须进行胸部叩击，也需要特别慎重。

2. 胸部震颤　胸部震颤是将手掌放在患者胸

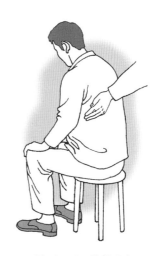

图 10 - 19　胸部叩击

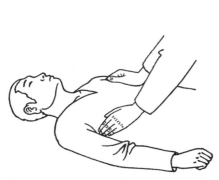

图 10-20　胸部震颤

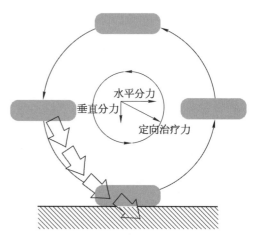

图 10-21　胸部物理治疗原理

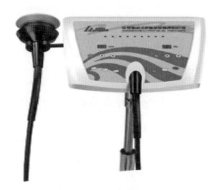

图 10-22　振动排痰机

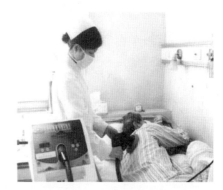

图 10-23　排痰机排痰

部表面,操作者肩部和手掌快速、小幅度的颤动,并沿肋骨方向轻轻地压迫患者胸部,震颤频率可高达 200 次/min 以上(图 10-20)。胸部震颤应在患者呼气时进行。胸部震颤主要促进痰液引流和清除,同时呼气时按压胸部促使肺内气体呼出。对于自主呼吸的患者,实施胸部震颤应要求患者深呼吸。机械通气患者,可予大潮气量的同时,进行胸部震颤,效果更佳。胸部震颤常与胸部叩击等措施一起应用。

3. 机械振动排痰

(1) 工作原理:根据临床胸部物理治疗原理,在患者身体表面产生特定方向周期变化的治疗力,其中垂直方向治疗力产生的叩击、震颤可促使呼吸道黏膜表面的黏液和代谢物松动和液化;水平方向治疗力产生的定向挤推、震颤帮助已液化的黏液沿细支气管→支气管→气管方向排出体外(图 10-21)。通过振动排痰机协助患者排痰(图 10-22 和图 10-23)。

(2) 机械振动排痰的优点:①综合叩击、震颤和挤推三种功能进行定向体位引流,提高临床的使用范围和治疗效果。②深穿透性,产生的治疗力可穿透皮层、肌肉、组织和体液,对于深度的痰液排出效果明显。③治疗力持续稳定,并可缩短治疗时间,不易受操作人员情绪、疲劳、经验等影响。④治疗力变化较为缓和,患者舒适感增强,尤其是耐受力较差的患者。⑤配有多种叩击头,可满足患者处于任何平常体位时使用。多种适合中国人体型特征的智能工作程序可供选择,治疗效果更理想。⑥使用方便,简单易学,不影响其他监测设备的运行。⑦能减少抗生素临床用量,加快疾病的治愈。

(3) 临床应用:①能有效清除呼吸系统分泌物,减少细菌感染,减轻或防止肺炎、肺脓肿、肺不张等疾病的发生。②改善肺部血液循环,预防静脉淤滞。③松弛呼吸肌,产生咳嗽反射。④预防肺部感染的发生。

(史　甜　郑瑞强)

(四) 气道的湿化

正常生理条件下呼吸道内温度和湿度是稳定

的,吸入的气体保持在饱和湿度的状态。当吸入外界空气时,上呼吸道对空气进行加温加湿,使原本干冷的空气到达下呼吸道时变成温度为 37 ℃、绝对湿度为 44 mg/L、相对湿度为 100% 的气体。呼气时气道回收呼出气的热量和水分。气道的防护机制(图 10-24)主要依靠黏液纤毛转运系统。黏液吸附污染物并使其失去作用,纤毛拨动黏液和污染物上行使之被咳出或吞咽下去。

有创通气时行气管插管或气管切开绕过了上气道的防护功能,进入气道内的气体丧失了上呼吸道的加温和湿化作用,当输送干冷的医用气体,吸入气体必须由下呼吸道加温和湿化,致使下呼吸道分泌物中水分的丧失增加,影响了正常呼吸时气体的热湿交换。使吸气阶段分泌物变得干燥,黏液纤毛清理减慢,呼气阶段黏膜的水分回收减少,等温饱和界面(ISB)下移。且有创通气过程中每天经呼吸道丢失水分约 200 ml,故为补充每日消耗量,维持支气管表皮细胞纤毛的功能,使支气管分泌物向上移动,必须做好气道湿化,并且每日湿化量应达到 200～240 ml。只有做好充分的气道湿化才能有利于痰液稀释与排出,减少或避免痰痂的形成,保证呼吸道通畅,改善通气功能。

● **适应证**

各种原因引起的分泌物黏稠、痰痂和痰栓的形成,尤其是气管插管和气管切开的患者必须充分湿化。

● **禁忌证**

气道湿化治疗没有特殊的禁忌证。

● **操作步骤**

1. 选择湿化方法

(1)雾化湿化法(主动湿化):根据雾化液的温度,主动湿化分为非加温雾化(图 10-25)和加温雾化(图 10-26)。从雾化器的类型分,雾化有超声雾化(图 10-27)、空气压缩雾化器雾化、高流量氧气雾化吸入、面罩雾化及喷射式雾化器雾化(图 10-28)。从雾化的时间分,雾化有持续雾化(图 10-29)和呼吸同步雾化法(图 10-30)。

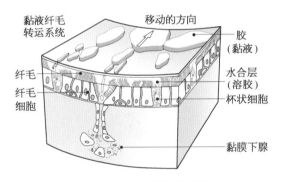

图 10-24 气道的防护机制

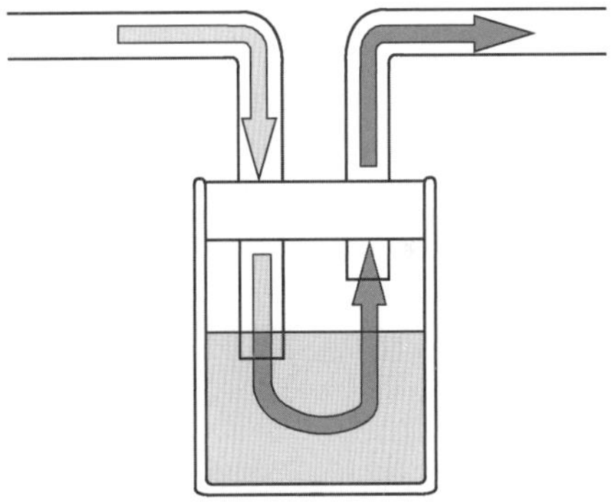

图 10-25 非加温雾化

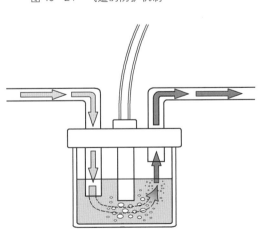

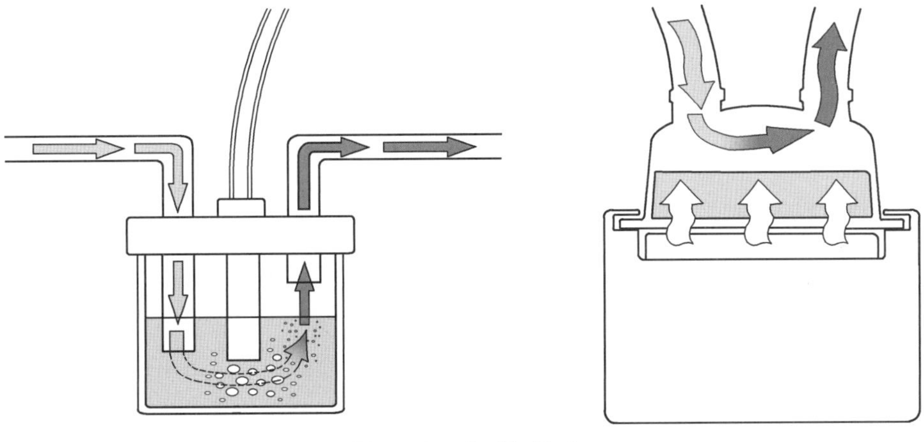

图 10-26 加温雾化

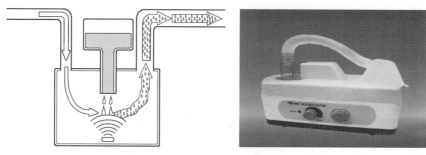

图 10-27 超声雾化

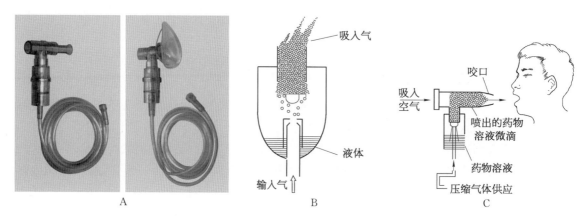

图 10-28 气动雾化(喷射式)

A. 气动雾化器(喷射式);B. 气动雾化器工作原理;C. 气动雾化器临床工作示意图

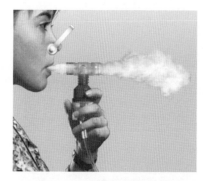

图 10-29 持续气流雾化器

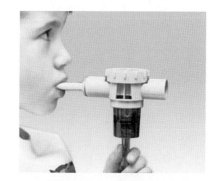

图 10-30 呼吸同步雾化器

一般认为持续雾化会因为长时间雾化剂进入终末气道而导致肺不张、血氧分压下降,从而主张用小雾量、短时间、间歇雾化法。且使用加温雾化(加温至吸入气接近 37 ℃)能避免吸入气温过低所引起的支气管痉挛、纤毛运动减弱的缺点,从而使气管、支气管充分扩张湿化,具有较好的改善肺通气的作用。

(2)人工鼻湿化法(被动湿化):指应用人工鼻吸收患者呼出气的热量和水分进行吸入气体的加温加湿(图 10-31),即被动湿化。在患者呼气时,呼出气中的热量和水分被人工鼻截留,当患者吸入气体经过人工鼻时,被保存的热量和水分对吸入气体进行加温加湿(图 10-32)。

人工鼻(热湿交换器型)可较好进行加温加湿,与加热型湿化器相比不增加呼吸机管路堵塞发生率,并可保持远端呼吸机管路的清洁,因能增加气道阻力、死腔容积及吸气做功,故不推荐在慢性呼吸衰竭尤其在撤机困难的患者使用;一般认为人工鼻(热湿交换器型)较加热型湿化器能减少院内获得性肺炎的发生,近年来多个随机对照临床研究得出结论:使用人工鼻(热湿交换器型)和加热型湿化器在呼吸机相关肺炎的发生率上并无明显差异。

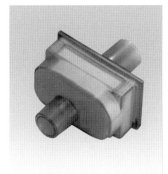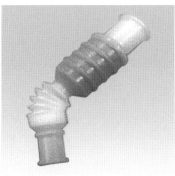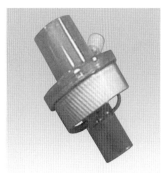

图 10-31 不同类型人工鼻

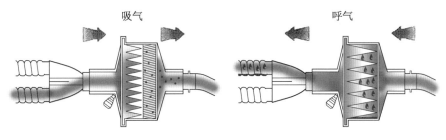

图 10-32 人工鼻工作原理

2. 选择湿化剂 最常用气道湿化液为 0.9% 生理盐水,但也主张用 0.45% 的盐水代替等渗盐水。因为生理盐水进入支气管内水分蒸发快,盐分沉积在肺泡支气管形成高渗状态,引起支气管肺水肿,不利于气体交换。而 0.45% 的盐水吸入后在气道内再浓缩,使之接近生理盐水,对气道无刺激作用。一般呼吸机上湿化器内用灭菌注射用水或蒸馏水,不能用盐水或加入药物。更有人通过观察证明使用生理盐水作为湿化液不仅不能稀释痰液,而且还会造成细支气管阻塞和感染。

3. 确定湿化液温度 采用加温雾化时,一般雾化液的温度不能低于 20 ℃,也不能高于 40 ℃。因为吸入气的温度低于 20 ℃可引起支气管纤毛运动减弱,气道过敏者还引起应激性反应诱发哮喘,但吸入气温度高于 40 ℃可造成支气管黏膜纤毛运动减弱或消失,而且有灼伤局部黏膜的可能。

4. 湿化 连接管路对患者进行湿化,并做好湿化效果的评估。

● **注意事项**

1. 呼吸道继发感染 气管切开后,鼻腔不能发挥过滤气体的正常生理功能,加之反复吸痰和湿化,若不重视无菌操作,可导致患者呼吸道继发感染。

应加强病房环境清洁和消毒,定时为患者做口腔护理,正确消毒和使用吸痰、湿化器械。

2. 窒息和淹溺 干燥结痂的痰液具有吸水性,湿化后易软化膨胀,可堵塞气管、支气管引起窒息,故应严格掌握和逐步增加湿化量,正确有效地吸痰,及时清除痰块,密切观察患者的呼吸状况和肺部听诊。控制湿化液滴入速度,防止调节失控,致使气管突然进入大量液体而引起淹溺。

3. 支气管痉挛 湿化液加入某些刺激性的药物时,或雾化滴水珠作为异物进入支气管时,可以引起支气管痉挛。可用解痉药,必要时可与支气管扩张剂合用。有刺激性的药物要稀释到安全浓度内,对频繁发生支气管痉挛的患者,勿用支气管内直接滴注湿化法,最好选用超声雾化吸入,避免水滴刺激引起的支气管痉挛。

4. 肺水肿 对心、肺、肾功能不全,水钠潴留及婴幼儿等患者做湿化治疗时,要严格控制雾化量,避免短期内湿化量超过支气管和肺泡的清除能力而发生肺水肿或水中毒。

(徐晓婷)

(五)咳嗽辅助技术

气道分泌物的引流是呼吸道管理的主要内容之

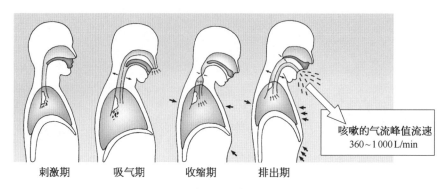

刺激期　　吸气期　　收缩期　　排出期

咳嗽的气流峰值流速
360~1 000 L/min

图 10-33　咳嗽的四个阶段

一．咳嗽是机体自身防御反射,有效的咳嗽是气道分泌物引流的关键。但危重患者由于各种原因可导致咳嗽无力,气道清洁能力下降,气道分泌物无法有效清除。咳嗽辅助技术有可能帮助患者提高咳嗽能力,增加气道分泌物的引流。

1. 正常咳嗽周期　人正常的咳嗽周期分为以下 4 个阶段:①刺激期:气道分泌物或外来异物刺激气道。②吸气期:有效的气道刺激导致患者快速深吸气。③收缩期:吸气完成声门关闭的同时呼气肌收缩,使胸膜内压及气道压即刻上升,最高可达 100 cmH_2O 以上。④排出期:压力上升到峰值时,声门瞬间打开,产生爆破式的呼出气流;咳嗽的峰值流速可达 360~1 000 L/min,在气道压力下降的同时,气道收缩,异物及黏液随着高速的气流排入口腔(图 10-33)。

正常的咳嗽周期压力-时间曲线和流速-时间曲线见图 10-34。

压力-时间曲线反映了咳嗽期间气道压力的逐步变化,纵轴为气道压力,单位为 $cmH_2O(1\ cmH_2O=0.009\ 8\ kPa)$ 或 mbar,横轴是时间,以秒为单位。在

有效的刺激下,膈肌及其他吸气肌猛烈收缩,气道内压力的明显下降,吸气完成声门关闭,同时呼气肌收缩,气道压即刻上升,最高可达 100 cmH_2O 以上,压力上升到峰值时,声门瞬间打开,气道压力迅速下降至基线水平。

流速-时间曲线反映了吸气流速和呼气流速咳嗽时的变化,纵轴为流速,单位是 L/min,横轴为时间,单位是 s。有效气道刺激吸气开始,吸气流速上升,至吸气末回到零,在收缩期气道内并无气流,排出期开始呼出流速明显上升,峰值流速可达 360~1 000 L/min,之后迅速下降,呼气末降为零。

2. 导致咳嗽能力减弱的原因　患者咳嗽能力减弱,不能起到正常的防御和保护功能。主要见于以下情况:①刺激期:患者对刺激的敏感性降低,气道内的有效刺激不能引起患者产生咳嗽反射。②吸气期:患者吸气肌无力、肺气肿等疾病使肺活量下降,吸气期吸入潮气量不足导致分泌物排出障碍。③收缩期:患者声门功能损害,声门不能有效闭合,或者肺活量下降,或者呼气肌无力,导致胸腔内压上升不明显。④排出期:由于肺活量下降,呼气肌无力导致呼出气流峰值流速下降,导致咳嗽无力,或者由于气道分泌物黏稠,气道阻力增加导致咳嗽不能有效地排出分泌物或异物。

(1) 吸入潮气量不足会导致气道分泌物排出障碍。若咳嗽时吸气不足会表现为患者咳嗽看似有力,却无法有效排出深部分泌物,需要通过吸气辅助来达到辅助咳嗽的目的。从咳嗽时压力-时间波形来看,此时吸气压力下降缓慢,波形低平(图 10-35)。

(2) 呼气肌收缩无力也会导致咳嗽无力。咳嗽周期中,呼气肌收缩无力,表现为患者咳嗽无力,需

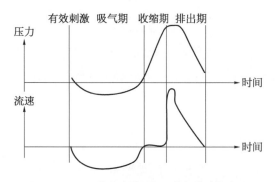

有效刺激　吸气期　收缩期　排出期

压力

时间

流速

时间

图 10-34　正常的咳嗽周期压力与流速的波形

要通过人工辅助抽吸来达到辅助咳嗽的目的。咳嗽压力-时间波形表现为吸气压力上升缓慢,峰值压力下降(图 10-36)。

(3)吸入潮气量与呼气肌收缩都无法达到生理需要时,患者无法有效地咳嗽。咳嗽周期中,吸气不足,排出也受限,这就需要在整个周期中都予以辅助,来帮助患者完成气道分泌物的排出。咳嗽压力-时间波形吸气期的压力下降和呼气压力的上升均变慢,呼气峰值压力明显下降(图 10-37)。

3. 咳嗽辅助治疗仪　咳嗽辅助治疗仪(cough assist)运用机械辅助吸气-呼气原理,模拟人的咳嗽生理功能,经气道给予一定正压和流量的气流,形成足够的胸腔内压,然后快速转换成一定的负压气流,帮助气体快速呼出,同时排出气道分泌物,完成一次咳嗽过程。在整个咳嗽周期进行完整的辅助,达到更好地辅助清除气道分泌物的目的(图 10-38)。

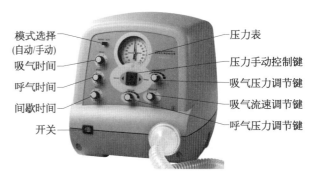

图 10-38　咳嗽辅助治疗仪

● **适应证**

各种原因引起的咳嗽能力减弱、呼吸道清洁能力下降,不能有效地排出气道分泌物。咳痰辅助技术不仅适用于无人工气道的患者,也可用于气管插管或气管切开的患者,常见于:

(1)中枢神经系统疾病:如脑出血、脑梗死、蛛网膜下腔出血、脑炎等。

(2)各种神经肌肉疾病:如重度脊髓损伤、脊髓灰质炎、肌肉萎缩症、重症肌无力等。

(3)肺部疾病:如肺部感染、支气管炎、支气管性哮喘、肺气肿、囊肿性纤维病变等。

● **禁忌证**

(1)气压伤。

(2)心功能或循环不稳定。

(3)大泡性肺气肿。

(4)腹腔内留置导管。

● **操作步骤**

1. 使用前准备

(1)准备仪器:咳嗽辅助治疗仪接通电源,连接呼吸管路。无人工气道者采用面罩,有人工气道者,可将呼吸回路与气管插管/气切切开管连接。

(2)患者准备:向患者告知咳嗽的重要性、咳嗽辅助技术的原理和使用过程中可能产生的感受,以及如何配合治疗,消除患者疑虑和恐惧感。必要时(如治疗儿童)可先将面罩置于其他部位皮肤上,使患者感觉气体的作用过程,可帮助患者接受和配合治疗。

2. 参数设置　一般需要设置和调节吸气压力、呼气压力、吸气时间、呼气时间、间歇时间、吸气流速等参数。

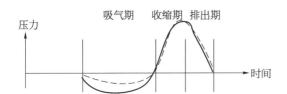

图 10-35　吸入潮气量不足的压力-时间波形
实线为正常咳嗽时压力-时间波形,
虚线为异常压力-时间波形

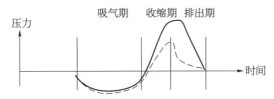

图 10-36　呼气肌收缩无力的压力-时间波形
实线为正常咳嗽时压力-时间波形,
虚线为异常压力-时间波形

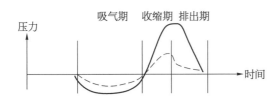

图 10-37　吸气不足与呼气肌收缩无力的压力-时间波形
实线为正常咳嗽时压力-时间波形,
虚线为异常压力-时间波形

（1）首先把手动/自动开关置于手动位置以设置参数。

（2）设置呼气压力和吸气压力：堵塞呼吸管路的开口端（图 10-39），把压力手动控制键推至吸气状态，在压力计的指示下，调节呼气压力至 $-35\sim-40$ cmH$_2$O 或所需的压力水平。把压力手动控制键移动到吸气状态，调节吸气压力至所需压力水平。

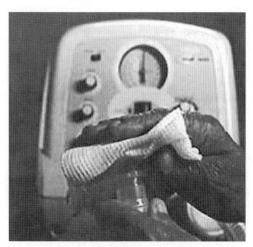

图 10-39 堵塞呼吸管路的开口端进行压力设置

（3）设置吸气流速：一般将吸气流速设为 60 L/min 以上。

（4）设置吸气和呼气时间、间歇时间：每个咳嗽周期由吸气阶段、呼气阶段和间歇阶段组成。一个咳嗽周期完后，接着再从吸气阶段开始。通常吸气时间和呼气时间设定为 1~3 s，间歇时间设定为 2~5 s。

3. 咳嗽辅助治疗

（1）将面罩（无人工气道者）或呼吸回路（有人工气道者）连接患者，把手动/自动开关置于自动位置，开始咳嗽辅助治疗。监测压力改变，压力监测显示从正压到负压，然后回到零 0 cmH$_2$O，经过间歇期后再次重复。需要停止咳嗽辅助时，将手动/自动开关置于手动位置，此时设备运行停止，压力监测回到 0 cmH$_2$O。

（2）一次治疗通常由 4~5 个咳嗽周期组成，可避免过度通气，同时在结束时迅速清除口腔、咽部或人工气道内分泌物。如果患者正在使用呼吸机，结束后需连接呼吸机。

● 注意事项

（1）在治疗过程中必须密切监测患者的脉搏、血压和动脉血氧饱和度，并观察患者的反应，对清醒者可询问压力是否适当。

（2）对于第一次使用机械辅助咳嗽装置的患者，建议起始压力设置稍低一些，如吸气和呼气压力在 10~15 cm H$_2$O，让患者熟悉机械辅助吸气和呼气的感觉。在后续治疗过程中，可根据患者需要增大压力，直至达到充分清除气道分泌物的目的。

（3）治疗前加强气道湿化和体位引流，便于清除气道分泌物。治疗后立即吸出口鼻咽腔的分泌物。

（4）必须避免患者与机械辅助咳嗽装置长期连接。在一次治疗过程中，可以重复循环 4~6 次，避免过度通气。

（刘松桥　许　良）

十一、机械通气的撤离

当需要呼吸机支持的病因被去除，患者恢复自主呼吸能力时，及时撤离呼吸机对于患者恢复和减少并发症至关重要。延迟撤机将增加医疗费用和机械通气并发症的发生；过早撤机又可导致撤机失败，增加再插管率和病死率。

所谓撤机过程（也称脱机）是指逐渐降低机械通气水平，逐步恢复患者自主呼吸，最终脱离呼吸机的过程。目前对脱机的理解并非拔出气管插管完全脱离呼吸机的瞬间，而是把降低呼吸机支持条件到完全脱机拔管的全部过程理解为脱机。这种认识更符合脱机的病理生理过程。

● 操作步骤

1. 筛查　机械通气的病因好转或去除后应开始进行撤机的筛查试验，筛查试验包括客观和主观评估两部分（表 11-1），具体内容包括下列四项。

表 11 - 1

撤机常用的筛查标准

标准	说　　明
客观的测量结果	足够的氧合(动脉血氧分压≥60 mmHg 且吸入氧浓度≤0.4；PEEP≤5～10 cmH₂O)；氧合指数(PaO₂/FiO₂)≥150～200 mmHg
	稳定的循环功能(如心率≤140 次/min,血压稳定)；不需(或小剂量的)血管活性药
	无高热
	没有明显的呼吸性酸中毒
	血红蛋白≥8～10 g/dl
	神志清楚(如可唤醒的,哥拉斯格昏迷评分(GCS)≥13,没有连续的镇静剂输注)
	稳定的代谢状态(如可接受的电解质水平)
主观的临床评估	疾病的恢复期；医师认为可以撤机；具有有效的咳嗽能力

（1）导致机械通气的病因好转或去除。

（2）氧合指数(PaO₂/FiO₂)>150～200 mmHg；呼气末正压(PEEP)≤5～8 cmH₂O；吸入氧浓度≤40%～50%；动脉血 pH≥7.25。

（3）血流动力学稳定,没有心肌缺血动态变化,临床上没有显著的低血压,不需要血管活性药治疗或只需要小剂量血管活性药物如多巴胺或多巴酚丁胺,每分钟用量低于 5～10 μg/kg。

（4）有自主呼吸的能力。

2. 自主呼吸试验　自主呼吸试验(spontaneous breathing trial, SBT)是临床上判断患者自主呼吸功能的有效方法。其基本方法是短期降低呼吸机支持水平或断开呼吸机后,观察患者自主呼吸情况及各项生理指标的变化,以对患者的自主呼吸能力做出判断,并为撤机提供参考。大量研究证实,SBT可为临床判断患者能否成功撤机提供信息,能耐受SBT 的患者撤机成功率高,可考虑撤机。Esteban 等对 546 名患者研究显示,有 84% 耐受 SBT 的患者撤机成功。其他研究也证实了能耐受 SBT 的患者撤机成功率为 77%～96%。此外,SBT 的实施非常安全,目前尚无数据显示 SBT 可直接导致任何不良后果。因此,具备撤机条件的患者均应进行 SBT。

SBT 的实施可采用以下三种方式：①T 管：直接断开呼吸机,并通过 T 管吸氧。②低水平持续气道内正压(CPAP)：将呼吸机调整至 CPAP 模式,压力一般设为 5 cmH₂O。③低水平的压力支持通气(PSV)：将呼吸机调整至 PSV 模式,支持压力一般设为 5～7 cmH₂O。目前研究显示,采用上述三种方法进行 SBT 的效果基本一致,临床医师可结合患者具体情况选用 SBT 的方式。

符合筛查标准的患者并不一定能够成功的撤机,因此,需要对患者自主呼吸的能力做出进一步的判断,即自主呼吸试验(SBT)。目前较准确的预测撤机的方法是两分钟 SBT,包括两分钟 T 管试验和持续气道内正压(CPAP)/压力支持通气(PSV)试验。实施两分钟 SBT 时,应在患者床旁密切观察患者的生命体征,当患者出现下列情况时,应中止SBT,转为机械通气：①呼吸频率/潮气量(呼吸浅快指数)大于 105。②呼吸频率小于 8 次/min 或大于 35 次/min。③自主呼吸潮气量小于 4 ml/kg。④心率应大于 140 次/min 或变化大于 20%,新发的心律失常。⑤动脉血氧饱和度(SaO₂)<90%。

两分钟 SBT 通过后,继续自主呼吸 30～120 min,如患者能够耐受可以考虑撤机拔除气管插管。据文献报道,观察 30 min 与 120 min 的拔管成功率无差异,在 SBT 阶段进行监测评估,可以得到最有用的撤机信息以帮助临床决策。研究发现,通过 SBT 30～120 min 的患者至少有 77% 可以成功撤机。

3. 气道评估　通过自主呼吸试验的患者并不意味着就能成功拔除气管插管,决定拔除气管插管前还必须做气道的评估。具体脱机流程(图 11 - 1)。

（1）气道通畅程度的评价：机械通气时,把气管插管的气囊放气,可以用来评估上气道的开放程度(气囊漏气试验)。出现拔管后喘鸣的患者,可以使用类固醇和/或肾上腺素,也可用无创通气和/或氦氧混合气治疗,避免重新插管。如果患者气囊漏气量较低,也可在拔管前 24 h 使用类固醇和/或肾上腺素预防拔管后喘鸣。

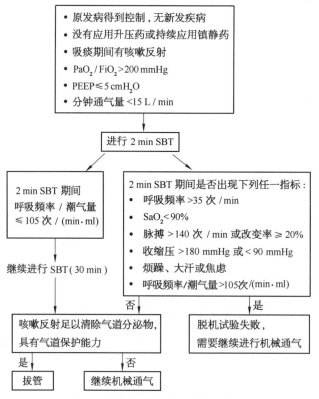

- 原发病得到控制，无新发疾病
- 没有应用升压药或持续应用镇静药
- 吸痰期间有咳嗽反射
- $PaO_2/FiO_2 > 200$ mmHg
- $PEEP \leqslant 5$ cmH_2O
- 分钟通气量 <15 L/min

进行 2 min SBT

2 min SBT 期间
呼吸频率/潮气量
≤105 次/(min·ml)

2 min SBT 期间是否出现下列任一指标：
- 呼吸频率 >35 次/min
- $SaO_2 < 90\%$
- 脉搏 >140 次/min 或改变率 ≥20%
- 收缩压 >180 mmHg 或 <90 mmHg
- 烦躁、大汗或焦虑
- 呼吸频率/潮气量 >105次/(min·ml)

继续进行 SBT (30 min)

否

是

咳嗽反射足以清除气道分泌物，具有气道保护能力

脱机试验失败，需要继续进行机械通气

是

否

拔管

继续机械通气

图 11-1　呼吸机撤离和拔管的流程

（2）气道保护能力的评价：对患者的气道评估包括吸痰时咳嗽的力度、有无过多的分泌物和需要吸痰的频率（吸痰频率应＞2 h/次或更长）。

如果患者通过自主呼吸试验，但是气道保护能力差，咳嗽反射不能足够清除气道内的分泌物，可脱离呼吸机，但不能拔除人工气道。

（3）气囊漏气试验：给予容量辅助控制通气模式，设置潮气量为 10 ml/kg，吸净患者口腔分泌物后气囊放气，记录 6 个连续呼吸周期，3 个最小的呼气潮气量平均值和吸气潮气量的差值，若差值≤110 ml或 10％吸气潮气量则诊断为套囊漏气试验阳性。

4. 拔管　患者通过上述评价，在给予积极气道管理的基础上，可以脱机拔管。

5. 撤机失败　机械通气大于 24 h 尝试撤机失败的患者，应寻找所有可能引起撤机失败的原因，尤其是一些潜在的、可逆的原因。

（1）撤机失败的原因（表 11-2）

A（Airway/lung）：由于气道和肺功能障碍，包括气道阻力增加，呼吸系统顺应性降低和气体交换障碍导致的撤机失败。

B（Brain）：由于谵妄、其他认知功能障碍及中

表 11-2

呼吸机撤机失败的"ABCDE"原因

原因	描　述
A（Airway/lung）	气道阻力增加，呼吸系统顺应性降低和气体交换障碍
B（Brain）	谵妄、其他认知功能障碍、呼吸节律异常和呼吸肌运动障碍
C（Cardiac）	撤机后心脏前后负荷改变，呼吸肌做功增加氧耗
D（Diaphragm）	膈肌或其他呼吸肌肉呼吸肌收缩力降低和耐久性下降
E（Endocrine）	内分泌系统疾病和代谢功能紊乱

枢神经系统疾病导致的呼吸节律异常和呼吸肌肉运动障碍导致的撤机失败。

C（Cardiac）：由于撤机后心脏前后负荷改变、呼吸肌做功增加氧耗而心功能障碍不能代偿导致的撤机失败。

D（Diaphragm）：由于膈肌或其他呼吸肌肉收缩力降低和耐久性下降导致的撤机失败。

E（Endocrine）：由于甲减、皮质醇功能低下等

内分泌系统疾病和代谢功能紊乱导致的撤机失败。

（2）根据撤机的难易程度和时间的分类

简单撤机：第一次 SBT 后即成功撤机。

困难撤机：需 3 次 SBT 或第一次 SBT 失败后 7 天内成功撤机。

延长撤机：需 3 次以上 SBT 或第一次 SBT 失败后大于 7 天才撤机。

6. 长期机械通气（PMV）　除非有明确的不可逆疾病证据（如高位脊髓损伤或晚期肌萎缩性脊髓侧索硬化），撤机失败 3 个月者即为（permanent mechanical ventilation，PMV）。

对于长期机械通气患者，ICU 不是适宜的治疗场所，应在医院内或医院外建立专门的撤机康复病房。部分长期机械通气的患者通过有计划的锻炼仍有撤机的希望，不能撤机的患者应制定终身的机械通气方案。

长期机械通气的患者很少采用每日自主呼吸试验，常使用辅助通气模式并逐步降低呼吸机条件以锻炼患者的呼吸肌。通常大约在通气支持条件降低到一半时，患者可转换到自主呼吸试验（SBT）步骤。撤机锻炼的过程中，医务人员应留在患者身边，给予心理支持，并避免不必要的肌肉疲劳。

总的来说，长期机械通气患者应采用逐步降低机械通气水平和逐步延长自主呼吸时间的撤机策略。

（徐晓婷）

十二、胸腔穿刺术

胸腔穿刺是用普通注射器或特制穿刺器械经肋间隙刺入胸膜腔，抽取胸腔内液体或气体进行诊断或治疗的方法，在某些特殊情况下（如张力性气胸）胸腔穿刺是使病情得以迅速稳定的最简单有效的措施。

● **适应证**

1. 诊断性穿刺

（1）了解胸腔积液性质，明确病因。

（2）患者有胸腔积气或积液的症状及体征，但病情危急不容许行辅助检查时。

2. 治疗性穿刺

（1）大量胸腔积液：通过穿刺抽液可以减轻压迫症状，缓解呼吸困难。

（2）张力性气胸：通过紧急穿刺减压可迅速缓解呼吸窘迫症状，为进一步抢救治疗争取时间。

（3）中小量气胸：通过穿刺抽气可改善临床症状并促使肺复张。

（4）渗出性胸膜炎：及时抽液可以减轻中毒症状并减少胸膜粘连的发生。

（5）脓胸、恶性或难治性胸积液：可通过穿刺向胸腔内注入抗生素、抗肿瘤药物或粘连剂进行胸腔治疗。

● **禁忌证**

无绝对穿刺禁忌证，以下情况应属相对禁忌，必要时应积极干预后再考虑穿刺。

（1）正在进行抗凝或溶栓治疗的患者。

（2）出血性疾病病史或凝血功能检查异常者。

（3）不能或不愿配合穿刺的患者。

（4）包裹性积液积气拟穿刺部位有化脓性皮肤感染者。

（5）高度怀疑为肺包虫病患者。

● **操作准备**

（1）了解病史，并进行详细的体格检查（触摸气管位置，了解纵隔偏移情况，叩出实音或空音范围，听出呼吸音降低或消失的区域），除非病情危急，否则须行 X 线胸片（最好立位）、胸部 CT 或胸部 B 超检查，以明确胸腔积气或积液部位及量，以确定最佳穿刺部位。

（2）血常规及凝血功能检查（凝血酶原时间或出凝血时间等）。

（3）向患者或家属说明胸腔穿刺的必要性及配合要点，征得其同意并签署相关医疗文件。若患者不能配合或高度紧张，可酌情应用镇静剂。

（4）备胸腔穿刺包。胸腔穿刺包内主要器械为 16～18 号穿刺针，尾部可接三通活塞或医用硅胶管，另备血管钳、洞巾、无菌纱布、消毒碗等。现有多种一次性胸腔穿刺包,其穿刺针或注射器连接自动三通活塞及集液袋,抽吸时液体进入注射器,推注时液体进入集液袋,反复抽推,可较快完成胸穿。

(5) 备无菌手套、10 ml 及 50 ml 注射器、皮肤消毒用品、局麻药品、无菌试管及标本瓶等。

(6) 备吸氧设备及急救药品(肾上腺素、利多卡因、阿托品等)。

● **操作步骤**

1. 穿刺体位

(1) 坐位:穿刺抽取胸腔积液时,若患者病情许可,可嘱其骑跨坐于靠背椅上,面对椅背,双前臂置于椅背上缘,头部伏于前臂上,胸背部挺直,暴露穿刺部位。若患者不能下床,亦可在病床上坐起并趴伏于小床桌上,暴露胸背部(图 12-1)。

(2) 平卧位:气胸患者穿刺抽气时,可取平卧位,双上肢靠胸侧平放,必要时背部略垫高,暴露前胸部。

(3) 半卧位:若患者病情不容许坐起时,可采取半卧位,患侧上肢上举过头,暴露侧胸及前胸部(图 12-2)。

(4) 侧卧位:位于背部的包裹性积气或积液,若患者病情不容许坐起时,可采取侧卧位,患侧在上以利于穿刺操作(图 12-3)。

2. 穿刺部位 穿刺部位的选择是穿刺成功的关键。中-大量的胸腔积液,穿刺点通常选择肩胛下角线或腋后线第 7~9 肋间,亦可选用腋中线第 6、7 肋间,应避免在第 9 肋间以下穿刺,以免损伤肝、脾、膈肌及降主动脉等腹腔脏器。气胸患者穿刺点一般选择患侧锁骨中线第 2 肋间或略偏外侧,距胸骨外缘 3~4 cm 处(图 12-4 和图 12-5)。

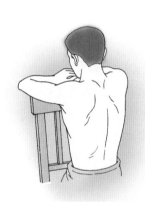

图 12-1 坐位

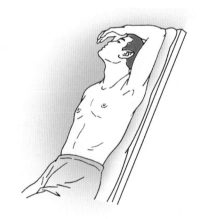

图 12-2 半卧位

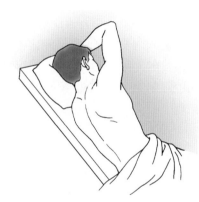

图 12-3 侧卧位

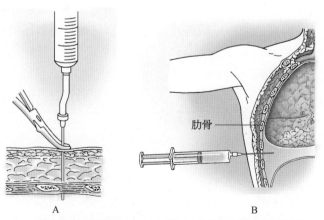

A   肋骨   B

图 12-4 胸腔穿刺时进针的角度及穿刺针的位置
A. 穿刺针垂直于皮肤进针;B. 在腋中线进针时,穿刺针位于上下两肋骨中间

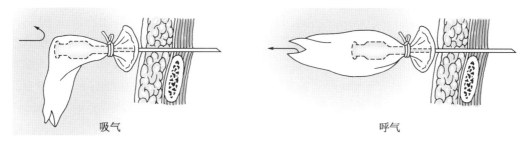

图 12-5　紧急胸腔穿刺时的简易装置

对于包裹性胸腔积液或积气,则根据 X 线胸片、胸部 CT 及胸部 B 超检查结果选择合适的穿刺点。

3. 操作过程

(1) 以选定的穿刺点为中心消毒皮肤,消毒范围直径应在 20 cm 以上。

(2) 以 5～10 ml 注射器抽取 2% 普鲁卡因或 10% 利多卡因在穿刺点自皮肤至壁层胸膜进行分层麻醉,针头刺入组织 3～5 mm,回抽无血则注入少量局麻药,再继续进针,直至进入胸膜腔,回抽有液体或气体后直接拔出注射针头,此时应注意针头刺入的深度及角度。

(3) 明确穿刺点的选择与进针部位:①因为在胸壁后部的肋间后动静脉和肋间神经走在上一肋骨的下缘(图 12-6),故穿刺点应选在腋后线或肩胛下角线,穿刺针应沿下一肋骨上缘进针(图 12-7A)。②肋间后动静脉和肋间神经在胸壁侧壁时分为肋间后血管上、下支和肋间神经的上、下支,分别走行在上一肋骨的下缘和下一肋骨上缘(图 12-6),所以若穿刺点选在腋中线及前胸壁,则穿刺针应

在肋间隙中间刺入(图 12-7B),以避开肋间血管和神经。

(4) 术者以左手固定穿刺点部位皮肤,右手持穿刺针以局麻注射针头相同的角度刺入,如有落空感时提示针头已进入胸腔,转动三通活塞(或由助手持血管钳夹闭及放松穿刺针尾硅胶管)抽吸液体或气体并计量。

(5) 抽液量随穿刺目的而定,诊断性抽液,50～200 ml 即可(有时 10 ml 亦可作病理检查,但为提高

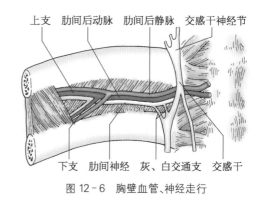

图 12-6　胸壁血管、神经走行

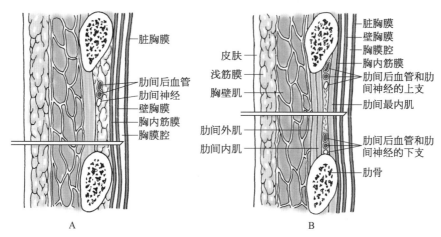

图 12-7　胸腔穿刺示意图

A. 胸壁后部的肋间；B. 胸壁侧部的肋间

阳性检出率至少需 100 ml);减压抽液,首次不超过 600 ml,以后每次不超过 1 000 ml。一次性大量抽液可出现复张后肺水肿;如为脓胸,每次尽量抽尽,气胸穿刺抽气时尽量一次抽完,使肺复张。

(6)穿刺完毕,拔出穿刺针,压迫穿刺点片刻,局部再次消毒,覆盖无菌纱布,胶布固定。尽快送检胸液标本。

● **注意事项**

(1)操作过程中应密切观察患者的反应。如有头晕、面色苍白、出汗、心悸、胸部压迫感或剧痛、晕厥等胸膜反应;或出现连续性咳嗽、气短等现象时,立即停止抽液,立即吸氧等对症处理,必要时可皮下注射肾上腺素 0.3~0.5 mg。

(2)若抽吸费力或抽出物为血性泡沫液体,穿刺针可能穿入肺组织,应将穿刺针退出少许再抽。

(3)穿刺中术者抽吸时由助手用血管钳贴近胸壁夹持穿刺针,以防止针头摆动或移位,损伤肺组织。

(4)一次抽液不宜过快、过多。

(5)严格无菌操作,操作中要防止空气进入胸腔,始终保持胸腔负压。再次穿刺时,应尽量避开原穿刺点,以免沿原针道感染。

(6)原则上避免在第 9 肋间以下穿刺,以免损伤膈肌和腹腔脏器(肝脏、脾脏和胃等)。

● **并发症**

1. 气胸   胸腔穿刺抽液时约 10% 患者可出现不同程度的气胸,其中 20% 需进一步处理。胸穿产生的气胸有两种情况,一种是气体从外界进入,如接头漏气、更换穿刺针及三通活塞使用不当等,一般气胸量少,无临床症状,仅在摄片复查时发现,无须特殊处理。另一种是穿刺针损伤肺脏及脏层胸膜所致,如无症状可严密观察并连续摄片随访气胸进展情况,通常刺伤的肺可能自行愈合,气体能自行吸收;如有症状或胸片提示气胸加重,则需再次胸穿抽气或行胸腔闭式引流术。

2. 出血   多由针尖损伤所致,若损伤皮下血管导致皮下瘀血或损伤肌肉间血管导致胸壁血肿,一般不需处理。若损伤肋间动脉可引起较大量出血,形成血胸,则需根据出血量及发展趋势应用止血药物、胸穿抽出积血或胸腔闭式引流,必要时须剖胸止

血。肺损伤一般出血量较少,可引起咯血,小量咯血可自止,若咯血量大或持续,则应剖胸手术处理。

3. 膈下脏器损伤   胸穿有可能导致膈肌、肝脏、脾脏甚至腹主动脉损伤,此类并发症较为少见。在低位穿刺时只要注意到膈下脏器并准确定位,一般均能避免。低位胸腔穿刺后若出现失血征象或腹痛、腹胀甚至腹水体征,应考虑到膈下脏器损伤的可能,及时行相应检查以明确诊断,该类损伤只要及时发现,积极手术处理,多能治愈。

4. 胸膜反应   部分患者在胸腔穿刺过程中出现头晕、出冷汗、面色苍白、恶心、呕吐、心悸、胸闷等症状,严重者可发生心率减慢、血压下降甚至晕厥,称为胸膜反应。此现象多发生于精神高度紧张的患者,为血管迷走神经反射增强所致。出现胸膜反应时须中止操作,让患者平卧休息,多数情况下可自行缓解,必要时少量应用镇静剂。若患者血压及心率下降明显,可酌情应用肾上腺素或阿托品处理。对精神高度紧张患者,除穿刺前耐心解释外,可适量应用镇静剂,操作时穿刺点选择于背部,充分局部麻醉,多可避免其发生。

5. 复张性肺水肿   大量胸腔积液短时间抽液量过多,肺组织快速复张导致单侧复张性肺水肿,患者可有不同程度的低氧血症和低血压。复张性肺水肿发生机制不明,可能与以下因素有关:①长期肺萎陷。②肺组织膨胀过快。③肺毛细血管通透性增加。④肺泡表面活性物质减少。复张性肺水肿一般发生于穿刺后即刻或 1 h 内,表现为较剧烈咳嗽、呼吸困难、胸痛、心悸、烦躁不安、咳较多量白色或粉红色泡沫样痰,并可伴有发热、恶心、呕吐等,体格检查可有患侧肺满布湿罗音、呼吸频率加快、心动过速等。治疗原则是迅速纠正低氧血症及稳定血流动力学状态,措施包括吸氧、扩张支气管药物、利尿剂、强心剂、糖皮质激素、补充胶体等,严重者可给予机械通气。复张性肺水肿临床上较少见,只要对长期大量胸腔积液患者进行胸穿抽液时不过快过多(首次抽液不超过 600 ml,复抽不超过 1 000 ml),则能预防其发生。

6. 胸腔感染   胸腔积液患者合并存在免疫力低下、糖尿病、低蛋白血症等,在反复多次胸穿时有可能发生胸腔感染,若发生则按急性脓胸处理,应用有效抗菌药物、充分胸腔引流及全身支持治疗。

7. 肿瘤种植   癌性胸水在胸穿抽液时肿瘤细

胞有可能沿针道种植,胸膜间皮瘤发生率较高,其他肿瘤较少见。在局麻时如已抽到胸水,即应退出注射针,而不要将含有胸水的麻醉剂再注入组织内,可

减少种植的发生率。

（黄英姿）

十三、胸腔闭式引流术

胸腔闭式引流术是经胸壁向患者胸膜腔内置入引流管道,通过单向引流装置持续排出胸膜腔内气体或液体的治疗方法。

● 适应证
（1）中等量（超过第4前肋平面）以上胸腔积液或积血。

（2）用穿刺排气无法控制的张力性气胸。

（3）自发性气胸漏气量大,经反复胸穿抽气后气胸量无减少或增加者。

（4）需使用机械通气或人工通气的气胸或血气胸者。

（5）早期脓胸或脓气胸,用胸腔穿刺抽脓不能彻底引流或脓液生长过速者。

（6）小儿脓胸,不便于反复胸腔穿刺抽脓者。

● 禁忌证
无绝对禁忌证,对正在进行抗凝、溶栓治疗或凝血功能异常的患者有必要进行术前或术后干预,对恶病质患者应慎重。

● 操作准备
（1）了解病史,进行详细体格检查,除非病情危急,否则须行影像学检查（胸部X线片、胸部CT及胸部B超）。

（2）行血常规检查及凝血功能检查。

（3）向患者或家属说明胸腔闭式引流的必要性及配合要点,征得其同意并签署相关医疗文件。若患者不能配合或高度紧张,可酌情应用镇静剂。

（4）准备手术器械,包括切开缝合手术包、无菌手套、皮肤消毒用品、局麻药品。

（5）准备胸腔引流管,临床常用的有两种,均为一次性使用。①直胸管:为硅胶直管,头端开2～3个侧孔,带有刻度及X线标记侧线（图13-1）。

②带穿刺针胸管:胸管带侧孔、刻度及X线标记侧线,并附有金属针芯,与胸管套合后尖端较易刺入胸腔,进入胸腔后退出针芯固定胸管即可（图13-2A、B）。

对于凝血功能异常或恶病质患者引流漏出液,可用深静脉穿刺留置管置入胸腔替代胸管,间断抽吸或接负压装置持续引流,操作简单安全且效果良好,可保留1周左右。

（6）闭式引流装置。现有多达数十种一次性引流装置产品供应临床,其工作原理基本为水封瓶或单向活瓣,目的是使液体及气体单向流出并维持胸腔内负压。引流瓶可带有各种负压调节装置,临床上以水封瓶装置应用较多。在应用静脉穿刺留置针引流胸腔积液时还可连接胃肠减压用一次性负压吸引球。

（7）准备吸氧设备及急救药品（肾上腺素、利多卡因、阿托品等）。

● 操作步骤
1. 体位

（1）平卧位:气胸患者可取平卧位,双上肢靠胸侧平放,必要时背部略垫高,暴露前胸部。

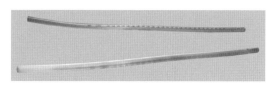

图 13-1 直胸管

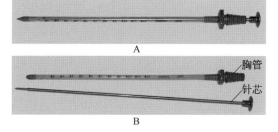

图 13-2 带针胸管
A. 套合状态；B. 分解状态

（2）半卧位：是低位置管时最常采取的体位，患侧略垫高，上肢上举过头，暴露侧胸及前胸部。

2. 置管部位　胸腔积液引流部位通常选择患侧腋中线第6～9肋间，应避免在第9肋间以下部位置管引流，以免损伤膈肌及膈下脏器等。气胸患者置管部位一般选择患侧锁骨中线第二肋间或略偏外侧。若同时引流气体及液体，可上下各置引流管一根，亦可在患侧腋中线第4或第5肋间置单管。

3. 操作过程

（1）局部麻醉：以选定的置管部位为中心消毒皮肤，消毒范围直径应在20 cm以上。以5～10 ml注射器抽取2%普鲁卡因或10%利多卡因在预定置管部位自皮肤至壁层胸膜进行分层麻醉，针头刺入组织3～5 mm，回抽无血则注入少量局麻药，再继续进针，直至进入胸膜腔，局麻药量要略大且最好封闭上、下肋骨边缘骨膜，局麻时即应注意观察此处胸壁厚度。

（2）直胸管置入法：沿肋骨走行方向切开皮肤

约2 cm，以血管钳尖端逐层分开皮肤、皮下和肌肉（图13-3A），分开胸壁肌肉及肋间肌进入胸腔（图13-3B），进胸时应有明显落空感，钳尖进胸后略扩大胸膜破口再退出（图13-3C），以血管钳夹住直胸管头端，沿分离的胸壁孔道将胸管送入胸腔（图13-3D），退出血管钳并夹闭胸管尾端，根据患者胸壁厚度及胸管上的刻度调整胸管深度，以最后一个侧孔进入胸腔2 cm左右为宜，以缝线缝合皮肤切口两角并缠绕胸管打结固定，无菌纱布剪开一边围绕胸管交错覆盖，胶布固定，胸管接水封瓶。

（3）带针胸管置入法：沿肋骨走行方向切开皮肤约1.5 cm，以血管钳尖端略加分离刺入胸腔，进胸时应有明显落空感，退出血管钳，右手紧握带针胸管，针芯尾端顶于掌心，左手拇指及示指捏住胸管前端，前端留出的长度略超过胸壁厚度，沿血管钳进入胸腔的方向刺入胸腔，进胸后退出针芯。以血管钳夹闭胸管尾端，调整胸管深度，缝合固定胸管，纱布覆盖，胸管接水封瓶（图13-4）。

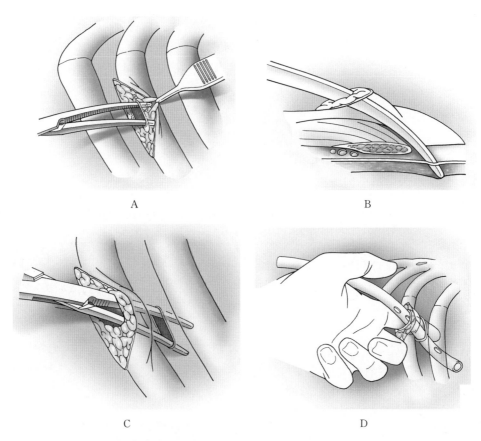

A   B

C   D

图13-3　直胸管置入法

A. 切开皮肤，血管钳尖端逐层分开皮下组织、肌肉；B. 逐层分开胸壁肌肉及肋间肌；
C. 进入胸腔时有明显落空感，略扩大胸膜破口；D. 沿胸壁孔道将胸管送入胸腔

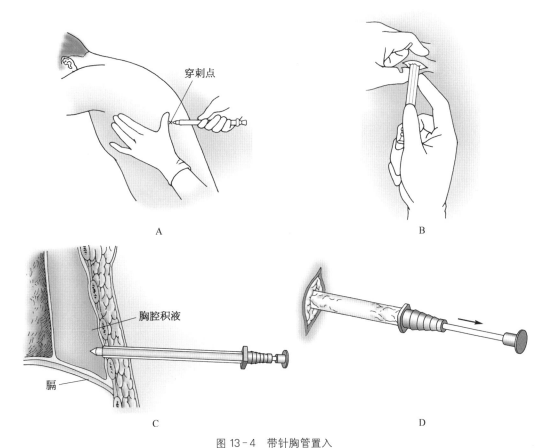

图 13-4　带针胸管置入

A. 选取穿刺点；B. 切开皮肤后置入胸管；C. 带针胸管进入胸膜腔；D. 退出针芯

（4）深静脉导管置入法：与深静脉穿刺置管法相同（Seldinger 法），局麻后穿刺套管针刺入胸腔，置入导丝，再沿导丝将深静脉管送入胸腔，拔出导丝，缝合固定导管，尾端接注射器抽吸或接负压吸引球持续引流。

● **术后处理**

（1）注意保持胸管通畅，观察水封瓶水柱波动及气体液体引流情况，记录引流液性质及 24 h 引流量（必要时每小时记录）。

（2）根据引流装置的设计要求，定时更换水封瓶内液体。

（3）密切观察患者呼吸循环改善情况，通过体格检查、X 线胸片、胸部 CT 及胸部 B 超等了解积气积液排出及肺膨胀情况。

（4）气胸患者引流后若胸管内无气体逸出，水封瓶水柱波动较弱，体格检查及影像学检查证实肺已复张，仍应夹闭胸管 24 h 再复查，无异常再予拔除胸管。

（5）气胸患者引流 1～2 周后胸管内仍有气体外逸，特别是加用负压吸引后仍无好转，则应考虑有较大的肺大泡破裂或支气管胸膜瘘，应积极行专科处理，可在胸腔镜下修补或剖胸手术。

（6）引流胸腔积液积血时，观察 24 h 引流量小于 100 ml，体格检查及影像学检查证实胸腔积液已基本排尽，肺已复张，则可拔除胸管。

（7）脓胸患者一般引流 2 周后，肺已逐渐复张，胸腔内粘连形成，脓腔缩小，则可考虑剪短胸管改为开放引流，并逐渐退管换药使胸壁窦道愈合。

● **注意事项**

（1）由于置管部位在前胸壁或侧胸壁，置管操作时应在肋间正中进行，以免损伤肋间血管。

（2）直胸管插入困难时不可用暴力强行送入，可再用血管钳分离扩大创道，夹闭胸管尖端用剪刀略加修剪使其锐利以减少阻力，并根据送入不同深度的肌纤维走行方向略加转动胸管，多能顺利送入胸腔。

（3）带针胸管插入时一定要用左手控制好深度，以免失手刺入过深造成严重后果。

（4）患者肥胖、腹胀或有腹水时，置管操作时应考虑膈肌的位置，可选较高位肋间或向斜上方置入，此时以血管钳送入直胸管似更为安全。

（5）水封瓶水面距引流口垂直距离应大于 60 cm，以免患者呛咳时胸腔负压将瓶内液体吸入胸腔。

● **并发症**

1. 出血 出血可来自胸壁切口、损伤的肺脏、膈肌甚至胸内大血管。若判断为胸壁切口出血，可适当应用止血药物并严密观察，一般多能自止。若为肺损伤出血多伴有程度不同的咯血及气胸，若量少可保守治疗观察，若咯血量大或漏气较多，则应剖胸手术修补。膈肌损伤多伴有膈下脏器损伤，可在剖腹处理膈下器官损伤时自腹腔缝合修补膈肌。非外伤患者闭式引流置管后自胸管内引流出大量血液，且伴随急性失血的临床表现，应在抗休克治疗同时尽快剖胸止血。胸部外伤患者置管引流后第一次可有较多血性液体，此时应严密观察患者呼吸循环变化及继续出血的趋势，必要时应当机立断剖胸止血。

2. 气胸 患者胸壁较薄、胸壁切口过长及分离创道过大、胸管较细切口缝合不严密、置管时损伤肺脏、胸管外滑侧孔露出体外、引流装置漏气等，均可出现不同程度气胸，找出造成气胸的原因加以处理一般能很快好转。

3. 皮下气肿 气胸患者置管深度不够、侧孔暴露于皮下或创道分离过大胸管较细均可产生皮下气肿，可酌情调整胸管深度，只要保持胸管引流通畅皮下气肿均能自行吸收。

4. 膈下脏器损伤 带针胸管插入时深度及方向掌握失误可导致膈肌及肝脏、脾脏甚至腹主动脉损伤，在低位置管时只要注意到膈下脏器并准确掌握定位、胸管插入深度及角度，一般均能避免，此处以血管钳分离并置入直胸管似更为安全。低位置管穿刺后若出现失血征象或腹痛、腹胀甚至腹水体征，应考虑到膈下脏器损伤的可能，及时行相应检查以明确诊断，该类损伤只要及时发现，积极手术处理，多能治愈。

5. 复张性肺水肿 临床表现及处理方法与胸腔穿刺抽液过快导致的复张性肺水肿相同，大量胸腔积液首次排液切勿过快过多，必要时采取间歇性开放胸管的方法可预防复张性肺水肿发生。

（黄英姿）

十四、血氧饱和度监测

血氧是反映组织的供氧量和耗氧量的重要指标，常用的指标有氧分压、氧容量、氧饱和度和动静脉氧分压差等。

血氧饱和度的监测手段通常分为电化学法和光学法两类。电化学法血氧饱和度测量要先采血，再利用血气分析仪进行电化学分析，测定氧分压（PO_2），并计算出血氧饱和度（SO_2）。光学法是检测血液对光吸收量的变化，测量氧合血红蛋白占全部血红蛋白的百分比，从而求得 SO_2。

（一）脉搏血氧饱和度监测

脉搏血氧饱和度（SpO_2）是利用光学法监测的，与动脉血氧分压存在很好的相关性，同时明显减少了采血次数，且具有快速、动态、能连续监测的特点，临床应用日渐广泛。

● **基本原理**

根据光电比色的原理，不同物质吸收光线的波长不同。SpO_2 监测的原理是假设手指或耳廓为盛满血红蛋白的透明容器，使用波长 660 nm 的红光和 940 nm 的红外光线为入射光源，测定通过组织床的光传导强度来计算 SpO_2。血红蛋白在氧化和还原状态下的吸收光谱不同。还原型血红蛋白（Hb）在红光区吸收大于氧化血红蛋白（HbO_2），而在红外光区则相反（图 14-1）。

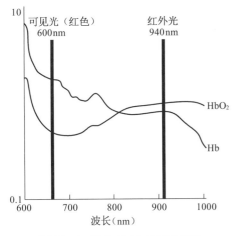

图 14-1　HbO_2 和 Hb 的吸收光谱

脉搏血氧计首先测量每种波长光吸收的交流成分（AC），在分离相应的直流部分（DC），并除去"脉搏叠加"的环境光的干扰，通过公式可计算出两个光谱的吸收比率 R。R＝（AC660/DC660）/（AC940/DC940）。R 与 SpO_2 呈负相关，在标准曲线上可得出相应的 SpO_2 值，其正常值为 96%～100%。常用的脉搏血氧计包括指脉血氧计（图 14-2A）、耳脉搏血氧计等类型（图 14-2B）。

● **适应证**

（1）具有氧合功能障碍的患者或潜在氧合功能障碍的患者。

（2）手术麻醉或诊疗过程中（如支气管镜检查、吸痰）需连续监测血氧变化的患者。

● **禁忌证**

无绝对禁忌证。

● **操作步骤**

1. 开机

2. 报警设置　设置 SpO_2 和脉搏的报警上下限。

3. 传感器固定　确定监测部位皮肤清洁后，将传感器固定在毛细血管搏动部位，如指（趾）端、耳垂、鼻翼、足背、舌、颊等部位（不同血氧计放置方法见图 14-3）。确保传感器与皮肤贴合严密，患者保持安静，以确保 SpO_2 测定准测确。

4. 正常脉搏信号的识别　读取 SpO_2 数据前应先明确脉搏信号是否正常，正常脉搏信号是尖型波，其下降支有明显的切迹，SpO_2 的脉搏波形满意是判定 SpO_2 读数可靠性的良好指标，应注意识别低灌注波形与运动伪像。将 SpO_2 显示的脉率和心电监护显示的心率进行比较，是保证 SpO_2 读数准确的良好方法。如脉率和心率存在差别（房颤除外），常提示探头位置不正确或探头功能失常。

● **注意事项**

1. 影响 SpO_2 监测准确性的因素

（1）外部因素：①监测传感器部分脱落时产生"黑色效应"，此时 SpO_2 监测值低于实际值。②房间的亮度过高或监测传感器与皮肤的黏合度差导致外来光线被传感器感知，影响 SpO_2 监测的准确性。③监测部位的过度移动影响传感器信号的接收，从而影响 SpO_2 监测的准确性。

（2）监测局部循环血流：休克、局部低温、低血压或使用缩血管药物导致血管的收缩，监测局部灌注不良时，可影响 SpO_2 监测的准确性。

（3）监测局部皮肤因素：皮肤色素的沉着也会对于 SpO_2 的数值有影响：①黑色素沉着，可造成 SpO_2 假性增高。②皮肤黄染对 SpO_2 测定影响不大。③染甲或灰指甲（黑或蓝色）可造成 SpO_2 假性降低。

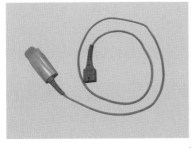
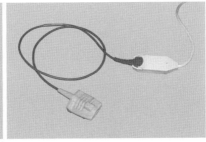
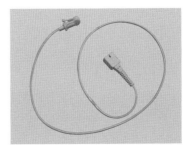

A　　　　　　　　　　B

图 14-2　常用脉搏血氧计

A. 指脉血氧计；B. 耳脉搏血氧计

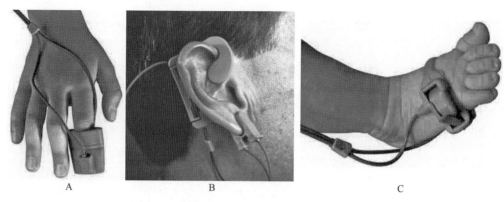

图 14-3 不同血氧计放置方法
A. 指脉血氧计；B. 耳脉血氧计；C. 足血氧计

（4）血液因素：①异常血红蛋白血症（如碳氧血红蛋白）时 SpO_2 假性增高。②血液内有色物质（如甲基蓝）可影响 SpO_2 监测的准确性。③血液中存在脂肪悬液（如脂肪乳或异丙酚输注）可吸收部分光线，影响 SpO_2 监测的准确性。④贫血者血细胞比容大于 15% 时不影响 SpO_2 监测的准确性。

2. 传感器的使用　若 SpO_2 监测传感器重复使用，应在每次使用后根据厂商建议简易进行清洁、消毒。尽量测量指端，病情不允许时可监测趾端。SpO_2 传感器不应与血压监测或动脉穿刺在同一侧肢体，否则可能会影响监测结果。监测过程中至少每 4 h 改变一次佩戴部位，防止局部组织循环障碍引起的青紫、红肿。

3. 传感器的保护　应注意爱护传感器，以免碰撞、坠落，在行磁共振成像过程中使用 SpO_2 可能会对传感器造成严重损伤。

4. 脉搏血氧饱和度和血气监测指标的关系　当患者血气监测的 $SO_2 > 70\%$ 时，SpO_2 与 SO_2 的相关性良好。受氧解离曲线的影响，在血氧饱和度水平高时，SpO_2 对血氧分压的变化相对不敏感，因此，经皮血氧饱和度测定虽可减少动脉血气分析的次数，但并不能完全取代动脉血气分析。

● 优点与缺点

1. 优点

（1）无创：监测为无创性，患者无痛苦，操作简便，开机即可测定。

（2）敏感：能够敏感地反映患者即刻的血液氧和情况，可同时计数脉搏。

（3）持续：能够连续监测，及时诊断低氧血症。

（4）适用范围广：可用于多科患者的监护。便携型脉搏血氧饱和度监测仪还用于院前急救、转院、转科或从手术室回病房途中的监测等。

2. 缺点

（1）监测准确性受多种因素影响，若患者易动，不能很好地配合，脉搏血氧计夹不紧、脱落等，都会影响 SpO_2 数值的显示及其准确性。

（2）长时间使用易造成受夹部位压痕，且由于血液循环障碍，甚至造成受夹部位青紫、疼痛，给患者造成痛苦。

（金　均）

（二）动脉血氧饱和度监测

动脉血氧饱和度（SaO_2）指动脉血氧与血红蛋白结合的程度，是单位血红蛋白含氧的百分数，可利用血气分析仪进行电化学分析获得，其正常值为 $95\% \sim 98\%$。

● 适应证

（1）凡需要确定或排除呼吸/代谢性酸碱平衡紊乱者。

（2）对代谢性或呼吸性疾病的性质、严重程度、预后进行评估。

（3）判断有无低氧血症及缺氧的严重程度和氧疗效果的监测。

（4）机械通气前的重要指标，为通气过程中通气指标的调整，脱机以及插管、拔管提供重要依据。

● **禁忌证**

无特殊禁忌证,若患者凝血功能异常,在动脉穿刺应后适当延长局部压迫时间可防止出血的发生。

● **操作步骤**

见"十六、血气分析"。

● **注意事项**

见"十六、血气分析"。

(金　钧　李　娜　刘　玲)

(三) 混合静脉血氧饱和度监测

混合静脉血氧饱和度(SvO$_2$)是指来自上腔静脉和下腔静脉的静脉血混合之后的血氧饱和度。可以通过三腔导管(如爱德华的 PreSep 血氧定量中心静脉导管)来直接测定,也可以通过肺动脉漂浮导管(Swan-Gan 导管)抽取混合静脉血进行血气分析间接测定。

● **适应证**

(1) 各种原因的休克(心源性休克、分布性休克和低血容量性休克)。

(2) 多脏器功能衰竭。

(3) 严重缺血性心脏病。

(4) 严重低氧血症。

(5) 心脏手术后。

● **禁忌证**

(1) 三尖瓣或肺动脉瓣狭窄。

(2) 法洛四联症。

(3) 严重心律失常、凝血功能障碍及近期出现导管相关性感染。

● **操作方法**

(1) Swan-Ganz 肺动脉漂浮导管置入方法和注意事项详见"二十九、肺动脉漂浮导管监测"。

(2) 通过 Swan-Ganz 肺动脉漂浮导管肺动脉端抽取混合静脉血,经血气分析仪测 SvO$_2$。

● **注意事项**

(1) 要求患者安静状态下进行,测量期间避免可能导致代谢变化的操作。

(2) 通过 Swan-Ganz 肺动脉漂浮导管肺动脉端抽取混合静脉血时应注意抽血的速度要慢(一般要求抽血的时间大于 4 s)。抽血速度过快可能会导致抽到肺毛细血管中已经动脉化的血,使测得的 SvO$_2$ 高于实际值,影响临床医生的判断。

(3) 对于检测结果的解释需要慎重,SvO$_2$ 监测有一定局限性;SvO$_2$ 代表全身静脉混合血的氧饱和度,不能反映某一器官的氧合情况;SvO$_2$ 不能单独作为诊断指标;患者存在组织氧摄取障碍,心内左向右分流或肺动脉导管过嵌时,SvO$_2$ 可能正常或高于正常,但组织缺氧依旧存在。

(严　静)

十五、呼气末二氧化碳分压监测

机械通气是呼吸衰竭的常用治疗方法,动脉血气的测定是机械通气各参数调节的主要依据,且可反映其治疗效果;而临床上动脉血二氧化碳分压(PaCO$_2$)的测定是一种有创操作,不便于动态监测。呼气末二氧化碳分压(PetCO$_2$)监测是近年来问世的一种无创监测技术,可反映机械通气状态下动脉血二氧化碳分压的动态变化,且 PetCO$_2$ 的监测具有无创、方便快速、及时反映代谢变化的特点,可以连续监测,从而减少动脉血气的采样次数。因其能反映呼吸、循环功能以及肺血流的情况,故 PetCO$_2$ 在麻醉、ICU、呼吸、急诊等科室具有重要的应用价值。

1943 年 Luft 根据二氧化碳可吸收特定波长的红外线这一物理现象首次提出了二氧化碳图基本原理,随后 Collier 发展了快速的红外线呼出气二氧化碳分析技术,此外呼气末二氧化碳的测定尚有质谱仪法和比色法,临床监测常用质谱仪法,其中根据气体采样的方式又可分为旁流型和主流型两类,目前已有多种品牌的成品单机或多功能监测仪问世。

主流技术测定腔直接置于气道上对呼吸道气体采样,可提供实时信息,其主要缺点是加重通气管道重量,牵拉气道,给患者造成不适感。

旁流技术二氧化碳分析仪通过一个细长的采样管将气道内气体抽吸到测定腔,然后对气体进行分析,具有重量轻、插管患者和非插管患者都可应用等优点;缺点为采样管直径很小,可能被水蒸气阻塞,同时测定结果延迟,采样管使波形趋向平滑,造成图形失真。

通过对气流二氧化碳连续测定和计算机处理即可输出时间二氧化碳图波形、呼气末二氧化碳分压和其他参数。如果整合流量传感器同时测定流速容积,通过相应数据分析软件处理,即可得出容积二氧化碳图及相关参数。

● **适应证**

近年随着对二氧化碳图认识的加深及新的分析设备的出现,其应用范围已由早期的手术麻醉患者扩展至重症监测的广阔领域。

1. **代谢监测** 二氧化碳是人体新陈代谢的产物,呼气末二氧化碳可反映人体代谢状况,用来监测引起人体代谢变化的一系列疾病和病理生理状态。体温变化、癫痫发作、麻醉过深、应用碳酸氢盐和手术操作等皆可导致二氧化碳产量变化,进而影响呼气末二氧化碳分压。恶性高热时肌肉代谢旺盛,产生大量二氧化碳,呼气末二氧化碳分压增高可发生在体温升高前,故二氧化碳图可提示医师进行及时处理。呼气末二氧化碳分压亦可用于糖尿病酸中毒的监测,能及时发现酮症酸中毒。但呼气末二氧化碳分压只有在控制机械通气情况下可作为代谢改变的可靠指标,因为自主呼吸情况下呼气频率和呼吸深度影响呼气末二氧化碳分压。

2. **循环监测** 如果通气功能保持不变,心排出量减少,由外周转运至肺的二氧化碳减少,肺二氧化碳清除减少,可导致呼气末二氧化碳分压降低,因此呼气末二氧化碳分压可反映循环状况,用于循环监测。循环骤停是呼气末二氧化碳分压急剧下降,成功的心肺复苏可使心排血量增加,二氧化碳运输恢复,进而肺清除增加,呼气末二氧化碳分压可逐渐升高至正常,因此呼出气二氧化碳监测可应用于心肺复苏领域,成为心肺复苏自发循环恢复的最好监测

指标。呼气末二氧化碳分压定量测定可判断心肺复苏预后状况,起始呼气末二氧化碳分压大小可以预测心肺复苏成功率。Domsky 等研究发现,持续性呼气末二氧化碳分压小于或等于 28 mmHg 的患者病死率为 55%,大于 28 mmHg 的患者病死率为 17%,小于 10 mmHg 者病死率几乎为 100%。

3. **呼吸监测**

(1) 判断气管内导管位置:气管插管可能误入食管,以往靠听诊呼吸音和视诊胸廓运动方法判断导管位置,但这些方法受胃内声音和自发呼吸运动影响,可能出现判断错误。研究表明,二氧化碳图判断插管位置简便准确,根据呼出气是否含有 CO_2 即可判定导管位于气管或是食管,目前二氧化碳图已成为判断气管内插管位置的标准方法。但当出现循环衰竭、急性气管痉挛和呼吸暂停等病理因素时可使气管内插管无法检测出 CO_2 气体,则可出现假阴性。

(2) 判定通气状况:呼气末二氧化碳分压与 $PaCO_2$ 具有良好的相关性,呼气末二氧化碳分压可代替 $PaCO_2$ 用于麻醉和通气监测。临床上可以通过测定呼气末二氧化碳分压估计 $PaCO_2$,替代血气分析减少采血次数。如果通气血流比值异常,死腔量增大,此时 $PaCO_2$ 与 $PetCO_2$ 差距明显增大,呼气末二氧化碳分压无法准确反映 $PaCO_2$,呼气末二氧化碳分压监测不能替代血气分析。

(3) 指导机械通气:对二氧化碳波形的高度、基线、频率、节律和形态变化分析,可及时发现通气不足、过度、呼吸暂停或异常、呼吸机障碍、管道漏气或脱落,有利于调节潮气量和呼吸频率,保证正常通气,避免事故发生。二氧化碳图亦可为机械通气患者撤离呼吸机提供有效的无创监测,如波形在呼气平台出现凹陷,提示患者已有自主呼吸,并与呼吸机对抗;观察其波幅能了解自主呼吸频率和强度,以考虑同步频率或呼吸模式;若患者完全在自主呼吸状态下能维持呼气末二氧化碳分压在正常范围,可将呼吸机撤除。

4. **呼吸内科疾病的诊断和疗效评估**

(1) 睡眠相关性呼吸功能障碍:Schafer 回顾了二氧化碳图在监测中央性呼吸睡眠障碍中的作用,发现 $PaCO_2$ 与呼气末二氧化碳分压无显著差别,认为二氧化碳图作为一项无创监测工具对评估睡眠相关性呼吸紊乱患者睡眠通气非常有效,但尚需多中

心、大样本的临床证实。

（2）肺栓塞：肺栓塞导致通气血流比例明显失调，气体交换功能受损，肺泡死腔显著增加，因此能反映死腔情况的容积二氧化碳图可能为肺栓塞诊断提供依据。Verschuren 等研究表明容积二氧化碳图参数 Fdlate 可以监测主枝 PE 溶栓后阻塞改善情况，评估溶栓疗效。

（3）阻塞性肺疾病：研究表明，阻塞性肺疾病二氧化碳图明显区别于正常人和限制性肺疾病，且相关参数差别程度与疾病危重度相关。目前二氧化碳图已应用于 COPD 和哮喘的诊断、危重度评估、动态监测和疗效评价，并成为近年二氧化碳技术的一个重大突破。

● **操作方法**

（1）将二氧化碳传感器定标。

（2）将二氧化碳测量设置为"开"。

（3）有两种方式。①主流式：将二氧化碳测量窗传感器接头连接在接近人工气道侧的呼吸机管路上。②旁流式：在接近人工气道侧呼吸机管路上连接带有侧孔的细管，通过负压吸出气道内的气体到二氧化碳传感器进行测定。

（4）将二氧化碳传感器按箭头所示方向安装在测量窗上。

（5）应注意观察呼气末二氧化碳波形的变化以观察其数值的准确性。

● **临床应用**

1. 呼气末二氧化碳正常范围及波形　呼气末二氧化碳分压（$PetCO_2$）的正常范围是 35 ～ 45 mmHg。正常二氧化碳曲线图形态（图 15 - 1）其特点为：①从 P 到 Q 快速升高，较陡直，为肺泡和无效腔的混合气。②Q 和 R 之间呈接近水平的峰相（稍向上倾斜），为混合肺泡气。③从 R 快速降到零位 S 点，迅速而陡直，此时新鲜空气进入气道。④P、Q、R、S 点拐角稍圆钝。P、Q、R 为呼气相，RSP 为吸气相。

2. 异常呼出气二氧化碳波形

（1）呼气末二氧化碳突然降到零（图 15 - 2）：见于气管插管扭折，呼吸机管道脱离、呼吸机或二氧化碳分析仪故障。

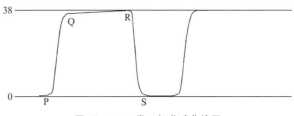

图 15 - 1　正常二氧化碳曲线图

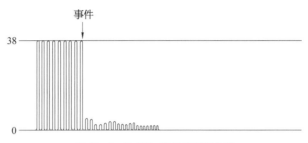

图 15 - 2　$PetCO_2$ 突然降到零曲线

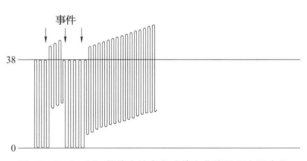

图 15 - 3　$PetCO_2$ 基线突然变化或伴有曲线平顶水平变化

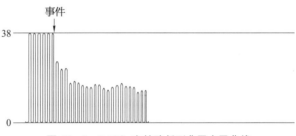

图 15 - 4　$PetCO_2$ 突然降低到非零水平曲线

（2）呼气末二氧化碳基线突然变化或伴有曲线平顶水平变化（图 15 - 3）：可见于校准有误，麻醉过程中二氧化碳吸收剂已饱和，分析器中有水滴或气道接头处有水凝集。

（3）呼气末二氧化碳值突然降低到非零水平（图 15 - 4）：可出现在自主呼吸或人工通气时。主要见于呼吸管道漏气，伴气道压力降低或伴气道压力升高，升支突然出现坡度变化，平顶变小或无平顶。$PetCO_2$ 值和坡度与气道堵塞程度有关。

（4）呼气末二氧化碳趋势图呈指数性降低（图

15-5）：常提示有肺循环或肺通气的突然变化,主要见于：①循环停止：心搏骤停后图形逐渐变小,终尾小波是肺内残留二氧化碳所致。②肺栓塞：栓塞部位的二氧化碳被冲洗出去,其降低程度与肺泡受损数量呈正比。③血压突然降低：呼气末二氧化碳图对血压或血容量变化虽不是敏感指标,但能指示肺的灌注,但当振幅出现明显变化,须给予相应处理。④突然严重的过度通气或呼吸骤停：二氧化碳波形与管道脱离时相似。

（5）呼气末二氧化碳逐渐增加（图 15-6）：主要见于通气不足逐渐加重,来自腹腔的二氧化碳逐渐被吸收（如剖腹检查）,体温快速升高。

（6）呼气末二氧化碳突然增加（图 15-7）：主要见于注射碳酸氢钠、上肢或下肢的袖带突然松开和血压突然增高（如静注肾上腺素）。

（7）呼气末二氧化碳基线和顶线逐渐向上偏移

（图 15-8）：常见于麻醉过程中二氧化碳吸收剂已饱和、校准有误、二氧化碳分析器技术有误、死腔量增加照成重复呼吸、二氧化碳吸收罐被关闭或钠碳完全无效等情况。二氧化碳升高速度需要看循环容量和患者的潮气量,由于重复呼吸二氧化碳逐渐平衡,又有新鲜空气加入,所以仍有小的二氧化碳波形。

（8）呼气末二氧化碳逐渐降低（图 15-9）：在人工通气患者这种情况见于通气量逐渐增大、体温降低、全身或肺灌注降低和低血容量时。

（9）南美箭毒样二氧化碳曲线（图 15-10）：一般可见于：①肋间肌和膈肌运动失调。②裂口在平顶的右 1/3 处,二氧化碳值过高,裂口深度同肌肉麻痹程度呈正比,多见于自主呼吸或患者于呼吸机对抗的初期。③也可见于颈神经有横断性病变者或存在持续的肌肉松弛作用。

（10）心源性振动呼气末二氧化碳曲线（图 15-11）：一般可见于：①由于心跳拍击肺所引起,呈现低频小潮气量呼吸,在较长呼气末端之后。②由于中枢性呼吸抑制或呼吸机频率太慢所致。

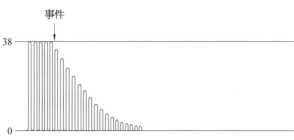

图 15-5　PetCO$_2$ 趋势图呈指数性降低曲线

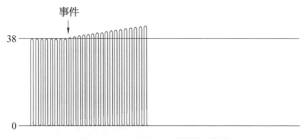

图 15-6　PetCO$_2$ 逐渐增加曲线

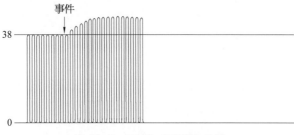

图 15-7　PetCO$_2$ 突然增加曲线

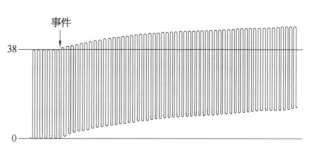

图 15-8　PetCO$_2$ 基线和顶线逐渐向上偏移曲线

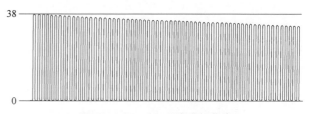

图 15-9　PetCO$_2$ 逐渐降低曲线

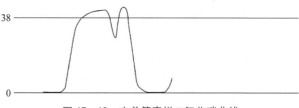

图 15-10　南美箭毒样二氧化碳曲线

(11) 驼峰样二氧化碳曲线(图 15-12)：无论自主呼吸还是控制呼吸，患者手术中呈侧位时就可能出现驼峰形。

(12) 冰山样二氧化碳曲线(图 15-13)：一般多出现在肌松剂和中枢性止痛剂联合应用(如芬太尼、哌塞啶等)时，其特点为：①心源性振动与南美箭毒样曲线同时存在。②没有峰相，呼吸频率低。③二氧化碳值高于正常。④只见于自主呼吸时。

(13) 呼吸系统(管道)漏气，呈不规则的呼气波形(图 15-14)：一般见于以下几种情况：①形态和出现的部位不规则：主要看麻醉管道或呼吸机管道漏气的部位和程度(如套带、活瓣、管道)。CO_2 值可由于通气量降低而增高，也可由于空气混入而降低。②气管插管(ET)周围漏气：这种情况可出现在未完全麻痹的患者，呼吸机所产生的呼气相中有自主呼吸，出现两个呼气平顶，第二个切迹是 ET 接口周围有空气漏入稀释了肺泡气所致。③吸气阀出现缺陷：吸气相变慢和重复呼吸，降支坡度突然变化，如有逆漏可出现 $PetCO_2$ 和基线升高。

(14) 呼气末二氧化碳过高：一般可见于以下几种情况：①呼吸频率和峰相均正常，但呼气末二氧化碳值高于正常(图 15-15)，常见于人工通气患者，呼吸机频率正常，但每分钟通气量太低或开始呼吸频率和每分钟通气量正常，但体温很快声升高，如恶性高热。②呼吸过缓型二氧化碳值高于正常(图 15-16)，属于呼吸受抑制而无代偿，可见于颅内压增高，吗啡类药物抑制呼吸(如哌噻啶、芬太尼)，呼吸机频率和每分钟通气量都过低。③通气不足伴呼吸过速(图 15-17)，呼气末二氧化碳值高于正常，属于呼吸抑制，并试图以高呼吸率进行补偿，常见于在自主呼吸的情况下，使用挥发麻醉剂(如氟烷)，呼吸机频率较快，伴潮气量低。④严重的通气不足(图 15-18)，伴快速呼吸以进行补偿，在呼气末二氧化碳图上可误认为二氧化碳过低，多数无正常峰相，胸部按压或用力呼气都可见到真实的二氧化碳值(见箭头)，一般可见于自主或控制呼吸，患者有自主呼吸但有较严重的呼吸肌肉麻痹，呼吸机故障或管道系统有漏气。

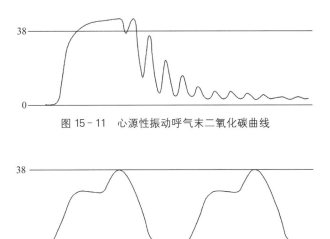

图 15-11　心源性振动呼气末二氧化碳曲线

图 15-12　驼峰样呼气末二氧化碳曲线

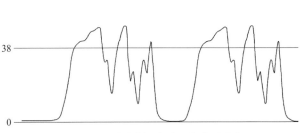

图 15-13　冰山样呼气末二氧化碳曲线

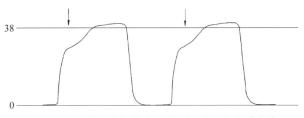

图 15-14　呼吸系统(管道)漏气呼气末二氧化碳曲线

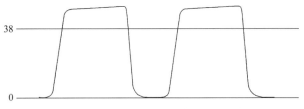

图 15-15　呼气末二氧化碳值高于正常

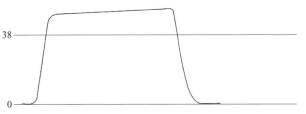

图 15-16　呼吸过缓型呼气末二氧化碳值高于正常

（15）呼气末二氧化碳过低：一般见于以下几种情况：①具有正常的呼吸频率和峰相，但呼气末二氧化碳过低（图 15 - 19），见于人工通气患者，呼吸机呼吸频率正常，但每分钟通气量调得太高或患者处于休克状态，呼吸频率和潮气量都正常，但体温低，亦可见于自主呼吸的患者对代谢性酸中毒进行补偿。②呼吸过缓，低于正常呼吸末二氧化碳值及峰相（图 15 - 20），常见于人工通气的患者，呼吸机通气频率过慢而每分钟通气量过高，或自主呼吸的患者中枢神经系统损害（即所谓中枢神经元性通气过度）、体温过低和应用麻醉止痛剂而引发呼吸抑制。③呼吸过速，但呼气末 CO_2 低于正常及出现短峰相（图 15 - 21），见于在人工通气的患者，呼吸机通气频率和每分钟通气量都过高，或自主呼吸的患者处于疼痛状态、试图补偿代谢性酸中毒或某些原因导致中枢性过度通气、严重休克等情况。

（16）呼吸节律紊乱情况：一般可见于以下几种情况：①陈-施呼吸（图 15 - 22），只见于有自主呼吸的患者，每组呼吸后都有心源性振动（黑色箭头所指），可见于严重的脑动脉硬化、脑卒中、酒精中毒等。②起伏呼吸（图 15 - 23），见于某些陈-施呼吸与正常呼吸相交替的患者，只存在于有自主呼吸的患者。由于潮气量呈规律变化，二氧化碳趋势波形出现特征性，类似波浪样的起伏变化。③喘息性呼吸（图 15 - 24），常见于呼吸频率非常慢（2～6 次/min），二氧化碳大多数高于正常，在每组呼吸后常有心源性振动（如黑色箭头所指），见于非常严重的呼吸抑制或濒临死亡的患者。④非常不规则或混杂的呼吸（图 15 - 25），其波形特点为毫无规则，各个曲线波的大小，形态和高度均不一致，平均二氧化碳值高于正常，常见于脑功能严重损害的患者。⑤叹气呼吸（图 15 - 26），其波形特点为波形规则，被间断规则的深叹气所中断，生理性出现于婴幼儿或高龄老人的睡眠或麻醉状态下，年轻人或成年人深叹气 5 min 内超过一次者则为病理性，提示有脑损害，平均二氧化碳值可为正常，也可高于或低于正常。正常健康人深叹气时的二氧化碳值低于平均二氧化碳值（图 15 - 27A），阻塞性肺疾病患者深叹气时二氧化碳值高于平均二氧化碳值（图 15 - 27B）。

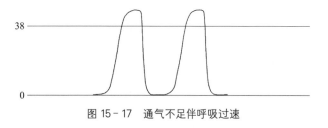

图 15 - 17　通气不足伴呼吸过速

图 15 - 18　严重的通气不足

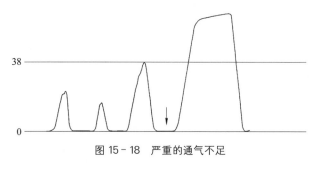

图 15 - 19　呼气末二氧化碳过低

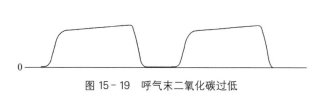

图 15 - 20　呼吸过缓伴呼气末二氧化碳过低

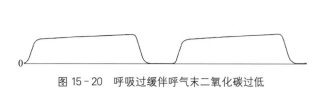

图 15 - 21　呼吸过速伴呼气末二氧化碳降低

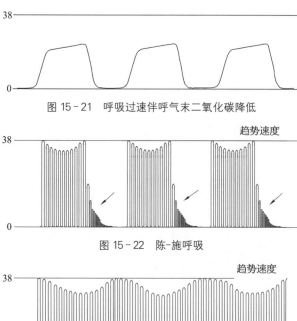

趋势速度

图 15 - 22　陈-施呼吸

趋势速度

图 15 - 23　起伏呼吸

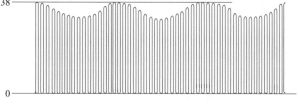

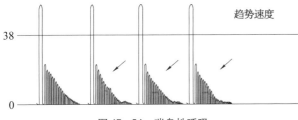

图 15 - 24　喘息性呼吸

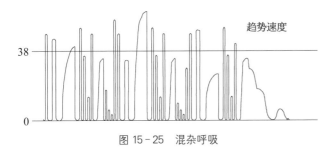

图 15 - 25　混杂呼吸

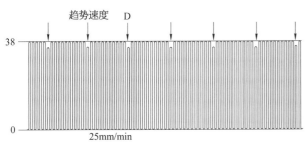

图 15 - 26　间断规则的深呼吸

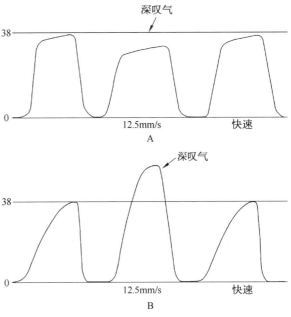

图 15 - 27　叹气呼吸

A. 正常肺深叹气；B. 阻塞性肺疾病患者的深叹气

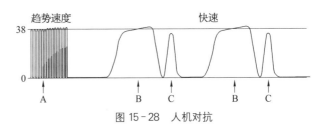

图 15 - 28　人机对抗

（17）人机对抗（图 15 - 28）：一般可见于以下几种情况：①当患者开始与呼吸机对抗时，规则的二氧化碳波形就被中断，随后患者的呼吸运动迅速增加，由于呼吸肌运动增加使机体代谢率增加，因此呼气末二氧化碳轻微升高（图 15 - 28 中 A 处）。②呼吸机所产生的二氧化碳曲线图（图 15 - 28 中 B

处）。③患者试图自主呼吸的二氧化碳曲线图（图 15 - 28 中 C 处）。麻醉过程中出现这种二氧化碳曲线的变化说明需要追加肌松剂剂量。

（徐晓婷　黄英姿）

十六、血气分析

血气分析是测定血液中的氧分压、二氧化碳分压和氢离子浓度的检测方法。其中氧分压、二氧化碳分压分别是反映患者换气功能和通气功能的指标，而二氧化碳分压和氢离子浓度是判断酸碱平衡紊乱的重要参数，维持酸碱平衡是重症患者救治过程的重要环节。

● **适应证**

1. **判断呼吸功能**　动脉血气分析是判断呼吸功能客观的指标，根据动脉血气分析结果可以将呼吸衰竭分为Ⅰ型呼吸衰竭和Ⅱ型呼吸衰竭。

2. **监测组织氧合状态**　组织氧合状态的测定包括氧输送、氧耗量、氧摄取率、混合静脉血氧分压、混合静脉血氧饱和度和动脉血乳酸水平。通过动静脉血气分析及心排血量和血红蛋白浓度及氧饱和度可计算出氧输送、氧耗量、氧摄取率。

3. **判断酸碱平衡紊乱** 血气分析可对酸碱平衡紊乱作出正确的判断,由于应用预计代偿公式、阴离子间隙及潜在碳酸氢根,目前可诊断的酸碱平衡紊乱共 7 型。

4. **检测电解质** 血气分析仪直接测量出血液中的电解质,判断有无电解质紊乱存在。

● **操作步骤**

1. **动脉穿刺前的准备**

(1) 了解病情:了解患者有无经血或空气传播的传染病,有无明显出血倾向,对血友病、血小板减少症或其他凝血因子缺乏、接受抗凝、溶栓治疗或 DIC 的患者应尽可能避免动脉采血。

(2) 取得配合:清醒患者,向患者作必要的说明和解释,取得患者的配合;烦躁患者,给予充分镇痛镇静。

(3) 物品准备:目前有专用于血气分析的采血针,其内包含有保护和隔离空气的橡皮塞、空针及针头(已进行抗凝处理),另备消毒棉球、无菌纱布和胶布、空针标签。如果使用普通空针,尚需要橡皮塞(保护和隔离空气)、抗凝剂(肝素盐水,浓度为 1 000 U/ml)。

(4) 穿刺针抗凝:如果使用专用采血针,该针已进行抗凝处理,按其说明使用;如果使用非专用采血针,抽取肝素盐水,湿润整个注射器针筒内表面,然后将注射器针头向上垂直排出空气和过多的肝素盐水,即保留针尖容积的肝素盐水,约 0.2 ml。

(5) 选择穿刺部位:穿刺采血部位主要有桡动脉、肱动脉、股动脉及足背动脉(图 16-1)。桡动脉最适宜穿刺,其位置表浅,在腕部桡侧易于触及,穿刺后压迫止血方便,同时可以用改良 Allen 法或超声多普勒了解尺动脉所提供的侧支循环情况。如果不能使用桡动脉,可选择肱动脉,肱动脉比桡动脉粗,侧支循环一般良好,但它位于肌肉和结缔组织间,位置较深,较难穿刺成功。股动脉是大动脉,在腹股沟区易于扪及,没有侧支循环,但该部位消毒困难,此外,股静脉在其内侧,易误穿股静脉,一般只有在桡动脉不易触及又需要快速取血时才考虑选用。足背动脉为表浅动脉,易于扪及但不易取血,一般不从此处穿刺。

2. **穿刺**

(1) 触摸动脉波动,以动脉搏动最明显处为穿刺点(图 16-2)。

(2) 以选择的动脉穿刺点为中心直径 3 cm 进行消毒,同时消毒穿刺时按压动脉搏动的手指,一般为示指和中指。

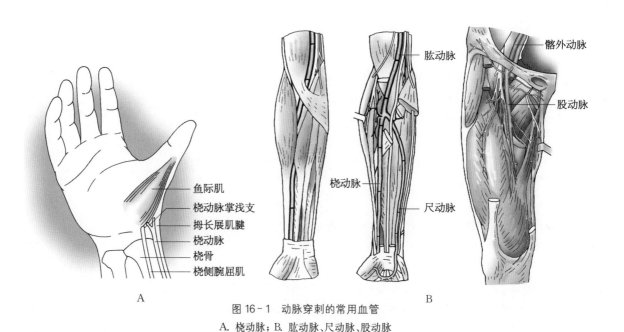

图 16-1 动脉穿刺的常用血管
A. 桡动脉;B. 肱动脉、尺动脉、股动脉

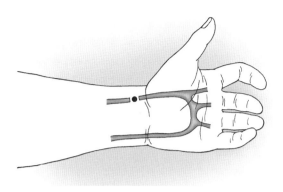

图 16-2　桡动脉穿刺点

（3）穿刺针斜面向上直接逆动脉血流方向穿刺，逐渐进针直到看见鲜血进入针芯，停止继续进针，利用动脉压力，血将自动充盈注射器。如果未见回血，退出穿刺针至皮下，勿完全拔出，根据动脉搏动位置重新调整穿刺方向，直到见血流入针芯（图16-3和图16-4）。

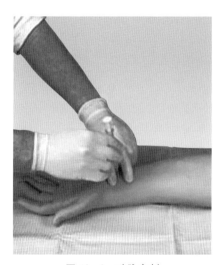

图 16-3　动脉穿刺

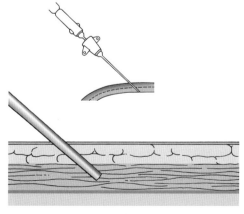

图 16-4　穿刺针方向和位置

● **注意事项**

1. 穿刺针抗凝　采血空针需要抗凝，若不抗凝容易导致血液凝集，一般使用肝素盐水抗凝；此外肝素盐水呈弱酸性，若肝素过量，可改变气体分压、pH和血钠的水平，影响检测结果的真实性，穿刺针内多余肝素应完全排出。

2. 采血量　采血时是利用动脉的压力将血充盈至注射器，若患者血压较低，动脉压力不能使血充盈注射器，可缓慢抽动针栓，以获取足够的血量；血量视所用仪器而定，一般 $1\sim2$ ml。

3. 穿刺点按压　穿刺针拔出后应立即以无菌纱布按压穿刺点 5 min 以上，如果不给予充分压迫止血，极易发生血肿；如果患者出血倾向明显，应延长压迫时间，必要时应达 20 min 以上。但长时间压迫止血，在尺动脉供血不充分的情况下，可能出现穿刺点远端肢体缺血，在穿刺前应判断尺动脉供血情况，压迫过程中注意远端肢体的皮温及色泽变化。

4. 标本处理　采血后针头刺入橡皮塞，严格隔离空气（图 16-5），将穿刺针放在两手手掌之间转动，混匀抗凝血。标本应尽快送检，因为标本中氧可被白细胞、血小板、网织红细胞消耗，造成血液 pH 下降，PaO_2 下降 $PaCO_2$ 增高。

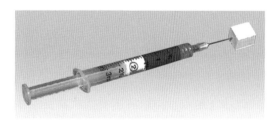

图 16-5　标本隔离空气

● **并发症**

动脉穿刺所引起的并发症少见，一般为穿刺部位疼痛、血肿、感染、血管痉挛、远端肢体缺血等。

● **常用的血气分析指标**

1. 动脉血氧分压（PaO_2）　是血液中物理溶解的氧分子所产生的压力。正常值为 $95\sim100$ mmHg，随着年龄增长而降低，其年龄预计公式为 PaO_2（mmHg）＝$100-$年龄$\times0.33$。PaO_2 测定的主要临床意义是判断有无低氧血症及其程度，同时也是判断呼吸衰竭的客观标准；PaO_2 低于 80 mmHg 即为低氧血症,60～80 mmHg 为轻度,40～60 mmHg 为中度,低于 40 mmHg 为重度。当 PaO_2 在 20 mmHg 以下,脑细胞将不能再从血流中摄取氧,有氧代谢停止。

2. **动脉血氧饱和度(SaO_2)** 指动脉血氧与血红蛋白(Hb)结合的程度,是单位血红蛋白(Hb)含氧百分数,正常值为 95%～98%。SaO_2 与 PaO_2 的相关曲线称为氧合血红蛋白离解曲线(氧离曲线),呈 S 形,该曲线有重要的生理意义,一般分为平坦段和陡直段,PaO_2 在 60 mmHg 以上,曲线平坦,在此段即使氧分压有大幅度的变化,SaO_2 的增减很小,从而对氧含量无明显的影响;在陡直段,动脉血氧分压低于 60 mmHg,随着动脉氧分压的下降,SaO_2 明显降低,从而导致氧含量明显地下降,有利于氧从动脉流向组织以满足组织代谢的需要。氧离曲线受 pH、$PaCO_2$、温度及 2,3 -二磷酸甘油酸(2,3 - DPG)含量等因素的影响而左右偏移,进而影响血红蛋白和氧结合的速度、数量。

3. **P_{50}** P_{50} 是血红蛋白氧饱和度为 50% 时的氧分压,用以表示氧离曲线偏移,正常人 37 ℃、pH 7.40、PaO_2 40 mmHg 时,P_{50} 为 26.6 mmHg。P_{50} 升高时,曲线右移;P_{50} 降低时,曲线左移。临床上要防止氧离曲线明显左移,以免加重组织缺氧。

4. **混合静脉血氧分压** 混合静脉血指全身静脉血混合后的静脉血,临床采血一般通过肺动脉漂浮导管采自肺动脉。混合组织静脉血氧分压是指物理溶解于上述血液中的氧产生的压力,正常值为 35～45 mmHg,平均值为 40 mmHg。混合静脉血氧分压可作为组织缺氧程度的一个指标。

5. **动脉血氧含量(CaO_2)** 为 100 ml 动脉血液实际的带氧量,取决于氧分压和氧容量,包括氧合血红蛋白(HbO_2)中结合的氧和物理溶解氧两部分: $CaO_2 = 1.34 \times Hb(g/L) \times SaO_2 + 0.0031 \times PaO_2(mmHg)$,正常值为 19～21 ml。如能同时测定混合静脉血气分析,则动脉与混合静脉血氧含量的差值为全身组织实际耗氧量。

6. **肺泡-动脉氧分压差($A - aDO_2$)** $A - aDO_2$ 为肺泡氧分压与动脉氧分压差值,反映了肺换气功能的指标,由于生理性分流和气血屏障的存在,正常应小于 15 mmHg,同时其正常值随年龄的变化而变化,但高龄者也不应超过 40 mmHg,其值增大,说明肺内分流增加。

(赵　波)

十七、机械通气波形监测

机械通气是危重病患者重要的生命支持手段。目前,在临床上配置有呼吸波形监测的呼吸机的应用日益广泛,为呼吸波形监测和分析以及根据呼吸波形进行呼吸机参数的调整起到了积极的作用。

机械通气时有 4 个基本参数:压力、容积、流速和时间,这些参数相互结合后就构成了各种通气波形,包括流速-时间、压力-时间、容积-时间曲线及压力-容积环和流速-容积环等,这些图形能提供患者机械通气的诸多信息。本章将在不同通气模式下,对上述波形的监测和分析逐一进行介绍。

(一)定容型通气模式波形分析

定容型通气是指呼吸机按照预置容积为患者输送气体,且气流流速恒定,按预设时间进行吸气与呼气的切换。主要通气模式有容量辅助/控制通气(A/C)、间歇指令通气(IMV)及容量型同步间歇指令通气(SIMV)等。

● **通气波形**

1. **流速-时间曲线** 流速-时间曲线反映了吸气流速和呼气流速各自的变化形式,纵轴为流速,单位是 L/min,横轴为时间,单位是 s。传统定容型通气时呼吸机以恒定流速为患者输送气体,流速波形为方波(图 17 - 1)。当吸气开始时,流速很快升至呼吸机设定的流速值并保持恒定,直至所预置的潮气量被完全输送。有时容量型通气会预设吸气暂停时间,在吸气流速降至 0 至呼气开始前存在一段吸气暂停时间(平台期)。平台期结束后,呼气开始,此时呼气流速最大,正常情况下呼气流速呈指数递减,呼吸末降为 0。

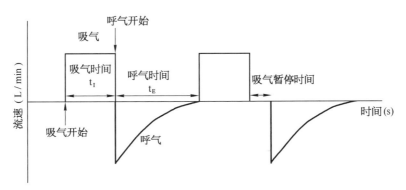

图 17-1 定容型通气的流速-时间曲线

2. 压力-时间曲线 压力-时间曲线反映了气道压力的逐步变化,纵轴为气道压力,单位为 cmH_2O(1 cmH_2O=0.009 8 kPa)或 mbar,横轴是时间,以 s 为单位。图 17-2 为定容型模式恒定流速的压力-时间曲线,其中吸气支的起始段(A 至 B)曲线呈指数增长,压力的明显增加是由于气道阻力的关系,在 B 点处的压力等于气道阻力与流速的乘积。ABCD 围成的面积相当于克服气道阻力的做功。在 B 点后,压力呈直线性增加直至 C 点处的峰压(PIP),BC 段曲线的斜率取决于吸气流速和呼吸系统静态顺应性。在 C 点时呼吸机输送完预置的潮气量,此时回路中吸气流速为 0,气道压力迅速下降至平台压水平,D 点的压力略高于 E 点(平台压),代表吸入气体在不同时间常数的肺泡区域再分布的过程。呼气始于 E 点,正常情况下呼气支呈指数下降,呼气完全结束后,气道压力再次回复到基线压力水平或呼气末正压(PEEP)。

3. 容积-时间曲线 定容型通气时,在吸气相和呼气相中,容积时间曲线在设定的潮气量内平缓变化,曲线纵轴为容积,单位为 ml,横轴为时间,单位为秒。在吸气相时,容积是线性增加的,并在平台期内保持恒定,因为此时吸气流速为 0,无更多的气体进入肺内。呼气时容积呈指数下降至基线。最大容积值是指呼吸机输送入肺内的潮气量,并不代表肺内的全部容积(图 17-3)。

4. 压力-容积环 压力-容积环(P-V loop)又称呼吸系统顺应性曲线,反映了呼吸运动时肺容积与压力的关系,可分为静态 P-V 环和动态 P-V环。静态 P-V 环多采用大注射器法、气道闭合法等方法描记。静态肺顺应性曲线可以反映呼吸系统静态顺应性,在曲线的不同位置测量顺应性,结果可能完全不同,因此描述完整的 P-V 曲线比测量单个顺应性值更有价值。动态 P-V 环是在通气中气流未阻断时测得,可作为评价呼吸系统弹性特征的床边工具。动态与静态曲线最显著的差异是阻力因素,两者形状相似。临床上多采用低流速法描记静

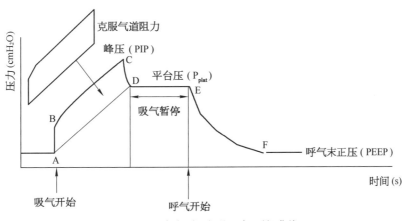

图 17-2 定容型通气的压力-时间曲线

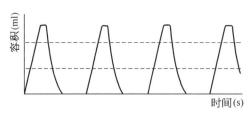

图 17-3 定容型通气的压力-时间曲线

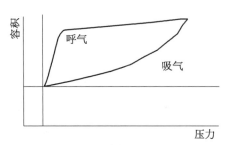

图 17-4 定容型通气的压力-容积环

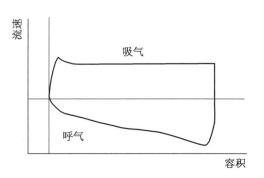

图 17-5 定容型通气的流速-容积环

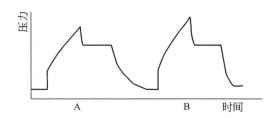

图 17-6 定容型通气时气道阻力升高时压力-时间波形变化

态 P-V 曲线,研究证实低流速法测定的 P-V 曲线吸气支与气道闭合法的准确性相当,且简便安全,易于在临床上推广应用。近年又出现了可控制呼气流速的呼吸机,使准静态 P-V 曲线呼气支的描记更加接近静态 P-V 曲线的水平。

定容型通气流速恒定,在吸气时压力和容积逐渐上升至峰值吸气压力和预置的潮气量,在平台期压力出现下降但无容积的改变,呼气开始时压力迅速降低,然后压力和容积逐渐回到基线(图 17-4)。应用 PEEP 后,P-V 环向右移动。

5. 流速-容积环　流速-容积环反映了呼吸运动时肺容积与流速的关系。定容型通气的流速-容积环在吸气开始时流速迅速增至设置值。并在整个吸气过程中保持恒定,吸气末流速迅速降至0。呼气开始时流速最大,随后逐渐降至基线(图 17-5)。

● 常见异常波形

1. 气道阻力升高　图 17-6 中 A 为正常通气波形,当气道阻力升高时,波形转变为 B。可见 B 中吸气起始段上升高于 A,线性上升段 A 与 B 斜率相同,B 图气道峰压明显高于 A,但气道平台压相同。A 图中呼气时气道压力呈指数递减,而气道阻力升高后,呼气时气道压力呈线性下降。

定容型通气当气道阻力升高时,流速-时间波形可见呼气初始阶段流速降低,且由气道阻力正常时的指数递减转变为线性递减(图 17-7A)。当患者气道阻力明显升高且出现主动呼气时(如慢性阻塞性肺疾病患者),可见呼气初始阶段呼气流速高于正常,但迅速下降,最终以低呼气流速缓慢将气体呼出,呼气时间延长(图 17-7B)。

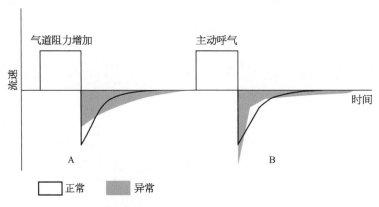

图 17-7 定容型通气时气道阻力升高时流速-时间波形变化

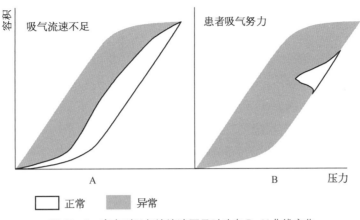

图 17-8　定容型通气流流速不足时动态 P-V 曲线变化

2. 吸气流速不足　定容型通气吸气流速不足时可见动态 P-V 环吸气支较正常向左移动,但其顶点位置不变(图 17-8A)。当气流流速不足时,患者往往出现主动吸气努力,P-V 环吸气支可见明显凹陷(图 17-8B),流速-时间波形可见吸气流速出现明显波动(图 17-9)。出现上述波形时应考虑到定容型通气流速设定不足,应考率调整流速设定或转换通气模式。

3. 呼气不完全和内源性 PEEP 的产生　正常情况下,在呼气末患者可将全部潮气量呼出,在下一次吸气开始之前,呼气停止,呼气流速降为 0。当患者气道阻力增加导致呼气流速下降或呼吸频率过高导致呼气时间缩短时,患者在呼气结束时可能并未将全部潮气量呼出(即呼气末呼气流速未降至 0),

导致一部分气体陷闭在肺内,使呼气末肺内压力升高,产生内源性 PEEP(PEEPi)(图 17-10)。

4. 顺应性异常　定容型通气顺应性正常时压力-时间曲线为图 17-11A 所示,顺应性下降时压力-时间曲线转变为图 17-11B。可见吸气支起始阶段 A 与 B 相同,线性上升阶段 B 斜率大于 A,顺应性下降时气道峰压和气道平台压均明显升高,但峰压与平台压的差值不变。

定容型通气顺应性增加时 P-V 环可见吸气末潮气量不变,但气道峰压较正常降低,整个曲线面积减少,代表呼吸做功减少。顺应性下降时,吸气末潮气量仍不变,为预设潮气量,但气道峰压较正常升高,整个曲线面积增加,代表呼吸做功增加(图 17-12)。

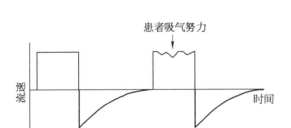

图 17-9　定容型通气流流速不足时患者出现吸气努力
流速-时间波形变化

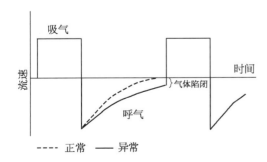

图 17-10　定容型通气时呼气不完全及 PEEPi

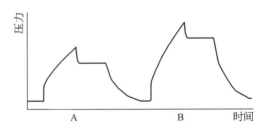

图 17-11　定容型通气时顺应性降低时压力-时间曲线

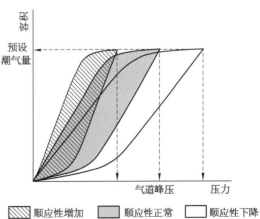

图 17-12　定容型通气顺应性变化时 P-V 环变化

● **通气模式**

1. **容量辅助/控制通气波形** 控制通气是指呼吸机完全代替患者的自主呼吸,即患者的呼吸频率、潮气量、吸呼时间比和吸气流速完全由呼吸机控制实施,呼吸机提供全部呼吸做功。辅助通气是在患者吸气用力时提供通气辅助。患者开始自主吸气时,回路内气道压力或流速发生改变,当达到触发阈值时呼吸机即按照预设的潮气量或吸气压力将气体输送给患者。辅助控制通气是将辅助和控制通气的特点相结合的一种通气模式。患者即能通过自主呼吸触发呼吸机按预设送气,呼吸机又可将预设的潮气量、频率等参数作为备用,在患者没有自主呼吸触发时按预设参数实施控制通气,从而保证患者的通气安全。辅助/控制模式是目前临床上最常用的通气模式之一,许多呼吸机已将辅助/控制通气取代了单独的控制和辅助模式。

容量辅助/控制通气是指呼吸机按预设的频率(无自主呼吸触发时)或在患者触发呼吸机后,按照预设的潮气量给患者送气,流速恒定,吸气与呼气切换由预设的吸气时间决定。容量辅助/控制通气时机械通气波形见图 17-13,其中图 17-13A 波形为

无患者自主呼吸触发时呼吸机按预置潮气量进行控制通气,图 17-13B 为患者自主呼吸触发呼吸机按预置潮气量输送气体,可见在压力-时间波形上有明显的患者吸气触发导致的压力下降。

2. **间歇指令通气波形** 间歇指令通气是指呼吸机以预设的频率向患者输送预置的潮气量,在两次机械呼吸周期之间允许患者自主呼吸。呼吸机可提供 0~100% 的通气支持水平,增加指令通气的频率就增加了通气支持的比率,可根据患者的需要提供不同水平的通气支持,并具有预设指令通气水平的安全保障。间歇指令通气波形可见呼吸机按照预置潮气量进行的指令通气,以及两次指令通气间及患者的自主呼吸(图 17-14)。

3. **同步间歇指令通气** 同步间歇指令通气是在间歇指令通气基础上的改进,保证机械呼吸与患者自主呼吸相同步,同时又不影响患者的自主呼吸。同步间歇指令通气时,存在一个等待触发期(称触发窗),患者若在触发窗内有效触发,则呼吸机同步输送一次指令通气,若在触发窗内无有效自主呼吸触发,则在触发窗结束时呼吸机自动给一次指令通气,这样可以避免人机对抗。在触发窗外,患者可进行自主呼吸(图 17-15)。SIMV 还允许对触发窗外的自主呼吸进行一定水平的压力支持(PSV),即为 SIMV+PSV 通气(图 17-16)。

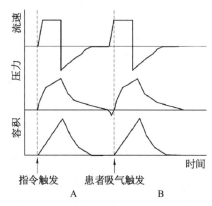

图 17-13 典型的容量辅助/控制通气波形

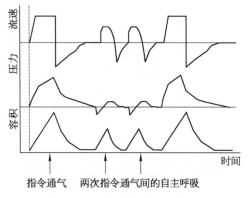

图 17-14 典型的间歇指令通气波形

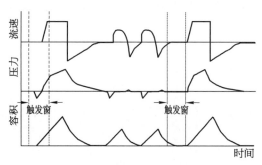

图 17-15 典型 SIMV 通气波形

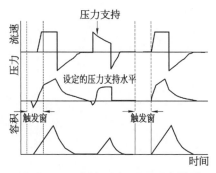

图 17-16 典型 SIMV+PSV 通气波形

（二）定压型通气模式波形分析

现代意义上的定压型通气是指呼吸机按预设的压力水平送气，采用减速气流，吸气和呼气的切换按照预设的时间进行，潮气量不恒定。定压型通气模式主要包括压力辅助/控制通气（PCV）、双水平正压通气（BIPAP）及气道压力释放通气（APRV）等。

● **通气波形**

1. *流速-时间曲线*　定压型通气模式的流速-时间曲线为减速气流，在吸气开始时气流迅速升至最大值，随后呈指数下降。正常情况下在吸气过程中流速可回复到0（图17-17A、C），随着肺内充气容积的增加，肺泡压也随之上升，在吸气结束时，肺泡压等于呼吸机设置的压力。呼气相流速也呈指数递减。有些情况下吸气末吸气流速并未降至0（图17-17B），或者在吸气过程中，吸气流速过早降至0（图17-17C）可能与顺应性减退、吸气时间设置过长或吸气峰流速过高有关。

2. *压力-时间曲线*　在定压型通气模式中，压力-时间曲线在吸气初期快速上升到预设压力水平，并在整个吸气相保持恒定，呼气时气道压力呈指数下降至基线水平（图17-18）。

3. *容积-时间曲线*　定压型通气时，呼吸机按照设定的压力送气，当气道和弹性阻力变化时，患者的潮气量会产生相应变化。当阻力增加时，患者潮气量下降，阻力降低，潮气量相应增加（图17-19）。

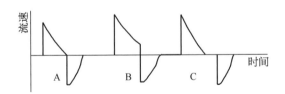

图 17-17　定压型通气的流速-时间曲线

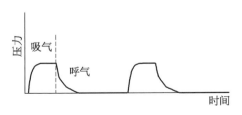

图 17-18　定压型通气的压力-时间曲线

4. *压力-容积环*　当阻力正常时，吸气开始后，定压型通气的压力迅速上升至气道峰压水平并在整个吸气相保持恒定，吸入潮气量取决于顺应性和阻力。在呼气起始阶段，气道压力快速下降，此时容积变化很少，随后压力与容积均降至基线水平（图17-20）。曲线类似方盒状。

5. *流速-容积环*　定压型通气的流速-容积环（图17-21），吸气相吸气气流迅速上升至峰值，随后逐渐降低，呼气开始时流速最大，随后逐渐降至基线。

● **常见异常波形**

1. *气道阻力增加*　定压型通气气道阻力增加时，压力-时间曲线可见呼气相压力并非呈指数下降，而是先快速下降，随后呈线性递减至基线（图17-22）。

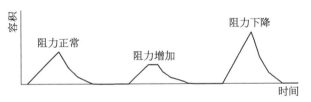

图 17-19　定压型通气的容积-时间曲线

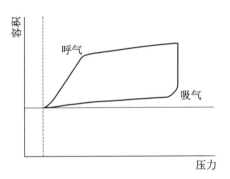

图 17-20　定压型通气的压力-容积环

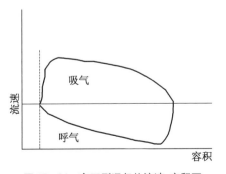

图 17-21　定压型通气的流速-容积环

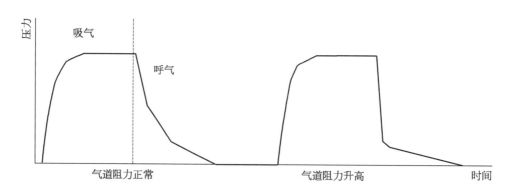

图 17 - 22　定压型通气气道阻力增加时压力-时间曲线变化

定压型通气气道阻力增加时,流速-时间曲线可见吸气流速在整个吸气相下降缓慢,而气道阻力正常时吸气流速呈指数递减,阻力增加时呼气流速呈线性递减,阻力正常时呈指数递减(图 17 - 23)。气道阻力增加时容积-时间曲线显示潮气下降,见图17 - 19。

2. 顺应性异常　定压型通气顺应性下降时,流速-时间曲线可见吸气流速迅速降低,多在吸气终止前降为 0,呼气流速也快速降至 0,而顺应性正常时,吸气和呼气流速下降较缓慢(图 17 - 24)。顺应性下降时,即使呼吸机设定的压力和吸气时间相同,但潮气量也低于正常。

定压型通气顺应性变化时,P - V 环可见吸气末气道压力仍为呼吸机预设的压力,顺应性下降时,吸气末潮气量降低,顺应性升高时,吸气末潮气量增加。顺应性逐渐下降时,P - V 环看似一片逐渐向下倾倒的树叶(图 17 - 25)。

● **通气模式**

1. 压力辅助/控制通气　压力辅助/控制通气是指呼吸机按预设的频率(无自主呼吸触发时)或在患者触发呼吸机后,给患者送气,使气道压升高达到预设值,然后通过反馈系统使输出气流减慢,维持气道压在预设的水平,直至吸气时间结束,转为呼气。压力辅助/控制通气气波形见图 17 - 26,图 17 - 26A波形为无患者自主呼吸触发时呼吸机按预置压力进行控制通气,图 17 - 26B 为患者自主呼吸触发呼吸机按预置压力输送气体,可见在压力-时间波形上有明显的患者吸气触发导致的压力下降。

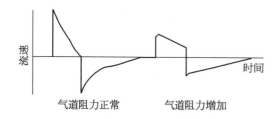

图 17 - 23　定压型通气气道阻力增加时流速-时间曲线变化

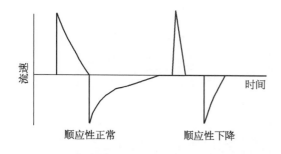

图 17 - 24　定压型通气顺应性下降时流速-时间曲线变化

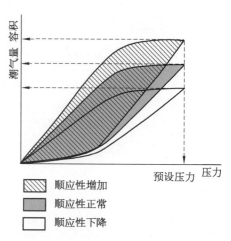

图 17 - 25　定压型通气顺应性变化时 P - V 环变化

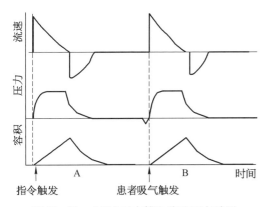

图 17-26　典型的压力辅助/控制通气波形

2. 双水平正压通气　双水平正压通气是指呼吸机交替给予两个不同水平的气道正压,BIPAP 是在连续气流持续气道内正压(CPAP)系统基础上发展而来的,实际上就是两个不同水平的 CPAP,呼吸机按照预设的高、低压水平及高、低压时间自动调整输送气流,实现两个压力水平交替的切换。高压时气流进入患者肺内,相当与吸气,低压时气体从患者肺内流出,相当于呼气。BIPAP 采用递减的流速波形和主动呼气阀,保证气道压恒定在预设水平,并采用压力/流速触发机制,允许患者在呼吸机提供高压和低压两个压力水平上进行自主呼吸,减少人机对抗,还可以在低压水平上设置压力支持,支持患者自主呼吸。图 17-27 显示 BIPAP 通气时压力-时间波形。图 17-28 显示 BIPAP 通气时,允许在低压水平上设置压力支持的波形,在低压时,一旦患者有

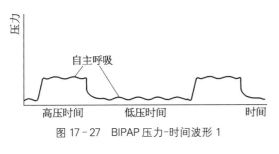

图 17-27　BIPAP 压力-时间波形 1

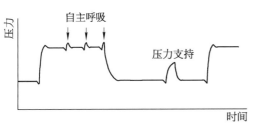

图 17-28　BIPAP 压力-时间波形 2

自主呼吸触发,呼吸机就按照预设的压力支持水平给患者输送气体。

此外,BIPAP 通气还允许患者自主呼吸触发高压和低压之间的切换,在高、低压时间的后段设定了触发窗,以实现更好的人机同步。如果患者在触发窗内有自主呼吸触发,则呼吸机进行高、低压之间的切换。不同呼吸机触发窗的设定不同,如 Drager 呼吸机在高压时间的后 25% 为呼气触发窗,低压时间的后 25% 为吸气触发窗;PB840 呼吸机的吸气触发窗为低压时间后 150 ms 至低压时间后 40% 或 4 s(取其短),呼气触发窗为高压时间后 150 ms 至高压时间后 30% 或 3 s(取其短)。BIPAP 通气触发窗见图 17-29。

(三) 自主通气模式

1. 自主呼吸　自主呼吸时吸气肌收缩以克服气道阻力和弹性阻力,使胸腔内与肺内压力降低,肺泡呈负压,低于大气压,因而产生气流,使气体流入肺内。当肺泡内压等于大气压时,吸气终止,膈肌与肋间肌松弛,胸廓弹性复位,肺泡内压高于大气压,气体流出肺内,当肺泡压降至与大气压相等时,呼气终止。自主呼吸时气道压力、吸气流速及时间的变化完全取决于与患者本身(图 17-30)。

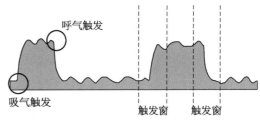

图 17-29　BIPAP 通气触发窗

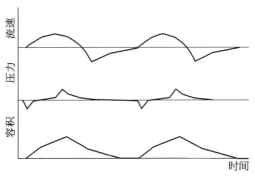

图 17-30　自主呼吸波形

2. 持续气道内正压　CPAP 是指患者通过按需阀或持续高流量系统进行自主呼吸，正压气流大于吸气气流，呼气活瓣系统对呼出气流给予一定的阻力，使吸气相和呼气相气道压均高于大气压。呼吸机内的压力测量和调节系统可随时调整正压气流的流速，维持气道压基本恒定在预设水平。CPAP 只适用于有一定强度自主呼吸的患者。CPAP 通气的波形及 P-V 环见图 17-31 和图 17-32。

3. 压力支持通气　压力支持通气是指在自主呼吸时，患者开始吸气触发呼吸机后，呼吸机即提供预设的气道正压，以帮助患者克服吸气阻力和扩张肺脏。当吸气流速降低至最高流速的一定比例（一般为 25%，部分呼吸机该比例可调整）时，呼吸机终止送气，由吸气转换为呼气。PSV 最重要的特点就是能较好地与患者的吸气流速需要相配合，从而减少患者的呼吸做功。PSV 时患者自己决定吸气流速方式、呼吸深度、吸气时间和呼气时间。潮气量的大小取决于压力支持水平的高低、整个呼吸系统的阻力和顺应性以及自主呼吸强度。图 17-33 为

PSV 通气波形，在流速-时间曲线可见，当吸气流速降至峰流速的 25% 时，吸气停止，转为呼气。当顺应性下降时，患者潮气量减少（图 17-33B），患者吸气努力增加时，吸气峰流速增加，潮气量也相应增加，但气道压力仍保持不变（图 17-33C）。PSV 通气 P-V 环可见明显的患者吸气努力产生的气道内压力下降和相应的容积变化，一旦触发了呼吸机按照预设的压力输送气体，气道内即转为正压（图 17-34）。

PSV 通气时，通常当吸气流速下降至吸气峰流速的 25% 时，呼吸机停止送气并转为呼气。这个流速临界值即为 PSV 的呼气触发灵敏度。当存在呼吸回路漏气且流速较大，超过患者吸气峰流速的 25%（预设的呼气触发灵敏度）时，患者的吸气虽然终止，但呼吸机仍继续送气，直到吸气时间达到呼吸机允许的最大吸气时间（如 PB7200 为 5 s），造成不必要的呼吸做功及人机不同步（图 17-35）。在出现较大量漏气无法纠正的情况下可适当上调呼气灵敏度，以达到及时的吸呼气切换。

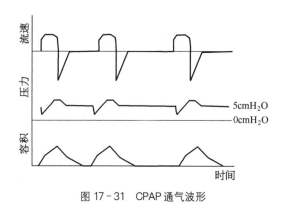

图 17-31　CPAP 通气波形

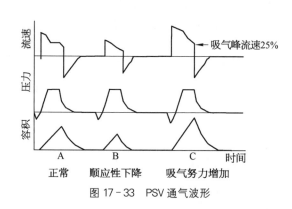

图 17-33　PSV 通气波形

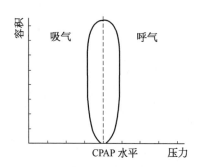

图 17-32　CPAP 通气 P-V 环

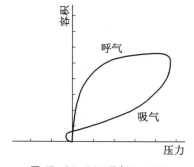

图 17-34　PSV 通气 P-V 环

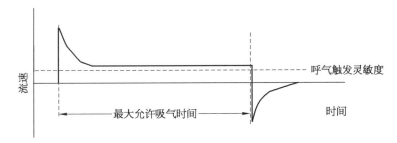

图 17-35 PSV 通气时漏气对吸、呼气切换的影响

（刘 玲）

十八、呼吸力学和呼吸功监测

呼吸力学是以物理力学的观点和方法对呼吸运动进行研究的一门学科。在呼吸病学与重症医学中，呼吸力学及呼吸功监测已广泛应用于疾病的辅助诊断和治疗。尤其是接受机械通气的患者，监测呼吸力学和呼吸功，有助于临床医生了解疾病的病理生理过程，判断疾病的严重性、治疗反应，以及能否安全脱机，以便更合理地进行机械通气。

（一）呼吸系统的力学特征

呼吸力学的内容包括呼吸压力、呼吸阻力、顺应性、时间常数和呼吸功等，以下简单介绍呼吸系统的力学特征。

● **呼吸压力**

呼吸肌收缩和舒张，产生呼吸运动，导致肺通气，从物理学角度，乃是一系列压力变化的结果（图 18-1）。

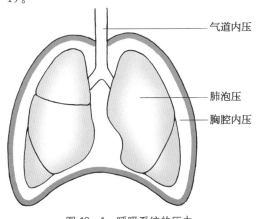

图 18-1 呼吸系统的压力

1. 胸内压 指胸膜腔内的压力。平静呼吸时胸内压始终低于大气压，有利于周围静脉血向心脏回流。临床上常以食管内压力估计胸腔内压。

2. 肺泡压 指肺泡内的压力。吸气时胸内负压增加，超过肺组织的弹力，使肺泡压成为负压，空气进入肺泡；呼气时胸内负压逐渐减少，当低于肺组织弹力时，肺泡压转为正压，高于大气压，肺内气体排出体外。

3. 气道内压 指气道内的压力。吸气时，肺泡压为负压，气道内压由呼吸道开口向肺泡递减，呼气时则相反。在平静呼气末，气道内压与大气压相等。

4. 跨肺压 肺泡压与胸内压之差。是使肺扩张和收缩的力量。

5. 跨胸壁压 胸内压与大气压之差。是扩张和压缩胸壁的力量。

6. 跨胸廓压 肺泡压与大气压之差。是扩张和压缩胸壁与肺的总压力。

● **呼吸阻力**

呼吸运动要克服阻力。按物理特性阻力可分为黏性阻力、弹性阻力和惯性阻力。按阻力存在部位可分为气道阻力、肺组织阻力和胸廓阻力。

1. 黏性阻力 来自气道和肺组织，绝大部分来自气道，即通常所说的气道阻力。

2. 弹性阻力 主要分布于肺组织和可扩张的细支气管，它是顺应性的倒数。肺弹性阻力越大，顺应性就越小。

3. 惯性阻力 主要分布于大气道和胸廓。

临床上阻力的测定主要是为了反映气道阻力。气道阻力的定义为单位流量所需要的压力差,即:气道阻力=(气道通口压-肺泡压)/流量。正常值为每秒 $1\sim3$ cmH$_2$O/L(1 cmH$_2$O=0.099 8 kPa),呼气时阻力为每秒 $2\sim5$ cmH$_2$O/L。

影响气道阻力的因素有以下几方面:①呼吸管道的长度,半径:气道阻力主要来自大气道和中等气道。②肺容积:肺实质减少时(如肺气肿),气道阻力增加。③气体的密度和黏滞度。④支气管管壁受外压。⑤支气管管壁收缩和舒张:副交感神经兴奋、药物(如乙酰胆碱、胆碱酯酶抑制剂、β受体阻断剂、组胺等)、肺栓塞时动脉血二氧化碳分压过低可导致支气管平滑肌收缩,阻力增加。交感神经兴奋、拟交感药物(如异丙肾上腺素、肾上腺素、去甲肾上腺素)、副交感神经阻断剂(如阿托品)可以舒张支气管平滑肌,使气道阻力减小。某些病理因素如支气管黏膜增厚(水肿、充血和炎症等)、炎细胞浸润和纤维化等可增加阻力。⑥气管,支气管腔内阻塞使气道阻力增加:如水肿、渗出及分泌物增多、腔内异物等。⑦慢性阻塞性疾病:如支气管哮喘、慢性支气管炎、阻塞性肺气肿等可使气道阻力增加。

● **顺应性**

由胸廓和肺组织弹性形成,是表示胸廓和肺扩张程度的一个指标。指单位压力改变时所引起的容积改变,即:顺应性=容积的改变(ΔV)/压力的改变(ΔP),单位是 L/kPa 或 L/cmH$_2$O。呼吸系统的顺应性包括肺顺应性、胸壁顺应性和总顺应性(图 18-2)。

总顺应性、肺顺应性和胸壁顺应性可用以下的公式表示。

肺顺应性(C$_L$)=肺容积的改变(ΔV)/跨肺压;

胸壁顺应性(C$_{CW}$)=肺容积的改变(ΔV)/跨胸壁压;

总顺应性(Crs)=肺容积的改变(ΔV)/跨胸廓压;

三者关系如下。

1/总顺应性=1/肺顺应性+1/胸壁顺应性

顺应性又分为静态和动态顺应性。静态顺应性指呼吸周期中吸气末气流被暂时阻断所测得的顺应性,与呼吸系统的弹性有关,正常值为 $0.17\sim0.25$ L/cmH$_2$O。动态顺应性指呼吸周期中吸气末气流未阻断所测得的顺应性,与呼吸系统的弹性、气道阻力及呼吸频率有关,其正常值略低于静态顺应性。

影响顺应性的因素很多,除了年龄、性别、身高、体重等生理因素,胸壁或/和肺部病变也可导致顺应性改变(表 18-1)。

表 18-1

顺应性降低的原因

胸壁顺应性降低的原因	肺顺应性降低的原因
肥胖	张力性气胸
腹水	主支气管插管
神经肌肉无力(格林-巴利综合征、类固醇性肌病等)	动态充气过度
连枷胸	肺水肿
脊柱后凸侧弯	弥漫性肺间质纤维化
纤维胸	ARDS
漏斗胸	朗格汉细胞组织细胞增生症
胸壁肿瘤	过敏性肺炎
麻痹	结缔组织病
硬皮病	结节病
	原因不明的机化性肺炎
	肿瘤淋巴道播散

● **时间常数**

是气体在肺泡内充盈与排空的时间,为呼吸阻力与顺应性的乘积,正常值为 0.4 s。在一个时间常数内,肺泡可充气至最大容积的 63%,2 倍时间常数可充盈 95%,3 倍可充盈 100%。反映了肺泡充满气体和排空所需要的时间,是重要的肺力学参数。

肺是由大小不同的肺泡组成的,各部分肺泡的

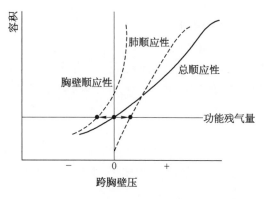

图 18-2 呼吸系统的顺应性

顺应性和阻力不尽相同,因此肺各部分的时间常数也不一致,这是肺泡通气不均匀的原因之一,也是动态和静态顺应性不同的基础。由于肺局部病变的影响,不同肺区的充盈和排空速度有所不同,充盈和排空速度较快的区域称为快肺区,充盈和排空速度相对较慢的区域则称为慢肺区。

(二)机械通气时一般呼吸力学监测

目前一些监测功能较强的呼吸机,能及时反映许多重要呼吸力学参数的变化,不仅可以帮助临床医生随时了解患者呼吸功能的变化,而且可以指导机械通气,避免通气引起的肺损伤。

● 气道压力监测

机械通气的主要目的是通过提供一定的驱动压以克服呼吸系统的阻力和呼吸机管路的阻力,把一定潮气量的气源按一定频率送入肺内。监测气道压力的变化可以及时了解潮气量和呼吸阻力的变化。当潮气量和吸气流速维持不变时,气道压力直接反映呼吸阻力和顺应性。气道压力升高,说明有呼吸道梗阻,顺应性下降以及肌张力增加(如人机对抗)等;气道压力降低,说明管道漏气。另一方面,气道阻力和顺应性无变化时,气道压力下降说明潮气量减少。气道压力可通过呼吸机来监测,临床主要监测以下压力(图 18-3)。

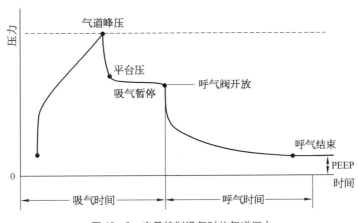

图 18-3　容量控制通气时的气道压力

(1)气道峰压:呼吸机送气过程中的最高压力,用于克服肺和胸廓的弹性阻力和黏滞阻力,与吸气流速、潮气量、气道阻力、胸肺顺应性和呼气末压力有关。机械通气时应保持气道峰压低于 $40\ cmH_2O$,过高会增加气压伤的风险。

(2)平台压:吸气末屏气(吸气阀和呼气阀均关闭,气流为零)时的气道压力,用于克服肺和胸廓的弹性阻力。与潮气量、胸肺顺应性和呼气末压力有关。若吸入气体在体内有足够的平衡时间,可代表肺泡压。机械通气时,平台压高于 $30\sim35\ cmH_2O$,发生气压伤的可能性增加。同时,过高的平台压会使循环受到影响。

(3)平均气道压:为单个呼吸周期中气道压的平均值。与影响气道峰压的因素及吸气时间长短有关,能预计平均肺泡压力的变化。

(4)呼气末压力:呼气即将结束时的压力,等于大气压或呼气末正压(PEEP)。

(5)内源性 PEEP:指呼气末气体陷闭在肺泡内而产生的正压。主要与呼气阻力增加、呼吸系统顺应性增高、呼气时间不足、呼气气流受限和通气参数设置不当等因素有关。内源性 PEEP 可引起气压伤、增加呼吸功、使患者发生人机对抗,影响血流动力学并可能导致顺应性计算的误差。

机械通气时,可通过呼气末暂停时对应的压力来测量内源性 PEEP(图 18-4)。呼气末暂停时对

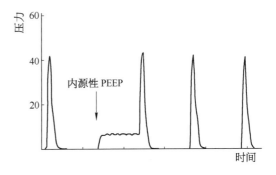

图 18-4　呼气末暂停测量内源性 PEEP

应的压力为总 PEEP,内源性 PEEP＝总 PEEP－设置的 PEEP。

控制通气时的流速-时间波形也有助于监测内源性 PEEP。正常情况下,呼气末流速接近零,当呼气时有持续的气流存在,呼气末气流不能降至零时,提示存在内源性 PEEP(图 18-5)。

● **肺容量监测**

对动态观察病情,指导机械通气治疗有重要意义。主要包括潮气量、肺活量、分钟通气量和功能残气量的监测。

(1) 潮气量:指平静呼吸时,每次吸入或呼出的气量,正常人为 10 ml/kg,气管插管和气管切开后可减少约 150 ml。急性呼吸窘迫综合征(ARDS)、肺水肿、肥胖和腹水患者因呼吸浅快,潮气量减少;药物引起呼吸中枢抑制、肺实质病变、重症肌无力和阻塞性肺疾病导致通气不足时,潮气量显著减少;代谢性酸中毒、高通气综合征时,潮气量增加。

(2) 肺活量:指最大吸气后能呼出的最大气量,正常人为 65～75 ml/kg。当低于 10～15 ml/kg时,患者大多不能维持自主呼吸,需进行机械通气。

(3) 分钟通气量:潮气量与呼吸频率的乘积,正常人为 6～10 L/min。分钟通气量大于 10 L/min,提示通气过度;分钟通气量小于 4 L/min,提示通气不足,可造成低氧血症和二氧化碳潴留。

(4) 功能残气量:平静呼气后肺内存留的气量,正常人约 40 ml/kg。急性呼吸衰竭时,功能残气量减少。机械通气时可使用 PEEP 或 CPAP 增加功能残气量。

● **气道阻力监测**

机械通气时的气道阻力为患者的气道阻力和气管导管、呼吸机管道的阻力之和。监测气道阻力可以直接了解患者气道阻塞的情况。临床上可以通过呼吸波形监测气道阻力的变化。

(1) 容量控制通气:吸气时,气道峰压与平台压之间的压力差用于克服肺弹性阻力,利用压力-时间波形可以测定气道阻力(图 18-6),即:气道阻力＝(气道峰压－平台压)/流速。

容量控制通气时,许多呼吸波形可以反映气道阻力的变化(图 18-7):①流速-时间波形:呼气时波形回到基线的快慢反映了气道阻塞的情况,阻力增加时,呼气时间延长,呼气末流速不能到零,提示存在内源性 PEEP。②压力-时间波形:平台压不变,气道峰压增加,提示气道阻力增加。③容积-时间波形:气道阻力增加时,呼气波形回到基线更慢。④压力-容积波形:气道阻力增加时,吸气支的弯曲增加,即随压力增加而容积增加较少。⑤流速-容积波形:呼气阻力增加时,呼气波形凸向容积轴。

(2) 压力控制通气:①流速-时间波形:吸气阻力增加时,表现为吸气过程变慢,在到达基线前即停止吸气;呼气阻力增加时,呼气波形呈直线回到基线。②压力-时间波形:当吸气波形呈直线回到基线而不是逐渐回到基线时,提示吸气阻力增加时。③容积-时间波形:呼气阻力增加时,表现为潮气量明显减少。④压力-容积波形:阻力增加时,吸气波形无改变,迅速达到气道峰压,呼气时气道压骤降点低于正常。⑤流速-容积波形:气流在设置的吸气时间结束时才快速回到基线,提示吸气阻力增加(图18-8)。

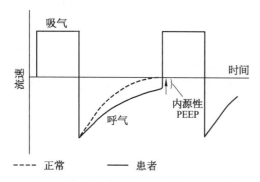

图 18-5　容量控制通气时的流速-时间波形

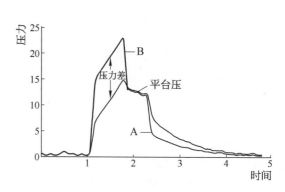

图 18-6　容量控制通气时压力-时间波形
A. 阻力正常；B. 阻力增加

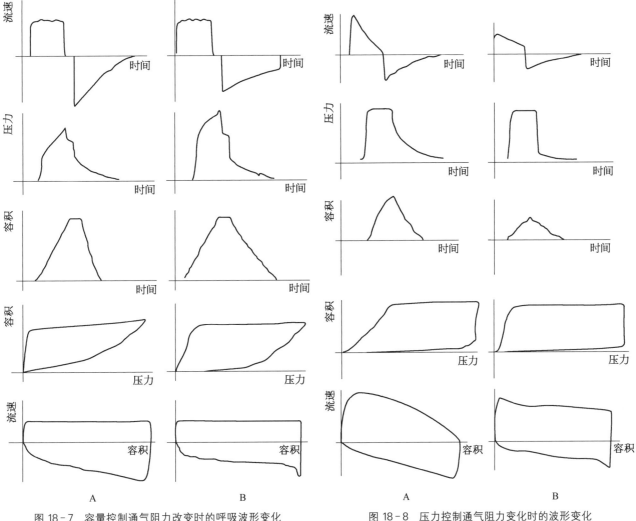

图 18-7 容量控制通气阻力改变时的呼吸波形变化
A. 阻力正常;B. 阻力增加

图 18-8 压力控制通气阻力变化时的波形变化
A. 阻力正常;B. 阻力增加

（3）监测气道阻力的意义：①了解在各种病理情况下,特别是阻塞性肺疾患时,气道功能的变化。②估计人工气道、加热湿化器和细菌滤网等对气道阻力的影响。③观察支气管舒张剂的疗效。④选择合理的机械通气方式。如气道阻力增加明显,气道压力上升过高,可改变呼吸频率、流速和流速模式,以降低气道压及改善肺内气体分布。⑤判断患者是否可以停用呼吸机。

● **顺应性监测**

机械通气时,监测顺应性对于急性呼吸衰竭的病因和指导机械通气有重要意义。

（1）容量控制通气时顺应性监测:利用呼吸机的吸气屏气功能,在屏气时气道内没有气体流动,不产生阻力,平台压完全用于克服肺的弹性阻力,顺应性可用以下公式计算。

总静态顺应性＝
潮气量／（平台压－PEEP－内源性 PEEP）
总动态顺应性＝
潮气量／（气道峰压－PEEP－内源性 PEEP）

P-V 曲线的斜率也可监测顺应性,静态 P-V曲线吸气末对应的压力为平台压,动态 P-V 曲线吸气末对应的压力为气道峰压（图 18-9）。P-V曲线斜率减小提示顺应性降低,斜率增大提示顺应性增加（图 18-10）。

容量控制通气时,监测呼吸波形可以反映顺应性的变化。图 18-11 中,从 A 到 C 顺应性逐渐降低,流速-时间波形表现为呼气支的坡度变陡直,压力-时间波形显示平台压增高,而容积-时间波形无

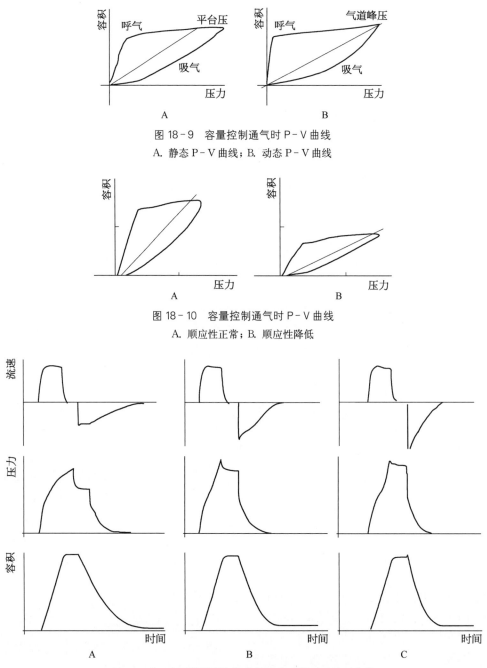

图 18-9 容量控制通气时 P-V 曲线
A. 静态 P-V 曲线；B. 动态 P-V 曲线

图 18-10 容量控制通气时 P-V 曲线
A. 顺应性正常；B. 顺应性降低

图 18-11 容量控制通气顺应性改变时的呼吸波形变化
A. 顺应性正常；B、C. 顺应性降低

明显变化。

（2）压力控制通气时顺应性监测：①流速-时间波形：如果吸气流速在设置的吸气时间之前到零，提示顺应性降低。②压力-时间波形：如果吸气时间足够长，吸气末流速为零时，静态顺应性＝潮气量/（呼吸机设置的压力-PEEP）。顺应性降低时，压力-时间波形表现为呼气开始时压力迅速下降，然后呈线形回到基线，而不是逐渐回到基线。③容积-时间波形：顺应性降低时，表现为潮气量下降，可出现平台（图 18-12）。

（3）监测顺应性的意义：①监测病情变化。②判断肺疾患的严重性。③观察治疗效果。④判断是否可以停用呼吸机：顺应性＜25 ml/cmH₂O 时，不能撤机。

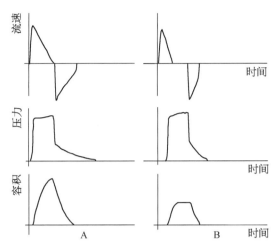

图 18 - 12　压力控制通气顺应性改变时的呼吸波形变化

A. 顺应性正常；B. 顺应性降低

（三）特殊呼吸力学监测

压力-容积曲线（P-V 曲线）

静态 P-V 曲线反映了呼吸系统的静态顺应性，需在镇静、肌松的状态下进行测量，以确保测量的准确性，描记静态 P-V 曲线的方法有采点法和连续法。典型的 P-V 曲线见图 18-13。

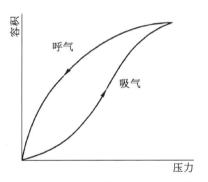

图 18-13　典型的静态压力-容积曲线

● **操作方法**

1. 采点法描记静态肺压力-容积（P-V）曲线即吸气至不同的肺容积时闭合气道，记录对应的压力。然后以压力为横坐标，容积为纵坐标，每一组压力和容积对应一个点，连接不同的点获得静态 P-V 曲线。常用的采点法有大注射器法、阻塞法和呼吸机法。

（1）大注射器法：①应用镇静剂和肌松剂，使患者处于充分的镇静和肌松状态。②准备 1.5～2 L 带刻度的大注射器和气道压力传感器。③患者脱离呼吸机，呼气 3 s，此时对应的肺容积为功能残气量，假设此时的气道压力为零，将注射器和压力传感器与患者的气管导管或气管切开管相接。④分次注入纯氧 50～100 ml，每次注入气体后暂停 3～5 s，记录相应的容积和压力，直至气道压力达到 40～50 cmH$_2$O 或注入达到容积为 25 ml/kg（图 18-14A）。⑤呼气时采用同样的方法，逐步将气体抽出，

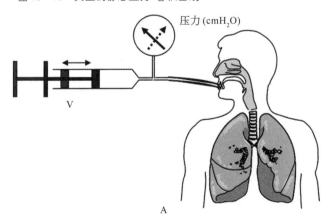
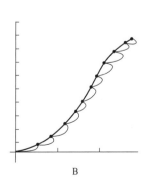

图 18-14　大注射器法描记 P-V 曲线示意图

A. 注射器将气体送入肺内，记录相应的容积和压力；B. 绘制 P-V 曲线

记录相应的容积和压力(图 18 - 14B)。连接压力和容积点获得静态压力-容积曲线。

该方法存在以下不足:①操作繁琐,可重复性较差。②需要将患者与呼吸机断开,耗时较长(60~90 s),对患者有一定的危险性。③注射器将气体逐渐注入肺内的过程中,会出现温度和湿度的改变、注入的氧气部分会被消耗,同时有二氧化碳的产生,使压力和容积的测定结果出现偏差,P-V 曲线的形状也因此受到影响。所以目前临床上较少使用。

(2) 呼吸机法:当给予大小不同的潮气量,吸气流速恒定时,就可以获得不同的气道平台压,多个互相对应的潮气量和气道平台压描记在 XY 轴上就能描记出 P-V 曲线。

具体操作方法:①测量前确定管路密闭、无漏气。②采用容量控制通气方式,并保持稳定。③用呼气末暂停法测量内源性 PEEP,保证吸气末的容积和压力稳定。④通过改变吸气时间(或呼吸频率)使得送入患者体内的气体的容积不同,并在吸气末记录相应的气道平台压。⑤每次注入气体后需要按住吸气屏气(inspiration hold)键 3~5 s,使气体在肺内均匀分布。⑥将相对应的潮气量和气道平台压描记在 XY 轴上,连接不同的压力-容积点,得到静态 P-V 曲线的吸气支。

呼吸机法的优点是不需将患者与呼吸机断开,操作方便。缺点是操作次数较多,精度较差,不适合所有的呼吸机;操作时需要使用呼吸机的两个控制按钮和频率设置,同时还要监测压力和容积。因此,操作人员在描记曲线前需要训练,最好是两个人同时操作。

2. 连续描记静态压力-容积曲线 连续描记静态 P-V 曲线包括体积描记仪法和低流速法。

(1) 体积描记仪法:体积描记仪法是采用特定的标尺在体外测量胸腔容积,评估患者的呼吸力学,与注射器法非常相似。由于肌松时患者的胸廓固定,仅需测量单圈胸围。利用人体体积描记仪可以监测连续的静态肺压力-容积(P-V)曲线,但需要特殊的仪器,且准确性差。目前较少使用。

(2) 低流速法:不同的流速绘制出的 P-V 曲线形态不同,意义也不同(图 18 - 15),流速越高,曲线向右移位。低流速法是采用非常缓慢的流速向患者肺内送入气体(一般流速小于 9~10 L/min),根据多个不同的容积对应的相应的气道压力,描记出

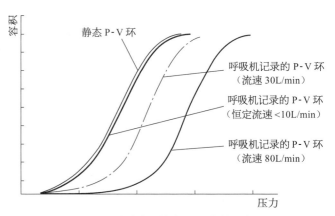

图 18 - 15 气流速度对静态 P-V 曲线形态的影响

连续的静态 P-V 曲线。低流速法描记的 P-V 曲线与采点法相似,具有可重复性。是目前临床上较常使用的描记静态 P-V 曲线的方法。

低流速法的优点:①用现代的呼吸机可以完成。②不需要脱机,呼吸机的报警和监测功能可以保持不变。③能合理评估气道阻力,测量气道压力和肺泡压力。④描记 P-V 曲线吸气支时不受湿度、温度和因时间过短造成容积减少等干扰。⑤利用低流速法可描绘不同呼吸参数设置和 PEEP 水平时的 P-V 曲线。

低流速法的操作方法:①患者镇静、肌松。②将呼吸机模式改为容量控制通气,潮气量 20~25 ml/kg,调整吸气时间或吸气流速,使得吸气流速小于 9~10 L/min。③用呼吸功监测仪或呼吸机描记出整个呼吸周期中各时间点的压力和容积。④将压力和容积对应的点描记在 XY 轴上,即绘制出静态 P-V 曲线。⑤记录 1~2 个呼吸周期后立即将呼吸机条件还原。⑥在描记曲线过程中要监测患者的血压、心率和经皮血氧饱和度,必要时随时中止上述操作,保证患者生命体征的稳定。

注意事项:①描记曲线时,患者通常需要充分镇静和肌松。②描记曲线之前让患者深吸气,或用简易呼吸器实施几次肺复张,并去除记录的第一条 P-V 曲线。③随着病情的变化,P-V 曲线也会发生改变,应动态监测 P-V 曲线。④某些患者,如慢性阻塞性肺病或肥胖患者,气道压力会突然增加,提示存在内源性 PEEP。有时内源性 PEEP 不易识别,可能会把它看作一个转折点。⑤描记过程中若经皮血氧饱和度下降至 88% 以下,应停止 P-V 曲线测量。

● **临床意义**

1. 反映呼吸系统顺应性　P-V曲线可以反映呼吸周期的顺应性、肺泡的复张程度及肺泡的可复张性。P-V曲线的吸气和呼气曲线分开，曲线的斜率表示顺应性，曲线越靠近 X 轴，提示肺顺应性越差(图18-16和图18-17)。

2. 指导 ARDS 患者最佳 PEEP 的选择　部分 ARDS 患者的静态 P-V 曲线会出现低位和高位转折点。目前多数研究认为低位转折点代表患者大量塌陷肺泡开始复张，因此低位转折点＋2 cmH₂O 对指导最佳 PEEP 的选择有意义。

低位转折点和高位转折点

低位转折点是 P-V 曲线吸气支的低肺容积处出现的一个转折点，表示肺泡开始开放时对应的压力和容积。正常人的 P-V 曲线低位转折点低于功能残气量，功能残气量以上部分为直线。P-V 曲线的起点(或呼气的终点)是影响低位转折点的主要因

素。当呼气末存在气体滞留时，呼气末肺容积或压力增加，低位转折点消失。

高位转折点是 P-V 曲线吸气支在接近肺总容积的高肺容积处出现转折，提示部分肺泡和(或)胸壁过度膨胀。某些疾病(如 ARDS)易出现高位转折点。

低位转折点和高位转折点，是顺应性的变化点(图18-18)。低位转折点表示大部分肺泡开放时对应的压力和容积，高位转折点的出现提示肺泡有过度扩张可能。

1. 肺静态压力-容积曲线的低位和高位转折点的确定　肺压力-容积(P-V)曲线转折点的确定没有金标准，易受观察者的主观干扰。目前常用的方法有以下几种。

(1) 目测法：沿着肺 P-V 曲线低位和高位转折点之间的线性部分做一条直线，目测曲线开始偏离直线的第一个点作为转折点，但这一方法误差较大。

(2) 顺应性法：P-V 曲线低位和高位转折点之间的线性部分顺应性最好，低位转折点以下和高位转折点以上部分顺应性降低。描记 P-V 曲线，计算肺顺应性，当顺应性增加了 20％或开始比最大顺应性降低 20％时，提示曲线出现转折点。

(3) 双向回归法：利用有关计算机软件，对 P-V 曲线上的每个点分别向前、向后做双向直线回归，每组数据都得到两条回归线，两个回归系数乘积最大的那一组数据对应的点即为转折点。

(4) 低流速法：机械通气时，通过下调呼吸频率和延长吸气时间，以比较低的气流速度(9~10 L/min)持续向肺内送气，目前临床较多使用此法。由于流速低，气道阻力的影响较小，描记的 P-V 曲线类似大注射器法描记的静态 P-V 曲线，有很好的一致性，并且重复性也很好，亦无需将患者与呼吸机断开，一次完成。

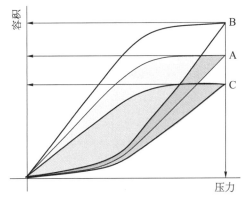

图18-16　静态 P-V 曲线与肺顺应性(压力相同时)
A. 肺顺应性正常；B. 肺顺应性减低；
C. 肺顺应性明显减低

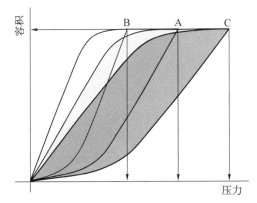

图18-17　静态 P-V 曲线与肺顺应性(容积相同时)
A. 顺应性正常；B. 顺应性增加；C. 顺应性降低

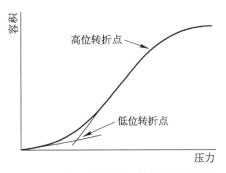

图18-18　压力-容积曲线的低位和高位转折点

2. **动态 P-V 曲线** 反映了呼吸系统的动态顺应性,目前许多呼吸机都能持续显示动态 P-V 曲线,以监测患者呼吸力学的动态变化。

3. 低位和高位转折点临床意义

(1)估计胸肺顺应性:P-V 曲线斜率的移动代表了顺应性的变化。向左上方移动,说明顺应性增加,而向右下移动则为顺应性减少。如果吸气支曲线趋于平坦,表明肺已过度膨胀,此时虽然吸气压力继续上升,但潮气量并不再增加(图 18-19)。

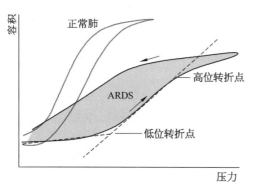

图 18-19 正常肺与 ARDS 肺的顺应性

(2)判断呼吸阻力:静态 P-V 曲线可反映弹性阻力,动态 P-V 曲线可反映非弹性阻力。如果曲线的呼气支呈球形,且其斜率向右下移动,说明呼吸道阻力增加(图 18-20)。

(3)估算呼吸功:根据 P-V 曲线可计算弹力功和阻力功。

(4)指导调节潮气量和 PEEP 水平:ARDS 患者由于其特殊的病理生理特点,P-V 曲线易出现高位转折点,通过监测 P-V 曲线设置合适的潮气量,避免高位转折点的出现,可以防止气压伤。以往的研究认为,监测 P-V 曲线的低位转折点有助于 ARDS 患者选择最佳 PEEP,PEEP 水平高于低位转折点 $2\sim3$ cmH$_2$O 可以减少肺泡开放时的剪切力。但最近的研究表明,从吸气支可能很难确定"最佳 PEEP"。而且,PEEP 是一种呼气现象,通过 P-V 曲线呼气支的转折点设置 PEEP 可能更符合呼吸生理,但还需要进一步的临床研究。

(5)监测气管导管的位置及通畅情况:气管插管后,如气道压力显著高于正常,而潮气量并未增加,则提示气管导管已进入一侧支气管内。纠正后,气道压力即恢复正常(图 18-21A)。如果气管导管有曲折,气流受阻时,在 P-V 曲线上可见压力急剧上升,而潮气量减少(图 18-21B)。

(6)监测双腔气管导管的位置:双腔气管导管移位时,其 P-V 曲线也立即发生变化(图 18-22)。

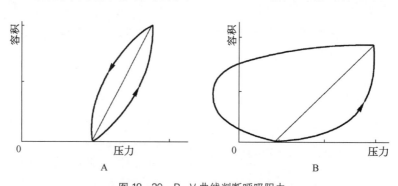

图 18-20 P-V 曲线判断呼吸阻力
A. 正常 P-V 曲线;B. 阻力增加顺应性下降的 P-V 曲线

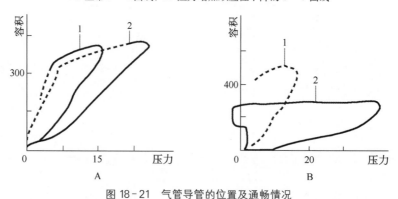

图 18-21 气管导管的位置及通畅情况
A. 气管导管位置(1. 正常 P-V 曲线;2. 气管导管进入一侧支气管内);
B. 气管导管通畅情况(1. 正常 P-V 曲线;2. 气管导管有曲折)

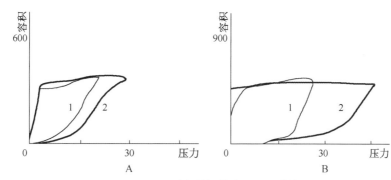

图 18-22 双腔气管插管时的 P-V 曲线

A. 双腔导管位置正确(1. 双肺通气;2. 单肺通气时其气道压力稍升高,潮气量无变化);
B. 双腔导管位置不正确(1. 双肺通气;2. 单肺通气时,潮气量无变化,而气道压力显著升高)

内源性呼气末正压

呼气气流受限造成了呼气末肺泡内压升高,造成内源性呼气末正压(intrinsic PEEP, PEEPi)的产生。内源性呼气末正压(PEEPi)分为静态 PEEPi 和动态 PEEPi。不同肺单位的时间常数存在差异,气道和肺实质病变患者产生的 PEEPi 在不同肺单位之间的分布不均一,表现为时间常数高而呼气流速慢的肺单位高于时间常数低而呼气流速快的肺单位。静态 PEEPi 为呼气末气道平台压,反映时间常数不均一的肺单位通过呼气末暂停达到平衡状态时的压力,动态 PEEPi 为吸气开始前气道压力,反映时间常数较短的肺单位 PEEPi 水平,此时,时间常数较长的肺单位仍在排空,由此可见动态 PEEPi 低于静态 PEEPi。

常用的测定静态 PEEPi 的方法主要有呼气末气道闭合法,测定动态 PEEPi 的方法主要有持续记录气体流速、气道压力法以及食管气囊法。

1. 静态 PEEPi 测定方法 呼气末气道闭合法的步骤如下:通过按下呼气末暂停键闭合气道,测定气道平台压获得 PEEPi。由于气道闭合后需要 1~5 s 才能使不同时间常数的肺单位之间达到平衡,以测定气道平台压,因此临床上需要 1~5 s 的闭合时间测定 PEEPi。临床上可应用呼气末暂停键测定 PEEPi。

2. 动态 PEEPi 测定方法 持续记录气体流速和气道压力法。这是一种间接测定 PEEPi 的方法,该方法通过同步记录气体流速和气道压力测定 PEEPi。气体流速由呼气转变为吸气时对应的气道压力即为 PEEPi,反映吸气开始前患者或呼吸机需要克服以触发气体流动的压力。该方法同时可用于

持续监测 PEEPi,如呼吸机设置模式或参数改变或采用舒张支气管治疗情况下连续监测 PEEPi 的变化。而且,对于没有呼气末暂停键的呼吸机,持续记录气体流速和气道压力是评估 PEEPi 快速简便的唯一方法。

3. 食管气囊法 食管气囊方法也是测定自主呼吸患者 PEEPi 和肺力学特征的重要方法。这种方法将与压力传感器连接的食管气囊导管在压力波形导引下,放置于食管中、下 1/3 处,同时监测气体流速、肺容积和食管压力的变化。呼气末气体流速突然改变方向时,测定相应食管压力,该压力为 PEEPi。这种方法测定的 PEEPi 为动态 PEEPi,与持续记录气体流速和食管压的测定结果一致,明显低于静态 PEEPi。

食管气囊方法已经用于监测重症患者和稳定的慢性阻塞性肺疾病(COPD)患者 PEEPi,只要患者呼气末呼吸肌处于肌松状态,测定结果即准确可靠。如果呼气过程中呼气肌肉收缩,则吸气早期食管内压的降低是呼气肌松弛而不是吸气肌收缩的结果。

● 适应证

机械通气应常规检测 PEEPi,尤其是以下情况:气道阻塞性疾病(如 COPD,支气管哮喘)、呼气时间短、高分钟通气量、气道压过高、人-机不同步、不可用循环因素解释的血流动力学不稳定等均可能导致 PEEPi 产生。

● 禁忌证

没有绝对禁忌证,但当出现如下情况时需慎重:气胸或纵隔气肿时、心功能不全尤其是严重右心功能不全时。

● 操作方法

1. 测定静态 PEEPi　对于无自主呼吸的患者,通常采用呼气末阻断法(end-expiratory occlusion)测定,此时所测 PEEPi 为静态 PEEPi,为所有肺泡的平均 PEEPi。

操作步骤:①患者镇静、肌松,机械通气。②一般将外源性 PEEP 调节为 0。③按"呼气末暂停"键,监测开始,PEEPi 等于呼气暂停后得到的 PEEPtot 减去设定的 PEEP(PEEPe)(图 18-23)。

2. 测定动态 PEEPi　对于有自主呼吸的患者,可采用食管囊压技术(esophageal balloon technique)测定,此时所测 PEEPi 为动态 PEEPi,为最小的 PEEPi。

食管囊压技术操作过程:①食管放置食管气囊导管,连接压力传感器,连续显示胸腔内压力。②从吸气开始至吸气流速产生之前的食管压下降即为动态 PEEPi。

● 注意事项

(1) 测定静态 PEEPi 时患者应镇静,甚至肌松,否则可能会影响监测数据的准确性。

(2) 重复测定 2～3 次,取平均值。

呼吸中枢驱动力(P_{0.1})

呼吸中枢驱动力($P_{0.1}$)是指吸气开始后 0.1 s 时的口腔闭合压,与呼吸阻力无关,是反映呼吸中枢兴奋性和呼吸驱动力的指标。$P_{0.1}$ 已成为评估呼吸中枢功能的常用方法,正常值为 0.2～0.4 kPa(2～4 cmH$_2$O)。

● 适应证

(1) 了解呼吸中枢驱动力。

(2) 了解呼吸机支持程度,以便选择适宜的支持水平,防止支持不足或过度。

(3) 预测并监测脱机。

● 操作方法

在测定前需稳定呼吸,为消除体位的影响(平卧位,半坐位),每次测定应取相同的体位,以便动态观察。临床上 $P_{0.1}$ 有两种测定方法。

1. 单一呼吸测定法　机械通气时,在呼气末关闭吸气阀,呼吸机管路及患者肺内无流速和容积的变化,记录患者下一次吸气开始后 0.1 s 时的气道压变化。每次取值至少 3 次,算出平均值(图 18-24)。

2. 连续测定法　当呼吸机为压力触发并且没有 Flow-by 时,呼吸机自动连续分析最小的气道闭合压,可连续显示 $P_{0.1}$ 数值。

● 注意事项

(1) 测定 $P_{0.1}$ 时,患者需有相对稳定的自主呼吸。

(2) 不同体位可影响 $P_{0.1}$ 的测定结果。

(3) $P_{0.1}$ 的测定不应在流速触发或有 Flow-by 的情况下测定,此时明显干扰测定值。

● 临床意义

(1) $P_{0.1}$ 是评估呼吸中枢驱动力的常用指标,临床上容易监测。

(2) 指导撤机:$P_{0.1}$ 低于 0.6 kPa(6 cmH$_2$O)可考虑撤离呼吸机,反之,则不能撤机。

(3) 调节压力支持通气的压力支持水平。

(4) $P_{0.1}$ 增高的原因与呼吸肌的机械负荷过重、呼吸中枢代偿性活动增强有关,也与呼吸肌功能未完全恢复有关,产生一定收缩力需较大的中枢驱动。

(5) 影响 $P_{0.1}$ 测定的因素有:①呼气末肺容积:

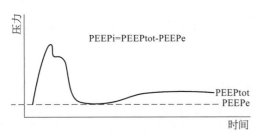

图 18-23　呼气末阻断法测定 PEEPi

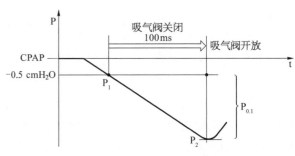

图 18-24　$P_{0.1}$ 的测定原理图

呼气末肺容积增加会影响肌肉的收缩,使测量值低于实际值。②呼吸肌长度和收缩速度改变:气道阻断后,吸气努力可能使胸、腹部产生矛盾运动,此时即使无肺容积的改变,呼吸肌也会发生明显收缩。③胸壁变形:胸壁变形使呼气末肺容积发生改变而影响测量的准确性。④呼气肌用力:呼气肌用力使呼气末肺容积低于功能残气量,测量值高于实际值。

(6)自主呼吸期间,$P_{0.1}$异常升高可以提示中枢驱动冲动发放增加,但神经肌肉功能不良时,$P_{0.1}$可能低估中枢驱动的增加。

肺复张容积的测定

肺复张容积是评价肺复张效果、PEEP 水平及 ARDS 肺泡不均一性的有效指标。目前临床上常用的监测方法有 P-V 曲线法和 CT 法。

● 操作方法

1. P-V 曲线法测定肺复张容积

(1)测定呼气潮气量:机械通气稳定 20 min 后,呼吸频率减少至 6 次/分,延长呼气时间至 9 s,吸气末将 PEEP 调为 0 cmH_2O,测定此次呼气潮气量。

(2)计算功能残气量(ΔFRC):ΔFRC=呼气潮气量-潮气量。

(3)描记有 PEEP 的静态 P-V 曲线:用低流速法描记有 PEEP 的静态 P-V 曲线,记录 P-V 曲线压力在 20 cmH_2O 时的容积(V_{20})。

(4)描记 0 cmH_2O(ZEEP)PEEP 水平的静态 P-V 曲线:用低流速法描记 0 cmH_2O(ZEEP)PEEP 水平的静态 P-V 曲线,记录 P-V 曲线压力在 20 cmH_2O 时的容积(V_{20})。

(5)计算肺复张容积:肺复张容积 = V_{20}(PEEP)+ΔFRC-V_{20}(ZEEP)。

P-V 曲线法测肺复张容积时,注意事项同 P-V 曲线的测定。

2. CT 法测定肺复张容积 急性呼吸窘迫综合征(ARDS)是临床常见的危重症,临床上常用肺复张(RM)手法促进塌陷肺泡复张、增加肺容积、纠正低氧血症。但目前仍缺乏理想的评价"肺复张"效果的指标。

通过 CT 扫描,能直接对肺组织进行测量,准确地计算出总肺容积、肺内空气容积、肺组织容积及肺组织重量。并且可以根据肺部密度值的不同,将肺分为 4 个区:过度膨胀区、正常通气区、低通气区和不通气区,计算出各区容积及其在总肺容积中的比例;还可以根据复张前后肺容积的不同,计算出肺复张容积。从而可以指导临床实施肺复张。

(1)患者准备:生命体征较平稳,适当镇静,在医生的陪同下,行胸部 CT 扫描。

(2)多层螺旋 CT 胸部扫描:多层螺旋 CT 胸部扫描获取肺部 CT 图像。应正确设置扫描相关参数:电压、电流、准直宽度、层厚、间隔、床进速度等。每次扫描范围均应包括肺尖和横隔膜,每次扫描均需在呼气末进行。多数危重症患者不能很好配合,应给予镇静和肌松。

(3)测定肺容积:目前多采用 Siemens Pulmo 肺定量分析软件测定肺容积。首先在 Pulmo 软件上设定肺组织四个区域的密度值范围,过度膨胀区(-1 000~-900 Hu)、正常通气区(-899~-500 Hu)、低通气区(-499~-100 Hu)和不通气区(-99~+100 Hu)。将待分析的 CT 图像导入 pulmo 分析界面,该软件可自动将图像中肺组织与其他组织(胸壁、气管、肺门大血管、纵隔、心脏等软组织)勾画出来,部分需进行手工校正。处理完一组数据后,pulmo 软件将导出每一层面肺组织面积及每一层面各区所占百分比。

总肺容积 = $\sum$ 每一层面肺面积×层厚;

肺内空气容积 = (-平均CT值/1 000)×总肺容积(平均 CT 值<0);

肺内空气容积 = 0(平均 CT 值>0);

肺组织容积 = (1+平均CT值/1 000)×总肺容积(平均 CT 值<0);

肺组织容积 = 总肺容积(平均 CT 值>0);

肺组织重量 = 肺组织容积;

各区肺容积 = $\sum$ 每一层面肺面积×每一层面各区所占百分比×层厚。

(4)肺复张容积计算:目前被认可的有两种方法。

1)可复张肺百分比 = (W_5-W_{45})/$W_{总}$

W_5:气道压力为 5 cmH_2O 时不通气区肺组织重量;

W_{45}:气道压力为 45 cmH_2O 时不通气区肺组织重量;

$W_{总}$：气道压力为 5 cmH₂O 时总肺组织重量。

2）可复张肺百分比 ＝（$V_{GasPEEP}$ － $V_{GasZEEP}$）/
（FRC_{normal} － FRC_{ZEEP}）

$V_{GasPEEP}$：PEEP 为 0 时肺不通气区、低通气区气体体积；

$V_{GasZEEP}$：PEEP 为 0 时肺不通气区、低通气区气体体积；

FRC_{ZEEP}：PEEP 为 0 时呼气末肺内气体体积；

FRC_{normal}：正常状态下呼气末肺内气体体积。

男性：FRC_{normal} ＝ 2.34×身高＋0.009×年龄－1.09；

女性：FRC_{normal} ＝ 2.24×身高＋0.001×年龄－1.0。

虽然目前临床上将每例 ARDS 患者均在 CT 的监视下实施肺复张仍存在困难，但是 CT 法测定肺复张容积，能直接反映肺复张效果，可以指导肺复张的实施，有利于 ARDS 患者的治疗。

肺牵张指数的测定

近来有学者提出，容量控制通气、流速恒定时，通过测定气道压力-时间曲线吸气支的肺牵张指数（stress index）可推测肺泡复张情况。肺牵张指数小于 1 时提示吸气过程中仍有塌陷的肺泡复张，肺牵张指数大于 1 时提示吸气过程存在肺泡过度膨胀，肺牵张指数等于 1 时提示在吸气过程无肺泡复张与过度膨胀（图 18-25）。

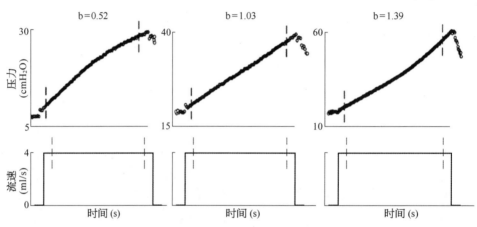

图 18-25　肺牵张指数与肺泡复张的关系

● 操作步骤

（1）患者镇静、肌松。

（2）描记容控恒流状态下气道压力-时间曲线。

（3）将呼吸功能监护仪的压力和流量传感器连接于气管切开管 Y 管处，吸气流速恒定情况下，描记压力-时间（P-t）曲线。

（4）取其吸气支进行曲线回归，得到方程 P＝a×t^b＋c（t：时间），其中 a 表示吸气曲线的斜率，c 表示吸气开始时的气道压力，b 值即为牵张指数，反映 P-t 曲线吸气支的非线性特征。

（5）调整 PEEP 使 b＝1，此时的 PEEP 即为 ARDS 患者的最佳 PEEP。

● 临床意义

动物实验及临床观察发现复张后肺牵张指数能够反映肺泡的开放状态，可能能作为 ARDS 患者最佳 PEEP 的选择方法的之一，肺牵张指数（b）＝1 时的 PEEP 能作为 ARDS 的最佳 PEEP，但需进一步深入、大规模的临床研究证实。

呼吸功监测

呼吸功即为呼吸肌克服呼吸阻力维持通气量所做的功。正常情况下，自主呼吸时吸气是主动、耗能的，呼气是被动的，不做功。因此，呼吸肌仅在吸气时做功，正常值为 0.4～0.6 J/L。呼吸功实际上是对呼吸肌后负荷的一种评估。

呼吸功分为弹力功（EBIDOE）和阻力功。弹力功是克服呼吸系统弹性阻力所做的功，受肺和胸廓顺应性的影响，顺应性降低时，弹力功增加。阻力功是克服气道阻力、肺和胸廓的黏滞力所做的功，当气道阻力增加时，阻力功增加。

根据物理学原理，呼吸功为变化的压力与变化的容积的积分,临床上可通过 P-V 曲线内的面积来计算呼吸功。图 18-26 中曲线的斜率 EBI 表示顺应性,总呼吸功为 ECIDOE 对应的面积,其中 EBIDOE 对应的面积为吸气时克服肺弹性回缩做的功(弹力功),ECIBE 对应的面积为吸气时克服气道阻力所做的功(阻力功)。

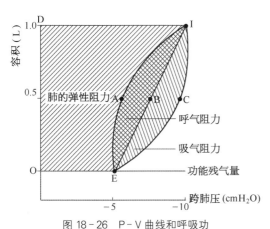

图 18-26　P-V 曲线和呼吸功
ECIBE:吸气时的阻力功;EBIAE:呼气时的阻力功;
EBIDOE:弹力功;ECIDOE:总呼吸功

机械通气时监测呼吸功,有助于临床医生了解患者的呼吸功能和呼吸机对患者的影响,及时调整机械通气。

1. 呼吸功监测内容　机械通气时的呼吸功包含呼吸机做功和患者做功,患者通过呼吸机和自主呼吸所做的功,包括两部分。①生理功(WOB_{phy}):患者自主呼吸时,为克服弹性阻力所做的弹力功和克服气道阻力所做的阻力功。正常约 0.5 J/L(0.3~0.6 J/L)。②附加功(WOB_{imp}):患者自主呼吸时,为克服呼吸设备(气管内导管、呼吸机回路、按需气流等)的阻力负荷所做的阻力功。这是强加于生理功上的额外负荷。在某些情况下,附加功可以等于甚至大于生理功。

2. 呼吸功监测方法　临床上可以通过床边呼吸功能监测仪直接计算,也可根据患者 P-V 曲线的变化监测呼吸功(图 18-5)。

3. 呼吸功监测的意义　①帮助选择最佳通气方式和呼吸参数,指导呼吸支持治疗,最大限度减少呼吸后负荷,避免呼吸肌疲劳。呼吸功实际上是对呼吸肌后负荷的一种评估。②判断呼吸功增加的原因是由于弹力功和阻力功增加,还是由于呼吸机的附加功增加。附加功增加时(如患者通过高阻力的

呼吸机呼吸),将加重患者呼吸肌后负荷,使其疲劳。③监测患者呼吸功能恢复程度,指导呼吸机撤离:监测呼吸功可以使临床医生了解呼吸支持的效果,患者呼吸肌的恢复情况以及呼吸机附加功的影响,给撤离呼吸机提供了客观可靠的标准。通常呼吸功小于 0.75 J/L 时脱机多能成功。④了解各种通气模式和呼吸设备对呼吸功的影响:附加功的监测可以准确反映呼吸机的设备和通气模式对患者呼吸肌负荷的影响。

● 适应证

临床上通过各种手段监测并调整呼吸功对患者呼吸治疗及脱机具有重要的指导作用。

1. 帮助选择最佳通气方式和呼吸参数,指导呼吸支持治疗,最大限度减少呼吸后负荷,避免呼吸肌疲劳。

(1)用 PSV 给患者部分呼吸支持时,可以通过测定患者呼吸功(WOB)了解最佳 PSV 压力支持水平,使患者承担正常的生理呼吸功,促进呼吸肌的自身调节。若 PSV 压力过小,呼吸支持不充分,将加重呼吸肌负荷,过大则不利于呼吸肌的锻炼和恢复。

(2)慢性呼吸衰竭患者,若呼吸肌已经出现疲劳时,应选用较高呼吸支持条件,使得呼吸功全部由呼吸机完成,即患者呼吸功为 0,使呼吸肌完全处于休息状态,避免肌肉缺血,以利于其早日恢复。但若 PSV 的压力过大,或全部呼吸支持的时间过大,可引起呼吸肌萎缩,反而使机械通气的时间延长,造成撤机困难。

2. 判断呼吸功增加的原因　是由于弹性功和阻力功增加,还是由于呼吸机的附加功(WOB_{imp})增加。

3. 监测患者呼吸功能恢复程度　指导呼吸机撤离。

4. 了解各种通气模式和呼吸设备对呼吸功的影响　呼吸功的监测可以准确反映呼吸机的设备和通气模式对患者呼吸肌负荷的影响。

● 操作步骤

(1)将食管气囊导管插入食管测胸腔内压,阻塞法确认位置。

(2)流量传感器连接于气管插管和呼吸机 Y 管之间,测定气体流率和气道压力。若气管插管已拔

除,则用鼻夹夹住双鼻,口器置于口唇和牙龈之间形成闭合回路,流量感受器接于口器。

(3) 根据气管插管长度,将内径 1.5 mm 硅胶管插入气管插管远端,硅胶管与食管压力延长管相连,测定气管插管远端的压力(P_{ETT})。

(4) 通过胸腔内压变化与容积改变的积分获得患者所做的总呼吸功(WOB_p)(J/L),将 WOB_p(J/L)乘以分钟通气量,则得到 WOB_p(J/min)。

(5) 将 P_{ETT} 的改变和容积改变积分可获得器械导致的附加功(WOB_{imp})。

(6) 患者自主呼吸时(CPAP 和 T 管条件下),WOB_p 减去器械导致的 WOB_{imp},剩余部分为克服自身气道阻力和弹性阻力所做的功,即生理呼吸功(WOB_{phy})。

● **注意事项**

(1) 呼吸功常用于指导脱机,正常值为 0.3~0.6 J/L。一般认为,①呼吸功(WOB_p)<0.75 J/L,脱机多能成功。②WOB_p>0.75 J/L,可导致呼吸肌疲劳,WOB_p 0.85~1.15 J/L 是典型的运动负荷增加,而 WOB_p>1.25 J/L 是导致严重呼吸肌疲劳的高负荷状态。因此,积极降低或调整呼吸功是十分必要的。

(2) 导致呼吸功增加的因素包括:①气道阻力增高。②肺胸廓顺应性降低。③内源性 PEEP。④呼吸机回路的阻力过高。⑤气管导管内径过小、打折、弯曲度大等。

流量-容积环(阻力环)监测

流量-容积环显示呼吸时流量和容量的动态关系,它可提供关于气道状况的信息,用于判断呼吸回路是否有泄漏、气道是否有阻塞以及患者呼吸是否与呼吸机同步等。下图为正常的流量-容积环(图 18-27)。流量-容积环监测主要用于以下几个方面。

1. 判断支气管舒张剂的疗效 呼气流量波形变化可反映气道阻力的变化,判断用药后支气管扩张的程度,了解支气管舒张剂的疗效。如图 18-28 所示,左侧为正常流量-容积环,中间和右侧为用药前后的变化。用药前的呼气流量(A)明显减慢,且其后半部呈扇贝壳状(B);用药后呼气流量明显增加(A),并其后半部下降较平坦(B),说明疗效显著。

2. 监测呼吸道回路是否漏气 若呼吸道回路有漏气,则流量-容积环不能闭合,呈开放状(图 18-29)。

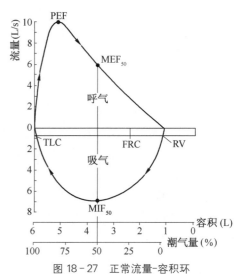

图 18-27 正常流量-容积环

PEF:峰值呼气流速;TLC:肺总量;
FRC:功能残气量;RV:残气量;
MEF_{50}:50%用力肺活量时的中期呼气流速;
MIF_{50}:50%用力肺活量时的中期吸气流速

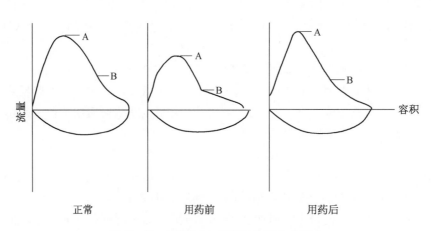

图 18-28 气道阻力下降前后的流量-容积环

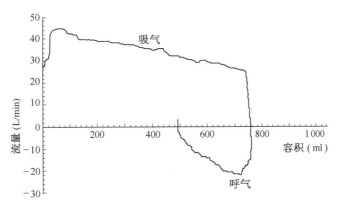

图 18 - 29　流量-容积环示呼吸回路漏气

3. 监测双腔气管导管的位置　双腔导管在气管内的移位时,流量-容积环呼气时流速减慢和阻力增加(图 18 - 30)。

4. 监测内源性 PEEP　当气道阻力过大,流速过慢,致使呼气不充分,可发生内源性 PEEP,阻力环上表现为持续的呼气气流(图 18 - 31)。

5. 判断呼吸困难的原因　①胸内气道阻塞:如慢性支气管炎、肺气肿、支气管哮喘等,阻力环的吸气波形无变化,呼气时,由于气流受限,其最大呼气峰值流速、中期流速均明显下降,呈平坦的呼气波形。同时,由于肺过度充气,残气量、功能残气量和肺总量增加(图 18 - 32)。②固定性大气道阻塞:如气管或喉部狭窄,双侧声带麻痹等,其阻力环的呼气和吸气波形均变平坦,呈矩形,呼气和吸气中期流速均中度下降(图 18 - 33)。③限制性肺疾病:阻力环的形状正常,但最大呼气峰值流速、呼气和吸气中期流速、残气量、功能残气量和肺总量均下降(图 18 - 34)。

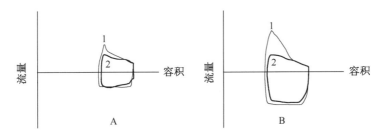

图 18 - 30　双腔气管插管时的流量-容积环
A. 双腔导管位置正确(1. 双肺通气;2. 单肺通气);
B. 双腔导管位置移动(1. 双肺通气;2. 单肺通气)

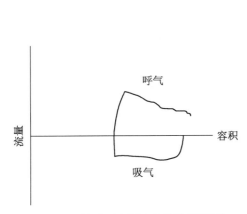

图 18 - 31　流量-容量环内持续性呼气气流

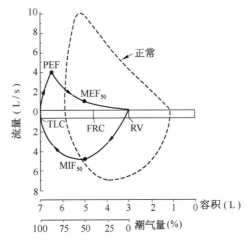

图 18 - 32　胸内气道阻塞时的流量-容积环

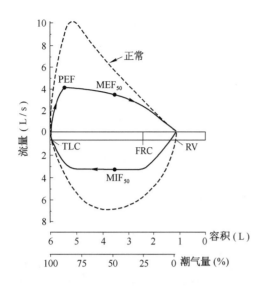

图 18-33 固定性大气道阻塞时的流量-容积环

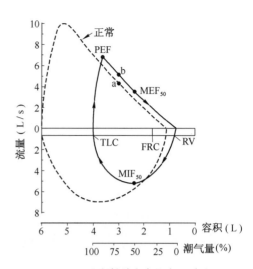

图 18-34 限制性肺疾病的流量-容积环

（谭　焰　黄英姿）

十九、膈肌电信号监测

膈肌电信号监测技术是通过放置膈肌电活动食道电极导管,监测膈肌兴奋时产生的电位变化,了解呼吸中枢的驱动能力,评价呼吸肌功能的一项监测技术。呼吸中枢驱动越强,膈肌电活动强度(Edi)越大,呼吸潮气量就越大(图 19-1),对膈肌电活动的监测,将有助于评价呼吸中枢驱动和膈肌功能。尽管膈肌电信号监测技术出现较早,但由于设备和技术的局限性,使监测结果不稳定,易受到外界干扰,

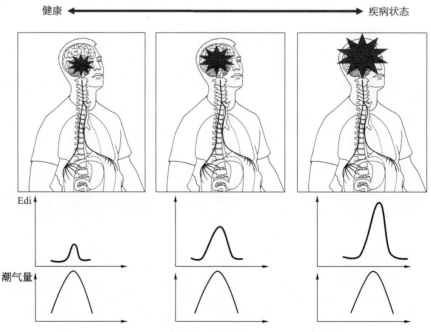

图 19-1 不同的中枢呼吸驱动和膈肌电活动(Edi)强度与潮气量(V_T)

难以在床边开展,临床应用困难。近年来,随着信息处理技术的进步和设备的发展,膈肌电信号监测技术逐渐走向成熟,监测信号的稳定性和敏感性大大增强,使其在床边监测成为可能。另外,以膈肌电信号监测为基础,出现了由患者神经冲动直接控制呼吸机工作的神经电活动辅助通气(neural adjusted ventilatory assist,NAVA)模式,为机械通气提供了新的发展方向。

● **适应证**

1. **评价呼吸中枢的驱动能力及神经传导的完整性**　膈肌是人体最重要的呼吸肌,膈肌电信号监测能直接监测膈肌电活动信号的强弱,反映了呼吸中枢的驱动能力。而目前临床上应用的一些间接指标,如最大吸气压、最大呼气压、0.1 s闭合口腔压($P_{0.1}$)、跨膈压(Pdi)等,均是间接评价呼吸驱动能力,而且干扰因素多,临床价值有限。此外,在脊髓损伤及其他可能影响膈神经传导的疾病过程中,通过Edi的监测可以反映神经传导的完整性,用于动态监测神经传导的损伤及恢复过程。

2. **评估机械通气患者的呼吸同步性**　尽管目前临床常用呼吸机的信号触发机制有了明显的进步,但患者触发呼吸机,仍然是通过患者吸气后气道内形成压力下降(压力触发)或呼气时气道内的基础/偏向气流显著降低(流速触发)来完成的。一方面,患者吸气开始后,只有当气道内压力或流速改变达到呼吸机的触发水平,呼吸机才能够感知,准备送气;另一方面,气道内压力或流速的改变明显滞后于

膈肌收缩或胸腔内压力的改变;此外,压力或流速等机械信号传导速度慢,而且呼吸机开始送气往往也是通过机械性的伺服阀开放。这些因素均可导致患者与呼吸机不同步,患者在吸气早期有吸气动作而无气流吸入,导致患者空气饥饿感,明显增加呼吸功。更值得注意的是,当患者中枢驱动较弱或呼吸肌收缩微弱,但无明显胸腔压力降低时,就难以触发呼吸机,而出现人机完全的不同步。膈肌电信号监测技术则通过直接监测膈肌电活动,能够准确评价机械通气患者的呼吸同步性。

3. **评价膈肌功能/指导脱机**　膈肌肌力的强度和持久力直接关系到患者自主呼吸恢复能力和脱机的可能性。膈肌电信号监测技术则通过监测膈肌的电活动强度和单位电活动下的膈肌收缩能力,能够评估呼吸中枢和膈神经的驱动能力的同时,还可评估膈肌收缩功能,有助于鉴别呼吸中枢抑制(神经传导障碍)和呼吸肌无力,为临床脱机提供有效可靠的信息,为临床处理提供依据。

临床上在呼气屏气情况下,可通过监测单位Edi及其产生的胸腔内压变化,计算出神经机械效能(NM)=ΔPaw/Edi,可反映膈肌收缩效能(图19-2)。在去除呼吸辅助的情况下(无压力支持),监测吸气时单位Edi及其产生潮气量变化,计算出神经通气效能(NVE)=Vt/Edi,反应膈肌的收缩效能(图19-3)。临床研究证实神经通气效能及神经机械效能是指导撤机的良好指标。

4. **神经电活动辅助通气(NAVA)的基础**　NAVA是一种新的通气模式,实施该模式时,通过

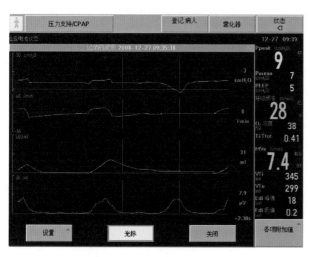

图19-2　神经机械效能的测定

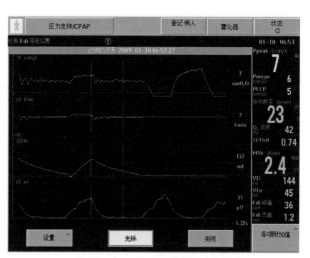

图19-3　神经通气效能的测定

膈肌电信号监测来感知患者呼吸中枢的驱动,触发呼吸机,并根据膈肌电信号的强度,按一定比例呼吸机提供通气支持,从而实现了由患者的神经冲动直接控制呼吸机工作的目标。膈肌电信号监测技术是实现 NAVA 通气模式的基础。

● **禁忌证**

不适宜放置胃管的患者,如食管梗阻、穿孔、严重食管静脉曲张出血等,不能行膈肌信号监测。

● **操作方法**

1. 选择合适的膈肌电信号监测电极导管 膈肌电信号监测电极导管(Edi 导管)前端有 10 个电极,其中 1 个为参考电极,其他 9 个为监测电极。为了保证膈肌电活动信号采集的准确性,应将 Edi 导管的 9 个监测电极置于膈肌水平(图 19-4)。一般先根据患者的身高体重来选择不同规格的导管(表19-1)。在实际临床应用过程中,可根据患者的身高来确定使用何种规格的导管(表 19-2)。

表 19-1

食管膈肌电信号监测电极导管的规格

导管规格 [周径(mm)/长度(cm)]	电极间距 (IED, mm)	适用体重 (kg)	适用身高 (cm)
16/125	16		>140
12/125	12		75~160
8/125	16		>140
8/100	8		45~85
6/50	6	1.0~2.0	<55
6/49	6	0.5~1.5	<55

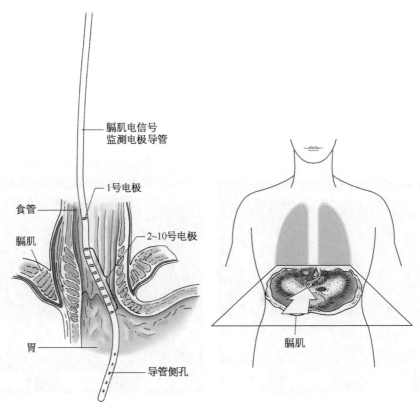

图 19-4 食管膈肌电活动监测电极导管监测电极的位置

表 19 - 2

患者身高与食管膈肌电信号监测电极导管的选择

身高(cm)	<55	45~85	75~160	>140
导管规格[周径(mm)/ 长度(cm)]	6/50 6/49	8/100	12/125	16/125 8/125

2. 预估 Edi 导管放置的深度　确定合适规格的导管后,计算从患者鼻梁(N),经过耳垂(E)直到剑突(X)的距离(NEX),以此来估计导管放置的深度(Y)(图 19 - 5)。根据膈肌电信号监测电极导管是经鼻还是经口的不同置入途径,选择相应的计算公式来计算导管置入人体内的长度(表 19 - 3 和表 19 - 4)。(此导管长度计算公式是根据欧美国家人群的身高所得,亚洲人身高较低,此公式可能计算出长度偏长,临床上还需根据膈肌电信号来调整导管置入深度。)

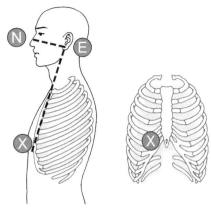

图 19 - 5　预估食管膈肌电活动监测电极导管的放置长度

3. 放置 Edi 导管　使用前将导管用水浸湿(图 19 - 6),注意不要弄湿连接部分,放置操作同胃管置入术。Edi 导管表面已经涂有润滑剂,不需另外再使用任何润滑剂,以免损坏导管。

表 19 - 3

食管膈肌电信号监测电极导管经口插管深度的计算方法

导管规格[周径(mm)/长度(cm)]	插管深度(Y, cm)
16/125	Y=NEX cm×0.8+18
12/125	Y=NEX cm×0.8+15
8/125	Y=NEX cm×0.8+18
8/100	Y=NEX cm×0.8+8
6/50	Y=NEX cm×0.8+3.5
6/49	Y=NEX cm×0.8+2.5

表 19 - 4

食管膈肌电信号监测电极导管经鼻插管深度的计算方法

导管规格[周径(mm)/长度(cm)]	插管深度(Y, cm)
16/125	Y=NEX cm×0.9+18
12/125	Y=NEX cm×0.9+15
8/125	Y=NEX cm×0.9+18
8/100	Y=NEX cm×0.9+8
6/50	Y=NEX cm×0.9+3.5
6/49	Y=NEX cm×0.9+2.5

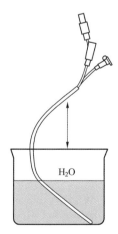

图 19 - 6　导管置入前用水浸润

4. 连接 Edi 导管与呼吸机 Edi 监测模块　将食管膈肌电信号监测电极导管与呼吸机的 Edi 监测模块连接。

5. Edi 导管位置的确认　进入 Neural Access 菜单,选择导管位置确认(Edi catheter positioning)选项,进入 Edi 信号监测界面(图 19 - 7)。

在 Edi 监测界面中,上部显示四道心电图信号,用以判断导管位置是否准确;下部是 Edi 曲线,通过调整显示坐标,获得最佳的监测效果。

(1) 典型波形:正常情况下,4 道心电图波形从上到下的波形中,P 波振幅依次减小,第一道波形中的 P 波最为明显,到第四道波形时 P 波消失,蓝色标记的信号出现在第二、第三道波形中,提示导管放置位置正确(图 19 - 8)。

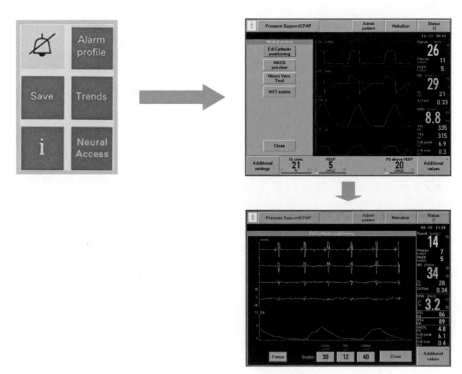

图 19-7 呼吸机 Edi 监测界面

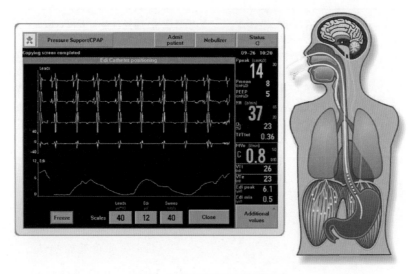

图 19-8 Edi 导管放置位置正确

（2）导管放置过深：当蓝色标记的信号出现在第一道心电图波形时，说明导管放置过深（图 19-9）。以 IED 为单位将导管向外拉出，直到蓝色标记的信号出现在第二、第三道心电图波形时。

（3）导管放置过浅：当蓝色标记的信号出现在第三、第四道信号时，说明导管放置过浅（图 19-10）。应以 IED 为单位将导管向内送入，直到蓝色标记的信号出现在第二、第三道心电图波形时。需要注意

的是，在变动导管位置时，送入或拉出总的幅度不要超过 4 倍 IED 的距离。

6. 导管位置的再确认　按住呼气保持键直到出现一次吸气努力，观察在压力-时间曲线出现一个负相波的同时，Edi 曲线呈现正相的波形，提示导管放置位置准确。记录导管放置深度，妥善固定。导管位置准确后，可在监测屏幕上观察到平稳显示的 Edi 曲线（图 19-11）。

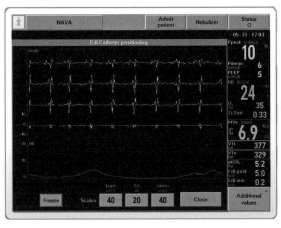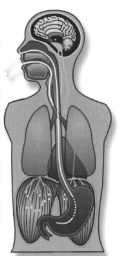

图 19-9　Edi 导管放置过深

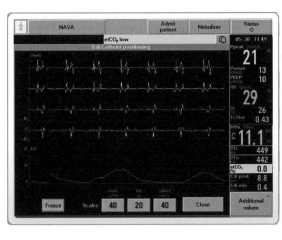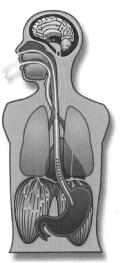

图 19-10　Edi 导管放置过浅

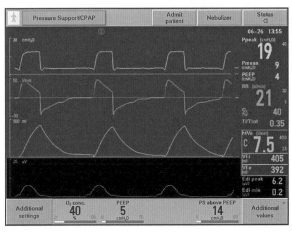

图 19-11　Edi 曲线波形

7. 监测参数　通过 Edi 监测可观察以下内容：①观察 Edi 信号与压力/流速曲线的同步性：若压力和流速波形明显滞后于 Edi 波形，则提示人机同步性不良，呼吸机触发和送气明显滞后。若观察到 Edi 波形，但无压力和流速波形，则患者的呼吸肌驱动未能触发呼吸机。②Edi 的峰值（Edi_{peak}）和基础值（Edi_{min}）：反映患者呼吸肌肉电活动的强弱，主要反映中枢神经驱动对膈肌的兴奋，有助于判断患者是否存在中枢驱动异常和神经传导障碍。③单位 Edi 所需支持的压力水平（NAVA 支持水平）：在 NAVA 通气模式下，由于患者获得的通气支持水平是由 NAVA 支持水平（NAVA Level）和 Edi 信号强度共同决定的。NAVA 支持水平（$cmH_2O/\mu V$）实际上就反映了膈肌的收缩强度和患者的呼吸负荷。

● 注意事项

(1) Edi 导管使用前,需确认导管的连接部分干燥,使用过程中注意避免弄湿,以免影响信号收集。

(2) Edi 导管为一次性使用物品,请勿反复使用。每根导管可连续使用 5 天以上。

(3) 由于强磁场可能使电极升温,并影响成像质量,在进行磁共振检查时必须拔除导管。

(4) 导管表面已经预置润滑剂,使用时用水湿润即可,请勿再加用其他任何润滑剂。

(5) Edi 导管在监测膈肌电信号的同时可以管饲流质,可作为常规胃管使用,放置 Edi 导管后不需再放置胃管。

(邱海波　李钦怡)

二十、神经电活动辅助通气

神经电活动辅助通气(neural adjusted ventilatory assist, NAVA)是一种全新的通气模式,其工作原理是通过监测膈肌电活动,感知患者的实际通气需要,并提供合适的通气支持。

NAVA 的工作流程可以描述为对膈肌电活动信号的感知、传输和反馈的过程。在实施 NAVA 通气之前,需要经食管置入膈肌电极导管,收集患者膈肌电活动信号,并通过传感器将信号传送至安装有 NAVA 相应软件的呼吸机,呼吸机在感知到这些信号以后,根据预设的触发范围和支持水平,给予通气支持。整个机械通气周期的启动,是直接基于患者的呼吸中枢驱动,也就是患者本身实际的通气需要,而不是传统意义上的流速或压力的改变。从理论上讲,NAVA 可以保证呼吸机对患者合理的通气支持水平,最大限度地提高人机同步性(图 20-1)。

与传统的辅助通气比较,NAVA 的工作原理发生了根本性的变化,无需设置压力、流量触发以及压力、容量支持水平等参数,取而代之的是膈肌电信号(Edi)触发和 NAVA 支持水平(NAVA Level)。当患者的膈肌电活动强度达到预设的触发水平时,就启动一次通气,患者获得的通气支持大小是由 NAVA Level 和 Edi 信号强度共同决定的。吸气过程中任意时间点患者获得的通气支持水平 $cmH_2O=$ 设置的 NAVA level $cmH_2O/\mu V\times$(该时间点 Edi-Edi 基础值)。与压力支持不同,NAVA 在吸气过程中提供的支持压力并非固定不变,而是与瞬时 Edi 强度呈正比。当 Edi 逐步下降至最高值的 70% 时,呼吸机转为呼气,气道压力降低到预设 PEEP 水平。

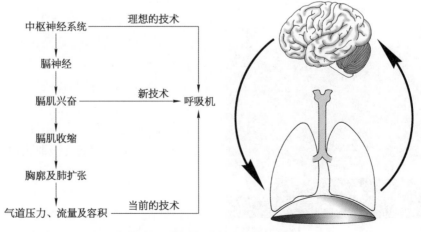

图 20-1　机械通气与神经肌肉活动

上图引自 C. Sinderby 等,Nat med, 1999.5(12):1433～1436

● **适应证**

NAVA可试用于任何有自主呼吸的机械通气患者。推荐在下列患者中优先考虑应用NAVA。

1. **可能需要较长时间机械通气的患者**　控制通气在很短的时间内就可能更导致膈肌萎缩出现呼吸机相关的膈肌功能障碍(VIDD)。虽然辅助通气可在一定程度上延缓VIDD,但VIDD亦随机械通气时间延长而加剧。NAVA通过神经反馈能在一定程度上避免通气辅助过度或不足,减缓长期通气辅助过度导致的VIDD及通气辅助不足导致的膈肌疲劳,与其他机械通气模式相比更适用于长期机械通气患者中。

2. **准备脱机或脱机困难的患者**　准备脱机或脱机困难的患者具有一定的呼吸驱动能力,机械通气治疗的主要目的是辅助自主呼吸能力的不足和促进自主呼吸能力的恢复,并尽早脱机。NAVA有助于判断脱机困难的原因,并可随着患者呼吸驱动增强逐渐平稳的减少通气支持,既避免了通气支持过度导致呼吸肌废用和通气支持不足导致呼吸肌疲劳,导致脱机延迟,又可避免不恰当的过早脱机。

3. **应用传统通气模式存在明显人机不同步的患者**　由于传统通气模式通过压力或流量触发呼吸机送气,当中枢驱动不足和/或呼吸肌疲劳,患者吸气早期引起的压力或流速改变不足以触发呼吸机,出现无效触发。另外,即使患者能够有效地触发呼吸机送气,由于压力和流速的传导速度慢,呼吸机送气总是滞后的,使得患者在吸气早期发生空气饥饿现象,也造成人机不同步,当患者呼吸频率很快或存在呼吸窘迫时,这种现象更为突出。NAVA以膈肌电活动作为吸气触发的信号,明显改善了呼吸机的送气滞后现象,提高了人机同步。

4. **婴、幼儿及呼吸中枢发育尚不完善的患者**　由于呼吸驱动水平不稳定,病情变化快,传统的通气模式往往难以适应患者的需求,NAVA可以随时适应不断变化的通气要求,具有一定的优势。

● **禁忌证**

除了经食管置入膈肌电极导管的禁忌证以外,由于NAVA必须根据膈肌的电活动来确定通气支持的水平,所以影响膈肌电兴奋的因素如严重的呼吸中枢抑制、高位截瘫、严重神经传导障碍、严重电解质紊乱导致的膈肌麻痹等也是实施NAVA通气的禁忌证。但是NAVA不仅仅是一种通气模式,更是床旁监测膈肌电活动的有效手段。存在截瘫、呼吸中枢抑制、神经传导障碍或膈肌麻痹等患者也可以NAVA实现床旁Edi的监测,对呼吸中枢、神经传导及膈肌功能等进行有效的评估。

● **操作方法**

1. **正确安放食管膈肌电信号监测电极导管**　将食管膈肌电活动监测电极导管插入食管,连接至安装有Edi模块和NAVA模式的呼吸机,确认导管位置正确(详见"十九、膈肌电信号监测")。

2. **设置NAVA通气参数**　在NAVA模式下,需要设置的参数不多,包括NAVA支持水平、Edi触发水平、PEEP和FiO_2(图20-2)。

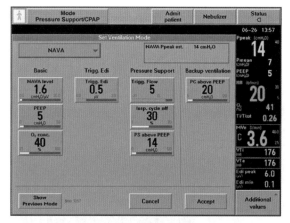

图20-2　NAVA通气模式下需要设置的参数

(1) 通气支持水平:在NAVA模式下,患者获得的通气支持水平是由NAVA水平(NAVA Level)和Edi信号强度共同决定的。患者获得的通气支持水平cmH_2O=设置的NAVA Level $cmH_2O/\mu V\times$(Edi峰值-Edi基础值)。

(2) 触发:NAVA的吸气触发机制是通过设置Edi触发水平,当Edi信号强度达到Edi触发水平后即触发一次通气。但若患者膈肌以外的呼吸辅助肌先收缩,使得胸腔内压下降,也可以先出现流速触发,流速触发后,呼吸机按照PEEP+2 cmH_2O进行压力支持,直至Edi信号强度达到Edi触发水平,再按照公式[通气支持水平(cmH_2O)=设置的NAVA level($cmH_2O/\mu V$)×(Edi峰值-Edi基础值)进行通气。

(3) 吸气向呼气转换:当Edi信号强度从峰值

下降至峰值的 70% 时,呼气阀打开,患者从吸气转为呼气。

若峰值 Edi 信号强度过低,Edi 峰值小于 $1.0~\mu V$,不宜采用 NAVA 模式。

患者所获得的实际潮气量由 NAVA 支持水平、膈肌电信号的强度等因素共同决定。

3. NAVA 支持水平的选择 可通过 NAVA preview 工具设定合适的 NAVA 支持水平。

首先在传统的压力控制或压力支持模式下,确定获得目标潮气量的压力水平。

然后,进入 NAVA preview,观察压力-时间曲线(图 20-3),黄色曲线类似方波的波形为目前通气模式(压力控制或压力支持)的气道压力(实际压力曲线),即达到目标潮气量的压力,灰色曲线类似正弦波的波形为在预设 NAVA 水平下,预计达到的支持压力(模拟压力曲线)。

调节 NAVA 预设水平,模拟压力曲线(灰色曲线)相应发生变化。当灰色曲线与黄色曲线良好契合时,此时的 NAVA 预设水平就是提供目标压力的合适水平。

4. 设置后备通气模式 NAVA 预设水平等参数设置完毕后,不要立即将通气模式转为 NAVA 模式,还需设置后备通气模式(Backup ventilation)(图 20-2),一般为压力控制或容量控制模式,预设的压力或潮气量水平根据传统压力控制或容量控制通气时的参数设置。后备通气模式的设置主要是预防 NAVA 通气时可能出现的窒息,如膈肌电活动微弱或电极位置不当导致 Edi 水平不能有效触发呼吸机送气。

5. 开始通气 NAVA 预设支持水平、Edi 触发水平、PEEP 和 FiO_2 等通气设定完成,并恰当地设置后备通气模式后,可将通气模式转为 NAVA 通气(图 20-4)。NAVA 通气开始后,应密切观察患者的 Edi 是否能够有效触发、潮气量是否达到目标水平,以及患者是否舒适,并根据最大 Edi、最小 Edi 水平和 $EtCO_2$ 水平,调整 NAVA 支持水平。

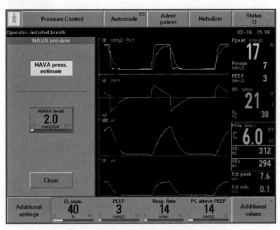

图 20-3 NAVA 预设支持水平的设置

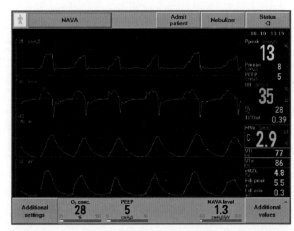

图 20-4 NAVA 通气时的压力、流速、容量和 Edi-时间波形

NAVA 支持水平和触发水平恰当时,患者呼吸舒适平稳、呼吸功明显下降,辅助呼吸肌用力现象消失,同时监测的 Edi 信号曲线与压力-时间曲线同步。

6. 通气过程中的监护 通气过程中须严密监护患者的神志情况,心率、血压、氧饱和度、呼吸等生命体征情况,潮气量、气道压力、Edi 信号变化等情况,定期随访动脉血气,根据情况需要调整 NAVA 支持水平。

● **注意事项**

(1) 同一呼吸机上不能同时安装两个 Edi 模块。

(2) 实施 NAVA 通气前,必须确认膈肌电极导管处于正确位置,并且 Edi 信号正常,并通过呼吸机动态监测电极导管位置。在正确安置膈肌电信号监测导管,准确探知膈肌电兴奋情况的前提下,大多数患者能够很好地适应 NAVA 通气。

(3) NAVA 通气是依靠 Edi 信号来触发呼吸机的,当 Edi 信号强度过低时,就难以触发呼吸机。

当 Edi 信号过低时,首先检查导管的位置,导管放置过深(图 20-5),或 Edi 信号为其他电信号干扰时(图 20-6),须进入 Edi catheter positioning 界面调整电极导管至正确位置。

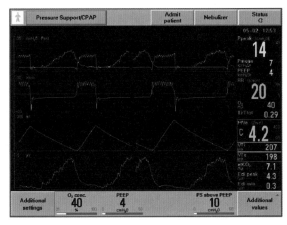

图 20-5　膈肌电极导管探头位置过深

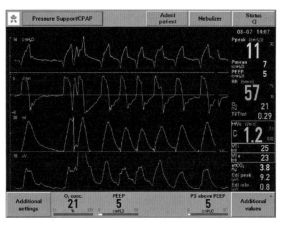

图 20-6　ECG 信号过强干扰 Edi 信号导致的通气异常

在导管电极位置正确的情况下,检查患者是否存在深度麻醉、镇静过度、大量应用肌松药等因素而导致膈肌电信号微弱,还需排除神经功能损害或传导障碍导致的膈肌电信号微弱。过度通气可导致呼吸中枢驱动减弱,使膈肌电信号微弱。另外,长时间的较高的呼吸支持,导致呼吸肌萎缩和呼吸机依赖也可导致膈肌电信号微弱。可逐渐降低呼吸机支持水平,并监测 Edi 的变化,以明确膈肌电信号微弱的原因。

(4) Edi 信号强度低于 1.0 μV 时,不宜采用 NAVA 模式。

(5) 由于 NAVA 通气模式要求患者具有一定的呼吸驱动能力,在实施 NAVA 通气之前必须合理设置各项报警选项,并且设置必要的后备通气,以保证在 Edi 信号过弱或电极位置异常无 Edi 信号时,及时由 NAVA 模式转为传统通气模式,以保证患者安全。

(6) 合适的 NAVA 水平可能会随患者病情的变化而改变,需密切观察和监测,根据患者情况及时调整 NAVA 支持水平。

(李钦怡　邱海波)

二十一、电阻抗断层显像

电阻抗断层扫描(electrical impedance tomography, EIT)是一种无创的床边实时监测肺组织局部通气变化的技术,通过肺局部电阻抗的变化实现对区域性肺的通气分布和力学特征的监测,对机械通气患者进行个体化参数设置和调整,指导肺保护性机械通气的实施。EIT 已经成为实时床边区域性肺通气评估的有效工具。EIT 监测的优点是无创、快速、准确、可重复地在床边实施,对患者无辐射、无副作用。

1. EIT 监测的基本原理　电阻抗(impedance)描述电阻特性,不同的机体组织具有各自特异的电阻抗,又叫生物电阻抗(bioimpedance)。组织的构成及动态变化都会影响组织的生物电阻抗。细胞外液含量越高、离子浓度越高、细胞体型越大、通过缝隙连接的细胞数目越多,组织的电阻抗越小;而脂肪组织、骨组织和气体则起到电阻的作用,电阻抗大。短时期内胸部局部电阻抗的变化主要受到通气和血流的影响。通过通气和血流变化不同频率的屏蔽,监测一定频率的局部电阻抗的变化可以反映局部肺通气的实时变化。

EIT 监测的原理是通过相邻的表面电极释放小量交流电,同时在胸部横截面的其他电极测量不同电极间的差异,测量的差异取决于胸腔内组织导电率的差异以及组织生物电特征。EIT 采用胸部放置的 16 个电极,发放极小的固定电流,通过电极探测电压的变化而进行电阻抗监测,根据肺通气过程中各电极获取的阻抗变化形成实时图像,反映局部肺通气的变化。使用不同的重建技术,如 Newton-type 算法等,可计算出整体和局部的时间阻抗曲线,可反映组织电阻抗动态变化。

2. EIT 数据采集　EIT 数据采集是由 3 部分完成,即扫描设备、16 根电极和导线构成的采集装置和计算机。EIT 通过临近的两个电极释放高频(50～80 kHz)、低能量的交流电(5 mA),其余电极测定同步电压变化;当电流的数据采集完毕,下一对电极将再次释放电流,其余的电极测定相应的电压变化。一套全横断面的电极释放电流并测定数据称为一次采样,一个循环的数据可以重建为一个图像,见图 21-1。常将第六椎体的横断面作为最佳扫描层面,电极等距离地放置在胸腔表面,此扫描层面可以收集上下 5 cm 范围内的肺组织电阻抗信息。

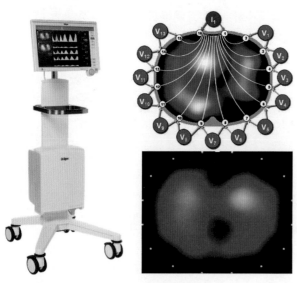

图 21-1　EIT 监测仪和典型图像

3. EIT 数据处理　随着技术进步,目前 EIT 可以每秒采集 25 个完整的循环,因而有很高的时间分辨率,16 个甚至更多的电极可具有较高的空间分辨率,可准确测定胸腔电阻抗的动态变化。假定测量期间胸廓形态不变,图像中每一个像素点的数据代表了相对于基础测定电阻抗的变化值,即 $\Delta ZREL(t, x, y) = [Z(t, x, y) - ZBL(x, y)]/ZBL(x, y)$。$\Delta ZREL(t, x, y)$ 是电阻抗的相对变化值,$ZBL(x, y)$ 是基础测定时的电阻抗数据,t 是图像数目,x 和 y 则是图像二维矩阵中的位置参数。对于由于呼吸

导致的局部胸腔电阻抗从 5 mΩ 增加到 10 mΩ,或者从 10 mΩ 增加到 20 mΩ,两者会重建成相同的 EIT 图像。因此,f-EIT 是功能性成像,反映肺局部阻抗的变化。

4. 图像重建　EIT 测量的是三维电阻抗数据,而重建的图像为二维的矩阵,因而存在不确定非线性图像重建问题,即对于所获得体表电压数据,其内部的电阻抗图像的重建具有多种可能性。EIT 可通过应用假设(例如胸腔内电阻抗平滑分布)和重建算法获得胸腔内电阻抗分布的合理重建图像。重建后的 EIT 图像可以进一步整合为一幅图像,以分析肺组织通气状态的改变。

EIT 重建的图像具有很高的时间分辨率,然而空间分辨率低于 CT。现代的 EIT 采样频率达到 25 次/s,个别可以达到 50 次/s,远远大于正常呼吸频率,因而有很高的时间分辨率,可以准确测定随着时间的变化,局部肺组织容积的改变。可是由于 EIT 重建图像的矩阵仅有 32×32 或者 64×64,远远低于胸部 CT 重建图像 256×256 或者 512×512 的矩阵,因而其空间分辨率较低。

● 适应证

EIT 的适应证为任何需要进行肺通气监测和评估的患者,包括急慢性呼吸衰竭、机械通气患者等。

● 禁忌证

胸部严重畸形、胸部手术、胸部创伤患者或不能安放 EIT 电极带的患者不适宜进行 EIT 监测。

● 操作方法

1. 开机自检和定标　EIT 开机后自动完成自检,自动进入待机状态(图 21-2),需要进行定标。在待机状态下将机器上的监测电缆接头连接到机器右侧下方的定标接口上(图 21-3),点击进行定标,完成后等待连接电极电缆进行监测。

2. 安放监测电极和绑带　电极绑带最佳位置为第 4～6 肋骨间隙,用含酒精溶液适当清洁局部皮肤,必要时刮除过多的胸毛,确保电极与皮肤接触良好。在第 4～6 肋间测量胸围,根据胸围选择合适的电极绑带(表 21-1 和图 21-4)。

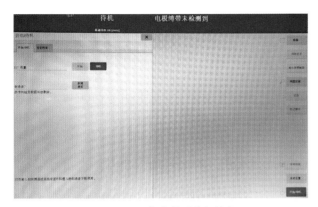

图 21-2 开机自检后待机状态

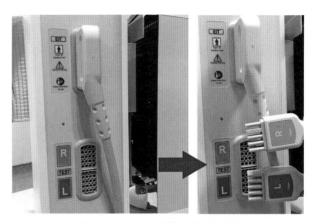

图 21-3 EIT 电缆插入 TEST 定标

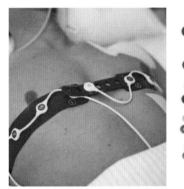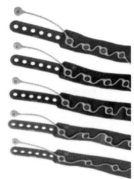

图 21-4 EIT 电极绑带

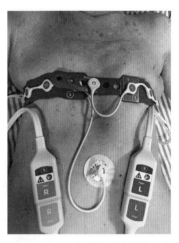

图 21-5 EIT 绑带绑在患者第 6 胸椎横断面水平

表 21-1

电极绑带的选择

胸围(cm)	大小	型号	颜色
70~85	小号	S	中蓝色
80~96	中号	M	深蓝色
92~110	大号	L	深红色
106~127	特大号	XL	灰色
124~150	超大号	XXL	紫色

3. 检查电极信号是否合适 将绑缚在患者胸部的电缆接口与 EIT 机器电缆接头相连,患者电缆端口的颜色和标签与电缆接头的颜色和标签相匹配(图 21-5)。检查电极信号质量,电极信号质量可影响 EIT 数据的可靠性,因此应尽力确保较高的信号质量。

电极信号检测页面显示见图 21-6。电极的信号状态(A)采用红色、白色和灰色表示,同时显示检查电极连接或检查参比电极信息。如果 EIT 电极电阻超出所定义的 300 Ω 限值,参比电极超出 400 Ω 限值,则代表故障电极的柱形图将显示为红色,需要立即进行处理并再次校验;白色代表皮肤与电极间接触不稳定,信号质量可能会降低,可考虑再次校验;灰色代表皮肤与电极间接触良好。当显示"重新标定"信息时,则表示必须对设备进行校验。触按〈开始〉按钮(E)进行设备校验。

4. 监测参数的设置 连接定标结束后点击,触摸屏右下角可见"系统设置"按钮,进入系统设置界面,可见"屏幕布局""EIT 设置""系统""数据记录",点击进入各界面,进行相关操作(图 21-7)。设置完成后"开始"启动监测。

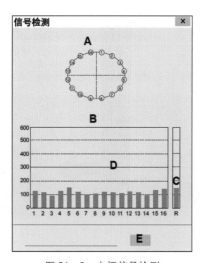

图 21-6　电极信号检测

A. 电极位置；B. 各电极电阻；
C. 参比电极电阻；D. 定义的电阻限值；
E. 开始按钮可重新测量，对设备进行校验

EIT 过滤器的设置通过频率的设置完成，需要设置在心率以下，常用的是 50 次/min，尽可能过滤心跳和血流对呼吸导致的阻抗变化的影响。

5. ROI 的选择　主界面可显示动态图像，呼气末静态图像，以及总肺阻抗变化值，和根据设定显示各个分区（region of interest，ROI）阻抗的变化。在数据回顾界面可在左下角见 ROI 设置窗口，可分层设置、分象限设置或自由设置（图 21-8）。

6. 数据存储和导出　EIT 监测数据存储只需在监测过程中点击"记录"键即可开始记录，数据存储在 EIT 硬盘内，结束监测进入待机界面可导出数据进行分析（图 21-9）。

在设备运行中，如果需要标记事件如进行肺复张操作，请点击右侧的"标记事件…"出现下图中的屏幕键盘，在事件栏中输入事件名称，完成后点击"Enter"键保存（图 21-10）。

将所需数据从主机中导出，在待机状态下进入"系统设置"的"数据记录"界面（图 21-11）。

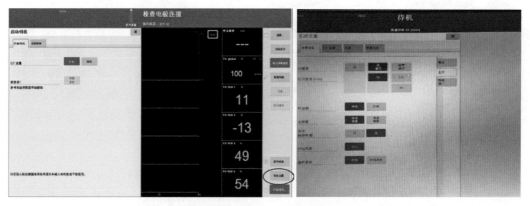

图 21-7　系 统 设 置

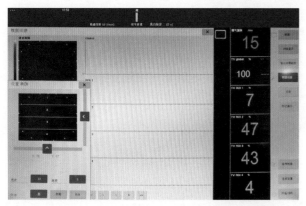

图 21-8　ROI 的设置

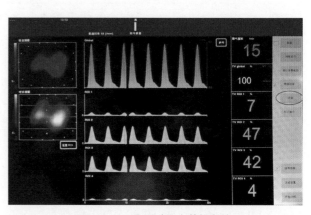

图 21-9　监测过程中数据存储

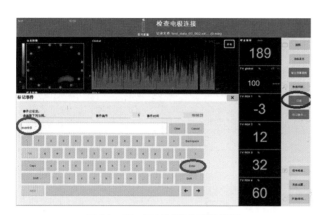

图 21-10 记录过程中事件标记

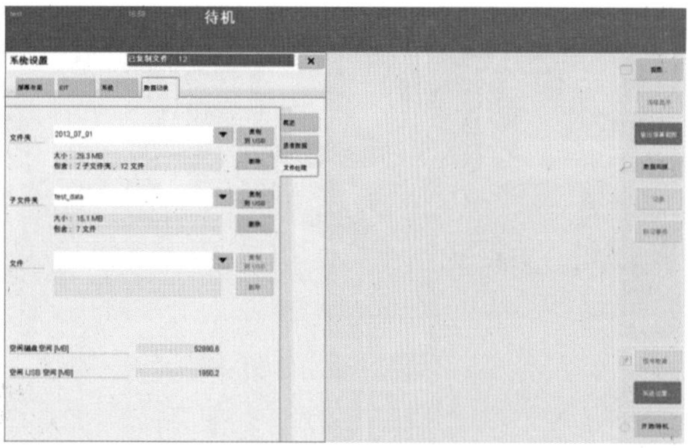

图 21-11 数据导出

● 临床应用

EIT 是一种功能性监测技术,床旁实时动态监测是其重要特点,即监测局部通气的相对变化,其主要临床应用包括如下几个方面。

1. 评价肺局部通气状态 EIT 可直接监测肺局部区域的通气情况,可通过 ROI(region of interest)进行分区,监测各分区气体分布情况,评估肺通气的不均一性,对急性呼吸衰竭的鉴别诊断可能有一定指导意义(图 21-12)。

2. 评价肺局部呼吸力学特征 EIT 通过肺局部阻抗变化评估肺局部顺应性,评估肺局部呼吸力学。通过呼吸力学变化评估治疗对肺局部肺通气的影响,如通过俯卧位前后肺局部通气的变化评估患者对俯卧位通气治疗的反应。

3. 指导机械通气设置和调整,如肺复张和最佳PEEP 的滴定 在肺复张和 PEEP 滴定的过程中,通过局部电阻抗的变化可以间接反映局部肺顺应性的变化,有利于根据局部肺力学特征选择合适的PEEP。

肺复张操作流程,如图 21-13、图 21-14 所示。

(1)设置 ROI 为 4 层(从腹侧到背侧)。

(2)确认 ROI4 通气百分比是否小于 5%。

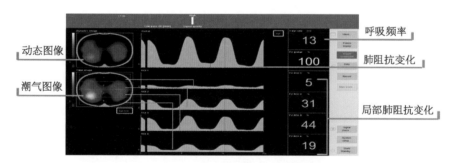

图 21-12 EIT 监测肺局部的通气状态

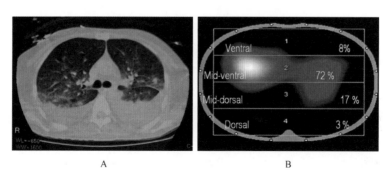

图 21-13 CT(图 A)和 EIT(图 B)对应图像

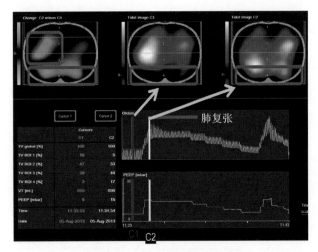

图 21-14　EIT 评估肺复张效应

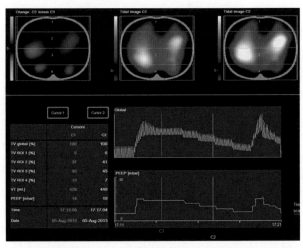

图 21-15　EIT 指导最佳 PEEP 的滴定

（3）依照惯例，进行肺复张操作。

（4）对比肺复张前后肺部通气状态图像。

（5）如果复张后 ROI4 通气百分比大于 10%（或改善大于 5%），则认为患者对肺复张有反应。

PEEP 滴定操作流程，如图 21-15 所示。

（1）首先确认患者对肺复张有反应然后开始考虑滴定 PEEP。

（2）RM 后 PEEP 从最高值以 2 cmH_2O/min 的水平递减。

（3）比较不同 PEEP 水平下 ROI4 的通气百分比。

（4）如果 ROI4 通气百分比小于 10%，或与 PEEP 最高值相比 ROI4 通气百分比下降大于 5%，则认为肺泡开始塌陷。

4. 指导临床决策　通过机械通气患者床旁监测指导个体化治疗。评价肺复张和 PEEP 对肺局部肺通气的作用，进行自主呼吸和撤机实验的评估等。

5. 评估整体肺通气和血流　进行手术或机械通气患者的肺通气的评估，进行急性呼吸衰竭患者通气血流比例评估（尚在临床前研究阶段）等。

（刘松桥）

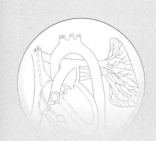

第二章
循环系统常用监测与治疗技术

二十二、动脉穿刺与动脉插管术

（一）动脉穿刺置管术

循环波动或需要反复测量血压的危重症患者，均需要放置动脉置管，监测有创动脉压，动脉置管还便于抽取动脉血，做血气分析等检查。目前动脉穿刺、动脉置管在 ICU、麻醉科、急诊已广泛开展。

● 适应证

（1）各种原因的休克（低血容量、心源性和感染性休克）。

（2）应用血管活性药物。

（3）心脏大血管手术。

（4）嗜铬细胞瘤手术。

（5）血压难以控制的严重高血压患者。

（6）低温麻醉和控制性降压。

（7）需反复抽取动脉血行血气分析的。

（8）心肌梗死和心力衰竭抢救时。

（9）严重创伤和多器官功能衰竭抢救时。

（10）无法使用无创法测量血压的患者。

● 禁忌证

（1）该动脉是某肢体或部位唯一的血液供应来源时，不得在此作长时间的动脉内插管。

（2）进行桡动脉穿刺时 Allen 试验阳性。

（3）穿刺局部感染。

（4）有出血倾向或抗凝、溶栓治疗期间。

● 操作方法

1. 穿刺部位　最常用的部位为桡动脉，也可选择尺动脉、足背动脉、股动脉，婴幼儿可选用颞动脉，新生儿常用脐动脉（见脐动、静脉插管术）。

（1）桡动脉：桡动脉解剖部位表浅、穿刺易于成功、便于固定，而且手掌有桡尺二动脉双重血液供应，是最常用部位之一。

（2）足背动脉：和桡动脉一样，足背动脉也有解剖部位表浅、具有双重血液供应、易穿刺成功等特点。

（3）尺动脉、胫后动脉：该两动脉位置较桡动脉及足背动脉略深，在桡动脉或足背动脉不易找到或已多次穿刺时，可以选用。

（4）颞动脉：也是表浅动脉，它供应头部软组织血液，侧支循环丰富，周围无重要器官，使用时较安全、容易成功，也易于固定，新生儿及婴儿常用。

（5）股动脉：是全身最大的表浅动脉，紧贴腹股沟韧带中点之下，它位置表浅，有时在休克状态也能扪及。因此可以在紧急情况下使用。不过该处与会阴部相近，易受大小便污染，一般不列为常规插管部位。

2. 器械准备

（1）聚四氟乙烯套管针，成人用 20G，小儿用 22G。

（2）固定前臂用的短夹板，垫高腕部的垫子。

（3）冲洗装置、换能器、三通开关、延长管、输液器和加压袋，以及每毫升含 2～4 单位肝素的生理盐水。

3. 操作步骤

（1）适当固定穿刺部位，对于脉搏细小、不易触及者可用多普勒超声脉搏探测仪确定位置。

（2）按常规方法消毒、铺巾、戴手套。

（3）以 2% 利多卡因作局部浸润麻醉，儿童一般不用麻醉，尤其是新生儿，因局麻后会影响定位。

（4）以带套管的动脉穿刺针在脉搏最明显处进针，进针时根据不同穿刺部位使针头与皮肤约成 30°角（图 22-1A～C）。

（5）缓慢地将穿刺针向前推进，当见到鲜红色血时即证明导管在血管内。

（6）在退出金属针芯的同时将聚乙烯导管缓慢向前推进 3～5 cm（图 22-1D）。

（7）用胶布固定导管或将套管缝于皮肤上。如未见回血，可将针头缓缓退出，直至见到鲜红色回血为止（图 22-1E）。

（8）动脉导管固定后，将之与压力传感器连接。压力传感器的输液装置内装有每毫升含 2～4 单位肝素的生理盐水。用高压加压袋将肝素盐水以 3 ml/h 速度输入动脉置管内以防止导管内血液凝固，高压加压袋内的压力应维持在 300 mmHg。

（9）每一动脉最好只作 3～4 次穿刺，反复穿刺易造成血管壁损伤，形成血栓或发生血肿。

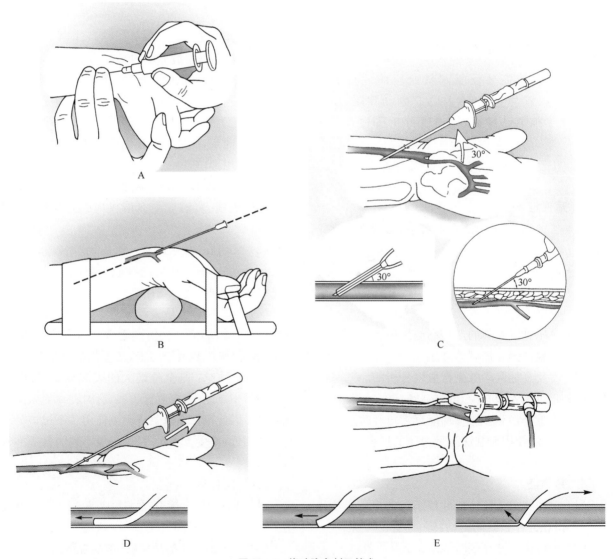

图 22-1 桡动脉穿刺置管术

A. 桡动脉穿刺时手的位置及持针手法；B. 桡动脉穿刺时手的位置及进针方向；C. 桡动脉穿刺时进针方向及角度；
D. 退出金属针芯的同时将聚乙烯导管缓慢向前推进 3～5 cm；E. 如穿刺时未见到回血，可将针头缓缓退出少许，直至见到回血为止

（二）动脉切开置管术

在患者血压低、脉搏细速而难以触及时可选择动脉切开法放置动脉置管，一般不首选此方法行动脉置管。

● **操作方法**

1. 器械准备　静脉切开包、动脉导管。

2. 操作过程

（1）常规消毒、铺巾。

（2）在动脉搏动最明显处作 1 cm 横切口，纵向钝性分离皮肤及皮下组织，找到并分离动脉（图 22 - 2A）。

（3）在动脉下穿过一条细丝线，注意不结扎动脉（图 22 - 2B）。

（4）轻轻提起丝线，然后在动脉下放入弯的蚊式止血钳（图 22 - 2C）。

（5）经桡动脉向心性插入聚乙烯塑料导管。

（6）确定导管在动脉内后，用肝素生理盐水冲洗管道，将导管固定在皮肤上。

（7）将导管与测压管、高压输液袋连接（图 22 - 2D）。

● **注意事项**

在桡动脉穿刺置管或切开置管前应先作 Allen 试验，Allen 试验具体步骤如下。

（1）受检侧手指握拳，然后将手抬至心脏水平以上（图 22 - 3A）。

（2）确定并紧压该腕部桡尺二动脉，此时手掌因缺血而变成苍白色（图 22 - 3B）。

（3）5 s 后受检侧手指放松，并将手放回心脏水平。

（4）检查者松开尺动脉同时观察受检手的血运情况。如松开尺动脉后 15 s 内手掌转红为 Allen 试验阴性，表示尺动脉通畅（图 22 - 3C）。若 15 s 后手掌未转红为 Allen 试验阳性，说明尺动脉堵塞，不能作桡动脉穿刺或插管（图 22 - 3D）。

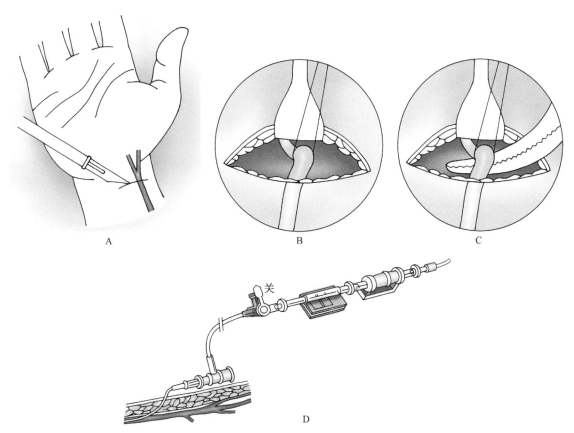

A　　　　　　　　　B　　　　　　　　　C

D

图 22 - 2　动脉切开置管术

A. 在动脉搏动最明显处作 1 cm 之横切口，钝性分离皮肤及皮下组织，找到并分离桡动脉；B. 在桡动脉下穿过一条细丝线；
C. 提起丝线，在桡动脉下放入弯的蚊式止血钳；D. 将导管与测压管、加压袋或微量注射器相连接

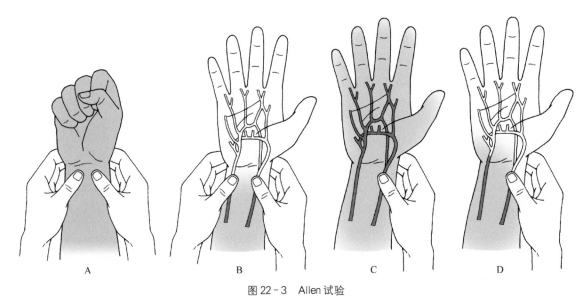

图 22-3 Allen 试验

A. 受检侧手指握拳,然后将手高举至心脏水平以上;B. 紧压该手腕桡尺二动脉后可见手掌变白;C. 松开尺动脉 15 s 内手掌转红,
为 Allen 试验阴性,表示尺动脉通畅;D. 松开尺动脉 15 s 后手掌不能转红,为 Allen 试验阳性,说明尺动脉堵塞

● **并发症**

1. 血栓形成和动脉栓塞 动脉置管血栓形成发生率 20%～50%,手指缺血坏死发生率为 1%。插管后暂时性桡动脉搏动减弱或消失的发生率较高,但大多可以恢复,其原因主要为:①置管时间过长。②导管过粗或质量差。③穿刺技术不成熟或血肿形成。④严重休克、低心排综合征和高脂血症。

2. 动脉空气栓塞 换能器和连接管道中必须充满肝素盐水,排尽空气,肝素盐水用气袋加压冲洗装置,防止动脉空气栓塞。

3. 局部渗血、出血和血肿 可适当予以加压。

4. 局部或全身感染 动脉置管期间严格无菌操作和局部消毒。

(康　焰)

二十三、深静脉置管

深静脉置管是临床常见的一种重要的有创诊疗措施,主要适用于危重患者和重大手术后的患者,在快速扩容,中心静脉给药,术后营养支持,监测中心静脉压等方面都发挥着重要的、不可替代的作用。通常选用的深静脉有颈内静脉、锁骨下静脉及股静脉。

● **适应证**

(1) 监测中心静脉压。

(2) 静脉输液、给药、输血、快速扩容。

(3) 静脉营养。

(4) 抽取静脉血标本。

(5) 放血、血浆置换、血透及血滤。

(6) 插入肺动脉漂浮导管、放置起搏导管。

● **禁忌证**

无绝对禁忌证,对于下列情况应谨慎使用。

(1) 肝素过敏。

(2) 穿刺局部疑有感染或已有感染。

(3) 严重出血性疾病、溶栓或应用大剂量肝素抗凝。

(4) 心脏及大血管内有附壁血栓。

(5) 上腔静脉综合征。

● **操作准备**

1. 患者的准备 置管前应明确适应证,检查患者的出凝血功能。对于清醒患者,应取得患者配合,并予适当镇静。准备好除颤器及相关的急救药品。

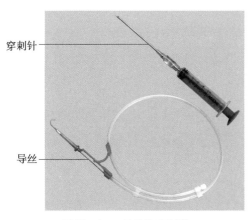

图 23-1　导丝和穿刺针

2. **置管器具**　置管所需器具包括穿刺针和导丝(图 23-1)、扩张器、导管(图 23-2 和图 23-3)、局麻药物、一次性注射器、无菌手套及消毒用品。根据患者病情可选用单腔、双腔或三腔导管。

中心静脉导管一般采用医用级聚氨酯制造,具有极好的生物相容性。导管在 X 线下清晰可见,并配以特制的柔性软头,可最大限度地避免血管损伤。

3. **置管途径的选择**　常用的置管途径有颈内静脉、锁骨下静脉及股静脉,三种途径各有其优缺点(表 23-1)。颈内静脉、锁骨下静脉及股静脉的解剖位置及毗邻结构见图 23-4～图 23-6。根据术者

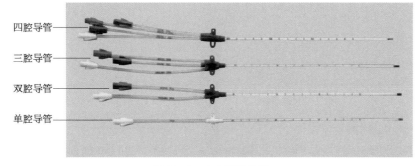

图 23-2　中心静脉导管

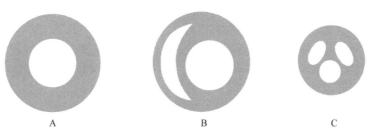

图 23-3　中心静脉导管的横截面
A. 单腔导管;B. 双腔导管;C. 三腔导管

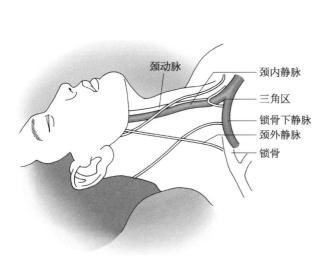

图 23-4　颈内静脉解剖位置及毗邻结构

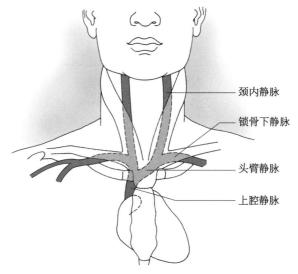

图 23-5　锁骨下静脉解剖位置及毗邻结构

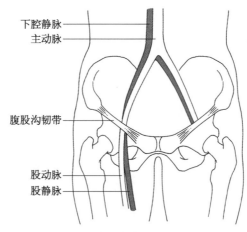

图 23-6 股静脉解剖位置及毗邻结构

表 23-1

常用深静脉置管途径的优缺点比较

置管途径	优 点	缺 点
颈内静脉	出血时易于压迫	容易误穿颈内动脉(前路>中路>后路)
	穿破胸膜机会较锁骨下静脉少	可能引起气胸(中路>前路>后路)
	直接进入上腔静脉,放置肺动脉漂浮导管时易于到位	可能误伤迷走神经、臂丛、胸导管(左侧穿刺时)
		气管切开时容易引起感染
		可能引起空气栓塞
		肥胖和水肿患者解剖标志不清楚
锁骨下静脉	解剖标志清楚,肥胖和水肿对解剖无影响	出血和误穿动脉时不能直接压迫止血
	不会引起颈部结构的损伤	易造成气胸和血胸
	便于固定和覆盖敷料	可能引起空气栓塞
	对患者颈部和上肢限制少,患者感觉较舒适	导管可能异位至颈内静脉
	相对颈内静脉和股静脉途径不易受污染	有时导管不易通过第1肋与锁骨之间的狭窄间隙,致置管或调整导管位置困难
股静脉	出血时易于直接压迫止血	难以保持无菌,感染危险性增加
	无气胸等并发症	下肢难以绝对固定,易致导管移位
		有血栓栓塞性疾病者下肢深静脉血栓形成的危险性增加

的经验和习惯,患者的解剖特点及特殊临床情况,综合考虑来选择穿刺部位。若需要监测中心静脉压力则应选择颈内静脉、锁骨下静脉。

(1)颈内静脉:患者去枕仰卧,最好将头低15°~30°,以保持静脉充盈并减少空气栓塞的危险性,头转向对侧。根据穿刺点与胸锁乳突肌的关系,将颈内静脉穿刺路径分为前位径路、中央径路和后侧径路。前位径路穿刺点于胸锁乳突肌前缘中点,颈动脉搏动的外侧0.5~1 cm,穿刺方向为同

侧乳头和肩部,穿刺深度一般为3~4 cm。中央径路定位于胸锁乳突肌胸骨头、锁骨头及锁骨形成的三角顶点,穿刺方向为同侧乳头,如能摸清颈动脉搏动,则按颈动脉平行方向穿刺(图 23-7)。后侧径路定位于胸锁乳突肌锁骨头后缘、锁骨上5 cm或颈外浅静脉与胸锁乳突肌交点的上方,穿刺方向胸骨上切迹,紧贴胸锁乳突肌腹面,深度不超过5~7 cm。三种路径的穿刺方法见表23-2。

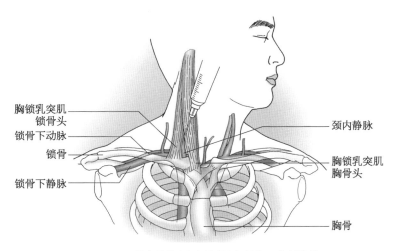

图 23-7　颈内静脉(中央路径)穿刺点及穿刺路径

表 23-2

颈内静脉的三种穿刺路径

路径	穿刺点	方向	深度
前位路径	胸锁乳突肌前缘中点颈动脉搏动外侧 0.5～1 cm	同侧乳头	4 cm
中央路径	胸锁乳突肌胸骨头、锁骨头及锁骨形成三角之顶点	同侧乳头	3.5～4.5 cm
后侧路径	胸锁乳突肌锁骨头后缘锁骨上 5 cm 或颈外静脉与胸锁乳突肌交点上方	胸骨上切迹	5～7 cm

　　(2)锁骨下静脉:体位同颈内静脉穿刺。可选择锁骨上和锁骨下两种路径。锁骨上法穿刺点于胸锁乳突肌锁骨头后缘与锁骨夹角平分线,朝向对侧乳头。锁骨下法穿刺点于锁骨中点或稍偏内、锁骨下 1 cm 处,针头朝向胸骨上切迹(图 23-8)。

　　(3)股静脉:患者仰卧,大腿外旋并外展 30°。

穿刺点位于腹股沟韧带下 2～3 cm、股动脉搏动点内侧 1 cm,针尖指向剑突,与皮肤呈 45°角,一般进针 3～5 cm 即可抽到回血。在心跳停止或休克等扪不清股动脉搏动时,可按下述方法确定穿刺点:在髂前上棘与耻骨联合间作一连线,其中点有股动脉穿过,于此中点下 2～3 cm 处的内侧 1 cm 穿刺。

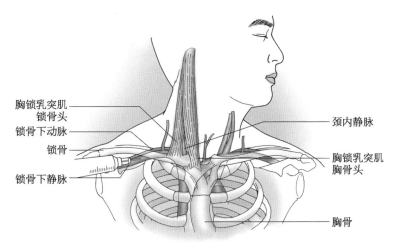

图 23-8　锁骨下静脉穿刺点及穿刺路径

● **操作步骤**

1. 准备　常规消毒和铺无菌巾,局部浸润麻醉。

2. 试穿　用局麻针试穿刺,确定穿刺方向及深度。

3. 置管　用 Seldinger 法穿刺置管(图 23 - 9)。

(1) 静脉穿刺:将 18G 或 20G 穿刺针接注射器,在选定穿刺点,沿试穿方向穿刺,进针过程中注射器略带负压,通畅地抽得暗红色静脉血后,将穿刺针固定,防止针尖移动。

(2) 置入导丝:将导丝从注射器尾部送入血管内,深度为 25～30 cm,退出穿刺针及注射器。

(3) 旋入扩张子:置入扩张子时应撑紧穿刺部位皮肤,沿导丝将扩张子单方向旋转进入皮肤及皮下组织,避免使扩张子进入静脉。用尖刀切皮时刀应背向导丝,避免将其切断。退出穿刺针及扩张子时应确保导丝固定不动,检查导丝深度,确定其在血管内。当导丝前端已通过针尖时,勿单独将导丝抽回,以免将其割断或损坏。

(4) 置入导管:将导管沿导丝置入深静脉,置入导管时导丝必须伸出导管末端,并同时将其拉出。

(5) 冲洗导管:从导管内抽回血,证实导管在静脉内,立即用含肝素的生理盐水(一般采用含肝素 3～6 U/ml 的生理盐水)冲洗各管腔,防止血栓形成,调节导管深度。

4. 固定　将导管固定,覆盖敷料。

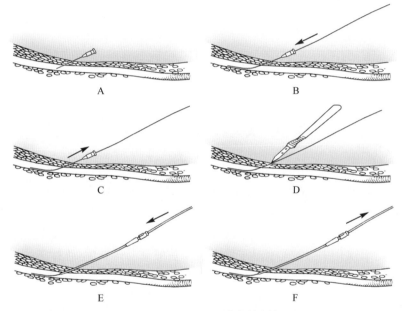

图 23 - 9　Seldinger 法穿刺置管

A. 静脉穿刺；B. 置入导丝；C. 拔出穿刺针；D. 切开皮肤；E. 旋入扩张子；F. 拔出扩张子

● **注意事项**

(1) 穿刺时应注意判断穿刺针进入的是动脉还是静脉,可用以下方法判断:①静脉血色暗红,动脉血则鲜红,但血色并不是穿到静脉的可靠指征;②将钝头传感探头通过穿刺针阀门或将针筒脱开针头,有搏动血流常是穿入动脉的指征;③接换能器观察压力和波形来判断是静脉还是动脉。

(2) 颈内静脉及锁骨下静脉置入静脉导管后,需 X 线拍片确认导管位置。经颈内静脉或锁骨下静脉置入静脉导管的尖端过浅会导致 CVP 测量不准,导管脱出,过深进入右心房会引起心律失常,其

至损伤心肌或瓣膜。因此置管后需 X 线片确认导管尖端所在位置。理想位置应在上腔静脉右心房入口上 2 cm 较适宜,在胸片上一般认为当位于第 4 胸椎水平,或第 3、4 前肋间水平。

● **并发症**

1. 置管并发症

(1) 心律失常:在颈内静脉和锁骨下静脉置管过程中易发生心律失常。室性早搏和一过性室性心动过速最为常见,主要由导丝或导管顶端置入心脏而刺激心室壁所致。通常只要缩短导丝或导管进入

血管的长度即可自动终止，无需其他处理。仅1.3%～1.5%的导管相关室性心动过速需加用抗心律失常药物、心前区捶击或转复治疗。持续而不能自行转复的室性心动过速和室颤的发生率极低，故不推荐预防性应用利多卡因。

对于心律失常，可采取以下预防措施：①心肌缺血、休克、低氧血症、电解质紊乱、酸中毒和/或高内源性儿茶酚胺水平的患者发生室性心律失常的概率高，术前应尽量纠正各因素。②导丝进入深度不宜超过 25～30 cm。③尽量缩短导丝在血管中停留的时间。④进行操作时应由助手密切进行心电监测，发现问题及时处理。

（2）出血、血肿：出血、血肿是深静脉置管很常见的并发症，主要因穿刺时误入动脉且按压不充分，或反复穿刺静脉时静脉壁破损导致。预防及处理方法为：一旦发现误入动脉，拔出穿刺针后，局部按压5～10 min，凝血功能障碍者按压时间延长，同一穿刺部位避免反复盲目穿刺，应更换穿刺部位，或换他人穿刺；颈内静脉及股静脉置管时穿刺针进针前应先小号细针试穿确定穿刺部位及穿刺方向再换用穿刺针穿刺。

（3）损伤神经及淋巴管：穿刺时可能损伤重要神经及淋巴管，如臂丛神经、膈神经、胸导管等。穿刺时注意局部解剖结构，正确摆放患者体位。

（4）气胸、血气胸：是颈内静脉及锁骨下静脉置管过程中较严重的并发症，系穿刺针刺破胸膜、血管所致。患者表现为突发胸痛、胸闷、呼吸困难，甚至血压下降，处理应保证氧合，紧急床边胸片检查，必要时在锁骨中线第 2 肋间置入大号针头促进气体尽快排出，必要时放置胸腔闭式引流管。

（5）其他：空气栓塞、肺动脉破裂、导管打结、瓣膜损伤、心脏穿孔、填塞等。

2. 留管并发症

（1）感染：导管相关性感染（catheter-related infection，CRI）占医院获得性菌血症的 20%～30%。导管留置期间，穿刺局部出现红、肿、痛或皮温升高，或出现发热、寒战，体温 39.5～41 ℃，且原发病无法解释时，应考虑导管相关性感染。及时拔出导管并取穿刺局部分泌物、导管血和外周静脉血以及导管远端送培养，并做抗菌药物敏感试验。必要时给予抗感染治疗。但导管相关性感染更重要的是在预防。

预防感染的措施包括：①严格遵循无菌原则；②插管局部每天常规消毒，更换敷料，且敷料被浸湿或污染时及时更换；③尽量减少测定中心静脉压及从深静脉抽取静脉血的次数；④尽量缩短导管留置时间；⑤需要常规监测穿刺点周围皮肤感染情况，及时消毒、定期更换敷料；⑥换能器用肝素盐水排尽空气后要及时将中空的肝素帽更换成封闭式肝素帽。

（2）血栓形成及栓塞：预防措施包括：①使用2%肝素生理盐水持续冲洗导管或选用肝素包被的导管；②置入导管后，常规作 X 线胸部检查，确定导管位置。

（3）管腔堵塞：对于使用中心静脉导管输液，尤其是进行肠外营养、输血液制品或蛋白时，应严格遵守封管制度，否则容易造成管腔堵塞。当出现开放输液滴速较慢甚至停止时，可用无菌注射器回抽出小血栓或局部注入含肝素钠的生理盐水 5 ml 封管 30 min，以刺激血管内皮释放纤维溶解酶原活化素促进纤溶功能。如仍不通畅，则考虑拔除导管。切记出现管腔堵塞时，只能向外抽取，严禁向里推入，以防将凝血栓子推入血管内形成栓塞。

（4）血小板减少：必要时拔除导管，输注血小板。

（5）导管打结：较少发生，常见原因是导管置入过深，在右心室或右心房内缠绕，易发生在扩大的右心房或右心室。插管过程中，应避免一次将导管送入过长。调整导管位置或拔除导管时如遇到阻力，应想到可能存在导管打结。

如高度怀疑导管打结，应立即在 X 线下证实，并置入导引钢丝，松解导管结后将其退出体外。如果导管结无法松解或其中含有腱索、乳头肌等心内结构，则需采取外科手术取出导管。

（6）空气栓塞：在静脉导管破损、连接不良时，空气有可能通过导管进入循环系统，形成静脉空气栓塞。当中心静脉置管患者突然出现呼吸困难、头晕、大汗、低血压或心动过速时，医护人员应怀疑可能出现空气栓塞，立即检查导管各连接部位有无裂开、分离或脱落，输液管路与其连接是否严紧，管路中气体是否充分排净，导管夹是否关闭严密。并迅速置患者于左侧卧位和垂头仰卧位，予高流量吸氧。

（黄英姿）

二十四、经外周中心静脉置管术

经外周中心静脉导管(peripherally inserted central catheter，PICC)置入术，是一种将中心静脉导管(图 24 - 1)经外周静脉插入、放置于中心静脉方法，已经成为继中心静脉导管之后的又一种重要的输液途径和静脉置管方式。PICC 简化了中心静脉的穿刺过程，降低了中心静脉的穿刺风险和感染概率，延长了导管的留置时间，广泛适用于外科、内科和 ICU 等科室。

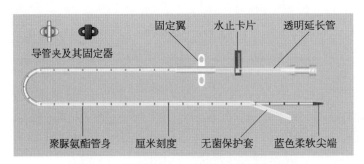

图 24 - 1　经外周置入中心静脉导管结构示意图

● **适应证**

(1) 需要提供可靠的静脉通路者。

(2) 需要长期连续或间断静脉输液治疗者。

(3) 给予高渗溶液或起泡剂者。

(4) 给予刺激性药物或溶液者。

(5) 放置中心静脉导管风险较高或失败者。

● **禁忌证**

(1) 严重的出凝血功能障碍者，或使用溶栓、大剂量抗凝的患者。

(2) 穿刺部位或附近组织有感染、皮炎、烧伤等。

(3) 准备放置导管的静脉，其近心端有静脉损伤、栓塞或有用于动静脉造瘘的可能。

(4) 放置导管的上肢有肌肉挛缩、放射治疗等。

● **操作方法**

1. 穿刺前准备

(1) 向患者解释操作过程，取得患者同意，使患者尽量处于相对放松的状态。

(2) 测量并记录上臂周长。

(3) 准备无菌手套及其他穿刺用器具。

2. 选择穿刺静脉，测量插管长度

(1) 上臂中上 1/3 处扎止血带，根据静脉情况选择血管，推荐选用肘横纹上下 2 cm 处的血管，特别是贵要静脉、肘正中静脉或头静脉。解开止血带(图 24 - 2)。

(2) 测量患者插管部位到上腔静脉的长度，以确保导管放置后尖端在上腔静脉内。将上肢从躯干部外展 45°～90°。从穿刺部位开始，沿着准备选择的静脉测量距离。自预定穿刺点至锁骨头为第一测量长度，然后向下至第 3 肋间为第二测量长度。导管尖端最终应位于上腔静脉与右心房开口交界处，并与上腔静脉壁平行(图 24 - 3)。

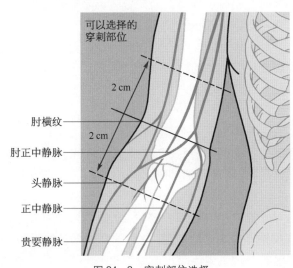

图 24 - 2　穿刺部位选择

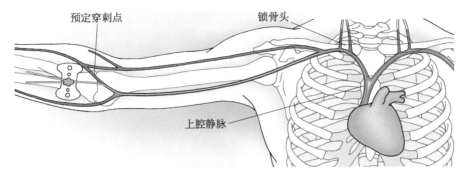

图 24 - 3　测 量 长 度

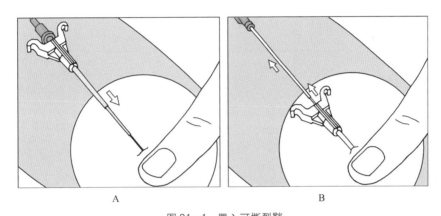

图 24 - 4　置入可撕裂鞘

A. 带有可撕裂鞘的穿刺针进行穿刺；B. 固定好鞘并移去穿刺针

3. 穿刺置管

(1) 穿保护衣(口罩、洁净手套、帽子等)：患者尽可能处于最利于穿刺的体位。建立消毒区，根据无菌操作程序，进行局部消毒。必要时用局麻药品注射在穿刺部位形成一个小丘，以减轻患者的痛苦和紧张。

(2) 准备好所有穿刺物品：注射器内吸满无菌生理盐水。如果使用双腔导管，将近端导管内充满生理盐水并封住末端，远端导管内充满生理盐水。如果使用单腔导管，将导管腔内充满生理盐水。去除导管尖端的保护套，将导管放置在无菌区域。

(3) 暴露穿刺部位：再次使用止血带，在预定入点上方扎止血带以膨胀血管，使穿刺静脉充血，戴无菌手套，铺巾，暴露预定穿刺部位。

(4) 置入可撕裂鞘：使用带有可撕裂鞘的穿刺针进行穿刺。见回血后，将穿刺针和可撕裂鞘一起向前送，直到可撕裂鞘很好地处于血管内。松开止血带。固定好鞘并移去穿刺针。检查血流情况以防误穿刺入动脉(图 24 - 4)。

(5) 放置导管：将导管外无菌保护套的远端向回拉，暴露导管尖端，沿可撕裂鞘送入导管(图 24 - 5A)。当导管入血管内时，无菌保护套会从导管上脱开。当导管尖端大约到达预定部位时，让患者摆正体位，把头转向插管的上肢方向，并将下颚贴在肩部，以降低导管尖端误入颈内静脉的可能性。如果置管过程中遇到阻力，需重新置管和/或在置管时轻轻冲洗。在到达预定的插管长度之前 5 cm 处，停止插管。向回拨可撕裂鞘，直到鞘完全离开患者。拿住可撕裂鞘的两个侧翼，将鞘完全撕开(图 24 - 5B)。将导管送到预定位置。如果导管带有导丝，需将导丝从导管尾端抽出。

4. 固定导管

(1) 检查导管位置：用注射器通过导管抽取血液，证实导管在血管内，用足够量的生理盐水冲洗管腔以保证无残留血液。不使用的管腔用肝素帽封好。清理穿刺点。

(2) 使用导管夹、固定夹和胶贴固定导管(图 24 - 6)。用透明贴膜保护局部穿刺点。固定留在体外的导管,在敷料上注明 PICC 标签及相关信息,记录置管过程。

5. 确认导管位置

(1) 胸部 X 线检查,以确认导管位置(图 24-7)。上肢下垂,导管前端于第 2 肋间水平,上肢外展 90°时,导管前端于第 2 肋间水平。导管尖端不要放入右心房内。如果导管尖端位置不正确,调整导管,必要时重新放置。

(2) 检查导管穿刺进入皮肤处导管管身的刻度,并记录。

6. 拔除导管

(1) 向患者解释操作过程。让患者处于较舒适的体位,插管上肢外伸展 45°~90°。插管的上肢下放置一条止血带,以便应付导管撕裂、甚至断裂的情况。

(2) 去除敷料。为避免损伤导管,不要使用剪刀去除包扎。

(3) 沿与皮肤平行的方向慢慢拔出导管。为避免导管断裂,在拔管遇到阻力时不要使用暴力。遇到阻力时,可在局部热敷 20~30 min,再沿平行皮肤的方向慢慢拔出导管。如果仍有阻力,复查 X 线片并通知医生。测量和观察导管,以确定导管全部被拔出。

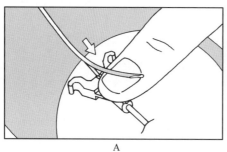
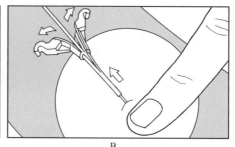

图 24-5 置 入 导 管

A. 送入导管;B. 撕开可撕裂鞘

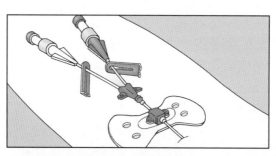

图 24-6 固 定 导 管

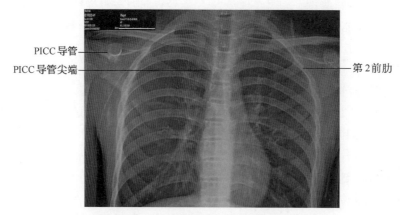

图 24-7 X 线摄片确定导管尖端位置

（4）无菌敷料覆盖穿刺点。在护理单上记录导管拔除过程。

● **注意事项**

（1）选择穿刺部位

1）首选贵要静脉：贵要静脉走行直且粗大，静脉瓣较少，当手臂与躯体垂直时可以以最直接的途径到达上腔静脉。

2）次选肘正中静脉：血管较粗大，但相对较短，个体差异大，静脉瓣较多，因此穿刺前应仔细定位避开穿刺点前方的静脉瓣。理想情况下该静脉直接加入贵要静脉，形成最直接的途径。

3）第三选择头静脉：该血管呈前粗后细，进入腋静脉处有较大的角度，可能会引起推进导管困难，使患者手臂与躯干垂直有助于操作；该静脉行走于肌间沟，可能会因为操作时疼痛引起肌肉收缩导致导管推进困难。

（2）穿刺：在选定穿刺点进针，将针刺斜面向上，进行穿刺。见到回血后，连同可撕裂鞘一起沿着血管前行，确保穿刺钢针斜面全部置入血管内，确认可撕裂鞘全部进入血管后方可退出钢针。

可撕裂鞘在体内时，退出的钢针不能再次进入鞘内，以免切断鞘管造成栓塞。

（3）当导管进入第一测量长度时，让患者头部转向穿刺上肢方向并尽量靠近锁骨，以防止误插至颈静脉。

（4）输液前，在 X 线下对导管头部的位置进行定位。

（5）为了防止导管在使用过程中外移可采用 S 形固定，或用专用固定器固定导管并将其与皮肤固定。局部渗血时用无菌敷料覆盖，在不影响治疗的情况下穿刺点弹力绷带包扎 24 h，监测穿刺侧前臂血运，出现肢体肿胀，温度降低，皮肤色泽改变时应及时打开弹力绷带，不需要立即拔出导管。

（6）送管过程出现推进困难，如果出现在 25 cm 以内，最大的可能是导管的前端遇到静脉瓣的阻碍。只需将导管后退 2 cm 左右，稍稍旋转导管后再向前推进即可。如果出现在 30 cm 以上，可能是浅静脉汇入腋静脉时角度过小，外展患者上肢使其与躯干之间的角度加大即可。

（7）导管走行部位红肿疼痛是置管后无菌性静脉炎的表现，常常是因为推送导管时动作不够轻柔损伤静脉内膜导致。一旦发生应抬高患者肢体，予局部热物理疗法和鼓励患者上肢轻微活动。一般持续 2～3 天，特别疼痛的患者可以应用止疼药。

（8）在满足治疗要求的前提下应尽量选择外径较细的导管，以减少静脉血栓发生的机会。

（9）通过导管采集血标本，4 Fr 以上的导管可以采集血标本。但因为导管内含有所输注的液体或肝素盐水，会影响检验的准确性。方法一：应用注射器先抽取不小于 4.5 ml 的血液，推注回血管内两次，第三次采集的血样可以送检。方法二：抽取 2 倍于导管容积的液体弃去，更换采血器抽出的血液可以送检，及时冲洗导管并封管。

（10）导管堵塞，应立即拔除导管。若情况不允许拔除导管可考虑使用负压方式使完全堵塞的导管再通。具体步骤如下。

1）去除肝素帽，换上预冲好的三通。

2）配好的尿激酶（5 000 U/ml）注射器与三通和导管直线连接，侧臂接空注射器（20 ml）。

3）先使导管与侧臂相通，注射器回抽 3～5 ml，然后迅速将三通打成两直臂相通，导管内的负压会使尿激酶溶液进入导管内约 0.5 ml。

4）准备好 20 ml 生理盐水。

5）20 min 后将侧臂空注射器转移到直臂处，注射器回抽，将导管中的药物和溶解掉的血液抽回，弃置。

6）迅速换上抽好生理盐水的注射器，以"一推一停"的脉冲方式彻底冲洗导管。

● **导管的冲洗和封管**

（1）用生理盐水冲洗管腔，并用 10 U/ml 的肝素生理盐水封管。

（2）每次通过 PICC 导管输液、输血、TPN 治疗和通过 PICC 导管采血后，均应冲洗导管；导管使用及留置期间每 24 h 至少冲洗并封管 1 次。

（3）准备好物品，向患者解释操作情况，洗手，戴手套。去除导管上的肝素帽或输液接头，用医用酒精消毒接头，注射器抽 5 ml 以上生理盐水，并与导管相连，缓慢抽吸确认导管回流通畅，采用"一推一停"脉冲式技术将生理盐水冲入导管。分离注射器，导管尾端接肝素帽。另一注射器抽取 5 ml 以上肝素生理盐水，穿刺肝素帽。采用"正压"技术封管，即在推注肝素溶液的同时,将注射器退出,夹闭导管。注入肝素溶液的量根据导管容积(见产品的包装),一般容积在0.5 ml左右的导管使用1 ml肝素

溶液即可。

(朱艳萍)

二十五、心 电 监 护

随着监护技术的进步,心电监护仪在临床上广泛应用。一般的监护仪不但可以进行患者的心电图、经皮血氧饱和度、血压监测,还能对血流动力学、呼吸力学、脑电图等指标进行监测,所以心电监护已经成为监测和管理危重患者的重要手段。

● **适应证**

心电监护能够持续心电图、呼吸、血压、脉搏及血流动力学等项目,所以,所有的危重患者以及高危患者均是心电监护的适应证。

● **操作方法**

1. 物品准备 监护仪,配套的心电、血压、血氧饱和度输出电缆线,保证各个监测输出电缆与监护仪模块连接,电极片,酒精、棉签,护理记录。

2. 核对患者信息与告知 监护仪放置于患者床旁,核对患者的床号、姓名,并向患者解释监护的必要性和监护过程中可能出现的一些问题,取得患者的配合。

3. 监测与患者的连接 接通电源,仪器电源指示灯亮后,启动监护仪,摆好患者体位,用酒精棉球清洁患者胸前皮肤,贴好电极,将心电电缆线、血压袖带、经皮血氧饱和度监测传感器等分别连接于患者身上,持续监测患者的心电图、血压、经皮血氧饱和度、呼吸频率等,并记录监测结果。

4. 患者监测结束后的处理 患者监测结束后,将监测电缆从患者身上取下,记录最后一次患者的生命体征的变化,并用75%酒精擦拭仪器及各监测电缆线。及时补充电极片、心电图纸,以便备用。

● **注意事项**

(1)仪器须平放,注意周围通风,保持监护仪的干燥,避免潮湿,而且监护仪上不允许放置其他物品。

(2)每次使用监护仪前需检查仪器及各输出电缆线是否有损害、破损、故障等问题,如仪器出现故障,及时联系维修人员进行维修。

(3)持续监测过程中,不宜随意取下心电、血压、血氧监测电缆线。如果需要更换电极片或者进行仪器维修时,需要在保证密切监测患者的生命体征的基础上进行。

(4)当仪器长期不使用时,应每月给仪器充电1次,以延长电池寿命,并且注意监护仪的保养。

(5)清洁仪器时,使用无腐蚀性洗涤剂、表面活性剂、氨基或乙醇基清洁剂,不要使用丙酮、三氯乙烯等强溶剂化学溶剂,以免损坏仪器表面深层;清洁仪器的屏幕时一定要格外小心,不要让液体进入监护仪的外壳,不要将液体倾倒在监护仪上。

(6)如果需要监护不同的患者,监护仪特别是电极导线、血压袖带、经皮血氧饱和度监测传感器等需要进行消毒;定期检查仪器性能。

(一)心电监测

心电监测是监护仪的基本功能之一,通过监护仪对于患者心电活动的持续监测,临床医师可以从中获得患者心电活动的变化情况,以及早采取相应的措施处理可能发生危机患者生命的恶性事件。

● **准备物品**

监护仪,心电监测电缆线,电极片,生理盐水棉球,护理记录。

● **操作方法**

(1)接通心电监护仪电源,监护仪电源指示灯亮后再行下一步操作。

（2）将患者平卧或半卧位。

（3）用生理盐水棉球擦拭患者胸部贴电极处皮肤，并且贴好电极片。

（4）电极片（已有导电糊）连接心电导联线，并且打开监护仪开关，当屏幕上心电示波出现，选择ECG（心电图）菜单栏"导联选择"。根据临床监测需要选择合适导联。

（5）设置 ECG 波形大小、心率报警的最低及最高极限、心律失常报警等。

● **电极安放位置**

1. 五导联电极片安放位置如下（图 25-1）

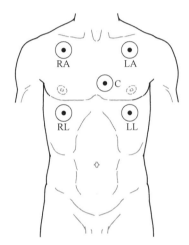

图 25-1　电极安放示意图（5片）

右上导联（RA）：右锁骨中线第 1 肋间。

右下导联（RL）：右锁骨中线剑突水平处。

中间导联（C）：胸骨左缘第 4 肋间，或者临床需要的监测胸导联的位置。

左上导联（LA）：左锁骨中线第 1 肋间。

左下导联（LL）：左锁骨中线剑突水平处。

2. 三导联电极片安放位置（图 25-2）

（1）第一种方法

右上导联（RA）：右锁骨中线第 1 肋间。

左上导联（LA）：左锁骨中线第 1 肋间。

右下导联（RL）：右锁骨中线剑突水平处。

（2）第二种方法

右上导联（RA）：右锁骨中线第 1 肋间。

左上导联（LA）：左锁骨中线第 1 肋间。

左下导联（LL）：左锁骨中线剑突水平处。

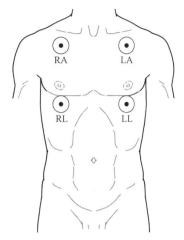

图 25-2　电极安放示意图（3片）

● **主要观察指标**

（1）持续监测心率和心律，有无心率增快或减慢，有无心律不齐，是否为窦性心律。

（2）观察心电图是否有 P 波，P 波是否规则出现、形态、高度和宽度有无异常。

（3）观察 QRS 波形是否正常，有无提早出现或"漏搏"。

（4）观察 ST 段有无抬高或者降低，如有异常发现及时行床边十二导联心电图明确有无心肌缺血或者心肌梗死的发生。

（5）观察有无 T 波的高尖或低平、倒置，如发现异常及时完善十二导联心电图明确有无心肌缺血、心梗，同时注意评估有无电解质的异常。

（6）注意有无异常波形出现。

（7）需要设置报警的范围，出现报警需及时明确原因并及时处理。

● **常见异常心电图**

1. **窦性停搏**　心电图表现为规则的 P-P 间距中突然出现 P 波脱落，形成长 P-P 间距，且长 P-P 间距与正常 P-P 间距不成倍数关系，窦性停搏后常出现逸搏或逸搏心律（图 25-3）。

2. **房性早搏**　心电图表现为提前出现的异位 P′ 波，其形态与正常窦性 P 波不同，P′-R > 0.12 s，期前收缩前后两个窦性 P 波的间距小于正常 P-P 间距的两倍，QRS 波形态一般正常，但如同时伴有室内差异性传导会出现 QRS 波增宽并且形态的异常（图 25-4）。

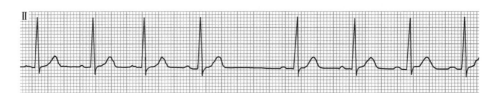

图 25-3　窦性停搏

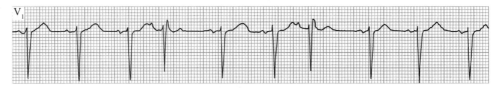

图 25-4　房性期前收缩伴室内差异性传导

3. 阵发性室上性心动过速　该类心动过速发作时有突发、突止的特点,心电图表现为节律快而规则,频率一般在 160~250 次/min,QRS 形态一般正常,伴有束之阻滞或室内差异传导时,可呈宽 QRS 波(图 25-5)。

4. 心房扑动　心电图提示正常 P 波消失,代之连续的大锯齿状扑动波(F 波),F 波间无等电位线,波幅大小一致,间隔规则,频率为 250~350 次/min,F 波大多不能全部下传激动心室,而以固定房室比例(2∶1 或 4∶1)下传,故心室律规则(图 25-6)。

5. 心房颤动　心电图表现为正常 P 波消失,代以大小不等、形状各异的颤动波(f 波),有时由于 f 波很小在心电图上观察不到,心房 f 波的频率为 350~600 次/min,心室律绝对不规则,QRS 波一般不增宽,如伴有室内差异性传导时,可出现宽大畸形的 QRS 波。如果心室率大于 100 次/min,考虑房颤伴心室率过速(图 25-7)。

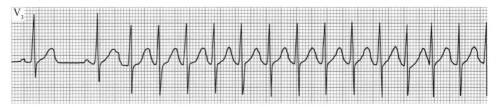

图 25-5　阵发性室上性心动过速

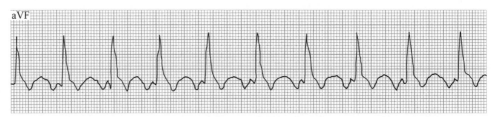

图 25-6　心房扑动

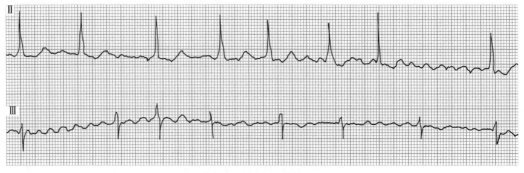

图 25-7　心房颤动

6. **房室交界性期前收缩** 心电图表现为期前出现的 QRS - T 波,其前无窦性 P 波,QRS - T 形态与窦性下传者基本相同;出现逆行 P'波(P 波在Ⅱ、Ⅲ、aVF 倒置,aVR 导联直立),可发生于 QRS 波之前(P'- R 间期<0.12 s)或 QRS 波群之后(R - P'间期<0.2 s),或者与 QRS 波相重叠;大多为完全性代偿间期(图 25 - 8)。

7. **室性期前收缩** 心电图提示期前出现的 QRS - T 波前无 P 波或无相关 P 波,期前出现的 QRS 形态宽大畸形,时限通常大于 0.12 s,T 波方向多与 QRS 的主波方向相反,往往为完全性代偿间期(图 25 - 9)。

8. **阵发性室性心动过速** 心电图表现 QRS 波频率多在 140~200 次/min,节律可稍不齐,QRS 波宽大畸形,时限通常>0.12 s,并有继发性 ST - T 改变,如能发现 P 波,并且 P 波频率慢于 QRS 频率,PR 无固定关系(房室分离),则可明确,偶尔心房激动夺获心室或发生室性融合波,也支持室性心动过速的心电图表现(图 25 - 10)。

9. **扭转型室性心动过速** 心电图表现为发作时可见一系列增宽变形的 QRS 波群,以每 3~10 个心搏围绕基线不断扭转其主波的正负方向,每次发作持续数秒到数十秒而自行中止,但极易复发或转为心室颤动。临床表现为反复发作的心源性昏厥或为阿-斯综合征(图 25 - 11)。

10. **心室扑动与心室颤动** 心室扑动心电图特点为无正常 QRS - T 波群,代之以连续快速而相对规则的大振幅波动,频率可达 200~250 次/min,由于心脏失去排血功能,患者会出现神志、意识的变化,室扑常不能持久,如不能很快恢复,便会转为室颤导致死亡;心室颤动心电图表现为 QRS - T 波群完全消失,出现大小不等、极不匀齐的低小波,频率达 200~500 次/min,是心脏停跳前的短暂现象,患者出现意识丧失(图 25 - 12)。

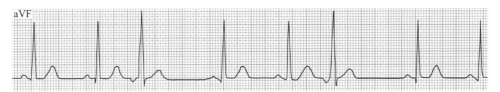

图 25 - 8 房室交界性期前收缩

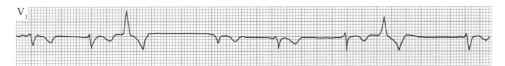

图 25 - 9 室性期前收缩

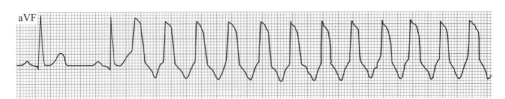

图 25 - 10 阵发性室性心动过速

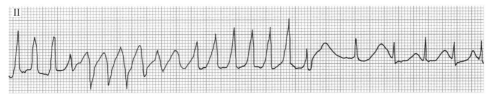

图 25 - 11 扭转型室性心动过速

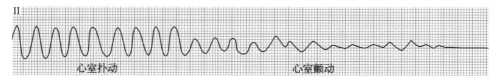

图 25-12 心室扑动与心室颤动

11. Ⅰ度房室传导阻滞 心电图主要表现为 P-R 间期延长,若 P-R>0.20 s(老年人 P-R 间期>0.22 s),或两次检测结果进行比较,心率没有改变而 PR 间期延长超过 0.04 秒,可诊断为Ⅰ度房室传导阻滞(图 25-13)。

12. Ⅱ度房室传导阻滞 心电图提示部分 P 波后 QRS 波脱漏,可以分为两型:①Ⅰ型,亦称 Morbiz Ⅰ型房室传导阻滞,表现为 P 波规律地出现,PR 间期逐渐延长(通常每次的绝对增加数多是递减的),直到 1 个 P 波后的 QRS 波脱落,代之以长间歇(图 25-14)。②Ⅱ型,又称 Morbiz Ⅱ型,表现为 PR 间期恒定(正常或延长),部分 P 波后无 QRS 波群(图 25-15)。

13. Ⅲ度房室传导阻滞 又称完全性房室传导阻滞,心电图表现为 P 波与 QRS 波毫无关系(PR 间期不固定),各保持自身的节律,心房率高于心室率,常伴有交界性(多见)或室性逸搏(图 25-16)。

14. 高钾血症 在高钾血症初期,Q-T 间期缩短和 T 波高耸,基底部变窄;当血钾进一步增高,则 QRS 波群增宽,P-R 及 Q-T 间期延长,ST 段压低,然后 QRS 波群进一步增宽,P-R 及 Q-T 间期进一步延长,P 波增宽,振幅减低,甚至消失;高血钾的最后阶段,宽大的 QRS 波甚至与 T 波融合呈正弦波。高血钾在临床上可引起室性心动过速或过缓、心室扑动或颤动,甚至心脏停搏(图 25-17)。

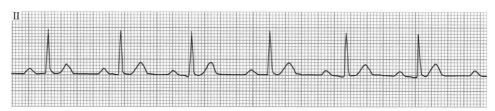

图 25-13 Ⅰ度房室传导阻滞

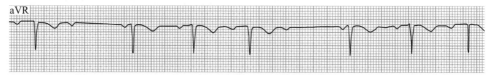

图 25-14 Ⅱ度Ⅰ型房室传导阻滞

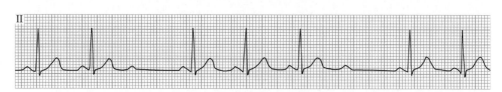

图 25-15 Ⅱ度Ⅱ型房室传导阻滞

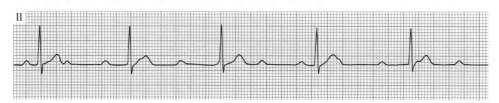

图 25-16 Ⅲ度房室传导阻滞

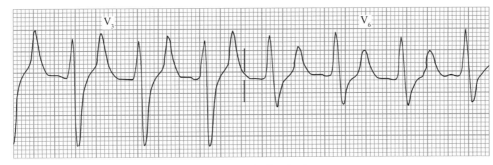

图 25 - 17　高钾血症

15. **低钾血症**　心电图提示存在 T 波低平或倒置、u 波增高、T-u 融合、双峰，Q-T 间期一般正常或轻度延长，表现为 Q-T-u 间期延长。当患者存在严重低钾血症时，QRS 波群时限延长，并且 P 波振幅明显增高。低钾血症可引起房性心动过速、室性异位搏动及室性心动过速、室内传导阻滞以及房室传导阻滞等各种心律失常（图 25-18）。

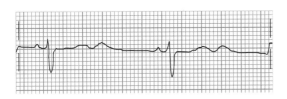

图 25 - 18　低钾血症

● **注意事项**

（1）心电导联应选择 P 波显示良好的导联，并且信号良好，基线平稳。

（2）QRS 振幅应大于 0.5 mV，才能触发心率计数。

（3）心电监护只是监测心率、心律的变化，若诊断心肌缺血和心肌梗死需要更详细地观察心电图，应做十二导联心电图。

（二）无创血压监测

无创血压监测是监护仪的基本功能之一。血压监测作为生命体征监测的重要手段之一在临床上广泛采用，而无创血压的监测更为常用。监护仪使间断的无创血压监测更加方便，简化生命体征的监测过程，减轻医护人员负担。具体详见本书"二十六、无创血压监测"。

（三）经皮血氧饱和度监测

经皮血氧饱和度监测是监护仪的另一功能，通过经皮监测出的脉搏血氧饱和度（SpO_2）可以初步了解患者体内血红蛋白氧合状况，从而进一步判断肺通气换气的状况，由于 SpO_2 与动脉血氧饱和度（SaO_2）之间有很好的相关性，通过连续监测 SpO_2 可反映 SaO_2 的变化。详见本书"十四、血氧饱和度监测"。

（四）有创压力的监测

有创压力监测是重症患者重要的生命体征监测技术，包括中心静脉压、有创动脉血压、肺动脉压、肺动脉楔压、颅内压等。一般以 mmHg 为单位，中心静脉压也可用 cmH_2O 为单位。

● **适应证**

有创压力监测适用于任何原因引起的血流动力学不稳定，或存在可能引起这些改变危险因素的患者。

● **禁忌证**

无绝对禁忌证，对于下列情况应谨慎使用。

（1）肝素过敏。

（2）穿刺局部疑有感染或已有感染。

（3）严重出血性疾病，溶栓或应用大剂量肝素抗凝。

● **置管操作准备**

1. **患者的准备**　置管前应明确适应证，检查患者的出凝血功能。对于清醒患者，应取得患者配合，并予适当镇静。准备好除颤器及有关的急救药品。

2. **置管器具的准备**　置管所需器具包括穿刺针、导丝、扩张器、导管鞘、导管、压力传感器和压力冲洗装置等。

● **测压系统的准备**

压力监测系统包括：①导管和测压连接管；②压力传感器；③冲洗装置；④压力监测仪。

1. **压力传感器的连接**　压力传感器一端与压力监测仪连接，另一端直接或经测压连接管连于测压导管的顶端开口。

2. **监护仪的设置**　监护仪应置于操作者可见处。压力尺度根据患者的具体情况设定。

3. **参照点的选择及调零**　所有测量的压力都是相对于大气压的，换能器的气液面应以右心房水平作为参照点调零。临床通常将腋中线第 4 前肋间水平作为确定仰卧位患者参照点的标志(图 25 - 19)。

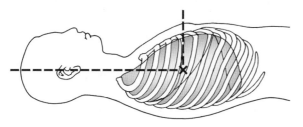

图 25 - 19　压力监测的参考点标志(腋中线第 4 前肋间水平)

将压力传感器通向大气调零。测量压力时要将传感器置于参照点水平，改变压力传感器水平将使所测压力值高于或低于实际压力(图 25 - 20)。

4. **测压系统的阻尼检测**　充满液体的测压系统是弱阻尼的，同时系统也需要一些阻尼，但阻尼越大，波形的准确性越差，测量的准确性就越差。

导管插入前应先作方波试验(快速冲洗试验)，以检验整个测压系统阻尼和共振频率是否正常(图 25 - 21)。

(1) **具体步骤**：①挤压换能器的加压冲洗钮，以 300 mmHg 的压力快速冲洗 1 s，然后松开。②观察压力改变。③系统阻尼正常时，快速冲洗产生的方波应该快速回到基线，在方波后，回到正常波形前，应该有 1～2 个振荡波，这是对自然振荡频率的评估。第二个振荡波应该＜第一个振荡波的 1/3，这是对阻尼的评估。④若方波后出现 2 个以上的振荡波，第二个振荡波的振幅超过第一个振荡波的 1/3，则说明系统自然振荡频率过高，而且阻尼不足，导致压力测定不准确，测定值往往偏高。⑤若方波后仅出现 1 个振荡波，甚至无振荡波，则说明系统阻尼过大，导致压力测定不准确，测定值往往偏低。与收缩压和舒张压相比，阻尼过大对平均压的影响较小。

(2) **阻尼异常的原因及处理**：阻尼过大的常见原因包括：测压系统内存在气泡、管腔内回血形成血液/纤维蛋白栓子、管路打折、柔软和有弹性的管路、三通未完全打开等有关。阻尼过大应及时处理：①去除系统中任何柔软的管路。②检察系统中所有的气泡并排除。③检查残留在活塞和管路中的血液，并将它们冲洗掉。④检查管路或导管的打折，并予以纠正。阻尼不足主要与管道过长或传感器活塞过大有关。

5. **测压系统的通畅及冲洗**　可分为连续冲洗和间断冲洗。现多用连续冲洗，导管与加压冲洗袋连接，加压袋压力应为 300 mmHg，持续冲洗导管和换能器。一般采用含 1～2 U/ml 肝素的生理盐水，以 3 ml/h 的速度持续冲洗。如果血小板＜100×10^9/L，或开始血流动力学监测后血小板下降超过 50%，可单以 3～6 ml/h 的生理盐水冲洗。

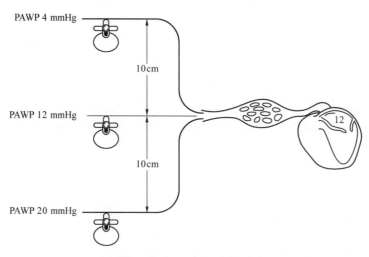

PAWP 4 mmHg

10cm

PAWP 12 mmHg

12

10cm

PAWP 20 mmHg

图 25 - 20　换能器位置不同导致测定的压力明显不同

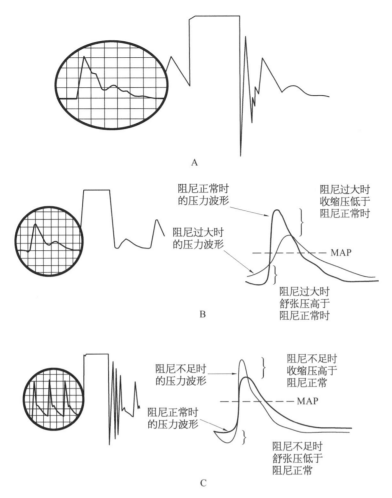

图 25 - 21　测压系统阻尼的方波试验(快速冲洗试验)

A. 阻尼正常时的压力波形；B. 阻尼过大时的压力波形；C. 阻尼不足时的压力波形

● **导管准备**

(1) 根据压力监测需要,准备导管。

(2) 检查导管。

(3) 排空导管内空气:用肝素盐水冲洗导管,排出腔内气泡,防止气栓和压力衰减。

● **有创压力监测**

1. 中心静脉压　中心静脉压是通过中心静脉导管测得的胸腔内大血管或右心房内的压力,是反映有效循环血容量的指标。当患者无三尖瓣病变时,中心静脉压可以反映右心室舒张末压力,间接评价心脏前负荷和右室功能(图 25 - 22)(详见"二十八、中心静脉压监测")。

2. 有创动脉血压　对于循环不稳定的患者进行持续血压监测(图 25 - 23),以利于医生对于患者

循环状态的评价,以便及时调整治疗(详见"二十七、有创动脉血压监测")。

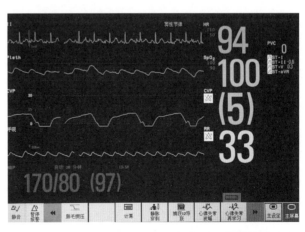

图 25 - 22　心电监护仪显示的中心静脉压监测数值及波形(第三排)

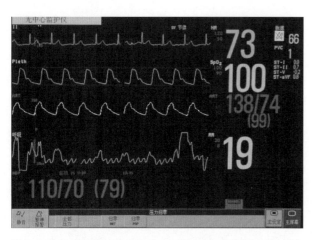

图 25-23 心电监护仪显示有创动脉压监测数值及波形（第三排）

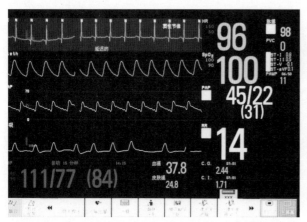

图 25-24 心电监护仪显示的肺动脉压监测数值及波形（第三排）

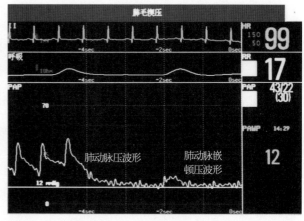

图 25-25 心电监护仪显示的肺动脉压及肺动脉楔压波形（第三排）

3. 肺动脉压和肺动脉楔压的监测　通过肺动脉漂浮导管可监测肺动脉压和肺动脉楔压（图 25-24 和图 25-25）（详见"二十九、肺动脉漂浮导管监测"）。

（五）心排血量的监测

心排血量（CO）是反映患者心脏功能的重要参数之一，监护仪可以通过动脉脉搏轮廓分析法连续测量心排血量，也可以通过经肺热稀技术间断测量，从而对患者的生理反应进行快速评估，并有利于早期治疗干预。监测心排血量的方法有：间断或连续热稀释法、动脉搏动图形分析、氧耗和动静脉血氧含量差测定（Fick 法）（参见"二十九、肺动脉漂浮导管监测"）。

（潘　纯）

二十六、无创血压监测

血压是评估循环的常用方法，准确和及时监测血压，对于了解病情、指导循环支持治疗、保障重症患者安全和减少并发症及死亡率具有重要意义。

● **适应证**

无创血压是常规监测项目，原则上对所有患者都应该监测无创血压，根据病情调整监测频率，对于重症或血流动力学明显不稳的患者应改为有创血压监测。

● **监测方法**

1. 人工袖套测压法

（1）指针显示法：用弹簧血压表测压，袖套充气使弹簧血压表指针上升，然后放气，指针逐渐下降，当出现第一次指针摆动时为收缩压（SBP），但舒张压（DBP）不易确定。

（2）听诊法：袖套充气后放气，听到第一声柯氏音即为 SBP，至柯氏音变音（第 4 相）音调变低或消失为 DBP。

（3）触诊法：袖套充气使桡动脉或肱动脉搏动

消失,再放气至搏动出现为 SBP,但 DBP 不易确定。在低血压、休克或低温时,听诊法常不易测得血压,可用触诊法测量 SBP。

(4)超声多普勒法:根据多普勒效应,通过晶体超声换能器,传递动脉搏动,信号到达微处理机后发送反射频率,间接测量血压,第一次听到多普勒响声为收缩压,舒张压测定较困难,最适用于新生儿和婴儿测量血压。

2. 电子自动测压法

(1)振荡测压法:用微型电动机使袖套自动充气,袖套内压高于 SBP,然后自动放气,当第一次动脉搏动的振荡信号传到仪器内的传感器,经放大和微机处理,即可测得 SBP(图 26 - 1),振荡幅度达到峰值时为平均动脉压(MAP),袖套内压突然降低时为 DBP。本法可按需自动定时(2 min、5 min、10 min、15 min、30 min 和 1 h)或手动测压,有脉率和血压(SBP、DBP、MAP)显示或打印,并可设定上下限警报。

(2)指容积脉搏波法:根据 Penaz 技术,应用带有微弱光源的无创指套,套在示指上,利用波动性血流的密度改变,相应发生光强度变化,由光传感器接受不同光,经处理后测压。手指动脉血压测定仪(Finapress,Ohmeda),系按红外线的原理,指套自动充气和放气,将动脉搏动压力传递到微机处理,自动显示血压和波形。

(3)动脉张力测量法:应用一种特殊的换能器放在桡动脉上,可自动传感桡动脉壁的压力,测量每次搏动血压和显示脉搏波形,同时每 3～10 min 由振荡测压法定标 1 次,可实现连续无创血压监测(图 26 - 2)。

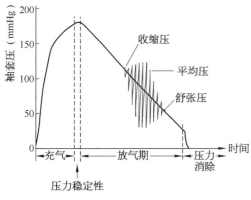

图 26 - 1 振荡测压原理

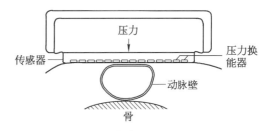

图 26 - 2 连续血压监测的原理

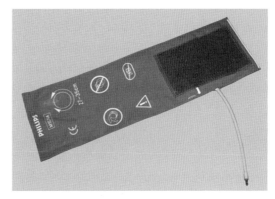

图 26 - 3 监护仪袖带

● 操作方法

危重症患者多采用电子自动测压法。

(1)仪器及物品准备:主要有心电监护仪、血压插件联接导线、监护仪袖带(图 26 - 3)及袖带连接导线。

(2)将监护仪袖带绑在距离肘窝 3～6 cm 处,使监护仪袖带上标志对准肱动脉搏动最明显处,手臂捆绑袖带的位置和患者心脏位置处于同一水平。

(3)测量方式分为自动监测和手动监测。自动监测时可自行设置监测时间,每 5 min、10 min、15 min、1 h、2 h 等。监护仪也可自动设定监测时间。机器在需要监测的时间点不断充气、放气,直至测出结果。手动监测是根据需要随时点击"启动/停止"键。

● 并发症

1. 尺神经损伤 常由于袖套位置太低,压迫了肘部的尺神经;应定时检查袖套防止位置过低。

2. 肱二头肌肌间隙综合征 由于无创血压监测时间太长、袖套过紧或测压过于频繁导致上臂水肿、局部淤血瘀斑或水疱等;在监测过程中应注意袖套松紧或定时更换手臂测量。

3. 输液受阻、指脉氧饱和度监测中断　应尽量不在输液侧和进行指脉氧饱和度监测的手臂进行测量。

● **注意事项**

（1）应注意每次测量时将袖带内残余气体排尽，以免影响测量结果；患者在躁动、肢体痉挛及频繁测量时所测血压值会与真实血压有很大误差；严重休克、患者心率小于 40 次/min 或大于 200 次/min 时，可能测量不准确，建议改用有创动脉血压监测；正常双侧上肢血压差别达 5~10 mmHg，若超过此范围则属异常，常见于多发性大动脉炎、先天性动脉畸形、主动脉夹层或动脉瘤的患者；正常下肢血压高于上肢血压 20~40 mmHg，如下肢血压低于上肢血压考虑主动脉缩窄，或胸腹主动脉型大动脉炎等，需要结合临床观察。

（2）选择合适的袖带。测量时应根据患者上肢的情况选择袖带，袖套偏小，血压偏高，袖套过大，血压偏低。为保证测量准确，须使用适当大小的袖带，袖套宽度一般应为上臂周径的 1/2，小儿需覆盖上臂长度的 2/3。肥胖患者即使用标准宽度的袖套，血压读数仍偏高，与部分压力作用于脂肪组织有关。

（3）袖套包裹不能太紧或太松。袖套松脱时血压偏高，太紧时血压偏低，振动时血压偏低或不准确。

（4）对于每一位需要监测无创血压的患者应做到每人一条袖带，如遇患者数量较多，心电监护仪数量不够，相邻床位共用监护仪监测无创血压时，袖带亦必须一人一条，测量时更换袖带接头部分即可，可有效避免交叉感染。

（5）对于连续监测无创血压的患者，病情允许时，建议每 6~8 h 更换监测部位 1 次。防止连续监测同一侧肢体，给患者造成不必要的皮肤损伤及该侧肢体静脉回流障碍导致肢体水肿。

（6）当无创血压袖带连续使用 72 h 以上，请注意袖带的更换、清洁、消毒。

（7）不要在进行静脉输液或有动脉插管的肢体上捆绑无创血压袖带，因为在袖带充气使注射减慢或阻滞时，可能导致导管周围组织的损伤。

（8）如果袖带捆绑的肢体与心脏不在同一水平，需要对显示的数值进行一下调整：肢体每高出心脏平面 1 cm，需要在测得的血压数值上加 0.75 mmHg 左右，同样，肢体每低于心脏平面 1 cm，需要在测得的血压数值上减 0.75 mmHg 左右。

（9）对于血压不稳定的重症患者不够理想，尤其是不能及时发现血压骤降的情况，需改用有创血压监测，并结合 ECG、SpO_2 等监测项目加以判断。

（10）手工测量时放气速度以 2~3 mmHg/s 为准。快速放气时测得收缩压偏低；放气太慢，柯氏音出现中断。高血压、动脉硬化性心脏病、主动脉狭窄、静脉充血、周围血管收缩、收缩压高于 220 mmHg 以及袖套放气过慢，易出现听诊间歇。

（11）血压计的零点须对准腋中线水平，应定期用汞柱血压计作校正，误差不可大于 3 mmHg。

● **临床意义**

1. **动脉血压组成成分**

（1）收缩压（SBP）：是当心脏收缩时，从心室射入的血液对血管壁产生的侧压力。主要代表心肌收缩力和心排血量，其主要作用是克服脏器临界关闭压，以维持脏器血流供应。SBP<90 mmHg 为低血压；<70 mmHg 器官血流明显减少；<50 mmHg 易发生心搏骤停。

（2）舒张压（DBP）：是心脏舒张末期，血液暂时停止射入动脉，而已流入动脉的血液靠血管壁的弹力和张力作用，继续流动，对血管壁的压力，主要是与冠状动脉血流有关。

（3）脉压：脉压＝SBP－DBP，正常值 30~40 mmHg，反映每搏量和血容量。

（4）平均动脉压（MAP）：是心动周期的平均血压，MAP＝DBP＋1/3（SBP－DBP）。

2. **正常值**　动脉血压的正常值随年龄、性别、精神状态、活动情况和体位姿势而变化。各年龄组的血压正常值见表 26-1。

动脉血压与心排血量和总外周血管阻力有直接关系，反映心脏后负荷，心肌耗氧和作功及周围组织和器官血流灌注，是判断循环功能的指标，但不是唯一指标。组织器官灌注不仅与血压有关，还与周围血管阻力有关。若周围血管收缩，阻力增高，虽血压不低，但组织血液灌注仍然可能不足。

表 26-1

各年龄组的血压正常值

年龄(岁)	血压 mmHg(kPa)		年龄(岁)	血压 mmHg(kPa)	
	SBP	DBP		SBP	DBP
新生儿	70~80(9.3~107)	40~50(5.3~6.7)	<50	150(20)	70~80(9.3~10.7)
<10	110(14.7)	60~80(8.0~9.3)	<60	160(21.8)	80~90(10.7~12)
<40	140(18.7)	70~80(9.3~10.7)	<70	170(22.7)	100(13.3)

注:小儿 SBP=80+年龄×2,DBP 为 SBP 的 1/3~1/2;<1 岁 SBP=68+(月龄×2)(公式按 mmHg 计)。

(康 焰 潘 纯)

二十七、有创动脉血压监测

有创血压监测是重症患者血流动力学监测的重要组成部分。将导管插入动脉内,直接测定血压为动脉血压直接测定法,又称"有创动脉血压监测"。与袖带测量法相比,动脉压的直接测量更为准确。低血压状态或心搏出量明显下降伴血管收缩时,袖带测定法的误差明显增大,有创动脉导管直接测压可获得可靠的监测结果。

● **监测原理**

动脉血压直接测定法可通过压力监测系统连续监测患者的动脉血压。压力监测系统由压力传感器、放大器、处理器及显示器组成。通过压力传感器将血管内的液体静压力转变成电位变化后输入监测系统,经过处理器处理后在显示器上显示压力值及压力波形(图 27-1)。

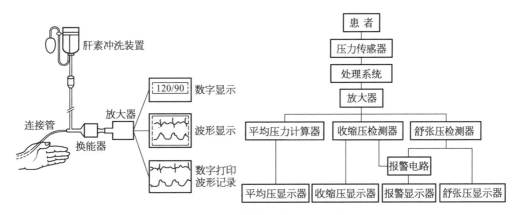

图 27-1 压力监测系统及工作程序

● **适应证**

有创动脉压监测适合于所有血流动力学不稳定,或有血流动力学不稳定危险因素的患者。主要包括:

(1) 严重创伤和多器官功能衰竭的患者。

(2) 休克等血流动力学不稳定的患者。

(3) 心脏大血管手术。

(4) 具有大出血危险的手术患者(脑膜瘤等可能有大出血的手术)。

(5) 低温麻醉和控制性降压。

(6) 严重高血压。

(7) 嗜铬细胞瘤手术。

(8) 心肌梗死和心力衰竭抢救时。

(9) 无法用无创法测量血压的患者。

● **禁忌证**

(1) Allen's 试验阳性者禁行同侧桡动脉穿刺。

(2) 局部皮肤感染者应更换置管部位。

● **操作方法**

1. 穿刺置管 见"二十二、动脉穿刺与动脉插管术"置管技术部分。

2. 准备压力换能器 压力传感器一端与压力监测仪电缆连接,另一端直接或经测压连接管连于动脉导管。压力传感器同时与肝素生理盐水加压袋连接,用生理盐水冲洗换能器管路,排除气泡。

3. 监护仪准备 监护仪应置于操作者可见处。压力尺度根据患者的具体情况设定,一般患者设为 0~200 mmHg。

4. 参照点的选择及调零 所有测量的压力都是相对于大气压的,换能器的气液面应以右心房水平作为参照点调零。临床通常将腋中线第 4 前肋间水平作为确定仰卧位者参照点的标志。将压力传感器置于参照点水平,通向大气调零。

5. 测压系统的阻尼检测 通过方波试验(快速冲洗试验),以检验整个测压系统阻尼和共振频率是否正常。

6. 监测动脉压和波形 将换能器测压管的三通转向动脉导管,可持续监测动脉压波形和压力。

● **血流恢复试验**

为确定压力换能器压力测定的准确性,可实施血流恢复试验(systolic return-to-flow blood pressure trial)。具体步骤如下。

1. 压力传感器准备 压力传感器置于参照点水平(腋中线第 4 肋间),通大气调零。

2. 监测动脉压 压力换能器与动脉导管连接,监测动脉压力波形,并记录压力(图 27 - 2A)。

3. 无创测压 将无创血压的袖带置于动脉导管的同侧肢体(肘部或膝部),充气到动脉压力波形变为直线(图 27 - 2B)。袖带逐渐地缓慢放气,观察有创动脉监测波形从平坦的直线,出现小的脉搏波,脉搏波逐渐增大,直到动脉波形完全恢复(图 27 - 2C)。

4. 动脉收缩压的判断 袖带缓慢放气时,有创动脉监测波形出现第一个小的脉搏波时,无创袖带法测得的压力就是动脉收缩压,与有创压力监测仪测得的动脉收缩压比较,就能够确定压力换能器压力测定的准确性。图 27 - 2 中血流恢复试验测定的动脉收缩压为 120 mmHg。

● **正常动脉压波形**

1. 正常动脉压力波形的特征 体循环的动脉波形类似于肺动脉波形,具有以下的特征:①快速的上升和下降(收缩射血);②一个重搏切迹(主动脉瓣关闭);③平缓地逐渐下降(血管舒张)。

正常动脉压力波形可分为收缩相和舒张相(图 27 - 3)。主动脉瓣开放和快速射血入主动脉时为收缩相,动脉压波迅速上升至顶峰,即为收缩压。血流

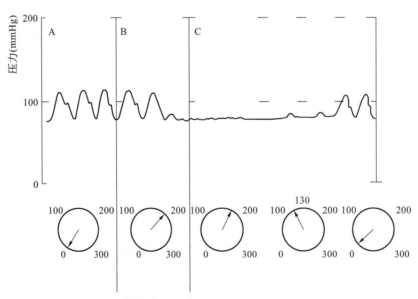

图 27 - 2 血流恢复试验(systolic return-to-flow blood pressure trial)

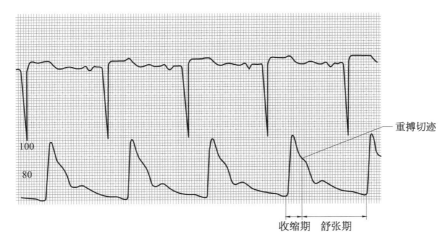

图 27-3 正常动脉压波形

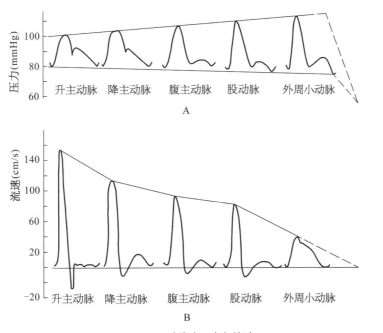

图 27-4 动脉内压力与流速
A. 不同部位动脉内压力变化；B. 不同动脉内流速变化

从主动脉到周围动脉，压力波下降，主动脉瓣关闭，直至下一次收缩开始，波形下降至基线为舒张相，最低点即为舒张压。动脉压波下降支出现的切迹称重搏切迹。

2. 不同部位的动脉压波形有所不同　动脉波脉冲传向外周时发生明显变化，越是远端的动脉，压力脉冲到达越迟，上升支越陡，收缩压越高，而舒张压越低，但重搏切迹不明显(图 27-4A)。因此，动脉波形会根据导管位置的不同而不同。另外，不同部位动脉中的血流速度不同，越远端的动脉血流速度越慢(图 27-4B)。

● 异常动脉压波形

患者在不同的疾病状态下，动脉压波形形态不同(图 27-5)。

1. 圆钝波　波幅中等度降低，上升和下降支缓慢，顶峰圆钝，重搏切迹不明显，见于心肌收缩功能低落或血容量不足。

2. 不规则波　波幅大小不等，早搏波的压力低平，见于心律失常患者。

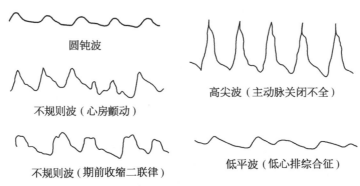

圆钝波

不规则波（心房颤动）

高尖波（主动脉关闭不全）

不规则波（期前收缩二联律）

低平波（低心排综合征）

图 27-5　异常动脉压波形

3. 高尖波　波幅高耸，上升支陡，重搏切迹不明显，舒张压低，脉压宽，见于高血压及主动脉瓣关闭不全。主动脉瓣狭窄者，下降支缓慢及坡度较大，舒张压偏高。

4. 低平波　压力波上升和下降支缓慢，波幅低平，严重低血压，见于低血压休克和低心排综合征。

● 临床意义

（1）有创动脉血压监测可提供准确、可靠和连续的动脉血压数据。

（2）有创动脉血压监测导管为动脉血气标本的留取提供便利，特别是每日动脉血气标本采样超过 4 次者。

（3）压力上升速率（dp/dt）是反映心肌收缩性的指标，可通过动脉压波测量和计算 dp/dt max。方法简单易行，可连续测量（图 27-6）。心功能正常的患者 dp/dt 为 1 200 mmHg/s。

（4）动脉压力波形有助于临床的诊断及治疗。

● 注意事项

（1）有创直接测压较无创测压高 5～20 mmHg，股动脉收缩压较桡动脉收缩压低 10～20 mmHg，而舒张压高 15～20 mmHg。

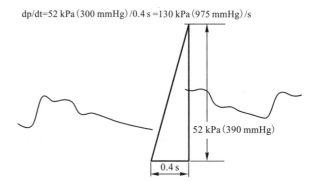

dp/dt=52 kPa（300 mmHg）/0.4 s =130 kPa（975 mmHg）/s

52 kPa（390 mmHg）

0.4 s

图 27-6　动脉压力上升速率的计算

（2）测压前必须先调零。

（3）压力传感器应平齐于第 4 肋间腋中线水平，即相当心脏水平，低或高均可造成压力误差。

（4）测压管路需保持通畅，不能有任何气泡或血凝块。经常用肝素盐水冲洗，冲洗时压力曲线应为垂直上下，提示管路畅通无阻。

（5）测压装置的延长管不宜长于 100 cm，直径应大于 0.3 cm，质地需较硬，以防压力衰减。

（6）测压装置中输液管内需用 300 mmHg 的加压袋、以 3 ml/h 之速度均匀注入肝素盐水，冲洗管路。

（康　焰）

二十八、中心静脉压监测

中心静脉压（central venous pressure，CVP）是通过中心静脉置管测得的胸腔内大血管或右心房内的压力，反映右心前负荷，是评价重症患者血流动力学的重要指标。CVP 与血容量、静脉张力、右心功能等因素有关。正常值为 5～10 cmH_2O，但有时存在很大的个体差异。

● **适应证**

（1）严重创伤、各种休克及急性循环功能衰竭等重症患者。

（2）各类大、中手术，尤其是心血管、脑和腹部大手术。

（3）需大量、快速输血、补液的患者。

● **禁忌证**

与中心静脉置管类似，即穿刺静脉局部感染或血栓形成、凝血功能障碍等，但并非绝对禁忌。

● **操作方法**

1. 穿刺置管　见"二十八、中心静脉压监测"置管技术部分。

2. 压力换能器测压　应用换能器测压可连续记录静脉压和描记静脉压力波形。具体步骤如下。

（1）准备压力换能器：压力传感器一端与压力监测仪电缆连接，另一端直接或经测压连接管连于中心静脉导管。压力传感器同时与肝素生理盐水加压袋连接，用生理盐水冲洗换能器管路，排除气泡。

（2）监护仪准备：监护仪应置于操作者可见处。压力尺度根据患者的具体情况设定，一般患者设为 $0\sim50$ mmHg。

（3）参照点的选择及调零：所有测量的压力都是相对于大气压的，换能器的气液面应以右心房水平作为参照点调零。临床通常将腋中线第 4 肋间水平作为确定仰卧位患者参照点的标志。将压力传感器置于参照点水平，通向大气调零。改变压力传感器水平将使所测压力值高于或低于实际压力。

（4）测压系统的阻尼检测：通过方波试验（快速冲洗试验），以检验整个测压系统阻尼和共振频率是否正常。

（5）监测 CVP：将换能器测压管的三通转向中心静脉导管，可持续监测中心静脉压的波形和压力。

3. 水压力计测压　若无压力换能器测压装置，可采用水压力计测压。该方法结构简单、使用方便且经济，一般医疗单位均可实施。临床上常用的测压装置是由 T 形管或三通开关分别连接患者的中心静脉导管、测压计的玻璃（或塑料）测压管和静脉输液系统。具体步骤包括：

（1）准备测压计的玻璃（或塑料）测压管：用一直径 $0.8\sim1.0$ cm 的玻璃管和刻有"cmH₂O"的标

尺，一起固定在输液支架上。

（2）准备输液系统：通过三通开关，一端与输液器相连，另一端接中心静脉导管（连接管内应充满液体，排除气泡）。

（3）调节参考点（零点）：标尺零点对准腋中线右心房水平。

（4）测定 CVP：调整三通方向，阻断输液器一端，将中心静脉导管与玻璃（或塑料）测压管相通，可监测 CVP（图 28 - 1）。

（5）三通的另一端接输液装置，输入液体应为每毫升含 $1\sim3$ 单位的肝素生理盐水，以便在测压间歇输入液体，以防止导管内血液凝固。零点为第 4 肋间腋中线。

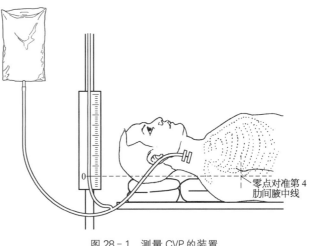

零点对准第 4
肋间腋中线

图 28 - 1　测量 CVP 的装置

● **临床意义**

1. 正常值　CVP 的正常值为 $5\sim12$ cmH₂O。低于 5 cmH₂O 提示心室充盈欠佳或血容量不足，高于 $15\sim20$ cmH₂O 提示右心功能不全或容量过负荷，但 CVP 不能反映左心功能。

2. 影响 CVP 的因素

（1）病理因素：CVP 升高见于右心房及左或右心室心力衰竭、心房颤动、肺栓塞、支气管痉挛、输血补液过量、纵隔压迫、张力性气胸及血胸、慢性肺部疾患、心包填塞、缩窄性心包炎、腹内压增高及先天性和后天性心脏病等。CVP 降低的原因有失血和脱水引起的低血容量，以及周围血管扩张，如神经性和过敏性休克等。

（2）神经体液因素：交感神经兴奋，儿茶酚胺、抗利尿激素、肾素和醛固酮等分泌增加，血管张力增加，使 CVP 升高。相反，某些扩血管活性物质，使血管张力减小,血容量相对不足,CVP 降低。

(3) 药物因素:快速输液、应用去甲肾上腺素等血管收缩药,CVP 明显升高;用扩血管药或心功能不全患者用洋地黄等强心药后,CVP 下降。

(4) 其他因素:各种原因引起肺血管收缩,正压通气患者挣扎和躁动,腹腔手术和压迫等均使 CVP 升高,麻醉过深或椎管内麻醉时血管扩张,CVP 降低。

3. CVP 波形分析

(1) 正常波形:典型的 CVP 波形类似心房波,包括 3 个正向波 a、v、c 和两个负向波 x、y。a 波由心房收缩产生;x 波由右心房舒张导致压力下降以及心室收缩带动三尖瓣环关闭,房室连接处向下运动所致;c 波是三尖瓣关闭引起右心房压力轻度升高;v 波是右心充盈同时伴随右心室收缩,三尖瓣关闭时心房膨胀的回力引起;y 波表示三尖瓣开放,右心房排空血液进入右心室。右心房收缩压(a 波)与舒张压(v 波)几乎相同(图 28 - 2),常在 3～4 mmHg 以内,正常右心房平均压为 2～6 mmHg。

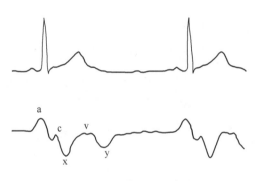

图 28 - 2　正常 CVP 的波形

(2) 异常波形:①压力升高和 a 波抬高和扩大:见于右心室衰竭、三尖瓣狭窄和反流,心包填塞、缩窄性心包炎、肺动脉高压及慢性左心衰竭,容量负荷过多。②v 波抬高和扩大:见于三尖瓣反流,心包填塞时舒张期充盈压升高,a 波与 v 波均抬高,右房压力波形明显,x 波突出,而 y 波缩短或消失。但缩窄性心包炎的 x 波和 y 波均明显。③呼吸时 CVP 波形:自主呼吸在吸气时,压力波幅降低,呼气时增高,机械通气时随呼吸变化更显著。

● 护理与拔管

1. 护理要点

(1) 注意保持穿刺点清洁及干燥,需要时更换敷料。

(2) 肝素生理盐水持续滴入冲洗导管,保持导管通畅,抽血后也应冲洗导管。

(3) 每天更换输液器。

(4) 严格遵守无菌操作,确保连接管牢固可靠,注意预防空气栓塞。

2. 拔管

(1) 如遇穿刺部位有炎症、疼痛和原因不明的发热,应拔除导管,同时行导管尖端培养及血培养。

(2) 不需中心静脉测压或输液时,应尽早拔除导管,拔管后注意局部消毒处理,穿刺点需稍加压迫以防皮下隧道形成。

● 注意事项

1. 穿刺置管相关注意事项　见中心静脉置管部分。

2. 确定导管位置正确　测定中心静脉压导管尖端必须位于右心房或近右心房的上、下腔静脉内。导管位置不正确则使测压不准。临床上依据液柱界面随呼吸上下波动判断导管位置并不完全可靠。插管后作 X 线摄片可判断导管的位置。

3. 正确调节零点　中心静脉压测值仅数厘米水柱,零点发生偏差将显著影响测定值。一般均以右心房中部水平线作为理想的标准零点。仰卧位时,基本上相当于第 4 肋间前、后胸径中点(腋中线)的水平线,侧卧位时则相当于胸骨右缘第 4 肋间水平。一旦零点确定,就应该固定好。若患者体位发生改变应随即调整零点。

4. 注意胸内压的影响　影响中心静脉压的因素除了心功能、血容量和血管张力外,首先是胸内压。患者咳嗽、屏气、伤口疼痛、呼吸受限以及麻醉和手术等因素均可通过影响胸内压而改变中心静脉压的测量数值。机械通气时常会使胸腔内平均压升高,因此测压时如患者情况许可,最好暂停机械通气。

5. 保持管道畅通、无空气　较长时间测压,由于血液反流、血凝块堵管或管端存在活瓣状的血凝块造成通道不畅,将影响测压值的准确性。当需要较长时间监测中心静脉压,输液速度又较缓慢时,可于每 500 ml 液体内加肝素 3～5 mg,以预防管端形成血凝块,保持测压系统的通畅。

(康　焰)

二十九、肺动脉漂浮导管监测

肺动脉漂浮导管监测血流动力学是研究血液在心血管系统中流动的一系列物理学问题的方法,即流量、阻力、压力之间关系。肺动脉漂浮导管监测是创伤性血流动力学监测的主要手段,根据肺动脉漂浮导管所测指标,可以对患者心脏的前负荷、后负荷、心肌的收缩舒张功能作出客观的评价,结合血气分析,还可进行全身氧代谢的监测。

自20世纪70年代肺动脉漂浮导管在临床广泛应用以来,在危重病患者的管理中起着举足轻重的作用。但应充分认识到,根据不准确甚至错误的监测结果而作出的临床判断和处理,对患者的危害远大于导管操作本身带来的危险。因此,透彻掌握心肺病理生理学、血流动力学监测的基本原理以及正确采集、分析数据的方法,是肺动脉漂浮导管监测血流动力学的必要前提。

(一)肺动脉漂浮导管置管术

● 适应证

肺动脉漂浮导管适用于对血流动力学指标和机体组织氧合功能的监测。所以,任何原因引起的血流动力学不稳定及氧合功能改变,或存在可能引起这些改变的危险因素,均为血流动力学监测的适应证。

概括起来主要有两个方面(表29-1):第一,明确诊断。第二,指导治疗、判断疗效。

● 禁忌证

血流动力学监测无绝对禁忌证,对于下列情况应谨慎使用。

(1)肝素过敏。

(2)穿刺局部疑有感染或已有感染。

(3)严重出血性疾病,或溶栓和应用大剂量肝素抗凝。

(4)完全性左束支传导阻滞。置入肺动脉漂浮导管的过程中可能伤及右束支,引起完全性房室传导阻滞,心搏骤停。

表29-1

血流动力学监测的临床应用

诊断应用	指导治疗
肺水肿的鉴别诊断	指导液体量的管理
休克的鉴别诊断	调节肺水肿时的液体平衡
肺动脉高压	降低充血性心衰患者的前负荷
心包填塞	维持少尿型肾衰患者液体平衡
急性二尖瓣关闭不全	指导休克治疗
右室梗死	指导血容量的调整和液体复苏
	调节正性肌力药和血管扩张药的剂量
	增加组织的氧输送
	机械通气时调节容量和正性肌力药

(5)心脏及大血管内有附壁血栓。

● 操作准备

1. **患者的准备** 置管前应明确适应证,检查患者的出凝血功能。对于清醒患者,应取得患者配合,并予适当镇静。准备好除颤器及有关的急救药品。

2. **置管器具的准备** 置管所需器具包括穿刺针、导丝、扩张器、导管鞘、肺动脉漂浮导管、压力传感器和压力冲洗装置等。

导管鞘的型号应与所用肺动脉漂浮导管型号相匹配,导管鞘应比导管大0.5~1F,如7F导管选择7.5F或8F导管鞘。

成年人最常用的为7F四腔漂浮导管,长110 cm,不透X线,从顶端开始每隔10 cm有一黑色环形标志,作为插管深度的指示(图29-1)。导管的近端为3个腔的连接端和一根热敏电极的连接导线。这3个腔分别为:①开口于导管顶端的肺动脉压力腔,用于测量肺动脉压和采取混合静脉血标本。②开口于距顶端30 cm的导管侧壁的右心房压力腔,用于测量右房压和测量心排血量时注射指示剂液体。

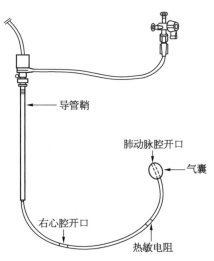

图 29-1 肺动脉漂浮导管示意图

③充盈导管顶端气囊的气阀端,气囊充盈后基本与导管的顶端平齐,有利于导管随血流向前推进,并减轻导管顶端对心腔壁的刺激。热敏电极终止于导管顶端近侧 3.5～4 cm 处,并通过导线与测量心排出量的热敏仪相连。儿童患者可选用 5F 的肺动脉漂浮导管。

3. 测压系统的准备 压力监测系统包括:①导管和测压连接管;②压力传感器;③冲洗装置;

④压力监测仪(图 29-2)。

(1)压力传感器的连接:压力传感器一端与压力监测仪连接,另一端直接或经测压连接管连于肺动脉漂浮导管的顶端开口,以保证在插管过程中持续监测导管顶端的压力。根据压力波形及数值的变化确定导管位置。另一个压力传感器连接于肺动脉漂浮导管的近端开口,监测右房压。

(2)监护仪的设置:监护仪应置于操作者可见处。压力尺度根据患者的具体情况设定,一般患者设为 0～50 mmHg。

(3)参照点的选择及调零:所有测量的压力都是相对于大气压的,换能器的气液面应以右心房水平作为参照点调零。临床通常将腋中线第 4 前肋间水平作为确定仰卧位患者参照点的标志。将压力传感器置于参照点水平,通向大气调零。改变压力传感器水平将使所测压力值高于或低于实际压力。

(4)测压系统的阻尼检测:充满液体的测压系统是弱阻尼的,同时系统也需要一些阻尼,但阻尼越大,波形的准确性越差,测量的准确性就越差。

导管插入前应先作方波试验(快速冲洗试验),以检验整个测压系统阻尼和共振频率是否正常(图

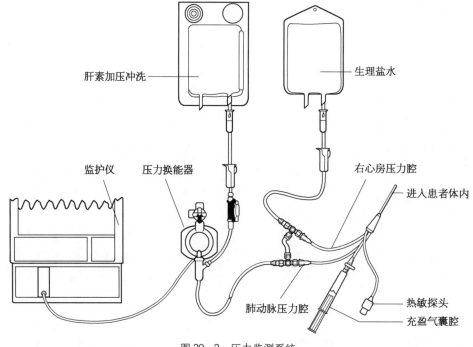

图 29-2 压力监测系统

29-3)。①若正常波形前有 1～2 个振荡波,第二个振荡波的波幅小于第一个振荡波波幅的 1/3,为阻尼正常(图 29-3A)。②若方波后出现 2 个以上的振荡波,第二个振荡波的振幅超过第一个振荡波的 1/3,则说明系统自然振荡频率过高,而且阻尼不足,测定值往往偏高(图 29-3B)。③若方波后仅出现 1 个振荡波,甚至无振荡波,则说明系统阻尼过大,测定值往往偏低(图 29-3C)。

阻尼异常的常见原因及处理,详见有创动脉压监测一节。

(5)测压系统的通畅及冲洗:可分为连续冲洗和间断冲洗。现多用连续冲洗,导管与加压冲洗袋连接,加压袋压力应为 300 mmHg,持续冲洗导管和换能器。一般采用含 1～2 U/ml 肝素的生理盐水,以 3 ml/h 的速度持续冲洗。如果血小板<100×10^9/L,或开始血流动力学监测后血小板下降超过 50%,可单以 3～6 ml/h 的生理盐水冲洗。

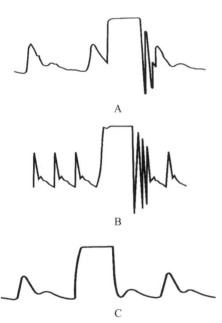

图 29-3 测压系统阻尼的方波试验(快速冲洗试验)

A. 阻尼正常;B. 阻尼不足;C. 阻尼过大

4. 导管准备

(1)导管保护套:导管取出后,套无菌保护套,至距导管末端 60 cm 处,以在无菌的情况下随时调整导管位置。

(2)检查气囊:用随管附带的注射器检查气囊是否漏气,允许最大注射容量为 1.5 ml,避免充气过多损伤气囊。充气后如气囊偏心,应更换导管,否则易引起肺动脉破裂。检查气囊弹性,充气后,应自动放气。用力抽吸气囊可使气囊壁缩入导管腔内,气囊壁易于破损。

(3)排空导管内空气:用加压冲洗液排出肺动脉压力腔和右房压力腔内气泡,以防气栓和压力衰减。

5. 穿刺点选择

(1)置管途径的选择:常用的置管途径有颈内静脉、锁骨下静脉及股静脉(表 29-2 和图 29-4)。根据术者的经验和习惯,患者的解剖特点及特殊临床情况,综合考虑来选择穿刺部位。一般将右侧颈内静脉作为肺动脉漂浮导管首选置管途径。

表 29-2

常用肺动脉漂浮导管置管途径的比较

优 点	缺 点
颈内静脉	
出血时易于压迫	误穿颈动脉(前路>中路>后路)
穿破胸膜机会较锁骨下静脉少	可能引起气胸(中路>前路>后路)
直接进入上腔静脉,放置肺动脉漂浮导管时易于到位	可能误伤迷走神经、臂丛、胸导管(左侧穿刺时)
	气管切开时容易引起感染
	可能引起空气栓塞
	肥胖和水肿患者解剖标志不清楚
锁骨下静脉	
解剖标志清楚,肥胖和水肿无影响	出血和误穿动脉时不能直接压迫止血
不会引起颈部结构的损伤	易造成气胸和血胸
	可能引起空气栓塞
便于固定和覆盖敷料	导管可能异位至颈内静脉
对患者颈部和上肢限制少,舒适	有时导管不易通过第 1 肋与锁骨之间狭窄的间隙,致置管或调整导管位置困难
股静脉	
出血易于直接压迫	难以保持无菌,感染危险性增加,下肢难以绝对固定,易致导管移动
无气胸并发症	有血栓栓塞性疾病者下肢深静脉血栓形成的危险性增加
	距右心房远,导管较难到达肺动脉

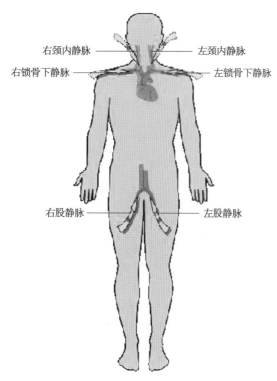

右颈内静脉 —— 左颈内静脉
右锁骨下静脉 —— 左锁骨下静脉

右股静脉 —— 左股静脉

图 29-4　常用的穿刺部位

（2）颈内静脉：患者去枕仰卧，最好头低 15°～30°，保持静脉充盈和减少空气栓塞的危险性。头转向对侧。根据穿刺点与胸锁乳突肌的关系，将颈内静脉穿刺路径分为前位径路、中央径路和后侧径路。前位径路穿刺点于胸锁乳突肌前缘中点，颈动脉搏动的外侧 0.5～1 cm，穿刺方向为同侧乳头和肩部，深度一般为 3～4 cm。中央径路定位于胸锁乳突肌胸骨头、锁骨头及锁骨形成的三角顶点，穿刺方向同侧乳头，如能摸清颈动脉搏动，则按颈动脉平行方向穿刺。后侧径路定位于胸锁乳突肌锁骨头后缘、锁骨上 5 cm 或颈外浅静脉与胸锁乳突肌交点的上方，穿刺方向胸骨上切迹，紧贴胸锁乳突肌腹面，深度不超过 5～7 cm。

（3）锁骨下静脉：体位同颈内静脉穿刺。可选择锁骨上和锁骨下两种路径。锁骨上法穿刺点于胸锁乳突肌锁骨头后缘与锁骨夹角平分线，朝向对侧乳头。锁骨下法穿刺点于锁骨中点或稍偏内、锁骨下 1 cm 处，针头朝向胸骨上切迹。

（4）股静脉：仰卧，大腿外旋并 30°外展。定位于腹股沟韧带下 2～3 cm，股动脉搏动点内侧 1 cm，针尖指向剑突、与皮肤呈 45°角，一般进针深 3～5 cm 即可抽到回血。在心跳停止或休克扪不清股动脉搏动时，可按下述方法确定穿刺点，在髂前上棘与耻骨联合间作一连线，其中点有股动脉穿过，于此中点下 2～3 cm 处的内侧 1 cm 穿刺。

● **操作方法**

1. 深静脉穿刺，置入导管鞘

（1）常规消毒和铺无菌巾，局部浸润麻醉。

（2）确定穿刺部位后，用局麻针试穿刺，明确穿刺方向及深度。

（3）Seldinger 导丝法穿刺置入导管鞘。①静脉穿刺：18G 或 20G 穿刺针接注射器，按试穿方向穿刺，进针过程中注射器略带负压，通畅地抽得回血（图 29-5）。②置入导丝：小心旋转取下注射器，用手指迅速堵住针尾，将 0.89 mm 导丝从针尾送入血管内，退出穿刺针（图 29-6A）。③切开皮肤：刀片应背向导丝，切 2～5 mm 小切口，纱布压迫穿刺部位（图 29-6B）。④插入扩张子及导管鞘：沿导丝将扩张子和导管鞘置入静脉，导丝尾端必需露在导管鞘外（图 29-6C）。插入过深，刺激心室壁易引起心律失常，严重时造成右室穿孔。退出扩张子和导丝（图 29-6D）。从导管鞘侧支抽回血，证实导管鞘在静脉内。⑤导管鞘的防逆阀并不能完全防止空气栓塞，应立即置入肺动脉漂浮导管，否则应插入导管鞘芯，预防空气栓塞。

（4）固定导管鞘，覆盖敷料（图 29-6E）。

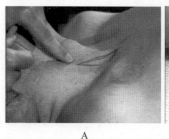
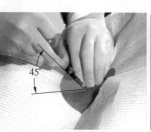
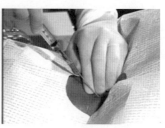

A　　　　　　　　B　　　　　　　　C

图 29-5　确定穿刺部位和穿刺方向（以颈内静脉为例）
A. 穿刺点定位；B. 穿刺角度；C. 穿刺

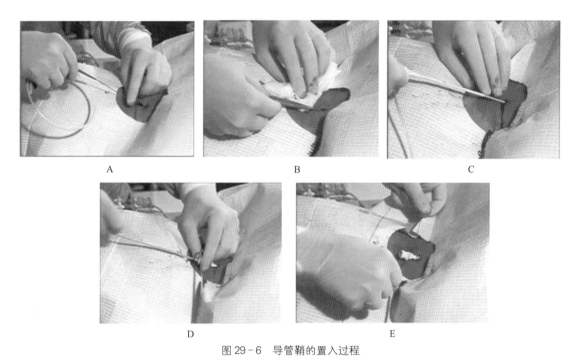

图 29-6　导管鞘的置入过程

A. 沿穿刺针置入导丝；B. 背向导丝切皮；C. 沿导丝置入导管鞘；D. 退出导管鞘内芯（扩张子）；E. 固定导管鞘

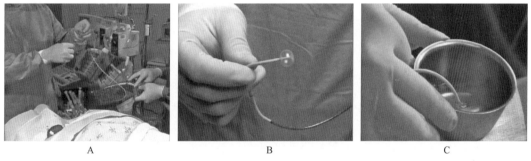

图 29-7　检查肺动脉漂浮导管

A. 给肺动脉漂浮导管套上无菌保护套；B. 气囊充气；C. 在液体中检查气囊

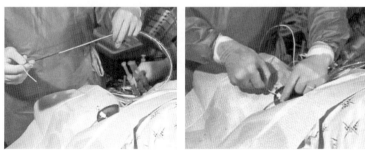

图 29-8　观察导管的弯度与沿导管鞘置入

2. 检查肺动脉漂浮导管

（1）从导管套装中取出肺动脉漂浮导管，给导管套上无菌保护套（图 29-7A）。

（2）将肺动脉腔及近端右房腔用盐水冲刷，并与标定好的压力传感器相连。

（3）充气 1.5 ml 气体检查气囊是否匀称（图 29-7B），放在液体中检查是否有气泡产生（图 29-7C），如有说明有漏气，应立即更换新的导管。

3. **置入肺动脉漂浮导管** 首先需观察肺动脉漂浮导管远段的自然弯度,将导管的远端的弯度朝向患者中线,然后导管轻柔的置入导管鞘(图 29-8)。

经导管鞘置入肺动脉漂浮导管,导管经过上腔静脉进入右心房、右心室,最后到达肺动脉,直至气囊在肺动脉被嵌顿(图 29-9)。一般根据压力波形

来明确导管尖端所在部位(图 29-10 和图 29-11)。

(1) 导管入右心房:将导管的自然曲度朝向右心室流出道,便于导管顺利进入右心室和肺动脉。导管到达右房的距离依穿刺部位不同而不同(表 29-3)。导管顶端进入右房后,显示典型的心房压力波形(图 29-12)。此时气囊应充气 1 ml,锁住三通,继续向前送入导管。

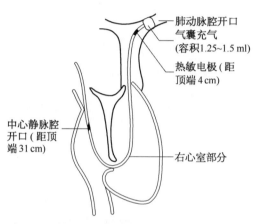

图 29-9 肺动脉漂浮导管的插入路径

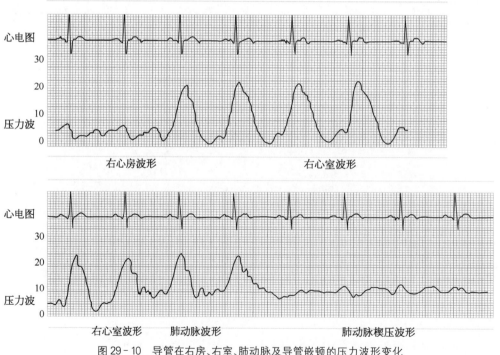

图 29-10 导管在右房、右室、肺动脉及导管嵌顿的压力波形变化

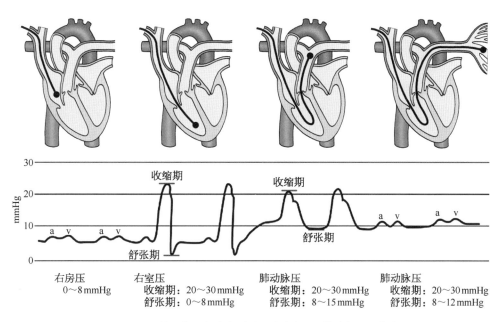

图 29 - 11 导管的位置与右房、右室、肺动脉及导管嵌顿的压力波形

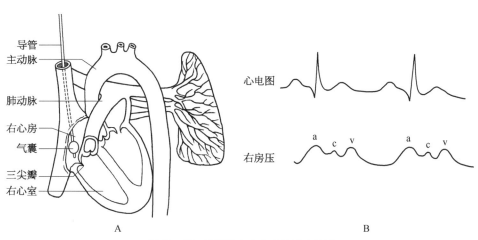

A   B

图 29 - 12 导管进入右心房及压力波形

A. 导管进入右心房；B. 典型的心房压力波形

表 29 - 3

肺动脉漂浮导管经不同置管途径到达右心房的平均距离

置管途径	到达右心房的距离(cm)
颈内静脉	15～20
锁骨下静脉	10～15
股静脉	30～40
左或右贵要静脉	40～50

（2）导管入右心室：一旦导管顶端通过三尖瓣，压力波形突然改变，收缩压明显升高至 25 mmHg 左右，舒张压不变或略有下降，脉压明显增大，压力曲线的上升支带有顿挫（图 29 - 13）。

导管在右室内，尤其是进入右心室流出道时，可刺激心室壁，引起室性早搏，甚至室颤。确保气囊充盈、减少右室停留时间，可减少心律失常的发生。操作过程中将患者头抬高 5°，右侧倾斜卧位，可减少导管对心脏的刺激。

（3）导管入肺动脉：迅速而轻柔地送入导管，当舒张压从 0～5 mmHg 升至 5～10 mmHg，收缩压基本保持不变，压力曲线的下降支出现重搏波切迹时，表明导管已进入肺动脉（图 29 - 14）。

（4）肺动脉嵌顿：继续缓慢送入导管，导管气

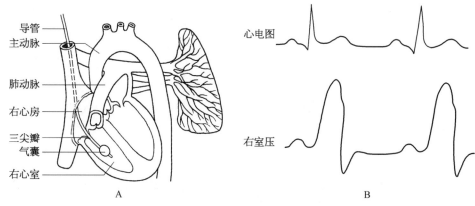

图 29 - 13　导管进入右心室及压力波形
A. 导管进入右心室；B. 典型的右心室压力波形

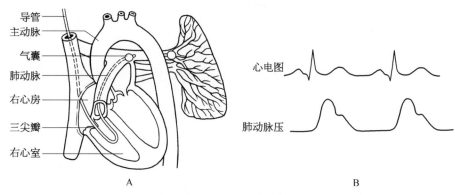

图 29 - 14　导管进入肺动脉及压力波形
A. 导管进入肺动脉；B. 典型的肺动脉压力波形

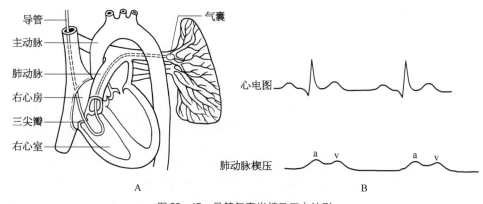

图 29 - 15　导管气囊嵌顿及压力波形
A. 导管气囊嵌顿；B. 典型的肺动脉楔压力波形

囊嵌顿时，压力下降，收缩压舒张压波形消失，呈现与呼吸相关的正弦波（图 29 - 15）。应停止移动导管，立即排空气囊，可见压力波形马上转为肺动脉压力波形。再次充盈和排空气囊，压力波形重复出现肺动脉楔压力波形和肺动脉压力波形，说明导管位置良好。

导管顶端从右室到嵌顿位的深度一般为 10～15 cm。右颈内静脉到嵌顿部位的距离为 40～50 cm。若导管入右室再继续前行距离超过 15 cm 仍不能嵌顿，导管在心腔内过长易打结，应排空气囊把导管退回至右房后再重新插入。

气囊充盈量低于 1.0 ml 时即出现嵌顿波，说明导管置入过深,应退出少许。每次充盈时都应注意嵌顿所需最小气囊容量。导管向远端移位、气囊过分充盈、气囊偏心及导管嵌顿时冲洗导管易引起肺动脉破裂。

4. 导管置入困难的常见原因及处理　导管置入困难的常见原因有房颤、严重肺动脉高压、右室扩大和低心排血量。处理方法:①清醒患者深吸气可增加静脉回流。②抬高患者头部约 5° 并右侧卧位。③导管在体内随血温变软,进入肺动脉困难。从端孔口注入冷生理盐水可使导管变硬,易进入肺动脉。④腹部肿块和妊娠患者经股静脉置肺动脉漂浮导管时,导管进入下腔静脉可能困难。将一枕头置于右臀下,使右侧略抬高,可减少下腔静脉压迫,以利导管通过。⑤如果压力波引法不能将导管随血流漂浮送到位,可选择 X 线透视引导下置入。将导丝从远端开口处置于导管内,导丝不能伸出导管顶端,以免造成心脏及血管损伤。

● **注意事项**

1. 置管前

(1) 肺动脉漂浮导管放置可以在床边经持续压力监测指导进行而不需要荧光镜检查辅助。

(2) 经自动调控抗血栓屏障涂层处理的导管需要一个单位体表面积的最小肝素浓度来有效地发挥抗凝功能,所以,导管在置入前不应该搓擦、清洗。

(3) 如果导管在置入过程中需要硬化,当导管在外周血管推进时在导管中缓慢灌注 5~10 ml 无菌溶液。

(4) 置入导管前对气囊充气,检查气囊是否完整。检查有无明显气囊偏心和漏气,漏气是通过将气囊浸入无菌盐水中,置入导管前将气囊排空。

(5) 将导管注水口和压力监测内腔分别与冲水系统和压力传感器连接,确认整个管路和压力传感器已排尽气体。

(6) 导管置入前测试热敏电阻的电持续性。将热敏电阻和监护仪连接,确保无故障。

2. 置管中

(1) 不要使导管持续维持在嵌顿状态,而且,气囊在嵌顿位置时不可长时间保持充气状态,这种循环闭合状态可能导致肺梗死。

(2) 不能在气囊充盈时退出导管。

(3) 飘浮导管很难进入右心室或肺动脉并不少见,常见于右心房和右心室扩大,尤其在三尖瓣和肺动脉瓣关闭不全致心排血量减少及肺动脉高压时。

(4) 患者深吸气有助于导管导入向前推进导管直到得到肺动脉楔压,然后从阀门除去注射器使气囊自动放气,不要用力抽吸(可能损坏气囊),放气后将注射器归位。

(5) 如果右心室压力波形在推进导管若干厘米后仍为同样的波形,那么导管可能在右心室内打圈,可以导致导管缠绕和纽结,气囊放气后将导管退回右心房,然后再充盈气囊向前推进直到肺动脉楔压处,气囊放气。

(6) 导管到位后,再充盈气囊来决定得到 PAWP 的最小的充盈气量。如果再次用少于最少充盈气量即可得到肺动脉楔压,有可能导管进入过深,退出导管至用推荐充气量可以得到 PAWP。

(7) 放气后,导管可能退回肺动脉瓣和滑入右心室,此时需要固定导管,持续监测肺动脉压力波形。

3. 置管后

(1) 因为随留置时间的延长,感染及血栓形成的可能性增大,所以根据患者临床症状尽量缩短导管的留置时间。除非病情需要,导管留置时间一般不超过 72 h。

(2) 监测压力时应缓慢进行气囊再充盈,打气过程中可感觉到轻微阻力,如果没有阻力应怀疑气囊破裂,立即停止打气。

(3) 导管正常使用时,保持气囊注射器与阀门连接牢靠,防止不经意将液体注射入气囊腔。

(4) 测量 PAWP 时避免为获得数据而延长操作时间,一般 2~3 个呼吸周期,气囊充气时间不能持续超过 30 s。尤其对于患肺动脉高压者,一般不超过两个呼吸周期或 10~15 s。另外,避免反复进行气囊充气而导致肺动脉缺血和肺梗死的发生。

(5) 间断检查静脉内管路、压力管路和压力换能器,保持其间没有气体,也要确保连接管路和旋塞连接紧密恰当。所有的压力监测管腔应充满无菌、肝素化的生理盐水(比如 500 ml 生理盐水中含有 500 IU 肝素),持续缓慢的输注,保持压力监测和管腔通畅。尽量不输注黏稠液体(如全血、血浆或白蛋白),以免堵塞管腔。若管道不通畅,不能通过冲洗纠正,需立即拔除导管。

（6）不要在气囊嵌顿在肺动脉时冲洗管道。导管间断可以向肺动脉远端移行发生自发性嵌顿，为避免这种并发症的发生，需要经压力传感和显示监护装置对肺动脉压力进行持续监测。如果存在阻力，不可以强制性将导管向前推进。

● **并发症**

肺动脉漂浮导管的并发症与插管过程及导管留置有关（表 29 - 4），但致命性的严重并发症发生率并不高。遵循操作常规，严守无菌原则，可最大程度避免并发症的发生。

表29 - 4

肺动脉漂浮导管相关并发症

插管并发症	留管并发症
气胸/血胸	导管或穿刺局部感染
血肿形成	肺栓塞/梗死
一过性心律紊乱/心脏传导阻滞	心律紊乱
肺动脉破裂	瓣膜损伤/心内膜炎
导管打结	肺动脉破裂
瓣膜损伤	血小板减少

1. 心律失常 插管和导管留置过程中均可发生心律失常。室性早搏和一过性室性心动过速最为常见，主要由导管顶端刺激心室壁所致。室性心律失常的发生率在 $11\% \sim 68\%$。导管通过右心室时发生的室性心动过速，通常只要导管顶端通过肺动脉瓣即自动终止，因此无需处理。仅 $1.3\% \sim 1.5\%$ 的导管相关室性心动过速需抗心律失常药物、心前区捶击或转复治疗。持续而不能自行转复的室性心动过速和室颤的发生率极低，不推荐预防性应用利多卡因。但在急性心肌梗死或其他心律失常高危的患者，在插入肺动脉漂浮导管时，应预先准备好相应的治疗和抢救设备。

右束支传导阻滞的发生率为 $0.05\% \sim 5\%$，而且多为一过性的。但如果患者存在左束支传导阻滞，即使一过性的右束支传导阻滞也可导致十分严重的后果，发生心搏骤停。左束支传导阻滞的患者放置肺动脉漂浮导管前，不必常规置放临时起搏器，可选用带有起搏功能的改良型肺动脉漂浮导管，或床边备一体外起搏器，以备发生完全性房室传导

阻滞。

导管相关的心律失常多与导管的机械刺激有关，因此在插管和导管留置时采取以下措施，可有效预防或减少心律失常的发生：①心肌缺血、休克、低氧血症、电解质紊乱、酸中毒和/或高内源性儿茶酚胺水平的患者发生室性心律失常的概率高，术前应尽量纠正其中可以纠正的因素。②导管到达右心房后，即应立即充盈气囊，以减少导管顶端对心内膜的刺激。③导管通过三尖瓣进入右心室后，应快速轻柔地送入导管，使导管向上返折经右心室流出道进入肺动脉，尽量缩短在右心室内的操作时间。

2. 血栓形成及栓塞 大多数经颈内静脉插过肺动脉漂浮导管的患者，静脉造影或尸检发现在穿刺部位有血栓形成，通常没有临床表现。血栓也可发生在心脏内或肺动脉中，但发生率极低。导管本身可阻塞血管而引起肺梗死，通常与导管置放过深有关，使得气囊排空时仍处于部分嵌顿的状态。另外导管自发性移位嵌顿、空气栓塞、血栓栓塞均会导致肺动脉栓塞。范围较小时通常无临床表现，仅在导管顶端外侧有新的肺部阴影。

预防措施：①使用肝素生理盐水持续冲洗导管或选用肝素包被的导管。②测肺动脉楔压的时间不宜过长，一般不超过 $2 \sim 3$ 个呼吸周期，最长不得超过 30 s。③气囊放气排空后压力波形应为肺动脉压力波形。如持续为嵌压波形，提示导管过深，应缓慢向外退导管，直至出现肺动脉压力波形。④置入肺动脉后，应常规作 X 线胸部检查，确定导管位置。

3. 肺动脉破裂 肺动脉破裂是血流动力学监测中最严重的并发症。典型表现为突然大咯血，病死率接近 50%。但发生率仅 $0.06\% \sim 0.2\%$，多见于高龄、肺动脉高压、低温体外循环心脏手术以及其他抗凝治疗的患者。最主要的原因是导管位置过深或气囊偏心等。若此时充盈气囊或快速注射液体，易造成肺动脉破裂。因此，避免导管向远端移位、气囊过度充盈，可以降低肺动脉破裂的危险性，另外对于所有患者，球囊充盈时间应限制在两个呼吸周期内或 $10 \sim 15$ s。

肺动脉破裂的防治：①气囊未充盈时，禁止向前推送导管。②测肺动脉楔压时，缓慢充盈气囊，当肺动脉压变为肺动脉楔压时，应立即停止继续充气。③禁止用液体充盈气囊。④尽量减少气囊充盈、导管嵌入的时间和气囊充盈次数。如果肺动脉舒张压

与肺动脉楔压有良好的相关性,则可用肺动脉舒张压估计肺动脉楔压。⑤导管不可置入过深。⑥一旦发生大咯血,应立即进行气管插管,首选双腔气管插管,保证气道通畅。必要时进行手术治疗。

4. 导管打结　常见原因是导管在右心室或右心房内缠绕,易发生在扩大的右心房或右心室。如果自心房或心室向前推送导管 15 cm 以上仍无压力改变,需考虑导管打圈或缠绕,应缓慢撤回导管后再向前送。导管退回后,可用冰生理盐水冲洗导管,增加导管硬度后再送入。插管过程中,应避免一次将导管送入过长。调整导管位置遇到阻力,应首先想到导管打结。

如高度怀疑导管打结,应立即在 X 线下证实,并置入导引钢丝,松解导管结后将其退出体外。如果导管结无法松解或其中含有腱索、乳头肌等心内结构,则需采取外科手术取出导管。

5. 感染　导管留置期间,穿刺局部出现红、肿、痛或皮温升高,或出现发热、寒战,应考虑肺动脉漂

浮导管相关感染,应立即将导管拔出。同时取穿刺局部分泌物、导管血和外周静脉血、导管远端送培养,并作抗菌药物敏感试验。必要时给予抗感染治疗。

预防措施:①在所有与导管相关的操作中,严格遵循无菌原则。②插管局部每天常规消毒,更换敷料,敷料被浸湿或污染时随时更换。③尽量减少测定心排血量及抽取混合静脉血的次数。④尽量缩短肺动脉漂浮导管的留置时间。研究表明,导管留置时间超过 72 h,导管相关感染的发生率明显增加。

为了降低肺动脉漂浮导管相关感染的发病率,美国医院感染控制指导委员会(HICPAC)于 1996 年制定了肺动脉漂浮导管相关感染预防指南(表 29 - 5)。

6. 其他并发症　主要包括右束支传导阻滞、完全性房室传导阻滞、三尖瓣及肺动脉瓣的损害、血小板减少症、气胸、血栓性静脉炎、血栓形成、肝素诱导的血小板减少症。此外,对橡胶材料过敏也有报道。

表 29 - 5

肺动脉漂浮导管相关感染预防指南

Ⅰ. 置管部位的选择
A. 比较某一部位发生导管相关感染与机械并发症的相对危险性。ⅠA 类
B. 无任何部位被推荐为肺动脉漂浮导管置管最佳部位。尚无确切的结论
Ⅱ. 穿刺部位的皮肤保护
A. 接触、插入和更换任何有关血管内的装置前与后应洗手。ⅠA 类
B. 置入中心静脉和动脉导管时采用无菌术,穿戴无菌隔离衣、手套和口罩,铺无菌单。即使在手术室也应遵循此原则。ⅠB 类
Ⅲ. 置管部位的护理
A. 皮肤消毒方法
1. 用 70%酒精、10%碘伏或 2%碘酊消毒置管部位皮肤,抗菌剂应在皮肤上保留一段时间。ⅠA 类
2. 用碘酊消毒皮肤时,应脱碘。Ⅱ类
B. 置管部位敷料覆盖
1. 中心静脉置管的穿刺点不常规涂抹抗生素软膏。ⅠB 类
2. 穿刺局部用无菌纱布或透明敷料覆盖。ⅠA 类
3. 导管拔出后,或敷料潮湿、松动、污损时,应更换。对于出汗多的患者应经常更换敷料。ⅠB 类
4. 更换敷料时,遵循无菌操作原则,避免接触污染。ⅠA 类
5. 对于更换敷料的频度没有确切的建议。尚无确切的结论
C. 发生穿刺点触痛、不明原因的发热及局部或血行感染的症状时,应仔细查看穿刺部位。ⅠB 类
Ⅳ. 有关管路的更换及输液
A. 管路
1. 一般 72 h 更换包括三通在内的静脉输液管道,需要时及时更换。ⅠA 类
2. 用于输血、血制品及脂肪乳剂的管路每 24 h 更换 1 次。ⅠB 类
B. 静脉输液
1. 静脉输液以及不含脂肪的肠外营养液悬挂的时间,没有规定。尚无确切的结论

（续表）

2. 含脂肪的肠外营养液（如全合—营养液）必须在 24 h 内输完。ⅠB 类

3. 脂肪乳剂单独输注时，应在 12 h 内结束。ⅠB 类

Ⅴ. 静脉注射口

A. 静脉注射时，三通开口使用前用 70％酒精或 10％碘伏消毒。ⅠB 类

Ⅵ. 更换导管

A. 肺动脉漂浮导管留置超过 5 天，但患者病情仍需要时应更换导管。ⅠB 类

B. 如导管已拔出，导管鞘仍保留超过 5 天时，必须更换。ⅠB 类

C. 导丝引导的导管更换

穿刺部位没有感染的征象时，可采用导丝法在原处更换导管。ⅠB 类

注：ⅠA 类：所有医院都应遵循。有设计良好的实验或流行病学研究证实有效；ⅠB 类：所有医院都应遵循。虽然尚无确定性的科学研究证实，但基于很强的理论和相关的证据，本领域的专家和 HICPAC 认为有效；Ⅱ类：建议在多数医院施行。临床和流行病学研究提示有效，有理论依据支持，或确定性的研究证实有效，仅适用于部分医院；尚无确切的结论：尚无充足的证据或统一的观点认为有效（引自 Peardon ML, et al. Am J Infect Control, 1996,24：262 - 293）。

（二）肺动脉漂浮导管位置的确定

肺动脉漂浮导管置入后，首先应确认导管远端位于肺动脉主干中，以防导管过深导致肺栓塞，或导管过浅导致导管远端进入心室，诱发心肌损害和心律失常。另外，在 PAWP 测定过程中，导管远端应位于肺组织的三区，以确保 PAWP 测定的准确性。

1. 确定导管远端位于肺动脉

（1）胸部 X 线片：从床旁的压力波形监测可以初步判断导管远端所在的位置，但仍应拍摄床边胸部 X 线片确定导管位置，排除是否有气胸，导管打圈、打结、缠绕等。导管进入心腔过长时，应退回导管重新放置，以防远端在肺动脉中移位，导致肺栓塞。一般要求肺动脉漂浮导管的远端位于肺门区，即保证导管尖端位于肺动脉主干中。

（2）持续监测肺动脉压：在导管留置的过程中，应持续监测肺动脉压波形，如果持续监测的肺动脉波形明显变得低平，甚至出现类似 PAWP 的波形，应考虑导管随血流前行而自发不完全或完全嵌顿，因操作者失误而导致的意外嵌顿也会出现上述波形变化。此时，应先将导管后退 2～3 cm，若仍无肺动脉压波形，则需用肝素生理盐水冲洗导管，排除导管部分堵塞。

2. PAWP 测定时导管远端的位置确认　导管气囊充气后，气囊嵌顿于肺动脉，进而能够测定 PAWP，但是只有在肺毛细血管内持续充满血液时，肺动脉楔压才能反映肺静脉、左心房及左心室舒张末压。

（1）肺组织分区：20 世纪 60 年代 West 根据人体站立位时肺泡内压力和肺血管压力的关系，将肺组织分为 3 个区。①正常情况下，人体站立时，Ⅰ区（上肺野）肺泡内压高于肺动脉、肺静脉压，肺毛细血管通常处于关闭状态，肺血管内几无血流。②Ⅱ区（中肺野）肺泡内压力于吸气相低于肺动脉压和肺静脉压，呼气相高于肺静脉但低于肺动脉压，血流取决于肺动脉和肺泡间的平衡，一旦导管气囊充盈阻断血流，即可由Ⅱ区变为Ⅰ区。③Ⅲ区（下肺野）肺泡内压始终低于肺血管内压力，肺毛细血管始终保持开放，形成肺动脉与左房之间的自由通道。因Ⅰ区、Ⅱ区肺血管内持续或间断无血流，所测定的肺动脉嵌顿压只能反映肺泡内压力，并不反映左房压。因此，只有Ⅲ区肺血管内有持续血流，测定的 PAWP 才可反映左房压及左室舒张末压（图 29 - 16）。

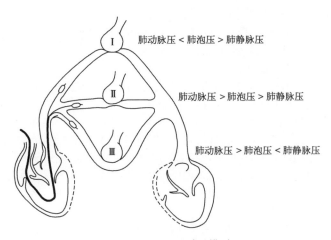

肺动脉压 ＜ 肺泡压 ＞ 肺静脉压

肺动脉压 ＞ 肺泡压 ＞ 肺静脉压

肺动脉压 ＞ 肺泡压 ＜ 肺静脉压

图 29 - 16　West 肺区模型

患者取卧位时，同样也分为 3 个区，但大部分肺野为Ⅲ区。病理生理的变化可使各区的范围发生变

化。低血容量和肺泡内压增加,如机械通气应用 PEEP 时可使Ⅰ区、Ⅱ区范围明显增加。因此,应尽量将肺动脉漂浮导管放至左房以下水平,此时,即使较高的 PEEP 或低血容量存在仍能维持Ⅲ区条件,PAWP 仍能较准确地反映左房平均压力。

(2) 从波形变化上确认肺动脉漂浮导管在Ⅲ区:以下情况有助于判断肺动脉漂浮导管位于肺组织Ⅲ区。

1) 观察 PAWP 波形:具有典型的左房压的波形特征往往提示导管远端位于肺组织Ⅲ区,但准确性较差。

2) 观察 PAWP 随呼吸的变化:PAWP 随呼吸的变化(ΔPAWP)与肺动脉压随呼吸的变化(ΔPAP),若 ΔPAWP 与 ΔPAP 类似,则说明导管远端位于肺组织的Ⅲ区(图 29 - 17A)。若 ΔPAWP>ΔPAP,则说明肺毛细血管压力受到呼吸明显的影响,导管远端位于非Ⅲ区(图 29 - 17B)。

3) 观察 PEEP 对 PAWP 波形的影响:机械通气时,若肺动脉导管远端位于Ⅲ区,则 PEEP 对 PAWP 影响很小。若将 PEEP(>5 cmH_2O)减至零,PAWP 明显降低,说明肺毛细血管压力受到呼吸明显的影响,导管远端位于非Ⅲ区(图 29 - 18A)。若将 PEEP 减至零,PAWP 无明显改变,提示导管远端位于Ⅲ区(图 29 - 18B)。

4) PEEP 对 PAWP 和右房压(RAP)的影响:机械通气时,若肺动脉导管远端位于Ⅲ区,则 PEEP

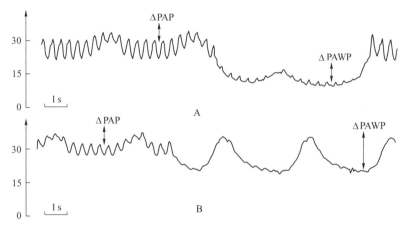

图 29 - 17 肺动脉楔压(PAWP)和肺动脉压(PAP)随呼吸的变化

A. 导管远端位于Ⅲ区:ΔPAWP≈ΔPAP; B. 导管远端位于非Ⅲ区:ΔPAWP>ΔPAP

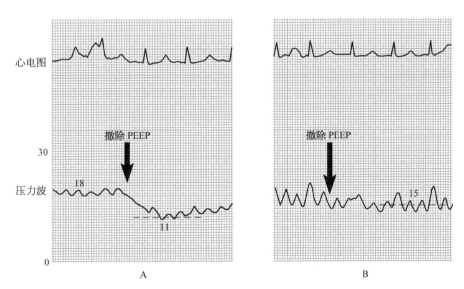

图 29 - 18 PEEP 撤除后 PAWP 的变化

A. 导管远端位于非Ⅲ区; B. 导管远端位于Ⅲ区

对 PAWP 和 RAP 的影响是类似的,而肺动脉导管远端位于非Ⅲ区时,PEEP 对 PAWP 的影响将明显高于 RAP。因此,将 PEEP($>$5 cmH$_2$O)减至零,PAWP 的改变与 RAP 的改变类似时,提示导管远端位于Ⅲ区,若将 PAWP 的改变明显高于 RAP 时,提示导管远端位于非Ⅲ区。

(三) 肺动脉漂浮导管心排血量的测定

● 测定原理

心排血量是单位时间内心脏的射血量,静息状态下为 4~6 L/min,是评价心脏收缩功能的重要指标。目前可以通过 Fick 氧耗量法、染料稀释法及热稀释法来测量心排血量,其中热稀释法操作简便,临床上最为常用。热稀释法的基本原理是,从肺动脉漂浮导管右房开口快速均匀地注入低于血温的液体,注入的液体混入血液使血温发生变化,血液经右房、右室达肺动脉,导管远端的热敏电阻感知注射后血液温度变化,心排血量计算仪描绘并处理温度变化曲线(图 29 - 19),按 Stewart-Hamilton 公式计算出心排血量。

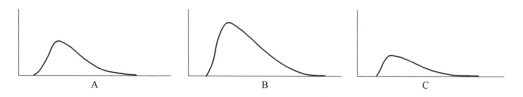

图 29 - 19　测定心排血量的热稀释曲线

A. 正常心排血量(6 L/min);B. 低心排血量(3 L/min);C. 高心排血量(12 L/min)

● 测定步骤

(1) 器械准备:准备 500 ml 的 5% 的葡萄糖或生理盐水(on-line sys,在线温度测定系统),或 0 ℃的 250 ml 5% 葡萄糖或生理盐水(bath sys,冰浴系统),后者已少用。10 ml 注射器、on-line 温度测定探头或冰浴注射系统。

(2) 确认肺动脉漂浮导管远端位于肺动脉主干中。将肺动脉导管和心排血量计算机的电缆线连接。

(3) 注射系统和心排血量计算机的温度探头连接,并与导管右心房端口连接。

(4) 使用 5% 的葡萄糖或生理盐水冲洗管路,确认所有的空气已经从系统中排出。如果应用冰桶,应将线圈中的气泡完全清除,将线圈放置在冰桶中。

(5) 设定心排血量计算机或监护仪上与导管、注射容量和温度符合的计算常数。

(6) 注射器充盈到所需的容量(10 ml 或 5 ml),并确认注射器中没有气泡。

(7) 观察肺动脉压力波形的同时,打开注射器和右心房注射端口之间的三通,紧紧握住注射器,用连续的、平稳的方法快速注射液体,一般在 4 s 内完成注射。

(8) 每次注射后观察监护仪,注意肺动脉的温度改变,评估心排血量曲线的外观,寻找连贯、平稳的上升支,同时具有平稳下降支的心排血量曲线,为准确测定曲线。

(9) 至少重复测定 3 次,将 3 次正确测定的结果取平均值,作为心排血量的测定结果。

● 图形分析

热稀释曲线最高点为最低温度点,即与基础血温差别最大。心排血量大,血流较快,液体注入后血温变化相对不明显,曲线下面积小;心排血量较低,血流缓慢,曲线下面积增大。因此,心排血量数值与曲线下的面积成反比。

热稀释曲线上升支反映推注技术,推注速度慢,上升支平缓;推注速度快,上升支陡直。曲线降支及曲线下面积与右心血流量相关,慢而长的降支使曲线下面积增大,表明血流量小,心排血量低;相反,降支快、面积小表明温度变化快,心排血量高(图 29 - 19)。

● 影响因素

1. 注射液体的温度　注射液体与血液的温差在 10 ℃以上,冰水或室温液体可作为心排血量测定的注射液体。因此,当患者体温过低或环境温度过高时均不宜用室温下的注射液。

2. 注射液体的容量　注射液体容量必须与心排血仪预设液体容积一致。如果注射液体有 0.5 ml 的误差，测量结果可出现 5% 的误差。

3. 注射速度　应快速、均匀，以 4 s 为佳。注射速度过慢，热稀释曲线的上升支变得平缓，曲线下面积大，测量结果低于实际心排血量。

4. 两次测量的间隔时间　两次测量的间隔时间过短，会发生基线不稳或基线漂移。应当保证注射间隔时间，使肺动脉血液温度回升至基础水平。室温注射液需间隔 35 s，冰水注射液时注射间隔延长为 70 s。

5. 中心静脉快速大量输液　若在测量心排血量的同时从中心静脉大量快速输液，可使肺动脉处血温降低，热稀释曲线下面积假性变小，导致所得心排出量结果高于实际值。

6. 呼吸、心率、体位和肢体活动　均可使热稀释曲线的基线波动，影响测量结果。尤其在呼吸周期中，肺动脉血温变化 0.01～0.02 ℃，呼吸困难时变化更大，故应在呼吸周期的同一时期，一般在呼气末测量。

7. 三尖瓣反流及心内分流　三尖瓣反流时可使测量结果低于实际值，甚至测不出结果。存在左向右分流时，测量结果可能低于实际值。

● 持续心排血量（CCO）监测

为了消除不同操作者注射技术不同和注射液温度的误差带来的影响，消除反复注射液体指示剂带来的容量负荷过高、感染和心律失常等并发症，并达到实时监测的目的，由改良的肺动脉漂浮导管与一台特制的心排血量监测仪组成的持续心排血量监测系统，已于 20 世纪 90 年代初应用于临床。

连续的心排血量监测是在传统热稀释法的基础上做了改进。改良的 Swan-Ganz 肺动脉漂浮导管在距尖端 14～25 cm 处增加了一段热敏导丝，导管有一专用端口，通过电缆与心排血量计算机连接（图 29-20），能够连续随机发放微弱的脉冲能量信号，引起右心血温的微弱变化。在肺动脉中，位于导管尖端 4 cm 处的热敏电阻能够敏锐地捕捉到这种温度变化。依据 Stewart-Hamilton 能量守恒定律，由 Vigilance 机器自动绘制冲刷波形并自动精确计算

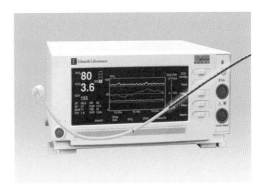

图 29-20　持续心排血量监测仪

一个心排血量。每 30～60 s 仪器可自动显示前 3～6 min 的平均心排血量，自动绘制出一个连续的趋势曲线，从而实现了心排血量的实时连续监测。

热稀释法持续心排血量测定的准确性已得到公认，持续心排血量测定与传统的热稀释法高度相关。但是体温低于 31 ℃ 或超过 41 ℃ 时，持续心排血量监测均无法进行。

（四）肺动脉漂浮导管监测血流动力学的临床应用

血流动力学监测的目的是通过分析心血管系统不同部位的压力、流量及阻力之间的相互关系，对心脏的前负荷、后负荷及心脏的收缩舒张功能作出判断，指导临床诊断与治疗。

血流动力学指标中，部分可通过直接测量得到，部分根据公式计算而来（表 29-6）。

1. 心房压力波

（1）波形：在窦性心律时，心房压力波的特征为两个大的正向波（a 和 v 波）和两个负向波（X 和 Y 降波）和另外一个小的正向波 c 波（图 29-21）。a 波由心房收缩产生。随后为心房舒张和心室收缩带动三尖瓣环关闭，房室连接处向下运动产生的负向 X 波。三尖瓣关闭时瓣叶轻度向右房突出引起右房压轻微增加形成 c 波，可呈明显的波形或作为 a 波的挫折，有时不出现。X 降波后的正向波为 v 波，为心室收缩时心房被动充盈产生。最后的一个波为 Y 降波，标志着三尖瓣开放，右房快速排空血液进入右心室。

表 29 - 6

血流动力学监测指标及参考正常范围

指标	缩写	计算方法	参考正常值
平均动脉压	MAP	直接测量	80～100 mmHg
右房压	RAP	直接测量	6～12 mmHg
平均肺动脉压	MPAP	直接测量	11～16 mmHg
肺动脉楔压	PAWP	直接测量	5～15 mmHg
心排血量	CO	直接测量	4～6 L/min
心脏指数	CI	CO/BSA	2.5～4.2 L/min·m²
每搏输出量	SV	1 000×CO/HR	60～90 ml
每搏指数	SVI	SV/BSA	30～50 ml/m²
体循环阻力	SVR	80×(MAP−CVP)/CO	900～1 500 dyn·s·cm⁻⁵
体循环阻力指数	SVRI	80×(MAP−CVP)/CI	1 760～2 600 dyn·s·m²·cm⁻⁵
肺循环阻力	PVR	80×(PAP−PAWP)/CO	20～130 dyn·s·cm⁵
肺循环阻力指数	PVRI	80×(PAP−PAWP)/CI	45～225 dyn·s·m²·cm⁻⁵
左室每搏功指数	LVSWI	SVI×(MAP−PAWP)×0.013 6	45～60 g·m·m²
右室每搏功指数	RVSWI	SVI×(PAP−CVP)×0.013 6	5～10 g·m·m²

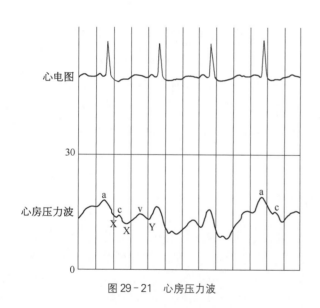

图 29 - 21　心房压力波

同步记录心电图和压力波形有助于正确分析压力波形。心电导联应选择能清晰显示 P 波的导联。先确定心电的 P 波,紧随 P 波之后所对应的压力波形第一个正向波即为 a 波。无房室传导异常时,右房的 a 波与 QRS 波群的起始部相对应。随 a 波之后,间隔相当于 P-R 间期的时间为 c 波。v 波的峰值点在 Q-T 间期正常时与对应 T 波末端或其后的 TP 段。

(2) 临床意义:经肺动脉漂浮导管近端开口直接测得右房压,在没有三尖瓣狭窄和反流时,平均右房压与右室舒张末压十分近似,反映右室舒张末容积。

右房压是评价容量状态、指导液体复苏最常用的指标。正常范围为 6～12 mmHg。但右房压和左室舒张末容积之间的相关性较差,达到最佳心脏充盈所需的右房压在不同患者之间存在着很大的个体差异。

右房压除表示右室充盈压水平外,还反映影响静脉回流的阻力。正常情况下,在自主呼吸时胸腔内压于吸气相降低,右房压随之下降,从而增加了胸腔外静脉回流的压差。但当右房扩张受限时,吸气时右房压不仅不下降,甚至会升高(Kussmaul 征)。若吸气时没有右房压下降,则增加容量负荷将不再会有心排血量的增加。

2. 肺动脉压力波

(1) 波形:肺动脉压力波由收缩波和重搏切迹组成(图 29 - 22)。重搏波位于收缩波的降支。典型的肺动脉收缩波峰值点与心电图的 T 波同步。肺动脉的舒张压为收缩波开始前的一点,与 QRS 波群相对应。

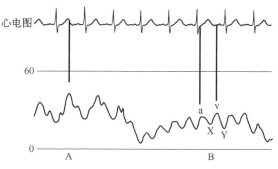

图 29-22　肺动脉压力波及肺动脉楔压波形

A. 肺动脉压力波形；B. 肺动脉楔压波形

（2）临床意义：肺动脉压的正常值为收缩压 15～30 mmHg；舒张压（PAPd）5～15 mmHg；平均压 11～16 mmHg。

肺血管网是一低压高容系统，拥有极大的容量贮备，即使心排血量增加 5 倍也不会引起肺血管压力的显著升高。正常情况下，舒张期的血流阻力轻微，血液能轻松流出，PAPd 近似于 PAWP，PAPd－PAWP 的差值应小于 5 mmHg。但心率很快时，舒张期缩短，限制了舒张期血液从肺循环排出。

增加肺循环阻力（PVR）的因素，可使 PAPd－PAWP 差值增加。ARDS、全身性感染、大面积肺栓塞、PEEP 过高时，PVR 增加的特点为 PAPd－PAWP 大于 5 mmHg。但当肺动脉高压仅仅由于急性的肺循环后负荷（左房压）增加引起时，PAPd－

PAWP 的差值常保持在正常水平。

3. 肺动脉楔压

（1）波形特点：肺动脉楔压（PAWP）反映的是左房压，其波形特征与右房波类似（图 29-22），典型的 PAWP 亦由两个大的正向波（a 和 v 波）、两个负向波（X 和 Y 降波）和另外一个小的正向波 c 波组成。

同步记录心电图和压力波形，发现在 PAWP 波中，a 波通常出现在 QRS 波群之后，v 波则出现在 T 波之后。

（2）PAWP 的测量：一般选择在呼气末测量 PAWP，因为呼气末呼吸肌肉处于舒张状态，肺容积最小，此时胸腔内压力对 PAWP 影响最小，故此时测量 PAWP 相对较准确。最好能在监测 PAWP 波形的同时监测呼吸波形。

选择呼气末所对应的 PAWP 的点进行测量：①完全自主呼吸：PAWP 的波形会随着胸腔内压的变化。而呈现正旋变化，呼气末位于最高点向最低点过渡的过程中（图 29-23A）。②呼吸机辅助通气（有自主触发）：此时患者受 PEEP 的影响，即使在呼气末，胸腔内压也是正值，胸腔内压力最低点出现在患者有吸气努力，呼吸机刚开始送气时。测量 PAWP 的点（呼气末）应在这次胸腔内压下降前（图 29-23B、D）。③呼吸机控制通气（没有触发）：患者没有自主吸气，在整个呼吸周期中，呼气末压力最低，因此测量 PAWP 的点应选在曲线的最低点（图 29-23C）。

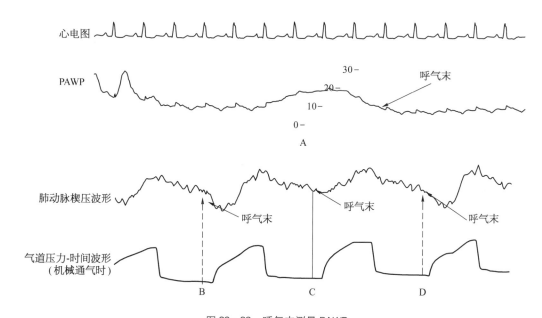

图 29-23　呼气末测量 PAWP

A. 自主呼吸时；B、D. 呼吸机辅助通气（有自主触发）；C. 呼吸机控制通气（没有触发）

若患者用力呼吸或呼吸困难时胸腔内压变化大,影响 PAWP 的测量,此时测量平均 PAWP 可能比呼气末要准确,并且更适用于临床。另外,此时使用肌松剂后胸腔内压对 PAWP 测量的影响明显减小,测得的 PAWP 可能会更准确(图 29-24)。

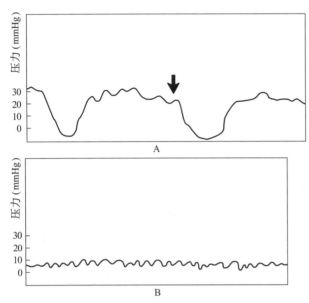

图 29-24　用力呼吸/呼吸困难对 PAWP 的影响

A. 用力呼吸/呼吸困难时 PAWP;B. 应用肌松剂后的 PAWP

(3)临床意义:PAWP 是评估肺毛细血管静水压和左心室前负荷的一项重要指标。PAWP 并不等同于肺毛细血管压,也不完全等同于左心前负荷。

PAWP 与前负荷的关系:Frank-Starling 定律认为,心室收缩产生的力量决定于舒张末期心肌纤维的长度(前负荷)。心肌纤维的收缩前长度与左室舒张末容积(LVEDV)密切相关;而左室舒张末容积又取决于心室的顺应性、牵张或透壁压-左室舒张末周围压之差。

4. 肺毛细血管压　肺毛细血管压反映肺毛细血管的静水压力,与肺动脉楔压比较,能够更好地指导肺水肿的管理。通过肺动脉漂浮导管可以间接测得肺毛细血管压(P_{CAP})。

肺循环是低压高容量系统,总的肺血管阻力包括肺毛细血管前肺动脉产生的阻力(约占 60%)和肺毛细血管后肺静脉产生的阻力(约占 40%)。测定 P_{CAP} 有以下方法:

(1)公式法:在肺血管阻力和 CO 基本正常时,可用以下公式计算 P_{CAP}:$P_{CAP}=PAWP+0.4(PAP-PAWP)$。

(2)波形法:某些疾病(如 ARDS)使肺血管阻力明显增加,肺动脉产生的阻力和肺静脉产生的阻力占总肺血管阻力的比例会发生变化。如 ARDS 患者肺静脉产生的阻力明显增加,故 PAP 与 PAWP 的差值增大,P_{CAP} 亦增加,此时上述公式可能不适用。可通过肺动脉漂浮导管的波形分析来监测 P_{CAP}。

通过肺动脉漂浮导管的波形监测来测得 P_{CAP} 逐渐应用于临床。具体方法:在床边密切监测肺动脉漂浮导管的肺动脉波形,将导管顶端的气囊充气后出现 PAWP 的波形。在 PAP 波形转换为 PAWP 波形时,可以看到先出现一段迅速下降的陡直的曲线,然后再出现相对下降缓慢的曲线。陡直的曲线代表总的肺血管阻力在肺动脉的阻力下降,缓慢下降的曲线表示肺静脉阻力的下降,陡直曲线和缓慢下降的曲线的交点即为 P_{CAP}(图 29-25),可以在监护仪上直接读取。

也有研究发现,对于 ARDS 患者,上述方法测得的 P_{CAP} 与用公式法算出的 P_{CAP} 明显相关,提示 ARDS 时肺动脉和肺静脉的阻力可能都明显升高。用利尿剂、血液净化等措施使得 P_{CAP} 下降后,ARDS 患者的氧合可能会得到明显改善。

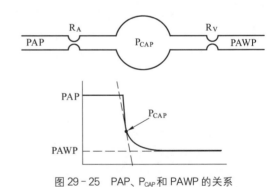

图 29-25　PAP、P_{CAP} 和 PAWP 的关系

PAP:肺动脉压;P_{CAP}:肺毛细血管压;PAWP:肺动脉楔压;

R_A:毛细血管前动脉阻力;R_V:毛细血管后静脉阻力

(3)根据 PAWP 推测 P_{CAP}:有时临床上很难从肺动脉漂浮导管的波形上得到 P_{CAP},虽然 PAWP 和 P_{CAP} 并不相等,但 P_{CAP} 一般高于 PAWP,且在 PAWP 和 PAP 之间。因此 PAWP 的变化趋势亦间接反映 P_{CAP} 的变化。对于严重低氧的 ARDS 患者,只要血压能够保证器官灌注,应积极干预(使用利尿剂、血液净化等)使 PAWP 下降,将明显降低 P_{CAP},能够显著改善氧合,有积极的临床意义。

（五）肺动脉漂浮导管的异常波形

肺动脉漂浮导管常见的异常波形包括阻尼过度（overdamping）、导管缠绕、过嵌、不全嵌顿和某些疾病状态。

1. **阻尼过度**　阻尼过度（图 29 - 26）引起的波形衰减表现为收缩压降低，舒张压升高，脉压差减少。

当肺动脉舒张压与 PAWP 近似时，临床上常以肺动脉舒张压替代 PAWP，以尽量减少测量肺动脉嵌顿压时的气囊充盈和嵌顿。但是如果肺动脉压力波有衰减，那么肺动脉舒张压会升高，高于 PAWP，依此仍按肺动脉舒张压代替 PAWP，指导血容量的管理和血管活性药物应用就可能产生严重错误。

2. **导管抖动**　心脏的收缩可使肺动脉漂浮导管过度运动或抖动，造成波形"抖动"。表现为快而锐利的正向及负向波，收缩期更为明显（图 29 - 27）。通常肺动脉压波形的抖动较 PAWP 波明显，可能与测 PAWP 时气囊嵌顿后导管相对固定有关。导管抖动使测压取值困难，并会影响压力值的准确性。通过限制导管移动、缩短测压连接管长度或使用抗衰减装置，可减少波形抖动。

3. **导管过嵌**　导管过嵌（图 29 - 28）的特征是当气囊充盈时，压力波形逐渐上升。最常见原因为充盈时气囊向前疝出而堵塞导管顶端，或导管顶端贴在了血管壁上。出现过嵌时应重新调整导管位置，直至出现正确的波形。

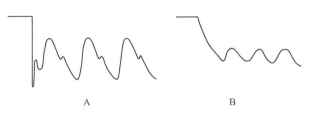

图 29 - 26　肺动脉压力波形阻尼正常与过度
A. 阻尼正常；B. 阻尼过度

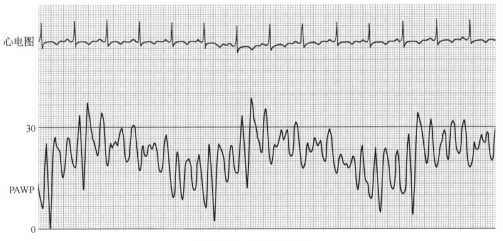

图 29 - 27　导　管　抖　动

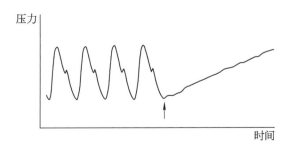

图 29 - 28　导　管　过　嵌

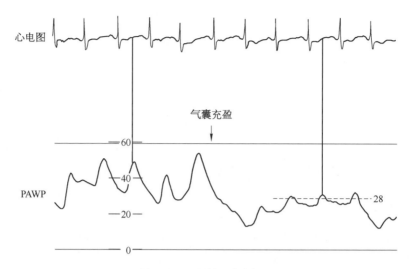

图 29-29 导管不全嵌顿

4. **导管不全嵌顿** 不全嵌顿是测量 PAWP 时容易忽略的一个问题。导管不全嵌顿时压力波形与完全嵌顿时十分近似,所得 PAWP 值介于平均肺动脉压和实际 PAWP 之间(图 29-29),很容易让临床医生认为正常而认可。而依据不全嵌顿所得 PAWP 值指导临床决策,将导致十分错误的处理。

导管不全嵌顿见于气囊充盈后导管没有完全阻断前向血流时,也可发生在导管嵌顿于一条血管的分叉时,这时应将导管退出到稍大分支再充盈气囊。

确保所测 PAWP 准确可靠的条件是:①气囊充盈时的压力波明显下降;②波形具有左房波特征,与同步记录的心电图有良好对应关系。

理想的 PAWP 波形应具备房波的特征,但有时压力波形的干扰、失真,仅仅依赖波形很难辨别。导管气囊充盈后从肺动脉前行至嵌顿部位时,压力明显下降,这是识别是否嵌顿的一项重要依据。但是,不全嵌顿和完全嵌顿时均有平均压力的下降。因此,遇到以下情况时,应考虑导管不全嵌顿:①PAWP>肺动脉舒张压(PAPd);②基础疾病

应有肺血管阻力增加,而 PAPd-PAWP 差值正常;③连续数次测定的 PAPd-PAWP 差值波动较大,应考虑间断不全嵌顿。

5. **导管异位** 肺动脉漂浮导管有时可意外地从肺动脉内滑出而进入右室甚至右心房,即发生导管的异位。所以,在肺动脉漂浮导管的监测中,应常规地持续监测导管顶端开口的波形,即肺动脉压力波形,并随时注意观察压力波形的改变。

6. **异常 V 波** 常见于急性二尖瓣反流、三尖瓣反流(右房压波形)、高容量状态和左房顺应性降低。①急性二尖瓣反流(图 29-30):主要特征有:肺动脉压波形呈双峰波;气囊充气后,肺动脉收缩波消失,PAWP 呈单峰;肺动脉压的变化<PAWP。可以用同步 EKG 证实是否存在 V 波,此时测量 V 波前的压力,即为 PAWP。②三尖瓣反流:主要特征有 V 波增宽、高,Y 降波明显加深,吸气时尤为明显(图 29-31)。③高容量状态和左房顺应性降低。在心室收缩时心房被动充盈,左房内血容量多及顺应影差均可导致 V 波明显增宽、增高(图 29-32)。

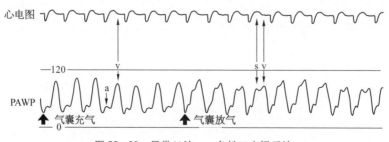

图 29-30 异常 V 波——急性二尖瓣反流

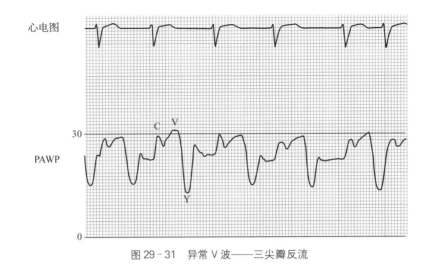

图 29‑31　异常 V 波——三尖瓣反流

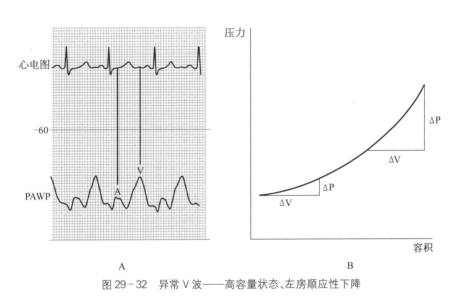

图 29‑32　异常 V 波——高容量状态、左房顺应性下降

（六）PEEP 对肺动脉压和 PAWP 的影响

机械通气时随着 PEEP 的增加，测得的肺动脉压和 PAWP 也随之增加。若患者肺顺应性正常，PEEP 增加，肺动脉压和 PAWP 增加明显；若患者肺顺应性降低（如：ARDS），PEEP 增加时胸腔内压的改变通过肺的传导减弱，因此对肺动脉压和 PAWP 的影响也减小（图 29‑33）。

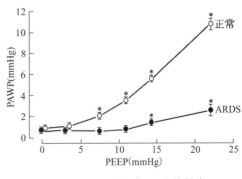

图 29‑33　PEEP 对 PAWP 的影响

（黄英姿）

三十、无创血流动力学监测

广义的无创血流动力学监测包括无创动脉压、脉搏血氧饱和度和无创心排血量监测,本章主要介绍无创心排血量监测。

（一）生物阻抗法

生物阻抗法(thoracic electrical bioimpedance,TEB)是利用心动周期中胸部电阻抗的变化来测定左心室收缩时间间期并计算出每搏量,然后再演算出一系列心功能参数。其基本原理为欧姆定律(电阻＝电压/电流)。随着心脏收缩和舒张活动,主动脉内的容积随血流量而变化,其阻抗也随血流量而变化。心脏射血时,左心室内血液迅速流入主动脉,阻抗减小,主动脉弹性回缩血容量减小,阻抗增加。

● **适应证**

(1) 急、危重症患者的血流动力学状态监测评价。

(2) 围手术期高危外科患者血流动力学监测。

(3) 心脏功能评价和动态监测。

(4) 双腔起搏器患者的最佳房室传导时间的选择。

● **禁忌证**

心阻抗血流图血流动力学监测系无创监测,无绝对禁忌证。

● **操作方法**

(1) 将心阻抗血流图仪主机放置好,接通电源,开主机。

(2) 患者取仰卧位,用75%酒精将患者双侧颈部及胸部贴电极片部位皮肤擦拭干净,并保证干燥。

(3) 将电极片分别贴在患者的双侧颈部齐耳垂水平对称和双侧胸部腋中线平剑突处,按仪器说明分别将与心阻抗血流图仪连接的导线与相对应的电极连接,按下软键"开始监护"。

(4) 输入患者信息(性别、身高、体重、年龄、血压、中心静脉压、肺动脉楔压等),再次按下软键"开始监护",显示监测屏幕,开始持续监测。

(5) 通过心阻抗血流图测得胸液成分、心室加速指数、预射血指数、左心室射血时间、心率、血压,计算可得心排量、每搏输出量、心排指数、体血管阻力、左心室作功量等血流动力学参数来评估患者的血流动力学状况和功能。

(6) 观察患者状况趋势图,回顾收集数据和波形,打印注有时间和日期的血流动力学参数报告。

● **注意事项**

(1) 利用胸腔阻抗法测定的心阻抗血流图的适用范围为监测胸腔基础阻抗＞15 Ω 的患者,即胸腔液体指数小于 2 的患者。当广泛的肺水肿、胸腔积液、血胸、胸壁水肿等晶体液浸渗情况严重,使胸腔液体指数大于 2 时,与心排量相关的每搏输出量、心排量、心排指数等参数的监测值只可用于动态观察,其绝对值缺乏可靠性。

(2) 二尖瓣关闭不全、扩张性心肌病等患者以及房颤、房早、室早、传导阻滞、心动过速、心动过缓、心律不齐等心律失常患者亦不适于用心阻抗血流图监测。

(3) 活动、焦虑不安、颤抖以及连续激烈的咳嗽和大幅摆动等会影响监测参数的准确性和稳定性,故被监测者需保持平静。

(4) 肥胖、放置胸腔引流管、机械通气、发热或低体温、血流动力学不稳定等因素均会导致监测结果准确性的下降。

● **监测指标**

1. 直接测量参数　心率、平均动脉压、加速指数、速率指数、胸部体液容量、射血前期、左室射血期等。

2. 计算参数　射血容量/指数、心排量/心脏指数、外周循环阻力/指数、左室搏出功/指数、收缩时间比值、输氧指数等。

(严　静)

（二）NICO 无创血流动力学监测

NICO 无创血流动力学监测（图 30-1）是利用部分二氧化碳重复吸入技术，并根据改良 Fick 方程计算心排血量（CO）的无创血流动力学监测方法。其操作简便，可无创、连续地监测 CO，同时可以监测多种呼吸参数，弥补部分呼吸机监测功能的不足。

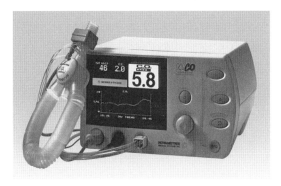

图 30-1　NICO 7300 型监护仪

● **适应证**

适用于有创机械通气的成人患者（儿童潮气量＞200ml）进行血流动力学及呼吸参数的监测。

● **禁忌证**

1. 不能耐受动脉血二氧化碳分压轻微上升的

患者　NICO 无创监测 CO 的过程可能会导致动脉血二氧化碳分压（$PaCO_2$）轻微上升（一般在 3～5 mmHg）。因此，一些不能耐受 $PaCO_2$ 轻微上升的患者（如脑水肿或严重慢性阻塞性肺疾病及肺性脑病患者）则不适合应用 NICO 监测无创 CO。

2. 潮气量过低　NICO 传感器可增加气道死腔量约 35 ml，在患者潮气量较低时，增加的 35 ml 死腔量可能对肺泡通气量造成明显的影响，此时应考虑调整机械通气参数，对 NICO 传感器产生的死腔予以适当的补偿。

3. 严重肺部疾病患者　存在大量的肺内分流或死腔通气量增加的情况下，NICO 监测 CO 的准确性下降。此时，推荐在 NICO 监护仪中输入实时的血气参数以提高 CO 测量精准度。

● **操作方法**

1. 开机　连接好电源及各传感器等配件后打开 NICO 监护仪的电源开关及工作键（图 30-2）。

2. 输入相关数据　按数据输入键后，出现数据输入菜单（图 30-3），依次输入患者吸入氧浓度、患者身高及体重等数据。此后激活"ABC DATA ENTRY"界面（图 30-4），依次输入患者最近的血气分析参数及患者的血红蛋白值。输入最近的血气分析参数有助于提高 NICO 无创 CO 监测的准确度。

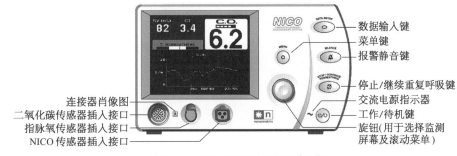

图 30-2　NICO 7300 型监护仪前面板

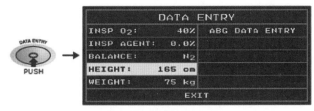

图 30-3　数据输入菜单

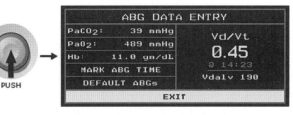

图 30-4　血气参数输入菜单

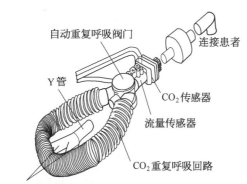

图30-5 NICO的重复呼吸回路的连接

3. **报警设置** 按菜单键后选择报警设置(SET ALERT)出现报警设置屏幕,根据患者情况设置合适的报警限值,如气道峰压、呼气末二氧化碳、经皮指脉氧饱和度SpO_2及呼吸频率等。

4. **连接患者** 将NICO的重复呼吸回路连接在患者气管插管及呼吸机管路之间(图30-5),同时将经皮血氧饱和度探头夹在患者手指上。

5. **测定心排血量** 按下重复呼吸键开始二氧化碳重复呼吸,在二氧化碳重复呼吸数个周期后即可测出到CO值及CO变化趋势,并计算出每搏输出量及心排血量指数(CI)、肺毛细血管血流量等血流动力学参数。

● **注意事项**

1. **二氧化碳重复呼吸量** 通过伸展或缩短二氧化碳重复呼吸回路来调整二氧化碳重复呼吸量,使CO监测界面自动显示的二氧化碳重复呼吸量在OK区域内(图30-6)。

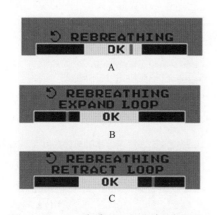

图30-6 NICO标定的二氧化碳重复呼吸量
A. 二氧化碳重复呼吸量合适;
B. 二氧化碳重复呼吸量偏小,需伸展二氧化碳重复呼吸回路;
C. 二氧化碳重复呼吸量偏大,需缩短二氧化碳重复呼吸回路

2. **心排血量测定模式选择** NICO测定CO有3种模式,平均模式、快捷模式和手动模式。

(1)平均模式:最为常用,NICO监护仪自动将患者一段时间内的CO读数进行平均得出当前显示的CO值。在平均模式时,NICO自动显示CO可信度光段(图30-7A),光段越多,CO的可信度越高,一般超过3个光段时,认为目前监测的CO可信度较好,具有较大的临床指导意义。

(2)快捷模式:当CO测定设置为快捷模式时,NICO监护仪将显示未经筛选的CO值(不进行一段时间内CO的平均),FAST MODE文字取代CO光段图像(图30-7B)。

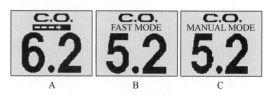

图30-7 CO测定模式及可信度指示
A. 平均模式,CO数值上方为光段指示的CO可信度;
B. 快捷模式;C. 手动模式

(3)手动模式:当CO测定设置为手动模式时,MANUAL MODE文字取代CO光段图像(图30-7C),按停止/继续重复呼吸键将启动患者重复呼吸3个周期,并显示3个呼吸周期CO测定的平均值。

3. **二氧化碳传感器的定标** 当NICO监护仪首次和二氧化碳传感器连接或由于某些变化使监护仪无法正常监测到二氧化碳数值时即需要二氧化碳传感器定标。一旦定标完成,在监护仪开关机或二氧化碳传感器拔出/插入时均无需重新定标。

4. **药物及手术操作对NICO监测心排血量的影响** 凡能变混合静脉血二氧化碳含量、死腔量和肺内分流量的药物均会影响NICO测量值的精确度。碳酸氢钠输注后会引起短暂的呼气末二氧化碳略升高,注射碳酸氢钠后立即使用NICO其监测CO的可靠性降低。心脏手术过程中,血管钳松开大血管后后3~9分钟,NICO显示的CO监测数值偏高。

5. **NICO监测心排血量对呼吸参数的要求** 呼气末二氧化碳15~85 mmHg(1 mmHg=0.133 kPa),呼吸频率3~60次/min,潮气量>200 ml,二氧化碳生成量>200 ml/min,如上述参数超过以上范围,NICO将暂时自动停止CO的测量。

6. **呼吸回路的使用** NICO的呼吸回路为一次

性耗材,不可反复应用,以避免交叉感染。

● 监测指标

1. 血流动力学指标　NICO 可无创监测 CO、CI、肺毛细血管血流量及每搏输出量,并可根据输入的平均动脉压和中心静脉压计算出体循环血管阻力。

2. 呼吸监测指标　NICO 可监测多种呼吸参数及其变化趋势(图 30-8),包括:肺动态顺应性、气道阻力、吸/呼气峰流速、呼气末正压、气道峰压、气道平台压、平均气道压、最大吸气负压、浅快呼吸指数、潮气量、肺泡通气量、解剖死腔量、肺泡死腔容量、死腔率、分钟二氧化碳排出量、呼气末二氧化碳等。

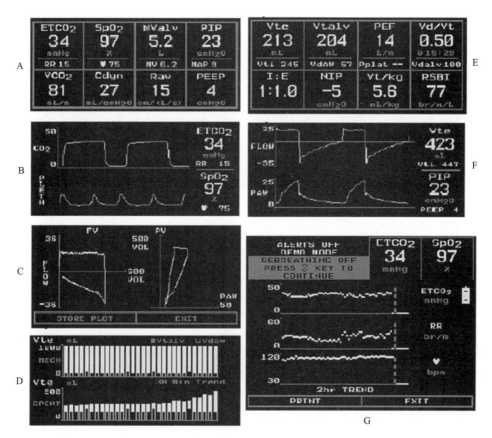

图 30-8　NICO 呼吸功能监测界面

A、E. 数值显示界面;B. 呼气末二氧化碳分压、经皮血氧饱和度波形显示界面;C. 流速-容积环、压力-容积环显示界面;
D. 死腔率趋势显示界面;F. 流速-时间、压力-时间显示界面;G. 心肺功能趋势显示界面

● 临床应用

1. NICO 监测心排血量的准确性　NICO 测定心排血量与热稀释法具有良好的相关性。Dinesh 等应用肺动脉漂浮导管和 NICO 监护仪配对测定狗的心排血量发现两者显著相关,其相关系数为 0.93。Gaston 等对 22 例 ICU 患者进行前瞻性研究,同样显示部分二氧化碳重复吸入法与热稀释法具有良好的相关性($R^2 = 0.71$,$P < 0.001$),同时 Gaston 等研究显示当心排血量 <7 L/min,两者测定心排血量的偏差更小,说明心排血量值偏小时 NICO 测定的 CO 可能更准确。

2. NICO 监测心排血量的安全性　NICO 测定心排血量不影响患者血流动力学。研究表明,部分二氧化碳重复吸入并不影响血流动力学,NICO 对于血流动力学不稳定的患者同样适用。但仍应指出,部分二氧化碳重复吸入过程间歇地增加了呼吸回路的死腔量,一些研究发现部分二氧化碳重复吸入可能导致动脉血二氧化碳分压短暂的上升 10% 左右。动脉血二氧化碳分压一过性的上升对绝大多数患者没有影响。但对于急性二氧化碳潴留及颅内压急剧升高的患者应慎用。

3. NICO 监测心排血量的临床应用评价　部分二氧化碳重复吸入法测定心排血量操作简便,临床上仅需将 NICO 的监测装置接在气管插管与呼吸机的 Y 管之间,并输入患者相关数据 NICO 就可以自动测算出心排血量,达到完全无创、连续的血流动力学监测。具有良好的准确性和安全性,适用于机械通气的危重患者。NICO 不能监测肺动脉压、肺动脉楔压、中心静脉压等压力指标,无法评价心脏前负荷,尚不能完全取代肺动脉漂浮导管。但由于其 CO 监测具有简便、无创、连续等特点,NICO 在临床上仍有广阔的应用前景。

(刘　玲)

三十一、脉搏指示持续心排血量监测

脉搏指示持续心排血量(pulse indicator continuous cardiac output, PiCCO)监测,是一种较新的微创心排血量监测技术,是单指示剂经肺热稀释技术和脉搏轮廓分析技术相结合的监测方法。不但可以连续测量心排血量和动脉血压,还可以测量胸腔内血容量(intrathoracic blood volume, ITBV)和血管外肺水(extravascular lung water, EVLW),可以更好地反映心脏前负荷,指导临床医师及时调整心脏的容量负荷与肺水肿之间的平衡。

脉搏指示持续心排血量监测不需要 X 线帮助确定导管的位置,易于床旁实施。目前临床最常应用该法测定的仪器是脉搏指示持续心排血量仪(PiCCO *plus*)(图 31-1),近年来菲利浦或者迈瑞监护仪安装特殊模块后也可测定(图 31-2)。

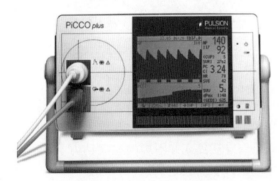

图 31-1　PiCCO *plus* 监测仪

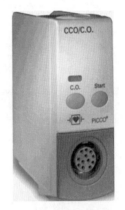

图 31-2　菲利浦监护仪
(Philips Intellivue/
CMS 模块)

● 原理

PiCCO 技术只需中心静脉导管和尖端带有热敏电阻的大动脉导管(常为股动脉),两者均连接至 PiCCO 监护仪。测量时,经中心静脉导管注入适量冰盐水,依次经过上腔静脉、右心、肺、左心、主动脉、股动脉,计算机将整个热稀释过程画出温度-时间变化曲线,根据 Stewart-Hamilton 方程式计算出心排血量(cardiac output, CO)(图 31-3)。然后通过患者的动脉脉搏波形和心率的变化持续算出每次心排血量。

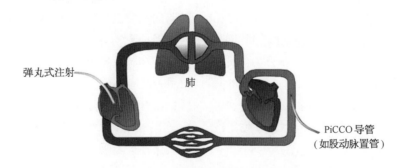

弹丸式注射　　肺　　PiCCO 导管(如股动脉置管)

图 31-3　单指示剂经肺热稀释法测定示意图

心脏和肺可看成是由一系列序贯而独立的容积腔组成,股动脉导管检测到的热稀释曲线可看成是每个容积腔稀释曲线的组合,稀释曲线中最长衰变曲线对应的是其中最大的容积腔。将热稀释曲线取对数后进行标记,可得到稀释曲线的指数波形下降时间(exponential downslope time,DSt)和平均传输时间(mean transit time,MTt)(图31-4)。

肺热容量(pulmonary thermal volume,PTV)为指示剂从注入点到探测点所通过的最大容量,$PTV=CO\times DSt$。

胸腔内热容量(intrathoracic thermal volume,ITTV)为注入点到探测点之间的全部容量,可由下列公式计算出来:$ITTV=CO\times MTt$。ITTV 由 PTV 和全心舒张末期容积(global end-diastolic volume,GEDV)组成,后者是全部心脏的最大容量,因此 $GEDV=ITTV-PTV$,或 $GEDV=CO\times(MTt-DSt)$。

胸腔内血容量(intrathoracic blood volume,ITBV)包括心脏血容量和肺血容量,与 GEDV 呈线性关系,可由下列经实验和大量临床观察与统计得出的公式计算:$ITBV=a\times GEDV+b$(有研究显示 $a=1.16$,$b=86\ ml/m^2$),也有文献用以下公式计算:$ITBV=1.25\times GEDV-28.4$。

EVLW 可由 ITTV 和 ITBV 的差值计算出来:$EVLW=ITTV-ITBV$(图31-4和图31-5)。

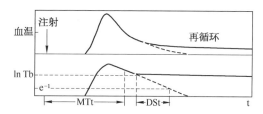

图31-4 指示剂的稀释曲线及特定时间指示
MTt:平均传输时间;DSt:指数下降时间;Tb:血液温度

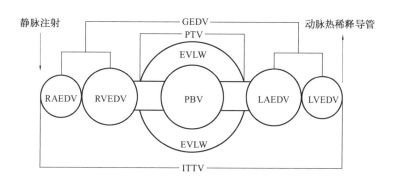

图31-5 指示剂在心肺系统的混合腔示意图
RAEDV:右心房舒张末期容积;RVEDV:右心室舒张末期容积;LAEDV:左心房舒张末期容积;LVEDV:左心室舒张末期容积;ITTV:胸腔内热容量;GEDV:全心舒张末期容积;PTV:肺热容量;PBV:肺血容量;EVLW:血管外肺水

● **适应证**

适合于需要血流动力学监测、任何原因引起的血管外肺水增加或存在可能引起血管外肺水增加危险因素的患者。

临床上常用于各种原因的休克、急性呼吸窘迫综合征、心力衰竭、水中毒、严重感染、重症胰腺炎、严重烧伤和烧伤,以及围术期大手术患者等血管外肺水及循环功能的监测。

● **禁忌证**

无绝对禁忌证,对于下列情况应谨慎使用:

(1)肝素过敏。

(2)穿刺局部疑有感染或已有感染。

(3)严重出血性疾病。

(4)溶栓和应用大剂量肝素抗凝。

● **操作方法**

1. 物品准备 一次性缝合包、消毒碘伏、无菌手套、局麻药(2%利多卡因1支)、5 ml注射器、肝素生理盐水(生理盐水 250 ml 加肝素 3 000 U)、肝素乳酸钠冲洗液(乳酸钠林格氏液 500 ml 加肝素 3 000 U)、100 ml 冰生理盐水、中心静脉导管、PiCCO 导管包及配套的温度探头、PiCCO 导管配套的压力换能器等(图31-6)。

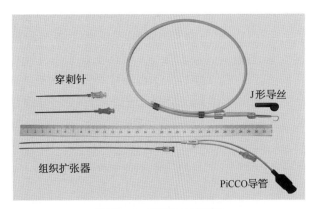

图 31-6 PiCCO 导管套装

2. 操作步骤

（1）在颈内静脉或锁骨下静脉以 seldinger 法置入中心静脉导管。

（2）将温度探头连接于中心静脉导管腔。

（3）连接心排血量监测仪电源线并打开电源。

（4）将"连接电缆"和"水温探头电缆"与心排血量监测仪相连接，并将"水温探头固定仓"与温度探头相连接。

（5）用"动脉压电缆"连接压力换能器和心排出量监测仪，调零。

（6）在大动脉内 seldinger 法置入 PiCCO 热稀释导管。

（7）将"动脉压电缆"连接到热稀释导管上，换

能器参考点置于腋中线第 4 肋间右心房水平。

（8）输入患者的参数（如中心静脉压、身高、体重等）。

（9）准备好合适的注射溶液，在测量界面基线稳定状态下尽可能快速而平稳地从中心静脉导管注射溶液弹丸（在 7 s 以内）。

（10）重复进行 3 次热稀释测量以初次定标，平均后记录 CO、ITBV、EVLW 等参数。

（11）切换到脉搏轮廓测量法的显示页，可连续监测 CO、SV、SVV％等参数（图 31-7）。

（12）停止监测时关闭电源，拔除相关导管，局部按压并注意出血情况。消毒连接线，收好备用。

● **注意事项**

（1）PiCCO 导管有 5F、4F、3F 三种型号可供选择，可置于股动脉、肱动脉或腋动脉，一般多选择股动脉。3F 导管用于儿科患者，置于股动脉。

（2）静脉和动脉置管及留管过程中注意无菌操作。

（3）换能器压力"调零"，并将换能器参考点置于腋中线第 4 肋间心房水平，一般每 6～8 h 进行 1 次调零。

（4）每次进行动脉压修正后都必须通过热稀释测量方法对脉搏轮廓分析法进行重新校正。

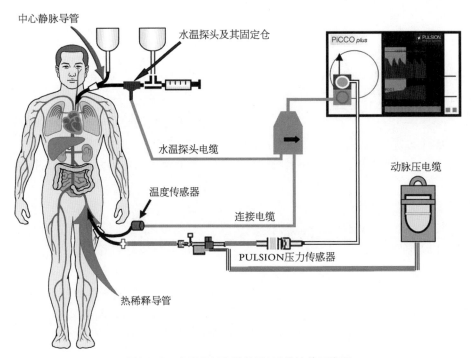

图 31-7 应用 PiCCO 测量 EVLW 的连接示意图

（5）根据患者的情况，选择合适的注射液温度和容积。且注射液体容量必须与心排血量仪预设容积一致。注射液体的容积参照表 31-1。

表 31-1

不同体重和血管外肺水时注射液体容积的选择

体重(kg)	血管外肺水指数<10 ml/kg		血管外肺水指数>10 ml/kg
	冰水	室温水	冰水
<3	2 ml	3 ml	2 ml
<10	2 ml	3 ml	3 ml
<25	3 ml	5 ml	5 ml
<50	5 ml	10 ml	10 ml
<100	10 ml	15 ml	15 ml
≥100	15 ml	20 ml	20 ml

（6）接受主动脉球囊反搏的患者，在测量时应暂停反搏。

（7）在测量过程中患者需要处于"稳定"的状态，避免快速输液或注射治疗，尤其中心静脉腔。血液温度不应该低于 30 ℃。

（8）动脉导管留置一般不超过 7～10 天，长时间动脉留管，除导管相关感染外还需注意局部缺血和栓塞。

● **临床应用**

1. 判断休克类型和了解心脏泵功能 心排出量和外周血管阻力的监测可指导休克患者血流动力学分类，进行氧代谢计算和监测，指导血管活性药物的应用。

2. 直接反映肺水肿的严重程度，指导脱机 中心静脉压(CVP)和肺动脉楔压(PAWP)并不能真实反映肺水肿的变化情况，胸片则相对滞后于临床，EVLWI 可能是目前唯一在床边能够反映肺水肿动态变化的指标。有研究显示，EVLWI 可用于指导机械通气患者的撤机。

3. 肺水肿类型的鉴别和协助急性呼吸窘迫综合征(ARDS)的诊断 临床常见两类肺水肿，高通透性肺水肿(如 ARDS)和高静水压性肺水肿(如心源性肺水肿)，均可以表现为 EVLW 的增高。肺血管通透性指数(pulmonary vascular permeability index，PVPI)可依据血管外肺水(EVLW)和肺血容量(PBV)

的比值推算出。急性左心衰和高容量状态导致的高静水压性肺水肿，不仅 EVLW 明显增加，PBV 也会明显增加，则 PVPI 降低或正常。相反，若 EVLW 增加是由 ARDS 引起，则 PBV 不增加，PVPI 将明显增加。可见，PVPI 可能是反映肺毛细血管通透性、鉴别 ARDS 高通透性肺水肿与高静水压肺水肿的标志性指标。有研究显示，若以 PVPI≥3 来诊断 ARDS 高通透性肺水肿，其敏感性达 85%，特异性达 100%。

4. 更好地指导容量状态的评价和管理 临床上常通过 CVP 和 PAWP 间接了解心脏容量负荷来指导液体复苏，但由于心脏顺应性的改变、肺毛细血管通透性的变化、胸腔内压力的改变以及瓣膜病变等因素的影响，CVP 和 PAWP 与心脏容量状况之间的相关性很差。近来研究显示 ITBV、EVLW 及每搏输出量变异度(stroke volume variation，SVV)等容量指标相对 PAWP 和 CVP 等压力指标能更好地反映患者前负荷状态，指导临床容量管理。

5. 可反映重症患者的预后 有研究发现 EVLW 和氧合指数、机械通气时间以及住院病死率均显著相关，提示 EVLW 对判断危重病患者的病情及预后均有着重要的价值。因此，动态评价血管外肺水可作为患者预后的判断指标之一。

PiCCO 监测仪常用参数正常值见表 31-2。

表 31-2

PiCCO 监测仪常用参数正常值范围

参数	正常范围	单位
热稀释法测量指标		
心脏指数(CI)	3.5～5.0	L/(min·m²)
胸腔内血容量指数(ITBI)	850～1 000	ml/m²
全心舒张容积指数(GEDI)	680～800	ml/m²
全心射血分数(GEF)	25～35	%
血管外肺水指数(EVLWI)	3.0～7.0	ml/kg
肺血管通透性指数(PVPI)	1.0～3.0	
脉搏轮廓法持续监测指标		
脉搏指示心脏指数(PCCI)	3.5～5.0	L/(min·m²)
每搏输出量指数(SVI)	40～60	ml/m²
每搏输出量变异度(SVV)	≤10	%
脉压变异率(PPV)	≤10	%
动脉收缩压(Apsys)	90～130	mmHg
动脉舒张压(Apdia)	60～90	mmHg
平均动脉压(MAP)	70～90	mmHg
最大压力增加速度(dp_{max})	1 200～2 000	mmHg/s
外周血管阻力(SVRI)	1 200～2 000	dyn·s·cm⁻⁵·m²

三十二、心包穿刺术

心包穿刺术是经皮肤用穿刺针穿入心包腔,用于抽取心包腔内积液、积血,或心包腔内给药,从而诊断心包疾病的临床操作技术。

● **适应证**

1. 诊断性穿刺　用于确定心包积液的性质及病原,从而明确病因诊断和病理诊断。

2. 治疗性穿刺

(1) 减压性穿刺:发生急性心包压塞时,穿刺抽取心包积液以缓解临床症状。

(2) 化脓性心包炎:穿刺抽取脓液,并可心包腔内辅助用药。

● **禁忌证**

(1) 少量心包积液,或者局限于左室后壁的心包积液,或者心包积液未经证实,慢性缩窄性心包炎。

(2) 身体衰弱不能配合穿刺操作的患者。

(3) 通过其他诊断技术已明确病因,且无明显心脏压塞症状的患者。

(4) 出血性心包积液患者,有心包积液但无心脏压塞症状者。

● **操作方法**

1. 器械准备

(1) 无菌手套、碘伏、2%利多卡因。

(2) 5 ml 和 50 ml 空针各 1 副。

(3) 胸腔穿刺包,尾部有橡皮短管的 20 号心包穿刺针一根。消毒短吻鳄鱼钳两个,适当长度的金属连接导丝。目前多采用单腔深静脉导管做穿刺引流导管。

(4) 无菌试管 3~5 个。

(5) 无菌消毒碗、弯盘、纱布、胶带等。

(6) 有良好接地线的心电图机。

(7) 抢救药品与器械:0.1%肾上腺素、注射器、心脏除颤仪、开胸心脏按压的手术器械、简易呼吸囊、气管插管相关设备、心电监护仪。

2. 选择穿刺部位

(1) 患者取坐位或半卧位,仔细叩诊心浊音界,最好经床边超声心动图检查,在其引导下选择穿刺点。

(2) 一般选在左侧第 5 肋间或第 6 肋间心浊音界以内 1.0~2.0 cm 处。也可在剑突与左肋缘交角处进针(图 32-1 和图 32-2)。大量文献提示最佳位置为左侧第 4 肋间距离胸骨左缘 2 cm 处。

(3) 通过 X 线胸片和超声心动图检查确定穿刺点。

3. 操作步骤

(1) 术前检查凝血酶原时间、部分凝血活酶时间及血小板计数。

(2) 术前、术中进行心电监测。

(3) 患者取仰卧位、上身抬高 10°~20°(图 32-3)。

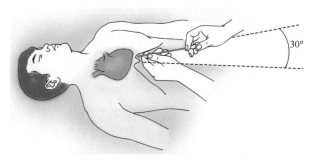

图 32-1　心包穿刺的进针位置

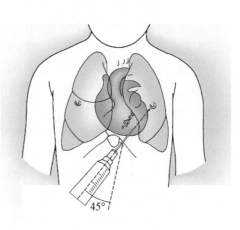

图 32-2　心包穿刺的进针位置

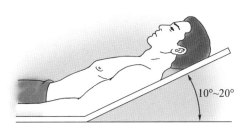

图 32-3 上身抬高 10°～20°

（4）将穿刺针接上注射器。

（5）用短吻鳄鱼钳将导线两端分别接至穿刺针柄及心电图 V 导联。

（6）将 2% 的利多卡因在穿刺部位进行局部麻醉。

（7）经胸壁穿刺时，于左侧第 5 肋间锁骨中线上，心浊音界以内约 1 cm 处进针，针尖由下向上、内、后方向进针；在剑突左缘穿刺时，针头向上、左、与额面及矢状面分别成 30°～45° 角进针，针尖指向同侧乳头方向（条件允许时宜超声引导）。当针头穿过心包时，术者会有一种抵抗力突然消失的感觉。此时注射器轻轻吸引便会有液体流出。

（8）在进针过程中应密切监护心电变化，若 ST 段突然升高、室性早搏频频出现或 T 波突然倒置，说明针尖已触及心肌，应略后退再吸引（图 32-4）。

（9）抽出液体若为血性应放于清洁之试管内观察 10 min，若液体静置不凝固，则证明为心包内液体；如血液凝固则证明血液来自心腔，应停止吸引并监护动脉血压、中心静脉压等。

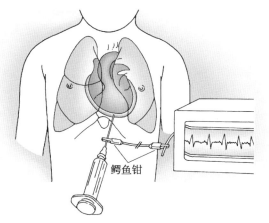

鳄鱼钳

图 32-4 穿刺针在心包腔内时心律规整

（10）将抽出的液体送常规检查、细菌及病毒培养和抗原抗体检测，并通过针头插入引流导管持续引流（如用单腔深静脉导管，则以 Seldinger 法置入导管一根，深度 6 cm，缝合固定，无菌纱布覆盖）。

● **并发症**

（1）肝脏肿大者于剑突下心包穿刺可能导致肝破裂。

（2）胸骨旁心包穿刺可能误伤乳内动脉、肺脏、冠状动脉及心脏。

（3）极少数情况下，针头刺激心脏可突然发生休克、严重心律失常甚至心搏骤停，因此正确掌握进针方向和深度，轻柔操作甚为重要。

● **注意事项**

（1）严格掌握适应证。心包穿刺术有一定危险性，应由有经验临床医师操作或指导，并应在心电图监护下进行穿刺，较为安全。

（2）术前需进行心脏超声检查，确定液平段大小与穿刺部位，选液平段最大，距体表最近点作为穿刺部位，或在超声显像指导下进行穿刺抽液更为安全。

（3）术前应向患者做好解释，消除顾虑，并嘱其在穿刺过程中切勿咳嗽或深呼吸。术前 0.5 h 可予地西泮 10 mg 或可待因 0.03 g。

（4）麻醉要完全，以免因疼痛引起神经源性休克。

（5）注意无菌操作。

（6）抽液量第一次不宜超过 100～200 ml，以后再抽渐增到 300～500 ml，抽液速度要慢，过快、过多，短时间内大量血液回心可导致急性肺水肿。

（7）如抽出鲜血，应立即停止抽吸，并应严密观察有无心包压塞症状出现。

（8）取下空针前夹闭橡皮管，以防空气进入。

（9）术中、术后均需密切观察呼吸、血压和脉搏等的变化。

（10）床边准备好必需的抢救器械和药物。

（11）术后重点观察生命体征 24 h，详细书写操作记录。

（康 焰）

三十三、心脏电复律

心脏电复律是用高能电脉冲来治疗异位性快速心律失常,使之恢复窦性心律,又称心脏电除颤或心脏电休克。目前绝大多数除颤仪是能量型的,通过设定的电压向电容器充电,然后释放出预设的能量。传向心肌的能量取决于设定电压和胸腔电阻抗的大小。阻抗型除颤仪则根据胸腔阻抗来设定流经胸腔的电流强度。而电流型除颤仪发出的电流大小固定,除颤阈不依赖胸腔阻抗和个体差异,与传统能量型除颤仪相比,所需能量更小。常用的直流电复律器主要由电极、除颤、同步触发、心电示波与电源等部件组成,并有可供选择的 R 波同步装置,根据需要可进行"非同步"及"同步"电复律。由于电复律对室颤、室速及其他快速性异位心律失常的治疗具有快速、安全、有效的特点,因而已被广泛应用于临床。

早期的电复律使用交流电电击,Lown 开创性的应用直流电容器发出的阻尼正弦波进行电复律,对心肌的损伤、心律失常和死亡率均低于交流电复律。今天的大多数体外除颤仪使用的电击波均由阻尼正弦波衍生而来。

电复律器的放电波形直接影响除颤效率(图33-1)。单向波对心脏发出一个方向的电脉冲。阻尼正弦波发出的电流逐渐降至 0,这需要大容量电容器,常用于体外除颤仪,而不适于植入式除颤器(ICD)。截断指数波发出的电流瞬间降至 0。单向截断指数波优于非截断单向指数波。截断可以减少直流电放电时低电压尾部引起的再颤动效应。双向波先后发出两个方向的电脉冲。电流流入阳极持续特定时间后,瞬时折反流入阴极方向并持续一定时间。双向波优于阻尼正弦波和单向波。

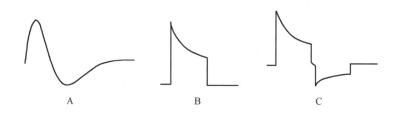

图 33-1 除颤仪放电波形
A. 阻尼正弦波;B. 单向截断指数波;C. 双向截断指数波

● **影响电除颤成功的因素**

1. **电极** 电极放置位置、电极板大小、形状均会影响除颤效果。

(1)位置:电极有两种传统位置,前外侧位和前后位。房颤复律所需能量较低,前后位成功率高。也有学者认为电极位置与除颤效率无关,如果一次复律不成功,可以更换电极位置再次复律。体外除颤时,电极板置于胸部,可能只有 4%~5% 的能量到达心肌。

(2)电极大小:体外电复律时电极尺寸决定了电流强弱。大尺寸电极片或铲形电极可以降低阻抗,增加电流,减轻心肌坏死。最佳电极尺寸是12.8 cm,进一步增加电极面积则会降低电流密度。

(3)手提式电极片:手提式铲形电极与皮肤接触良好,降低胸腔电阻抗,因此比电极片更有效(图33-2和图33-3)。

2. **单向波与双向波** 除颤时的放电波形有单向波和双向波两种形式。双向波消耗能量小、并发症少、成功率高,近年来临床应用越来越多。

3. **胸壁阻抗** 经胸壁除颤时,需要向胸腔传递一个相当大的电流来补偿胸腔阻抗。由于向肺、胸廓和胸部其他部分的分流,可以减小电流。影响胸腔电阻抗的因素有:能量水平、电极尺寸、电极-皮肤接触面积、电极间距、电极压力、通气相、胸部阻抗、心肌组织和血流传导特性。重复电击时,骨骼肌血流增加,组织水肿,阻抗平均降低 8%,峰值电流增加 4%,此时传递至心脏的能量只有轻度增加,因此电击不成功时需要立即增加较高的能量重复电

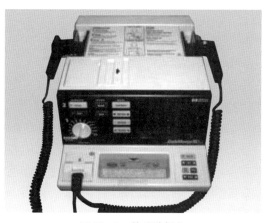

图 33-2　体外除颤仪

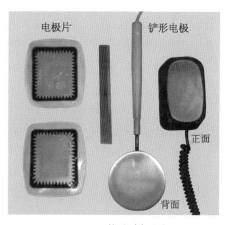

图 33-3　体外除颤电极

击。胸骨切开患者即使在伤口愈合之后胸腔阻抗仍低于术前水平。吸气时因肺容量增加,胸腔阻抗较呼气相增加 13%。导电胶成分同样影响胸腔阻抗,无盐导电胶的阻抗比含盐导电胶增加 20%。

4. 心律失常类型　心律失常类型和患者的临床状态是影响除颤成功与否的关键因素。例如原发性室颤患者比失代偿性充血性心衰和低血压诱发的室颤更易除颤成功。室性心动过速电复律所需能量小于室颤。经胸壁电复律终止单形性室性心动过速所需能量(70~100 J)小于多形性室性心动过速者(150~200 J)。

5. 心律失常持续时间　室颤持续时间越短,除颤成功率越高,10~30 s 后,室颤由粗颤转为细颤,除颤成功率降低。对于房颤同样如此,房颤发作时间小于 1 年者电转复成功率为 90%,超过 5 年则降至 50%。

6. 电击能量　采用双向波形进行除颤时,低能量和高能量都是有效的,首次电击时可选择 150~200 J,或者采用直线双向波第一次除颤时选择 120 J。而第二次和后续除颤则应选择相同或更高的能量。在使用直线双向波装置时,所选择的能量往往与实际发出的能量不同,在通常阻抗范围内,实际发出的能量要高一些。如果使用单向波除颤仪,除颤应选择 360 J。如果一次电击就终止室颤但后来又出现心脏停搏,那么以后的电击应该选择先前成功除颤的能量值。

● **适应证**

1. 心室纤颤与心室扑动　为非同步电除颤的

绝对适应证。此时心脏的有效收缩消失、血液循环处于停顿状态,必须立即处理。常用电除颤的能量为成人首次 360 J,若不成功,可重复电击。若室颤波太纤细,可静脉注射肾上腺素 1 mg 使之变为粗颤后再电击,无效时用利多卡因、溴苄铵静注后再行电击。

2. 室性心动过速　药物治疗无效或伴有心绞痛、急性心肌梗死、心源性休克、心力衰竭等紧急情况下,宜及早进行同步电复律,常用能量 100~200 J。

3. 室上性心动过速　一般在迷走神经兴奋、药物治疗无效且伴有明显血流动力学障碍或预激综合征并发室上性心动过速而用药困难者,可考虑同步直流电复律。常用能量 100~200 J。

4. 心房扑动　非阵发的心房扑动电复律比药物治疗效果好,慢性房扑者药物复律效果差。心房扑动电复律转复成功率高,安全性高,有时可作为治疗的首选方法,常用能量 50~100 J。

5. 心房颤动　是电复律常见的适应证,有下列情况者可考虑电复律。

(1) 风湿性心脏瓣膜病及其他较少见病因如冠心病、高血压、心肌病或特发性房颤等。

(2) 快速性心房颤动药物控制疗效欠佳,有明显不适症状的患者。

(3) 原发病经治疗后仍持续房颤者,如甲状腺功能亢进得到基本控制后、心脏手术后。

(4) 预激综合征合并快速房颤者。

● **禁忌证**

1. 绝对禁忌证

(1) 洋地黄中毒所致的心律失常。

（2）伴病态窦房结综合征的快速性心律失常，必须转复者需先安置心内电极起搏保护，再行药物或电复律。

（3）室上性心律失常伴有完全性房室传导阻滞者。

（4）复律后在奎尼丁或胺碘酮的维持下又复发房颤或不能耐受药物治疗者。

（5）二尖瓣病变伴左心房明显增大或血液大量反流者。

（6）阵发性心动过速反复频繁发作者。

2. 相对禁忌证

（1）活动性心肌病变或风湿活动未控制。

（2）拟行心脏瓣膜病外科手术者。

（3）洋地黄过量或低血钾患者，电复律应在上述情况纠正后进行。

（4）甲状腺功能亢进伴房颤而未对原发病进行正规治疗者。

（5）既往有栓塞史者需谨慎。若确实需要转复，应先行抗凝治疗两周，在电复律后再维持四周。

（6）明显心力衰竭或心脏扩大者。

（一）非同步电复律

● 操作方法

1. 胸外心脏电除颤

（1）首先通过心电图确认存在室颤或室扑。

（2）打开除颤器电源开关，并检查选择按钮应置于"非同步"位置。

（3）电极板涂上导电糊或包上浸有盐水的纱布垫，然后将电极板插头与除颤器插孔连接。

（4）按下"充电"按钮，将除颤器充电到 360 J。

（5）将电极分别置于胸骨右缘第 2 肋间及左腋前线第 5 肋间，并用力按紧，在放电结束之前不能松动，以降低阻抗，有利于除颤成功。

（6）按紧"放电"按钮，当观察到除颤器放电后再放开按钮。

（7）放电后立即胸外心脏按压并观察患者心电图，明确除颤是否成功以决定是否需要再次电除颤。

（8）记录电除颤前后的心电图以备临床参考。

（9）除颤完毕，关闭除颤器电源，将电极板擦干净，收存备用。

2. 胸内心脏电除颤　用于开胸手术中的室扑和室颤，电极板用消毒盐水纱布包扎后，分别置于心

脏前后，充电、放电等操作与胸外心脏电除颤相同，能量一般为 60 J。

（二）同步直流电复律

● 操作准备

1. 患者准备

（1）严格掌握适应证与禁忌证。心房颤动伴心力衰竭者，先强心、利尿、控制心力衰竭，使心室率控制在 70～80 次/min，再行电复律。但复律前两天停用强心、利尿剂，复律后视病情需要可再用。

（2）对于房颤伴有充血性心力衰竭、左心功能障碍、左心房扩大、二尖瓣病变、高血压、糖尿病或者有卒中或栓塞病史者，有血栓栓塞的危险。在没有禁忌证的情况下采用抗凝治疗，可降低栓塞的发生率。于电复律前服用华法令至少 3～4 周，维持国际标准化比率（INR）2.0～3.0，至电复律后 4 周，以防延迟性血栓的发生。

（3）术前一天常规查血电解质、血气分析，若有低钾、酸中毒应及时纠正。

（4）在电复律前 24～48 h 停用洋地黄类药物，以改善心肌应激状态，降低诱发室颤的危险性。

（5）转复前一天服奎尼丁 0.2 g，每天 3 次，服药前、后均应认真观察病情，监测心率、血压，记录十二导联心电图。若无反应在施行电复律术前当天再服 0.2 g，其目的在于了解患者对奎尼丁的耐受性及提高复律的成功性。若患者不能耐受奎尼丁则可选用胺碘酮 0.2 g，每天 3 次，作为电复律的术前用药。

（6）做好患者及家属的解释工作。

（7）手术当日晨禁食，术前 1～2 h 服少量镇静剂，术前 0.5 h 高流量吸氧。

2. 器械准备　检查除颤仪示波器、充电放电性能、电极板、电源、心电图示波仪是否齐备并处于功能状态，尤其同步性能是否良好。吸氧装置、氧气面罩、简易人工呼吸器、气管插管所有用物、呼吸机、吸引器、按压板和急救药品等需准备齐全。

● 操作步骤

（1）术前建立静脉通路，准备好复苏设备。

（2）患者置于硬板床上，避免与周围金属接触。去除假牙，解开衣领。

（3）接好心电图机，电极板放置位置和方法同非同步电复律。

（4）静脉应用芬太尼、咪达唑仑或异丙酚等镇静。异丙酚半衰期短，并且起效快，苏醒迅速，具有深度镇静，消除记忆的作用，可作首选。观察患者的呼吸频率及有无缺氧症状，常规持续吸氧 3～5 L/min，必要时给予简易人工呼吸器支持呼吸。至患者嗜睡、睫毛反射消失即可进行操作。

（5）除颤器接通电源，检查其同步性能，将电钮放在"同步"位置，则放电同步信号应在 R 波降支的上 1/3 处。

（6）选择合适的电能。

（7）电极板上均匀涂上导电糊或以生理盐水纱布包裹（纱布以 5～6 层为宜），电击部位的皮肤用乙醇擦拭，以减少电阻，保持两电极间的皮肤干燥，避免因导电糊或盐水相连而造成短路。

（8）选择合适的电极位置

1）体外电复律：左右电极：两电极分别放于前胸左腋前线心尖水平处和右侧胸骨旁第 2～3 肋间处（适用于室颤、室扑等需急救者）（图 33 - 4）；前后电极：两电极分别放在左背部肩胛下区和胸骨左缘第 4 肋间水平（适用于房颤、房扑等病例）（图 33 - 5）；若心律失常而胸前导联有监护者，紧急时可采用左侧腋前线心尖水平以下及胸骨上切迹作电复律。

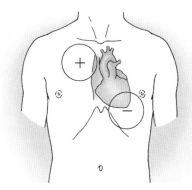

图 33 - 4　除颤电极位置：左右电极

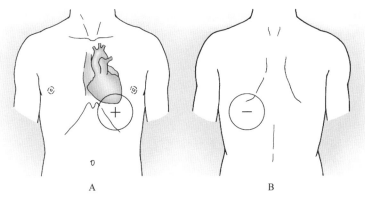

图 33 - 5　除颤电极位置：前后电极

2）胸内电复律：电极板放于心脏两侧壁夹紧后放电（手术中较常用）。

（9）电极板放置正确位置后每个电极板加压紧贴患者胸部皮肤，避免空隙，以防放电灼伤皮肤。操作者确认周围的人员远离患者和病床以防触电并做好绝缘隔离措施，按充电按钮充电至所需要的功率后，根据监护波形选择时机压下放电按钮放电，观察患者是否转为窦性，立即做心电图，进行心脏听诊并做心电记录，判断复律是否成功，决定是否需要再次电复律。若需再次电复律则应等待 5 min，加大能量电复律，每次递增 50 J。一般情况下，电复律不超过 3～4 次。

（10）复律成功后仍应密切观察患者的呼吸、心律和血压，直至患者完全清醒，必要时给予吸氧。有心肌梗死史者，术前宜口服双香豆乙酯治疗 2 周，以防止新生成的血栓在转复时脱落。

（11）使用完毕后将功能开关转到"OFF"位置，交流电仍接在机器上，继续充电。

（12）擦拭电极板，检查记录纸、导电糊等是否完整，2%戊二醛擦拭除颤器表面，置规定位置备用。

● **注意事项**

（1）电复律术前 8 h 禁食，防止呕吐物进入呼吸道造成窒息。

（2）对于反复发作心室纤颤、心室扑动者可根据情况多次电复律。"双峰电击波"法：即采用相同能量电击，亦可获得成功，但两次相隔时间应在 30 s 以上。

（3）选择性电复律者，术前一般禁用普萘洛尔，以免引起术后停搏现象。

（4）对于心室颤动波很纤细的患者，可行心脏按压、吸氧或静脉推注 1∶1 000 肾上腺素 1～2 mg 使之转为粗颤，从而提高电击成功率。

（5）电复律术可用于妊娠者药物无效性的心律失常，但可导致胎儿死亡，故需慎用。

（6）电复律术即使疗效成功率很高，但远期疗效并不理想，其仅能一过性纠正心脏的电生理紊乱，而不能改变原有心肌的器质性病变。

（7）电复律成功后注意观察患者的神志、肢体活动情况及言语功能，注意有无血尿、腹痛等表现，防止栓子脱落，并注意保护电击部位皮肤。

（8）注意放电时操作者及其他人员应与患者绝缘隔离。操作者应戴乳胶手套绝缘，忌湿手操作。

（9）禁忌电极板对空放电及两电板面对面放电。

（10）电复律前后必须以心电监护，心电波形进行前后对照。

● **并发症**

1. 心律失常　电复律后的心律失常较为常见。非持续性室性心动过速的发生率约 5%，多见于非器质性心脏病者。持续性室性心动过速仅发生于有室性心动过速或心室纤颤病史的患者。非同步电除颤和极少数同步电复律也可诱发室颤。室性心律失常的发生可能与洋地黄中毒、低血钾有关，与电击次数无关，也无法用抗心律失常药进行预防。相反，抗心律失常药可能诱发新的心律失常。洋地黄类药物使心肌对电刺激的敏感性增加，使电复律成为禁忌证。如果必须进行电复律，必须预防性应用利多卡因，使用低能量进行电转复，术前注意纠正低钾血

症。约 28% 的患者出现室上性心动过速，主要是窦性心动过速。慢性房颤患者也可发生房室结折返性心动过速或房扑。迟发性心律失常可能有房性早搏、室性早搏、交界性逸搏，超过 25% 的患者出现缓慢性心律失常，在有下壁心肌梗死或需要多次电击复律的患者中发生率更高。个别窦房结功能低下者可有严重窦性心动过缓或窦性静止。多数可在数秒至数分钟内消失，无需特殊处理。一旦窦性停搏大于 4 s，应立即行心尖区叩击；左束支传导阻滞较少见，出现高度房室传导阻滞、窦房阻滞者可静脉推注阿托品或异丙肾上腺素，以提高心率。

2. 栓塞　常发生于房颤持续时间较长，左心房显著增大，而术前未接受抗凝治疗的患者。多发生在复律后 24～48 h 内，但由于电复律后心房的机械收缩功能可延迟恢复，故栓塞可在电复律后两周内发生。

3. 肺水肿　较少见，常于电击后 1～3 h 内发生，多发生于瓣膜性心脏病或左心室功能障碍伴房颤的患者，电复律成功后心房收缩恢复正常，左房压显著升高，引起肺水肿。此时应立即进行强心、利尿、扩血管治疗。

4. 一过性低血压　在电复律后可持续数小时，可能与血管扩张有关，通常对容量复苏有效，但多数患者不需治疗。

5. 心肌损伤　见于高能量电复律后，表现为 ST - T 段改变，数天后可自行恢复，一般不作处理。

6. 皮肤灼伤　电极接触部位的局部皮肤可有灼伤、局部红斑，亦可有肌肉疼痛，操作时按压不紧，导电糊不足则更为明显。一般持续 2～3 天消退，严重者可涂烫伤油膏保护创面。

（穆芯苇）

三十四、临时心脏起搏

心脏临时起搏系通过体外脉冲发生器发放电脉冲，利用心内临时起搏电极、胸壁电极板或食管电极等进行心脏电生理诊断、急救或预防性保护的一项技术。该技术操作简便、实用，不但对顽固的缓慢性心律失常疗效确切，同样可以用于快速心律失常的

治疗和心脏电生理诊断，故在临床上应用广泛。

● **适应证**

1. 急性心肌梗死相关性心动过缓　出现显著的缓慢性心律失常伴明显症状（心梗加重、心衰、低

血压等)或持续的血流动力学障碍。难治性窦房结功能障碍包括窦性心动过缓、窦性静止,伴心动过缓和明显症状的难治性房室传导阻滞(二度Ⅱ型或三度房室传导阻滞)、双束支高度或完全传导阻滞、交替性束支传导阻滞等。

2. 非急性心肌梗死相关性心动过缓　难治性的症状性心动过缓,包括窦房结功能障碍、二度Ⅱ型或三度房室传导阻滞,尤其是三度房室传导阻滞伴宽 QRS 波逸搏心律或者心室率<50 次/min 的心律失常。

3. 某些不适合电复律的、药物治疗无效或药物治疗有禁忌的快速心律失常　如复发性的室性或室上性心动过速、心动过缓依赖性室性心动过速(包括部分尖端扭转型室速)等。

4. 植入永久性起搏器前的电生理功能评价等

5. 预防性应用

(1) 需放置肺动脉漂浮导管或进行心内膜活检的左束支传导阻滞患者。

(2) 需要进行电复律的病态窦房结综合征患者。

(3) 急性心内膜炎(特别是主动脉瓣心内膜炎)患者新发房室传导阻滞或者束支传导阻滞。

(4) 有双束支传导阻滞或晕厥史的围手术期患者。

(5) 应用可能加重心动过缓的药物治疗,如 β 受体阻滞剂、非二氢吡啶类钙通道阻滞剂、洋地黄等。

● **起搏系统**

心脏起搏系统由 4 部分组成(图 34-1):

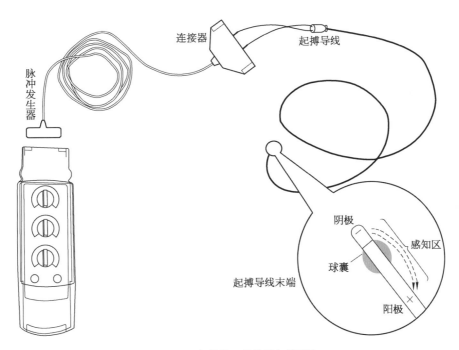

图 34-1　经静脉双极临时起搏系统

1. 起搏器(脉冲发生器及电池)　脉冲发生器产生的电流通过起搏导线到达电极末端并直接与心肌接触,使心肌去极化,然后通过几种途径返回脉冲发生器,形成回路。电池一般为标准的 9 伏碱性电池。

2. 导线系统　导线系统是由 5 个部分组成,即导体、绝缘层、与脉冲发生器相接的连接器、固定装置和药物装置,其中导线起到与心内膜直接接触的作用。1996 年 5 月北美心脏起搏电生理学会理事

会通过了第一个心脏起搏导线编码(NASPE/BPEG pacemaker lead code),简称 NBL 编码(表 34-1)。临时起搏可以使用双极或单极导线。在双极系统中两个电极(阴极和阳极)直接与心肌接触,单极系统中只有一个电极与心肌直接接触。脉冲发生器发出的信号沿起搏导线到达阴极,进入心肌,再沿阳极返回脉冲发生器。

心外膜导线系统常用于心外科手术后的临时起搏。心外膜导线有两种:一种是一对小型圆盘状或

表 34－1

起搏导线编码表（NBL 编码）

I 导线结构	II 固定机制	III 绝缘材料	IV 药物释放
U＝单极	A＝主动	P＝聚氨酯	S＝激素
B＝双极	P＝被动	S＝硅胶	N＝非激素
M＝多极	O＝无	D＝P＋S	O＝无

球拍状铂片，直径约 0.8 cm，上有 2～4 个小孔供缝合固定用，连接在包裹的导线上。另一种是心肌螺旋导线，它可旋进心肌内，固定较牢固，可用于习惯性导线脱位者。此外，它还可用于因血管畸形无法植入心内膜导线者或需要植入起搏器的婴幼儿。其优点是定位性好，术后不易移位。而缺点则是需开胸植入，手术创伤较大，易在导线周围形成纤维化，使阻抗升高，导致起搏阈值升高。

双极导线的两个极均位于一根导线上，阴极位于导线顶端，阳极距阴极约 1 cm。两个极分别与导线绝缘线相连，从导线尾端引出，直接连接于脉冲发生器，脉冲发放后在阴极和导线远端的阳极形成电流回路。常用于临时起搏。

单极导线只有一个阴极，内置于心腔，与脉冲发生器的负极输出端相连接，作为刺激电极。阳极为无关电极。对于永久起搏器，可将植入皮下的脉冲发生器金属套管作为阳极；对于单极心外膜起搏系统，可以将手术金属丝插入胸部皮下组织或者应用心电图电极的金属部分作为阳极。

双极起搏系统抗干扰能力强，如果两个电极有一个损坏，将起搏器程控改为单极仍可使用。单极系统阴极和阳极间距较大，使之易受外界信号（如正常肌电活动、电磁场等）干扰，使起搏器输出功能受到抑制。

3. 心内膜和导线界面　导线在心内膜固定，柔韧性好，尽量减少物理刺激。

● **人工心脏起搏器的编码（这部分主要是针对永久起搏器的）**

为了统一对起搏器性能的识别，1974 年国际心脏病委员会（ICHD）正式通过使用起搏器三位编码方案，对起搏器功能及特性做简单标准化描述。随着起搏技术不断发展和改进，起搏器功能日臻完善，程控、频率应答起搏器、遥测起搏器及抗心动过速起搏器相继问世，三位编码已不能满足对日益复杂的起搏器工作性能的描述。经过数次修订，三位编码扩展为五位编码。1987 年北美起搏电生理学会（NASPE）和英国起搏电生理学会（BPEG）对五位编码进行了修改、补充，简称 NBG 编码（表 34－2）。但三位编码对临时起搏器的描述仍然适用，常用临时起搏模式见表 34－3。

● **操作准备**

1. 患者准备

（1）术前常规检查血常规、血电解质、凝血功能、心电图，纠正电解质紊乱。

（2）对患者及患者家属讲清楚治疗的必要性、可靠性及可能出现的风险，消除患者思想顾虑，签署手术同意书。

（3）建立静脉通路，持续心电监护。

2. 器械准备　备好临时起搏器，起搏电极和穿刺导管（包括 18 号薄壁穿刺针头、导引钢丝、静脉扩张管及外套管）。

表 34－2

NBG 起搏器编码表

I （起搏心腔）	II （感知心腔）	III （反应方式）	IV （程控、遥测、频率应答）	V （抗快速心律失常作用）
O＝无	O＝无	O＝无	O＝无	O＝无
A＝心房	A＝心房	T＝触发	P＝单一程控方式	P＝起搏（抗心动过速）
V＝心室	V＝心室	I＝抑制	M＝多重程控功能	S＝电击
D＝双腔（A＋V）	D＝双腔（A＋V）	D＝双重（T＋I）	C＝遥测功能	D＝双重（P＋S）
S＝单腔（A 或 V）	S＝单腔（A 或 V）		R＝频率应答功能	

表34-3

常用临时起搏模式

起搏模式	意　义
固定频率起搏	
AOO	心房起搏,无感知
VOO	心室起搏,无感知
DOO	心房和心室起搏,无感知
按需起搏	
AAI	心房起搏,心房感知,感知P波后起搏器受到抑制
VVI	心室起搏,心室感知,感知QRS波后起搏器受到抑制
DVI	心房和心室起搏,心室感知;感知到自主的心室去极化后心房和心室起搏均受抑制
全自动起搏	
DDD	双腔起搏和感知;能根据自身心律和P-R间期的变化自动调整起搏方式,有5种工作方式自动转换,即AAI、OOO、VDD、DDD、DDI

● **操作方法**

1. **经静脉右室心内膜临时起搏方法**　可选用股静脉、颈内静脉、颈外静脉或锁骨下静脉。由于颈外静脉十分迂曲,无X线透视下难于成功,而股静脉易于形成血栓、静脉炎和感染,因此紧急起搏首选右颈内静脉或左锁骨下静脉途径置入起搏导管。

(1) 锁骨下静脉穿刺置入起搏导管。①患者仰卧或取轻度头低脚高位,于肩胛骨间置厚约15 cm软垫,头转向穿刺对侧。②消毒手术野,铺无菌巾,戴无菌手套并做好X线透视准备;应用气囊漂浮电极时可不透视。③用0.5%利多卡因溶液做皮肤、皮下组织以及锁骨第1肋骨间肌膜的麻醉。④示指置于肋骨切迹上做参考点,于锁骨中内1/3交界处,锁骨下约1 cm进针,方向指向胸骨切迹,针头与胸壁保持10°～15°,保持针管内负压进针,见回血后再前进3～5 mm。⑤确认进入静脉后,取下注射器及针头,塑料套管留置于锁骨下静脉内(图34-2)。

(2) 在X线透视下将起搏电极前端自然弯曲,头端朝向左下,可打开起搏器(如电压5 V、感知2.5 mV,频率70次/min)一边发放起搏脉冲一边置管,直至心电监护示良好起搏右心室;亦可一边置管一边记录腔内心电图,根据腔内心电图来确定电极所在位置,直至良好起搏右心室(图34-3)。

(3) 在X线透视下安置临时起搏导管要注意起搏电极的合适张力以及与心肌接触的可靠性,需紧急临时起搏者首选球囊导管,通常在导管插入10 cm后适当旋转导管,使顶端指向左侧再进一步推送导管,但不必苛求导管顶端位置,只要能有效起搏即可。在确定有效起搏后必须体外固定起搏电极并用外佩式脉冲发生器。

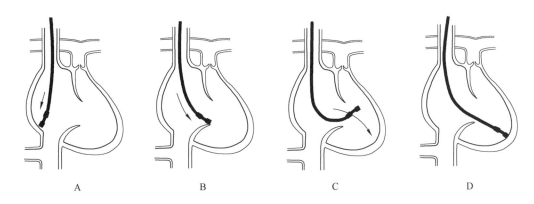

图34-2　经上腔静脉右心室心内膜起搏

A导管进入右心房下部;B. 导管经过三尖瓣进入右心室;C. 逆时针旋转导管到达心尖部;D. 导管固定于右心室心尖部

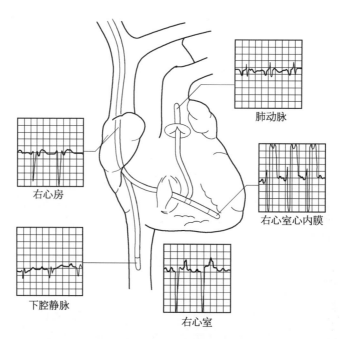

图 34-3 经上腔静脉插管右心室心内膜起搏心电图

示电极进入右心房、电极误入下腔静脉、电极进入右心室、
电极抵达右心室心内膜时的心电图

（4）起搏参数设定。①起搏方式：最常用的起搏方式为 VVI 型起搏，右心室梗死者以选用 VDD 型起搏为宜。②起搏频率：起搏频率依据临床情况设定，除超速抑制或较快频率治疗心动过速外，通常以选用较慢起搏频率为宜，一般在 70 bpm 左右。③起搏电压或电流为阈值的 2～3 倍。通常临时起搏电压为 3～5 V，脉宽为 0.5 ms，心室不应期为 25 ms，感知灵敏度为 2～3 mV。

（5）将电极导管缝合固定在皮肤处，无菌包扎。

2. 经皮肤起搏　经皮肤起搏发生器经常与体外除颤系统结合在一起。将两个大的电极板放置在胸壁皮肤上，阴极置于心尖部，阳极置于左肩胛下角与脊柱之间（图 34-4）。设定脉宽为 20～40 ms，起搏阈值为 40～80 mA 的电脉冲刺激。此法操作简便，无需消毒及应用 X 线，且无创伤，并可快速起搏，故可用于急救，尤适用于心肌梗死接受溶栓或抗凝治疗不宜施行静脉穿刺者。但由于皮肤电阻大，常需较大的电流方能起搏心脏，且增加电量可引起患者局部剧烈刺痛和肌肉收缩，加之电极板为一次性消耗品，价格昂贵，只能作为短期治疗措施。

3. 食管电极起搏法　目前常用国产 7F 2～4 极电极导管。从患者鼻腔插入导管 35 cm 左右，检测食管电极电图上出现较大振幅的心房波后，即可通过电生理刺激仪调整电压或电流起搏心房。

4. 心外膜起搏　常用于心脏直视手术患者。术中将电极放置于心外膜，并可随时撤掉。心外膜起搏导线有治疗和诊断的双重功能，能记录心房和（或）心室的电活动。经这种双导线可以鉴别室性与

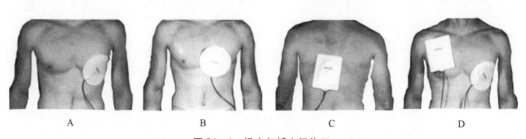

图 34-4 经皮起搏电极位置

A. 阴极位于心尖部；B. 阴极位于心电图胸导联 V_3 处；C. 阳极位于左肩胛下与脊柱之间；D. 阳极位于右胸部

室上性的心律失常,并可用超速抑制来终止某些房性或室性快速心律失常,通过脉冲发生器以超过心动过速的频率起搏并超速抑制心脏。

5. 其他临时起搏方法　其他临时起搏方法还包括经皮穿刺电极心腔内起搏法、经气管内起搏法以及暴露心脏安置心肌电极起搏法等,由于临床较少使用,在此不作赘述。

● 注意事项

(1) 常规使用抗生素 3～5 日,血管穿刺部位应经常换药,保持清洁,注意穿刺部位有无渗血、血肿、疼痛、感染等情况。

(2) 安装临时起搏前、后必须持续监测心率、血压,如发现故障,及时处理。

(3) 安装临时起搏后应嘱患者平卧或左侧卧位。

(4) 如选择股静脉则绝对卧床,保持平卧位,直至停止临时起搏治疗时。穿刺侧下肢适当制动,以免导致导管脱位。

(5) 临时起搏放置时间一般以 1～2 周为宜,通常不超过 4 周。个别需长期起搏者,可在 2 周左右更换导管重新放置新电极。应积极治疗原发病或准备安装永久心脏起搏器。

(6) 每日需将起搏频率调至自主心率以下 1～2次,以观察自身心律恢复情况及患者对起搏器的依赖程度。

(7) 停用临时起搏时,首先将按需减慢频率,保持患者自主心律,并持续观察 24～48 h。将电极脱离起搏器,但导管电极仍保留在体内,注意插头金属部分必须很好绝缘,观察 24 h。如果自主心律保持稳定而无需起搏时,拔出起搏电极。

(8) 临时起搏的常见故障及处理,见表 34 - 4。

● 并发症

1. 心律失常　由于对心肌的机械性刺激,术中可能出现室性心动过速甚至室颤,术前谈话消除患者思想顾虑,纠正电解质紊乱,术前和术中镇静以降低心律失常发生率。一旦发生室性心律失

表 34 - 4

临时心脏起搏常见故障及处理

故障表现	原因	排除方法
起搏异常		
无起搏脉冲	感知度过于灵敏	降低感知度
	电池耗尽	更换电池
	插头松动	拧紧插头
	导管电极折断	更换电极
有起搏脉冲但无心室夺获	电极移位、阈值升高	重新安放电极
	电池耗尽	更换电池
	电极绝缘层破损	更换电极或修复破损处
起搏次数不稳定	起搏器线路故障	更换起搏器
感知异常		
感知丧失	电极移位	重新安放电极
	感知度低	提高灵敏度
	起搏器线路故障	更换起搏器
超感知	感知过于灵敏	降低感知度
	外界电磁干扰	排除干扰
	电子线路故障	更换起搏器
	输出过高	降低输出

常,应立即调整导线,根据情况应用利多卡因或电复律。

2. 心脏穿孔　心肌穿孔后可能出现起搏失灵、胸痛、胸闷,X 线可见导线顶端位于心影之外。此时回撤导线入心腔内,穿孔心肌多能自行闭合。撤回导线后应注意观察有无心脏压塞,如临床症状明显,应进行心包引流或修补,并重新更换导线位置。

3. 血栓栓塞　拔除导管,重新插管。

4. 感染　拔除导管,送细菌培养,静脉应用抗生素,如需起搏,重新插管。

5. 其他　气胸、出血、微电流漏电、起搏器失灵等。

(穆芯苇)

三十五、主动脉内球囊反搏

主动脉内球囊反搏（intra-aortic balloon counterpulsation therapy，IABP）是机械性辅助循环方法之一，是一种通过物理作用，提高主动脉内舒张压，增加冠状动脉供血和改善心脏功能的方法，通过对血流动力学的影响而对心功能障碍起辅助性治疗作用。IABP 技术的不断完善和临床应用的深入发展，已广泛应用于心功能不全的危重病患者的抢救和治疗。

● 工作原理

IABP 是将一个带有球囊的导管置入患者主动脉内（图 35 - 1A），球囊位于降主动脉的近心端，导管尖端位于左锁骨下动脉开口以下。根据患者自主心率或动脉压力，触发 IABP 的驱动装置，使球囊在心室舒张期充盈（图 35 - 1C），心室收缩开始前快速排空（图 35 - 1B）。球囊在心脏舒张期充盈，把主动脉内的部分血液推向主动脉根部，从而使冠状动脉的灌注压明显升高，脑的舒张期灌注压也明显升高。

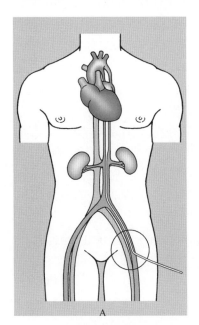
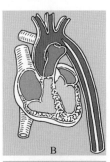
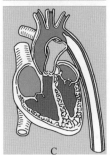

图 35 - 1　主动脉内球囊反搏导管置入人体的解剖位置和工作原理示意图

A. 主动脉内球囊反搏导管置入人体的解剖位置；
B. 在心室收缩期球囊排空；C. 在心室舒张期球囊充盈

与此同时，球囊把一部分血液推向主动脉远端，增加了内脏器官的舒张期血流灌注，尤其是肾脏灌注。在心脏收缩前球囊突然排空，使主动脉内的压力骤然下降，左心室的射血阻力明显降低，导致心肌做功降低，耗氧量明显减少。

● 适应证

（1）各种原因导致的心源性休克，如急性心肌梗死、左心室壁瘤、乳头肌断裂及功能不全、二尖瓣关闭不全、心肌炎或心肌病等。

（2）不稳定性心绞痛，包括内科治疗无效的不稳定性心绞痛、变异性心绞痛持续 24 h、心肌缺血致顽固性快速室性心律失常等。

（3）充血性心力衰竭。

（4）心导管操作期间或操作后的循环支持。

（5）心脏骤停的复苏。

（6）等待冠状动脉搭桥术的不稳定性心绞痛或急性心肌梗死。

（7）心脏术前血流动力学不稳定。

（8）心脏手术中的心源性休克。

（9）心脏手术后难以脱离体外循环。

（10）术后发生心源性休克或心功能衰竭。

（11）心脏移植术前后。

（12）其他类型的休克合并心功能不全。

（13）严重心脏病行非心脏手术。

（14）特殊情况下暂时辅助增加脑血流。

● 禁忌证

1. 绝对禁忌证

（1）严重主动脉关闭不全。

（2）胸、腹主动脉瘤。

（3）影响导管插入的外周动脉疾病，如严重钙化的主动脉-髂动脉疾病或周围血管病。

2. 相对禁忌证

（1）终末期心脏病。

（2）不可逆转的脑损害。

（3）主动脉、髂动脉严重病变或感染。

（4）出血性疾病。

（5）转移性恶性肿瘤。

● 操作准备

1. IABP 球囊导管 IABP 球囊导管有单球囊导管和双球囊导管两种，但目前多使用单球囊导管。导管由高分子材料聚氨酯构成，壁薄透明，柔软，呈纺锤形（图 35 - 2）。

选择合适的导管很重要。不合适的导管不仅达不到治疗效果，还可能造成动脉损伤及血细胞破坏等。成人导管球囊充盈时，应占主动脉直径的 75%～90%。气囊容积应大于每搏量的 50%。一般根据身高选择：身高高于 183 cm，应选用球囊容积 50 ml 的导管；身高 162～183 cm，可选用球囊容积 40 ml 的导管；身高低于 162 cm，可选球囊容积 34 ml 的导管（表 35 - 1 和图 35 - 3）。

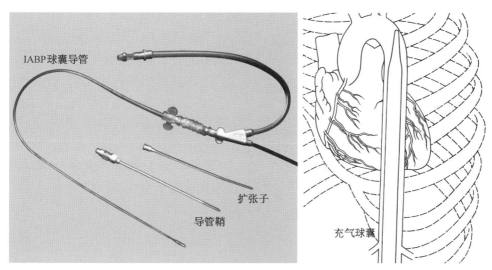

图 35 - 2 IABP 球囊导管组套

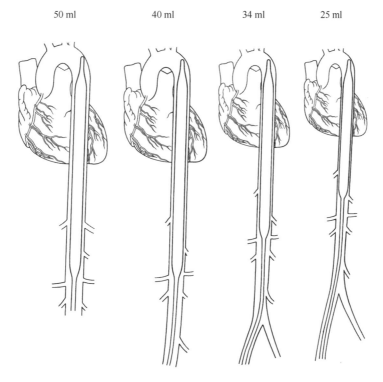

图 35 - 3 不同型号 IABP 球囊导管

表35-1

IABP 球囊的型号

球囊的容积 (ml)	球囊的尺寸(mm)		患者的高度 (cm)
	长度	直径	
25	174	14.7	<152
34	219	14.7	152～162
40	263	15	162～183
50	269	16.3	≥183

2. 术前准备

(1) 患者准备：明确适应证,检查患者的出凝血功能。对于清醒患者,应取得患者配合,并予适当镇静。准备好除颤器及有关的急救药品。贴好电极片,接心电监护,监测血压、心律等。

(2) 置管器械准备：置管所需器具包括穿刺针、导丝、扩张器、导管、局麻药物、一次性注射器、无菌手套及消毒用品。

● **操作方法**

1. 导管置入 有穿刺法和切开法两种。目前常采用穿刺法：又称 Seldinger 法。

(1) 穿刺、Seldinger 法置入导丝：①按常规消毒、铺巾、局麻后。②通常选择腹股沟韧带下方1～2 cm,股动脉搏动最强点穿刺(图35-4),穿刺针与皮肤成小于45°角进针(图35-5),见鲜红色血液搏动性喷出。③通过穿刺针芯将 J 头导引钢丝置入至胸主动脉(图35-6)。④固定导丝,退出穿刺针,用湿纱布擦掉导丝上的血液。⑤在穿刺点沿导丝将局部皮肤切开,切口为2～5 mm(图35-7),便于插入

扩张子,注意不要切断导丝。⑥沿导丝插入扩张子扩张皮肤和动脉管壁,置入导管鞘(图35-8)。⑦保留导丝在原位,拿掉扩张子,在伤口上加压以减少出血。注意在成功插入导丝前,先不要打开 IABP 球囊导管的包装。

(2) 插入导引鞘管：将导引扩张子通过止血阀插入导引鞘管内,将导引扩张子与止血阀的接口卡紧,如果止血阀被去掉或者与鞘管未拧紧将会漏血；沿导引钢丝旋转着将导引扩张子和鞘管插入股动脉,直到鞘管在体外剩余2.5 cm。

(3) 准备 IABP 球囊导管：①从无菌包装内取出球囊托盘。②从球囊托盘取出 IABP 球囊导管体外部分的管道；但不要拉扯单向阀。③紧紧连接单向阀到 IABP 球囊导管体外部分的管道的近端接口。④连接60 ml 注射器在单向阀上。⑤应用注射器慢慢回抽30 ml,去掉注射器,保留单向阀在导管上。⑥拿住导管的 Y 形接头,将导管从托盘取出。⑦取出球囊导管,注意不要弯曲导管。⑧不能切割导引管改变长度。

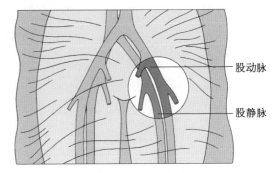

图35-4 选择穿刺点

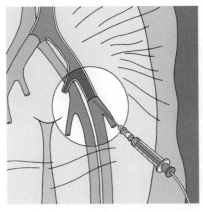

图35-5 股动脉穿刺

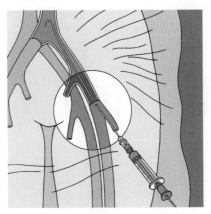

图35-6 沿针芯置入导丝

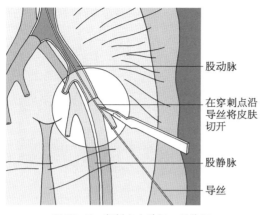

图 35-7　穿刺点皮肤切口的位置

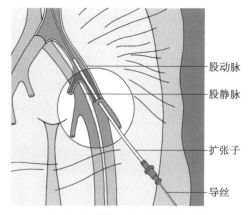

图 35-8　扩张子置入的方向和角度

（4）插入球囊导管：①用无菌盐水湿润球囊导管。②从球囊导管中取出保护钢线。③从球囊头端插入导丝到中心管，并沿导丝前送球囊导管直到导丝从中心管的末端出头。注意不能用力过猛，否则可造成动脉撕裂、夹层或球囊的损坏。④注意当插入球囊过程中，由于受压，会有血液沿着球囊皱褶从球囊和鞘管的接口流出，这不是异常的泄漏，当球囊完全插入，出血会自行消失。

（5）判断导管位置：进球囊导管到降主动脉的合适位置，使球囊头端在左锁骨下动脉开口远端2 cm处（图 35-9）。若在床边 X 线指导下操作，可直接放置到合适位置或造影确认位置。床边操作时，置管前应先初步测量需置入导管的深度（一般为股动脉至胸骨角）。如果未在 X 线透视下插入球囊导管，在操作结束后立即 X 线检查，确保球囊在恰当的位置（导管尖端不超过第 4 胸椎水平）（图 35-10）。调整球囊导管位置时应注意无菌操作，并停止球囊的充气和放气。

（6）连接、冲洗管路：当调整好球囊位置后，拔出导丝，接上短管，冲洗中心腔（图 35-11）。经中心管回抽 3 ml 后（图 35-12）连接标准的动脉压力监测装置。注意不能将空气打入中心管腔。同时通过松开连在导管外部管道口上的单向阀，连接氦气管（图 35-13）。将保护套与鞘连接（图 35-14）。缝合固定穿刺鞘，缝合固定氦气管之 Y 形端。

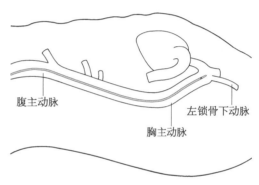

图 35-9　确定 IABP 导管尖端位置

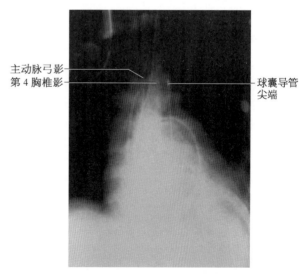

图 35-10　X 线摄片确定 IABP 球囊导管尖端位置

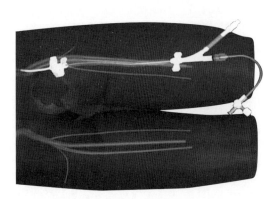

图 35－11　冲洗中心腔

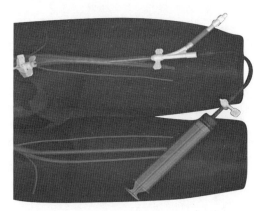

图 35－12　从中心管回抽 3 ml 动脉血

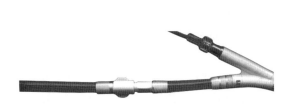

图 35－13　连接氦气管

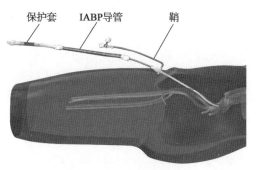

保护套　　IABP导管　　鞘

图 35－14　连接保护套

2. **切开法**　手术分离出股动脉,直视下插入导管。适用于穿刺困难的病例如休克、股动脉硬化者、股动脉触摸困难者或体外循环术中。由于需手术植入,操作费时,出血和感染的概率大,且停用后还需行动脉修补术。目前较少使用,被穿刺法取代,只在穿刺法失败后才用。

操作后注意固定导管鞘和导管,以防滑出。最后将导管接反搏泵(图 35－15)。

3. **中央腔管的压力监测**　通过中心腔管进行压力监测,应用三通接头连接标准的动脉血压监测装置。连接三通于中心腔管的近端。使用 3 ml/h 的肝素盐水冲中心管保证其通畅。

应注意以下问题。

(1) 应用标准中心管冲刷装置进行动脉压力监测。必须小心进行动脉压力监测系统的启动和管道的冲刷,避免血栓进入动脉内引起冠脉或脑栓塞。

(2) 在介入压力监测前中心管回抽并弃置 3 ml 血液,确保从中心管或压力监测装置中去除所有的

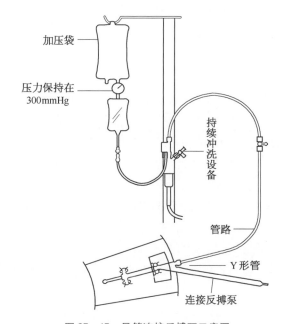

加压袋

压力保持在 300mmHg

持续冲洗设备

管路

Y 形管

连接反搏泵

图 35－15　导管连接反搏泵示意图

气泡;同时,轻打 Y 形接口以除去所有气泡。

(3) 在进行血液取样或冲刷前最好停止反搏避

免血栓被冲到主动脉弓。

（4）避免在中心管采血样，以确保得到最佳信号质量。

（5）如果动脉压力显示有阻塞，先回抽3 ml血后再冲管。如果回抽阻力过大要考虑到管腔已堵死，必须停止使用中心管进行血压监测，用帽封住中心管口。

（6）压力连接中的过滤装置可能会影响压力波形。

4. **手工充盈或排空球囊进行反搏** 当反搏泵不能工作时，可进行手工充盈和排空球囊来保持IABP球囊的反搏。具体步骤如下。

（1）将延长管从球囊导管上取下。

（2）连接三通和注射器与球囊导管上。

（3）回抽注射器以确保血液没有进入体外管，注意如果从体外管内回抽血液，可能球囊已经在穿刺过程中损坏，应立即停止并取出球囊导管。

（4）用40 ml空气或氦气充盈球囊后马上回抽，在反搏不能正常进行时每5 min进行1次。

（5）待反搏泵工作正常后，去掉三通和注射器，重新连接球囊导管和延长管，启动反搏。

● **并发症**

IABP并发症并不少见，高达13.5%～36.0%。其中血管损伤、感染、出血为主要并发症。

1. **插管并发症** 穿破动脉，导致血肿、出血；导管插入夹层；导管插入困难，操作中应选用粗细合适的导管，注意插管手法，不可粗暴操作。

2. **下肢缺血** 血管痉挛、球囊导管或鞘管过粗、球囊导管或鞘管周围血栓形成、血栓脱落下肢动脉栓塞、动脉撕裂或夹层等原因引起下肢缺血。术后应注意置管侧肢体皮温末梢动脉搏动。一旦出现皮肤苍白、皮温下降、足背动脉搏动消失、肢体疼痛，需及时撤除IABP，或在对侧重新置入。如为栓子脱落，则需手术取出。上述情况应尽早处理，否则会引起下肢坏疽。

3. **感染** 经皮穿刺的发生率远低于切开植入法。注意无菌操作和抗生素的应用。

4. **球囊破裂** 一般由于硬物刺破，如粥样硬化斑块。球囊仍有部分在鞘管内或植入锁骨下动脉内形成折曲，折曲部位膜易破裂。如出现反搏波形消

失，导管内有血液吸出，应立即拔出球囊导管。否则进入球囊内的血液凝固，球囊将无法拔除。

5. **局部出血** 出血的原因主要有IABP球囊插入时损伤动脉；穿刺部位导管过度拉动或抗凝治疗过度。可以通过压迫穿刺部位来止血，但要保证有良好的远端血流。如果出血不止应考虑外科手术止血。

6. **血小板减少** 可由于球囊的机械损伤导致血小板减少，应动态监测血小板，必要时给予输注血小板。

7. **主动脉夹层** 可发生在放置IABP球囊导管时，表现为背痛或腹痛、血容量减少或血流动力学不稳定。

8. **血栓** 反搏时可能形成血栓。血栓形成的表现和相应的治疗应根据脏器的情况来决定。

● **临床应用**

1. **反搏泵操作和调节**

（1）监测心电图：一般采用心电图触发，选择R波高尖、T波低平的导联。

（2）监测主动脉压及压力波形（图35-16）。

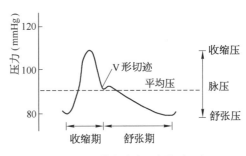

图35-16 正常主动脉压力波形示意图

（3）选择反搏触发方式：一般采用心电图R波触发，获得大而可靠的R波是关键。

（4）调整反搏时相：球囊充气应在主动脉瓣关闭时，因动脉波形传播有所延迟，触发应在主动脉重搏波切迹前40～50 ms开始，主动脉收缩压的下降支与反搏波的上升支形成巨大的"V"波，这是球囊充气时间正确的典型波形；球囊排气应在主动脉瓣即将开放前，以减少左心后负荷（图35-17和图35-18）。心电图上，球囊充气于T波降支，放气常于R波或R波稍前。

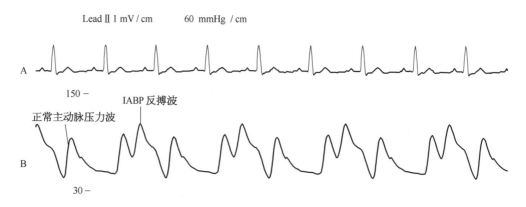

图 35－17　正常主动脉压和 IABP 反搏波形示意图(1：2 反搏)

A. 心电图监测波形；B. 主动脉反搏压力波形

　　球囊反搏必须获得满意的舒张期增压。舒张压波形较收缩压波形高，舒张末期压较无反搏时下降 $10\sim15$ mmHg。应注意避免以下情况：①充气过早：IABP 球囊充气早于主动脉关闭切迹。表现为舒张期增压波紧跟收缩波出现或舒张期增压波介入收缩波，难以鉴别(图 35－19 和图 35－20)。充气过早，正值心脏的射血期，射血阻力明显增加，导致心脏后负荷明显增加，心肌氧耗增加。同时导致主动脉瓣提前关闭，增加了左室舒张末期压和肺动脉楔压，导致舒张期左室室壁张力升高，冠状动脉灌注减少。②充气过迟：IABP 球囊扩张于主动脉瓣关闭切迹之后。表现为舒张期增压波出现在重搏切迹之后，尖锐的 V 波不存在(图 35－21 和图 35－22)。

球囊充气过晚，主动脉内压力和血流量均已有所下降，球囊扩张而导致的血液回流明显降低，不能最大限度地提高冠状动脉灌注压。③排气过早：球囊排空应在主动脉瓣开放之前的瞬间迅速完成。若球囊排空过早，表现为舒张期增压直线下降，增压不理想(图 35－23 和图 35－24)。造成主动脉内血流回流时间过短，舒张期增压降低，冠状动脉灌注改善程度较小，后负荷减少不理想，相对增加心肌氧耗。④排气延迟：球囊排空过晚，造成心脏射血开始后球囊仍然阻塞在主动脉内，延长等容收缩时间，导致左心室射血阻力明显增加，心肌氧耗增加。表现为舒张期增压时间过长，波形明显增宽(图 35－25 和图 35－26)。

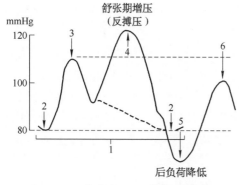

图 35－18　典型的 IABP 反搏波形示意图

1. 收缩期＋舒张期；2. 舒张末动脉压；3. 主动脉收缩压；
4. 反搏压；5. 反搏后舒张末压下降；
6. 反搏后主动脉收缩压下降

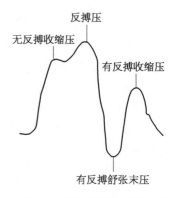

图 35－19　IABP 球囊充气过早波形示意图

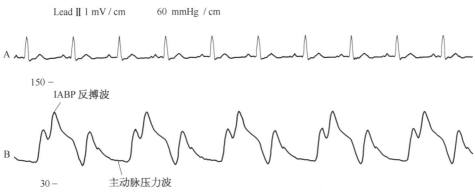

图 35-20　IABP 球囊充气过早(1：2 反搏)

A. 心电图监测波形；B. 主动脉反搏压力波形

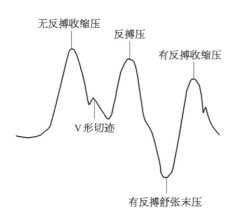

图 35-21　IABP 球囊充气过迟波形示意图

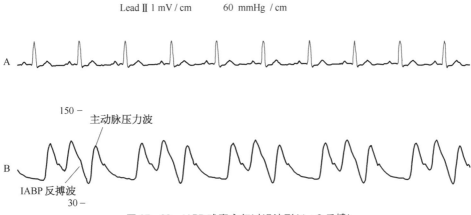

图 35-22　IABP 球囊充气过迟波形(1：2 反搏)

A. 心电图监测波形；B. 主动脉反搏压力波形

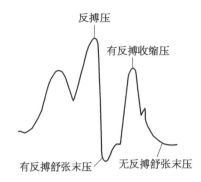

图 35-23 IABP 球囊排气过早波形示意图

Lead Ⅱ 1 mV / cm   60 mmHg / cm

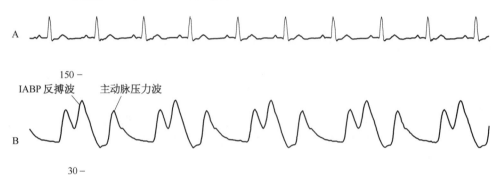

图 35-24 IABP 球囊排气过早(1:2 反搏)

A. 心电图监测波形；B. 主动脉反搏压力波形

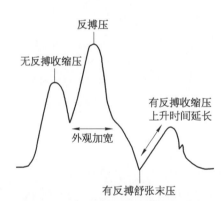

图 35-25 IABP 球囊排气延迟波形示意图

Lead Ⅱ 1 mV / cm   60 mmHg / cm

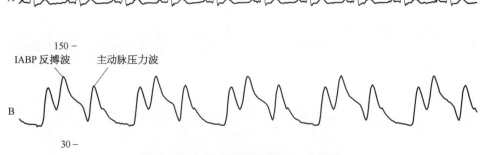

图 35-26 IABP 球囊延迟排气(1:2 反搏)

A. 心电图监测波形；B. 主动脉反搏压力波形

反搏有效时,收缩压>60 mmHg,脉压差>15 mmHg;获得满意的舒张压增压波,辅助时舒张压升高,可大于 100 mmHg,高于收缩压,收缩压及舒张末压下降;心肌缺血改善,心排血量增加。

(5)心律失常时触发方式和反搏时相的调节:心律失常会干扰 IABP 球囊的触发、充气和放气。若频繁出现房性早搏、室性早搏和二度、三度房室传导阻滞时,应将 IABP 球囊的充放气改为动脉波触发;若为房颤,由于心室收缩无规律,IABP 球囊的放气应选择"R 波放气";室速、室颤和心跳停搏等恶性心律失常时应使用固有频率反搏。

(6)选择反搏频率:根据患者心率和所需辅助强度进行选择。开始治疗时,若心率低于 100 次/min,反搏频率选择 1∶1;心率高于 100 次/min,反搏频率选择 1∶2,甚至 1∶3。停用过程中,逐渐降低反搏频率。

(7)调节反搏强度:最低不能小于最大反搏的 50%。

2. 抗凝　由于目前球囊材料较好,抗凝要求并不严格。一般采用低分子右旋糖酐 10 ml/h 持续静脉点滴,即可达到防止血栓形成的目的。

对于高凝状态的患者,应用肝素抗凝,25～50 mg 静脉注射后,按 5～15 U/min 持续静脉泵入,使部分凝血活酶时间(APTT)延长 1～1.5 倍。

3. 反搏泵撤离

(1)撤离指标:①生命体征逐渐平稳;②血管活性药用量减少,多巴胺低于 5 μg/(kg·min);③心指数大于 2.5 L/(min·m²)、心肌缺血改善;④平均动脉压大于 80 mmHg,尿量高于 1 ml/(kg·h),末梢循环良好;⑤意识清楚;⑥撤离呼吸机后血气分析指标正常;⑦减少反搏频率或强度,或停止反搏 30～60 min,上述指标稳定。

(2)撤除方法:①先减少反搏频率,由 1∶1 逐渐降低到 1∶3。②反搏频率不变,逐渐减少球囊充气量。但充气量不得低于 50%。③终止搏动后 30～60 min,必须拔出球囊导管,因可能在球囊表面形成血栓;否则应继续反搏。拔除球囊导管后,先压迫穿刺部位远端,让血液冲出数秒,排除小血栓,然后手指移向穿刺孔压迫 30 min,直至出血完全停止。多普勒探测远端动脉,观察动脉搏动,注意是否发生动脉栓塞。

(3)拔除 IABP 球囊导管注意事项:①在拔管前将肝素逐渐减量或停用。②停止 IABP 反搏。③将 IABP 导管从反搏机拔下,让空气自由进入球囊导管,动脉的压力会自行压扁球囊。④除掉所有的固定和缝合的装置,注意不要用尖刀来切敷料或固定线,以免损伤球囊导管和鞘管。⑤如果应用了导引鞘管,先将鞘管封套从鞘管口松开,从鞘管拉出导管,当球囊的近端接触到鞘管时,停止让球囊继续进入鞘管。⑥将球囊和导引鞘管(如已应用)一起拉出,注意不能将球囊从鞘管内拉出,如果在拉出 IABP 球囊鞘管的时候遇到阻力,应马上停止牵拉,可能是由于球囊泄漏导致球囊内血栓形成引起球囊发生嵌顿,考虑采用动脉切开的方式取出导管。⑦球囊拔出后先压迫动脉穿刺点的远端,让血液流出几秒钟,再压迫穿刺点的近端,让血液反流出几秒钟后再压迫穿刺点止血。压迫时间大约需要 30 min。⑧小心检查肢体远端的血供情况,如果在拔出导管后出现缺血,应考虑采取血管再通治疗。仔细检查拔出球囊导管,确保球囊导管已完整拔出。⑨如果在拔出球囊导管后,患者还需要进行反搏辅助循环,则取另一侧股动脉做穿刺通路,不能使用原来的穿刺部位。

● 注意事项

1. IABP 开始反搏前　应注意确保所有的连接点紧密无泄漏;所有导管的延长管无菌并且只能使用一次;确保导管延长管的型号与球囊导管相符。

2. 连接 IABP 导管和反搏机(图 35－27)　连

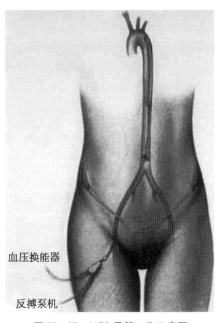

血压换能器

反搏泵机

图 35－27　IABP 导管工作示意图

接 IABP 球囊导管的近端于延长管,再连接延长管的近端于反搏泵的安全盘上。

3. 球囊不能很好充气时 应进行以下步骤,判断原因。

(1) 将 IABP 延长管从球囊导管的近端取下。

(2) 通过三通接头连接一个注射器于球囊导管上,注意不能将空气注入球囊导管的中心腔内。

(3) 回抽确保血液没有通过体外管反流出,如果从体外管内回抽到血液,应马上取出球囊导管,因为可能球囊已经在穿刺过程中损坏。

(4) 确保球囊未受任何限制的充气和放气:球囊充气受到限制可能是由于部分球囊或其顶尖位于斑块底下、进入内膜下、进入锁骨下动脉或主动脉弓、腹主动脉或球囊对于患者来说型号过大。

(5) 判断穿刺部位是否正常或出现局部血肿:

若穿刺部位异常应立即拔出导管,重新放置;若局部出现血肿,应压迫止血,充分压迫仍不能控制的出血应拔除导管在对侧股动脉重新置入。

(6) 肢体缺血:如果发现置管侧下肢远端(足背)动脉搏动不好或出现肢体肿胀、苍白、皮温低下肢缺血表现,首先,检查导管型号,若导管型号过大,应更换小号导管。其次,应注意肢体保温、抬高下肢、适当使用扩张血管改善微循环药物,若缺血症状加重应拔除导管。最后,根据病情决定是否在对侧股动脉再置入导管继续反搏。

4. 导管的固定 缝合球囊导管的缝合块、Y 头和患者皮肤,固定导管;也可用胶布将 Y 头固定在皮肤上。

(黄英姿)

三十六、体外膜肺氧合

体外膜肺氧合(extracorporeal membrane oxygenation,ECMO)是通过体外循环代替或部分代替心肺功能,挽救生命或为挽救生命赢得宝贵时间的支持治疗手段。ECMO 能够通过膜肺和泵提供氧合血,部分替代心功能,利于心功能恢复;纠正低氧血症,排出二氧化碳,避免了高条件机械通气可能造成的呼吸机相关肺损伤或氧中毒;并且能够降低肺动脉压力,减轻右心脏后负荷,有利于呼吸功能的恢复,或为心肺移植提供短期支持。随着 ECMO 设备和技术的进步,尤其是近年来在临床研究和实践的进展,ECMO 的临床应用越来越广泛。至 2016 年 1 月,ELSO 登记已经纳入统计的 ECMO 患者总人数达到 73 596 名,存活出院达到 42 947 名,存活率达到 58%。但主要为婴幼儿呼吸衰竭,虽然近年来成人 ECMO 患者逐年增加,但成人 EMCO 总病例数仍较少,为 19 331 名(包括呼吸心脏支持和 ECPR),本章节主要讨论成人 ECMO 的相关内容。

● 适应证

主要用于病情严重(预计病死率 80% 以上),但病因可逆的急性呼吸循环衰竭患者,进行心肺功能支持,等待心肺功能恢复,或作为心肺移植的短期支

持手段。ECMO 在成人心肺功能衰竭的适应证包括如下几个方面。

1. 急性呼吸衰竭 常见疾病包括:①重度 ARDS;②急性肺动脉高压(超过 2/3 的收缩压)或肺动脉高压危象;③哮喘持续状态,机械通气下仍出现 $PaCO_2$ 进行性增加,pH 小于 7.1;④严重支气管胸膜瘘;⑤弥漫性肺泡内出血;⑥肺移植后呼吸衰竭患者可考虑选择 ECMO;⑦其他原因的严重急性呼吸衰竭。

2. 急性心功能衰竭 各种可逆性原因导致的心源性休克如急性心肌炎,肺栓塞,急性心肌梗死,危及生命的恶性心律失常,心脏术后无法脱离体外循环或心肌顿抑导致顽固性低心排,药物治疗无法改善,患者出现持续性低血压、血乳酸进行性升高的患者。

3. 有效心肺复苏术后 目击下突发心搏骤停,有效的心肺复苏,灌注和代谢指标良好的患者。

4. 成人进行心肺移植手术的围手术期

● 禁忌证

1. 绝对禁忌证 大多数禁忌证是相对的,需要权衡患者获益的利弊关系,进行个体化评估。包括

①不可逆脑损害;②恶性肿瘤晚期;③活动性出血或严重凝血功能障碍。

2. 相对禁忌证　①高龄患者(年龄>70岁)。②慢性进展性心肺功能衰竭的患者,无器官移植条件。③严重的原发基础疾病难以恢复。

● **临床操作**

1. ECMO 前评估　准备进行 ECMO 辅助患者,需全面评估患者病情,权衡利弊,向家属交代相关病情并发症等,取得患者家属知情同意。目前已有对呼吸衰竭 ECMO 的 RESP 评分和针对心源性休克的 SAVE 评分对患者可能预后进行评估,为临床提供参考。

另外患者还需要进行必要的检查包括:胸部 X 线;动脉血气分析;血乳酸;凝血功能(凝血酶原时间、部分凝血酶原时间、IRN、D-二聚体、纤维蛋白原);全血细胞计数(保证患者的血红蛋白大于或等于 90 g/L);血清电解质;肾功能;肝功能;心脏超声检查等。

2. ECMO 前准备

(1) 仪器耗材与药品:检查离心泵、进行氧合器和管路的安装预充、根据患者病情选择模式和患者血管情况选择合适的动静脉穿刺导管;还需准备预充上机需要的药品和抢救用药,包括林格液或生理盐水、肝素、肾上腺素、碳酸氢钠、白蛋白等;根据患者病情准备血制品。很多单位采用 ECMO 战车,将所需要的仪器设备耗材药品集中放置在可移动推车上,需要时可以快速到达床边进行紧急抢救。

临床常用的 ECMO 仪器见图 36-1,各有优缺点,Maquet 采用一体化的套包(图 36-2)使用时间可到 14 天,美敦力(Medtronic)公司氧合器使用时间较短。临床常用的动静脉导管见图 36-3,动脉导管为红色标记,静脉蓝色标记,有单节段(single-stage)和多节段(multiple-stage)导管可供选择,单节段导管仅仅在导管尖端一个节段有开数个开孔,而多节段导管除了导管尖端外,在导管上有多个侧孔,增加了静脉引流量,降低流速和阻力。导管直径根据患者体重初步进行动静脉导管的选择,见表 36-1,但需要根据血管超声来确认,导管直径要小于血管内经的 2/3,尤其是动脉导管在使用了大量血管活性药物的情况下血管强烈收缩,导致置管困难或置管后远端缺血、下肢坏死的严重并发症。

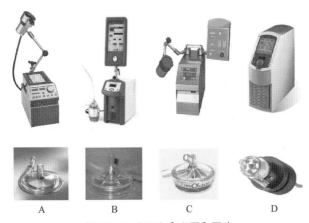

图 36-1　ECMO 离心泵和泵头

A. Maquet 公司 RotaFlow 离心泵和泵头;B. Medtronic 公司 Bio-Console 560 离心泵和泵头;
C. Stöckert 公司 SCP 离心泵和泵头;D. Medos 公司 DeltaStream 离心泵和泵头

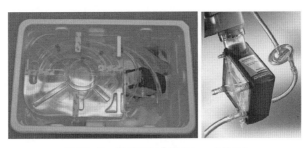

图 36-2　套包和氧合器(Maquet 公司)

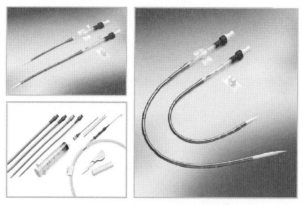

图 36-3　动静脉导管和穿刺套装

（左上为动脉导管，右侧为多节段静脉导管，左下为经皮穿刺置管套装）

表 36-1

ECMO 导管管径大小（根据患者体重）

体重(kg)	<2	2~5	5~10	10~20	20~35	35~70	>70
静脉引血管(F)	8~10	10~16	12~17	17~19	21~23	23	23
动脉回血管(F)	8~10	8~14	16~20	17~21	17~21	19~21	21

（2）人员准备：ECMO 医生（具备重症超声、ECMO 管路预充和置管操作、ECMO 管理能力的医师）和血管外科医师（必要时进行外科切开动静脉置管）、ICU 医生（进行穿刺或建立动静脉通路，进行循环功能的监测和评价）、护理人员（处理静脉内输液或给药并监测患者的生命体征变化）。

3. 选择 ECMO 的模式和穿刺部位，建立血管通路　ECMO 的模式根据患者具体情况灵活选择。总体来说 VV 模式为肺功能替代的转流方式，VA 模式为心肺联合替代的转流方式。呼吸功能衰竭选用 VV 模式；心脏功能衰竭及心肺衰竭病例选 VA 模式；如呼吸衰竭救治过程中选择了 VV 模式，心功能恶化可考虑加用 VVA 模式。正确的模式选择可对原发病起积极作用，提高 ECMO 治疗成功率。

（1）静脉-静脉通路：是治疗呼吸衰竭最常用的途径。目前多采用经皮穿刺置管建立静脉-静脉通路，可以采用股静脉-颈内静脉通路，或者颈内静脉单针双腔导管建立循环通路，见图 36-4。静脉-静脉 ECMO 的优点是穿刺简单、出血并发症发生率低、对血流动力学影响小、下肢缺血危险小；但对心

脏无辅助作用。股静脉-颈内静脉置管导管尖端常见位置见图 36-5。临床常常采用超声引导下血管穿刺置管和确认导管位置，见图 36-6。

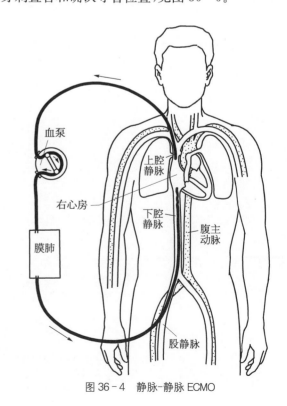

图 36-4　静脉-静脉 ECMO

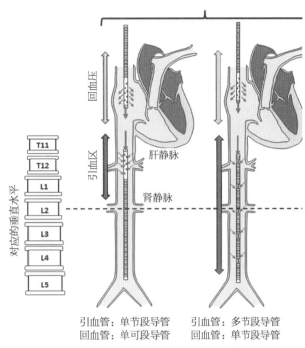

图 36-5　股静脉-颈内静脉 ECMO 导管位置

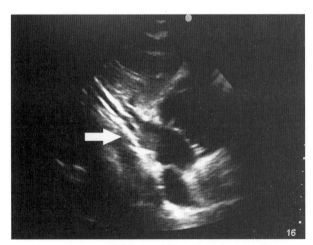

图 36-6　超声确认下腔静脉 ECMO 导管位置
（白色箭头为导管尖端位于下腔静脉近右心房口处）

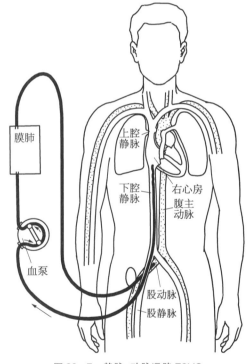

图 36-7　静脉-动脉通路 ECMO

（2）静脉-动脉通路：是治疗心肺功能衰竭的常用途径（图 36-7），应用经皮 Seldinger 法穿刺股静脉，将导管置入右心房或下腔静脉内作为引血管，另一根导管通股动脉置入作为回血管。静脉-动脉通路的优点是对心肺同时进行辅助，保证主要器官的灌注和氧供；但股动脉置管容易导致肢端缺血。

目前常规 ECMO 导管置入方式包括穿刺法和切开法两种。

1) 穿刺法：目前有 ECMO 血管内导管穿刺置管套包供临床使用，采用 Seldinger 法进行置管。按常规消毒、铺巾、局麻后，超声引导下穿刺目标血管，通过穿刺针芯将导引钢丝置入血管内，退出穿刺针。根据导管直径穿刺点切开皮肤和皮下组织，沿导引钢丝扩张血管，注意避免血肿和出血。带有内芯的 ECMO 导管沿导引钢丝置入，根据不同血管和穿刺部位置入合适的位置。床边操作时，置管前应先初步测量需置入导管的深度，操作结束后 X 线检查或超声检查确定导管尖端位置。

2) 切开法：手术分离出股动静脉直视下插入导管。适用于穿刺困难的病例如休克、股动脉硬化者、股动脉触摸困难者或体外循环术中。由于需手术植入，操作费时，出血和感染的机会多，现在多被穿刺法取代，只在穿刺法失败或无法进行穿刺才考虑使用。

4. 管路安装　在建立 ECMO 循环之前，必须建立血管内通路和准备好管路及预充等准备工作，一般由多名医师配合同时进行，便于快速建立 ECMO 循环。准备预充液，管路预冲液一般选用平衡盐 2 000 ml 加肝素 UFH（预充液内肝素 5 mg/500 ml）配置而成。也可根据患者情况加入白蛋白、血浆、红细胞（多用于婴幼儿）。管路和氧合器预充完全，确认管路内无气体，管路通畅无误，固定各连接处，检查渗漏，连接管路准备运行 ECMO。ECMO 套包预充见图 36 - 8。动脉穿刺、建立静脉通路等应在患者全身肝素化之前完成。

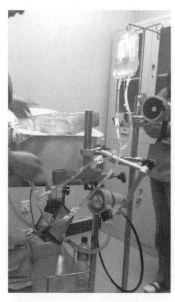

图 36 - 8　ECMO 套包预充

5. ECMO 的抗凝　ECMO 使用肝素进行抗凝，调整并维持活化凝血时间（ACT）在 160～220 s，或 APTT 维持在 40～60 s（根据患者凝血情况决定），如患者有明显出血，因 ECMO 流速高，现在的氧合器和管路均有肝素涂层，短期内可采用无肝素，不用抗凝剂。

6. 管路连接　将管路与患者连接，调整血流速度，逐渐增加流速到 50～80 ml/(kg·min)，静脉-动脉模式时调整 ECMO 血流速以维持合适的氧合、血压和内环境状态；静脉-静脉模式时调整血流速和气流速维持合适的氧合和酸碱平衡。

7. 机械通气参数调整　患者的氧合和循环改善后，可逐渐降低呼吸机条件，以减轻肺损伤。

8. ECMO 期间的监测　治疗期间密切观察患者的生命体征变化，进行必要的实验室检查：如胸部 X 线、肝功能、肾功能、血电解质（钾、镁、钙和磷等）；全血细胞计数；凝血功能检查（ACT、APTT、INR、纤维蛋白原、D-二聚体）；血气分析；血糖和乳酸等。应每小时检查一次穿刺侧肢端血运情况（动脉搏动、肢体皮肤温度和颜色等）。

9. ECMO 期间的目标　①血红蛋白大于或等于 100 g/L；②血小板计数大于或等于 50 000×10^9/L；③保温，血温 36.0～37.5 ℃；④活化凝血时间（ACT）在 160～220 s 或 APTT 维持在 40～60 s；⑤灌注良好；⑥平均动脉压大于或等于 65 mmHg，中心静脉压维持在 8～12 mmHg；⑦肝功能正常；⑧尿量大于或等于 1 ml/(kg·h)。

10. 镇痛镇静　ECMO 患者需要适当镇痛镇静，定期进行镇痛镇静评估及方案调整。

11. ECMO 的撤离标准　①呼吸功能：关闭 ECMO 气流停止氧合 6 h 以上，呼吸机设置吸入氧浓度小于或等于 60%；呼气终末正压（PEEP）小于或等于 10 cmH₂O；动脉血氧饱和度高于 90%，动脉血二氧化碳分压小于 50 mmHg。②心脏功能：ECMO 辅助流量小于或等于 2 L/min；最低剂量的正性肌力药物，肾上腺素小于或等于 0.02 μg/(kg·min)；肺动脉楔压和/或中心静脉压小于 16 mmHg；心脏超声显示心脏搏动良好；动静脉血气分析结果良好，无组织灌注不足表现。

12. 撤离体外膜肺氧合　动脉 ECMO 导管拔除需要外科手术修补，静脉 ECMO 导管可直接拔除或修补，穿刺部位按压，防止出血或血肿形成。继续密切观察患者的生命体征变化和穿刺侧肢端血运情况。

● **注意事项**

ECMO 成功取决于需要合适的病例选择、早期及时的应用和严密的监测治疗。在 ECMO 的临床实践中，必须清楚地认识到患者生命本处于垂危状态，ECMO 支持下监护仪上的貌似正常数据是"人造"的；EMCO 只是为心肺功能的恢复争取时间，最终预后取决于患者器官功能的恢复；ECMO 也是一项系统工程，需要医护人员，患者以及家属齐心协力，共同渡过难关。

ECMO 治疗的患者病情危重，支持时间长，机械辅助生命支持过程中并发症可能多半难以完全避免，只有轻重程度差异。ECMO 并发症的防控重于预防和早期处理，避免并发症由次要矛盾变为患者病情的主要矛盾。出现并发症不一定可怕，最可怕的是在错误的时间由没有经验的人做出了错误的医疗行为，导致不可挽救的临床后果，甚至直接威胁患者生命。患者生命垂危，不要因为并发症再雪上加霜；患者凝血功能"障碍"、严重缺血缺氧/再灌注过程是造成大多数并发症的根本原因；缩短 ECMO 支持时间，是防治 ECMO 并发症的最好方法；并发症可能难以避免，主要是预防和控制并发症的发生发展；一个人不可能管理 ECMO，依靠团队工作最重要。ECMO 常见临床并发症见表 36-2。

表 36-2

ECMO 常见并发症

机械并发症	患者相关并发症
氧合器功能障碍	出血
通气-血流比例失调	肾功能不全
血栓形成	血栓形成及栓塞
血浆渗漏	感染
插管置管并发症	循环系统并发症
导管置入困难	神经系统并发症
出血，局部血肿	脑出血
导管位置异常导致引流不畅	脑栓塞
压力过大动脉插管崩脱，血液破坏	溶血
插管及管路松脱	高胆红素血症
设备故障	肢体末端缺血
离心泵故障	

1. 机械并发症

（1）氧合器功能障碍：氧合器功能障碍是 ECMO 常见的并发症，主要原因有静水压升高超过膜的抗渗透能力导致血浆渗漏；膜肺内血栓形成导致跨膜肺阻力升高，离心泵相同转速下的血流量明显下降等。可采用氧合器定时检查单对氧合器功能相关指标定期检查，以判断氧合器功能状态和发生障碍的原因。氧合器定期检查单的内容包括氧合器气体流量是否与血流量匹配，氧合器血流量是否在氧合器性能范围内，气体管道连接是否正确，氧合器气体出口是否开放，氧合器气体出口内积液是否清亮，氧合器顶端是否有气泡，目测氧合器内有无血栓形成。

（2）血管内导管相关并发症：ECMO 血管内导管常见并发症包括血管损伤；插管位置异常导致引流不畅或灌注压力增大导致血液破坏，甚至插管崩脱；导管与管路连接处松脱导致大量出血。

（3）血栓形成：血栓形成可导致 ECMO 系统失去功能，凝血因子大量消耗，甚至患者动脉栓塞/肺栓塞，预防和控制血栓形成的发生应尽可能选择肝素涂层管道；避免 ECMO 管路有死角，扭曲；ECMO 运行期间需要完善常规抗凝，维持 ACT 在 180～220 左右；ECMO 循环血流量较大，如有局部血栓形成，可考虑更换局部或整套管路。

（4）空气栓塞：由于静脉端为负压，插管或管道接口破裂或密封不良可以导致静脉端进气，导致氧合器功能障碍。预防和避免出现气体栓塞首先要保证插管、管道和接头连接的完整性；避免静脉段过度负压；及时驱除进入 ECMO 系统的气体，中量、大量进气需要停机，重新排气。

（5）设备故障：ECMO 运行过程中泵的故障也是致命性的，预防极为关键。在 ECMO 运行过程中，必须常备手摇手柄，有备用离心泵和离心泵头。常规定时检查泵的运转情况，如是否有不间断电源（UPS）；是否有备用泵；手摇手柄是否备在手边；血泵适配保险丝管是否在手边；离心泵头声音是否有异常。如出现泵故障，立即停止泵运转，先手摇泵维持 ECMO 功能，同时检查原因；立即更换故障单元，ECMO 操作护理人员必须对设备故障的应急处理预案进行严格培训和反复演练。

（6）其他机械性并发症：ECMO 运行过程中还需关注其他可能机械性并发症如泵管破裂，氧合器故障。保持 ECMO 管理人员的应急反应能力，早期发现，及时正确处理。

2. 患者相关并发症

（1）ECMO 最常见的并发症是出血，新生儿最常见的并发症是颅内出血，成人最常见的是穿刺点、手术切口出血和胃肠道出血，因此在治疗期间要密切监测患者的凝血功能，维持 ACT 至 $160\sim220$ s，并使血小板维持到 50×10^9/L 以上，如患者存在明显活动性出血，血小板维持到 $100\sim150\times10^9$/L 以上，如果有出血并发症，应及时调整肝素剂量。

（2）注意无菌操作，必要时可全身应用抗生素，防治全身重症感染，如果出现全身炎症反应综合征，立即采集血液、痰、尿及其他可疑感染部位的标本，并进行培养。

（3）治疗期间要密切监测患者的血红蛋白、胆红素和尿的颜色变化情况，如果出现严重的贫血、高胆红素血症和酱油色尿，可能是破坏溶血所致，要注意保护肝、肾功能。

（4）ECMO 期间应该密切关注患者生命体征和容量状态变化，根据监测调整容量状态。

（5）肢体末端缺血，多发生在老年伴有血管硬化，大剂量血管活性药物使用或股动脉过细，导管直径过大等情况下。严重时可导致肢体缺血性坏死。在缺血肢体恢复血供后，由于缺血再灌注损伤，局部积聚的代谢产物进入血液循环，可产生全身性毒性作用。

（6）神经系统并发症，中枢神经系统损伤是导致 ECMO 失败的重要原因之一，尤其是颅内出血和脑梗塞等。

（刘松桥）

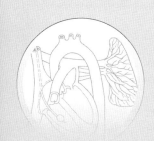

第三章
肾脏系统常用监测与治疗技术

三十七、导尿与留置尿管术

导尿术（catheterization）是指在严格无菌操作下,用无菌导尿管经尿道插入膀胱引流尿液的方法。在 ICU 中主要用于解决休克和昏迷患者的尿潴留、尿失禁,以及正确记录尿量,便于容量管理。导尿是临床工作常用的技术操作之一,留置导尿是观察病情变化、治疗疾病的一项重要措施。

● 适应证

(1) 少尿或者无尿,且原因不明。

(2) 重症患者或休克治疗时留置尿管以正确记录尿量,测尿比重。

(3) 膀胱测压间接反映腹内压,测定膀胱容量及残余尿量。

(4) 收集无菌尿标本作细菌定量培养。

(5) 协助鉴别尿闭及尿潴留,明确肾功能不全或排尿机能障碍。

(6) 术前膀胱减压以及下腹、盆腔器官手术中持续排空膀胱,避免手术中误伤。

(7) 为尿潴留患者(包括前列腺肥大、昏迷、麻醉后等多种原因引起的尿潴留)导尿减压,减轻痛苦。

(8) 昏迷、尿失禁或会阴部有损伤时,保留导尿以保持局部干燥、清洁。

(9) 泌尿系统疾病术后记录尿量,或促使膀胱功能恢复及切口愈合。

(10) 膀胱病变诊断不明,进行膀胱造影、膀胱冲洗;探测尿道有无狭窄,或对膀胱肿瘤患者进行化疗。

● 禁忌证

尿道狭窄、泌尿系感染、急性前列腺炎、急性附睾炎、女性月经期等,禁忌导尿。

● 操作前准备

1. **患者的准备** 操作前应明确适应证、禁忌证,清醒患者应取得患者配合,给予屏风等保护患者隐私。

2. **医生的准备** 洗手、剪指甲,穿戴好衣、帽和口罩。

3. **器具的准备** 一次性导尿包,器具包括包外消毒包、双腔导尿管、导丝、洞巾、弯盘、含水注射器、石蜡油、内消毒包、无菌手套及尿袋等。如图 37 - 1 和图 37 - 2。无菌导尿管等见图 37 - 3～图 37 - 6。根据患者病情需要可选择单腔、双腔、三腔、四腔或蘑菇头导尿管,以及尿管的型号及大小。国内成年男子一般用 F18～F20 号,成年女子用 F20～F24 号为宜。年老体弱、长期卧床的患者,特别是女性,应选择型号较大、管腔较粗的导尿管。某些患者导尿困难需准备利多卡因、无菌石蜡油等物品。

4. **导尿管的选择**

(1) 单腔导尿管:临时用于药物灌注、解除尿潴留排空膀胱或取尿样,不留置导尿,无气囊。缺点:难以固定,易滑脱(图 37 - 3)。

(2) 双腔导尿管:Foley 导尿管,用于不需要经常膀胱冲洗的留置导尿,一个腔接气囊给气囊充气,另一腔接引流袋引流尿液,长期留置,且易于固定,不易脱落(图 37 - 3 和图 37 - 4)。

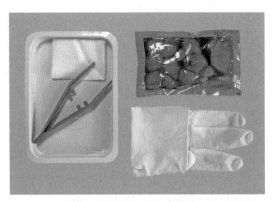

图 37-1 包外消毒包

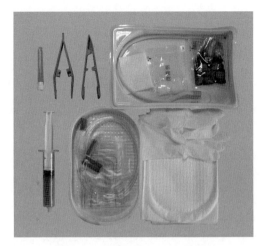

图 37-2 导尿管、洞巾、无菌手套

(3) 三腔导尿管: 常用于前列腺增生患者术后等需要反复膀胱冲洗的留置导尿, 一腔为气囊管, 其余二腔, 一腔接冲洗装置, 另一腔与集尿袋相连接, 形成密闭式膀胱引流冲洗系统, 减少污染机会(图 37-3)。

(4) 四腔双囊导尿管: 封闭前列腺部位尿道,

通过注药通道向封闭部门注入药物或抽出尿道分泌液, 有排尿功能(图 37-5)。主要用于前列腺灌注同时需要膀胱冲洗的导尿。

(5) 蘑菇头导尿管: 又称梅花头、菌状头导尿管, 主要用于膀胱造瘘术后留置导尿(图 37-6)。

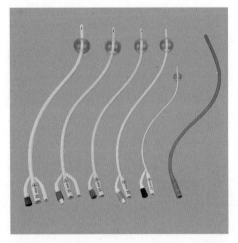

图 37-3 三腔(左 1、2)、双腔(左 3、4、5)和单腔(右 1)导尿管

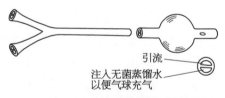

引流
注入无菌蒸馏水以便气球充气

图 37-4 双腔导尿管外形及横断面

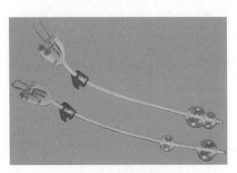

图 37-5 四腔双囊导尿管

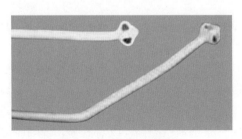

图 37-6 梅花头导尿管

5. 置入导尿管途径的选择

（1）经尿道插管导尿：临床应用最广泛。但遇有尿道狭窄，前列腺肥大及尿道损伤者，往往插管失败。

（2）耻骨上膀胱穿刺：急性尿潴留导尿未成功者，为缓解患者痛苦，行膀胱穿刺导尿减压。

（3）耻骨上膀胱穿刺置管：避免经尿道导尿引起尿路感染、生殖系统感染和尿道狭窄，适用于短期内留置导尿者。

6. 导尿解剖途径　男性、女性尿道解剖位置及毗邻结构（图 37-7 和图 37-8）。

（1）男性患者：尿道全长为 17～20 cm，含有两个弯曲即活动的耻骨前弯和固定的耻骨下弯；三个

狭窄部即尿道内口、膜部和尿道外口。导尿时，应先将阴茎向上提起，与腹壁呈 60°角，充分伸直阴茎，使尿道前曲消失，尿道黏膜伸展，缩小尿道球部的空间，限制导尿管在该处的弯曲程度，并使插入的力量直接作用导尿管的头端，导尿管可顺利插入（图 37-9）。通过三个狭窄部位时，易遇阻力，切勿盲目用力。

注：男患者导尿管插入的深度：插入 20～22 cm，见尿后再进 4～6 cm，共插入 24～28 cm。

（2）女性患者：尿道特点：短、宽、直，长约 3～5 cm，富于扩张性，易造成逆行感染。尿道口在阴蒂下方，呈矢状裂。女性患者导尿时应避免将导尿管误插入阴道。

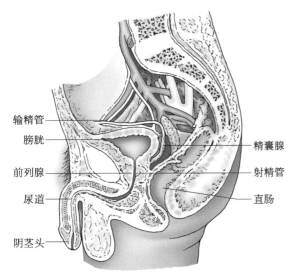

输精管
膀胱
前列腺
尿道
阴茎头
精囊腺
射精管
直肠

图 37-7　男性正中矢状面

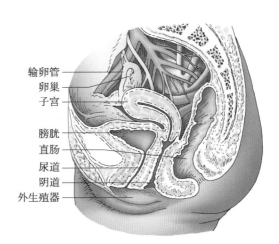

输卵管
卵巢
子宫
膀胱
直肠
尿道
阴道
外生殖器

图 37-8　女性正中矢状面

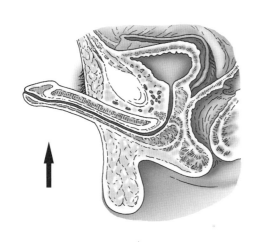

A

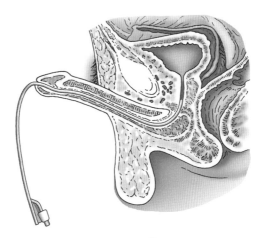

B

图 37-9　男性导尿管的置入

A. 将阴茎提起，与腹壁呈 60°角，充分伸直阴茎；B. 置入导尿管

● 操作步骤

（1）用物准备齐全后携至患者处，核对患者姓名并解释导尿目的以取得合作。

（2）体位：协助患者脱去对侧裤腿盖在近侧腿上，对侧腿和上身用被遮盖。患者取仰卧屈膝位，双下肢屈膝外展，臀下垫油布或中单，充分暴露会阴。

（3）消毒

1）男性患者：打开外消毒包。左手戴手套，右手持钳夹消毒碘伏棉球消毒由外到内消毒阴阜、阴茎、阴囊。打开内消毒盘，双手戴无菌手套，左手持无菌纱布包住阴茎，后推包皮，充分暴露尿道口及冠状沟，螺旋擦拭龟头至冠状沟，最后消毒阴茎背侧及阴囊，在阴茎及阴囊之间垫无菌纱布1块。

2）女性患者：女性由内向外、自上而下消毒外阴。左手拇指与示指分开并固定小阴唇。右手持钳消毒尿道口及小阴唇（从内向外、由上至下，顺序是：尿道口、前庭、两侧大小阴唇、尿道口至会阴、肛门）。

（4）检查：消毒完毕铺无菌洞巾，使下缘与导尿包内层形成无菌区。

（5）合理排放用物，检查导尿管气囊是否充盈良好，有无漏水，润滑导尿管前端。

（6）置管

1）男性患者：左手用无菌纱布包裹阴茎，提起与腹壁呈60°，将包皮后推露出尿道口，右手持塑料钳夹导尿管插入尿道20～22 cm，见尿液流出再继续插入4～6 cm，留取无菌尿标本。

2）女性患者：用左手的拇指、示指向两侧分开大阴唇，并稍向上用力提拉，右手用塑料钳持尿管插入尿道。由于尿道口暴露不明显，在插管前先将右手中指、无名指轻轻插入阴道中并向外、向上牵拉阴道壁，再将尿管插入。插管过程中，旋转尿管。插入尿道4～6 cm，见尿后再插入4～6 cm，留取无菌尿标本。

（7）固定：确认尿管在位后注水12～15 ml入气囊，轻轻后拉有阻力感无脱出，即证实导尿管在位。需长期留置尿管接尿袋。

（8）导尿完毕，撤去洞巾，擦净外阴，脱手套。

（9）协助患者穿好裤子，取舒适卧位。

（10）整理床铺及用物，按消毒原则处理用物。将尿标本贴好标签后送检。

（11）做好记录。

● 注意事项

（1）无菌操作：严格无菌操作技术及消毒制度，以防止尿路感染。女性患者导尿管如误入阴道，应更换导尿管后重新插入。

（2）选择光滑和粗细适宜的导尿管，对小儿或疑有尿道狭窄者，尿管宜细。

（3）插入、拔出尿管时动作应轻、慢、稳，切勿用力过重，以免损伤尿道黏膜，勿过深或过浅，尤忌反复抽调尿管，避免增加患者的痛苦。

（4）插管前需检查尿管型号、气囊位置，女性患者的4～6 cm或男性患者的18～20 cm均应从气囊上算起。

（5）若膀胱高度膨胀或过度充盈，病员又极度虚弱时，排尿宜缓慢，不宜按压膀胱区，第一次放尿不应超过1 000 ml，大量放尿可导致腹腔内压力骤然降低，大量血液滞留于腹腔血管内，引起血压突然下降，产生排尿晕厥、虚脱。此外，膀胱突然减压，可引起膀胱黏膜急剧充血，导致膀胱出血发生血尿。

（6）一定要见尿固定尿管，如遇到膀胱极度空虚的患者，在确保插管极度顺畅的情况下，将导尿管全部插入尿道后，再打水囊，避免尿道撕裂伤。每2周宜更换1次导管，再次插管前应让尿道松弛数小时，再重新插入。留置尿管后应经常检查尿管固定情况，有否脱出，必要时以无菌药液每日冲洗膀胱1次。

● 并发症及处理

1. **导尿失败**　失败的原因可能与以下因素有关。

（1）患者存在程度不同的泌尿系疾患如前列腺增生症、尿道黏膜水肿。少见的有尿道狭窄、瓣膜或尿道内结石等。

（2）术者未能熟练掌握操作技巧，常陷入插管困难→重复操作→尿道黏膜水肿→置管更困难的恶性循环之中。

（3）病员多儿童或高度紧张、对刺激过于敏感、躁动不安者，配合不当。

2. **尿道损伤、出血**　导尿管型号不恰当，暴力插入，未入膀胱充盈气囊、引流袋未固定，拉力过大或引流袋固定太紧，强行拔管等均可导致尿道损伤、出血。

3. **尿路感染**　尿管选择不当、无菌观念不强、插入深度不够,尿管留置刺激尿道及膀胱黏膜,破坏了正常的生理环境,削弱了尿道及膀胱对细菌的防御作用。集尿袋和尿管连接不严、更换频繁,细菌也可通过导尿管造成腔内感染。

4. 拔管困难　导尿管气囊排气不畅;留置尿管时间过长,膀胱冲洗不彻底,尿垢积在膀胱、橡胶老化造成气囊腔的阻塞;尿道黏膜炎症刺激;气囊内生理盐水结晶,均可致拔管困难。

5. 拔管后尿潴留　留置尿管持续引流,膀胱空虚,膀胱张力的消失;膀胱充盈时间长,膀胱逼尿肌失去有效的收缩力,排尿功能恢复缓慢,且拔管后复插率高。处理:夹闭尿管,间断开放,锻炼膀胱功能。

6. 尿道或膀胱内及附壁结石　无菌技术操作或术后护理不当未定时更换尿管、饮水太少引起。处理:严格无菌操作、定时更换尿管,鼓励患者多饮水,2 000～3 000 ml/d,达到自身冲洗的目的,以防感染和尿路结石。

7. 膀胱憩室、膀胱功能受损　定时夹管,开放排尿,保持膀胱张力,防止憩室形成。

8. 漏尿、渗尿　气囊体积不当和导尿管引流不通畅。处理:抽尽气囊内液体,重新注水,以入注容量的 2/3 为宜;选择粗细合适的导尿管。

(莫　敏　杨　毅)

三十八、血　液　净　化

临床上将利用净化装置通过体外循环方式清除体内代谢产物、异常血浆成分以及蓄积在体内的药物或毒物,以纠正机体内环境紊乱的一组治疗技术,统称为血液净化或肾脏替代治疗(continuous renal replacement therapy, CRRT)。血液滤过治疗起源于血液透析,伴随机械和电子技术的进展,血液滤过治疗也逐渐拓展,应用范围不断扩大。

● 基本原理

血液净化溶质的清除方式包括弥散、对流和吸附。

1. 弥散原理　溶质从浓度高一侧转运至浓度低的一侧,主要驱动力是半透膜两侧浓度差(图 38 - 1)。这种方式清除率与分子大小、膜孔通透性及通透膜两侧的离子浓度差有关。因此,这种方式对血液中的小分子溶质如尿素氮、肌酐及尿酸等清除效果好,而对大分子溶质清除效果差。

2. 对流原理　对流是血液滤过最主要的溶质清除方式。对流是在跨膜压(TMP)的作用下,液体从压力高的一侧通过半透膜向压力低的一侧移动,液体内的溶质也随之通过半透膜,这种方法称之为对流(图 38 - 2)。对流的驱动力是半透膜两侧的压力差。

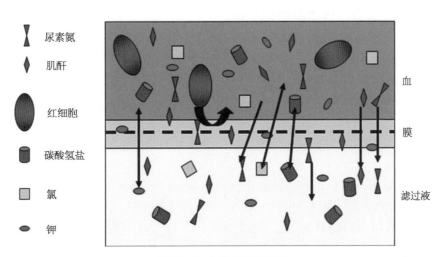

图 38 - 1　弥散原理示意图

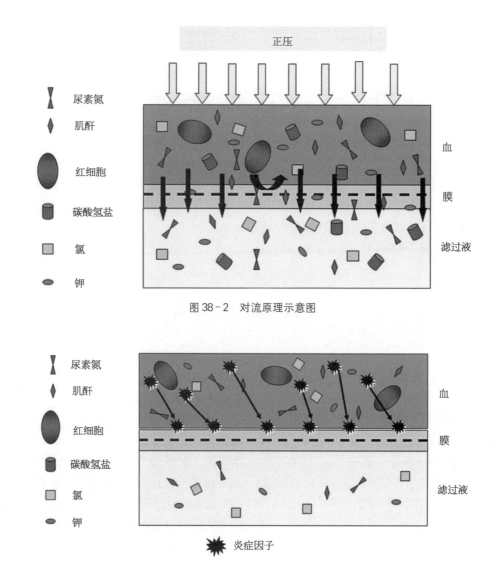

正压

尿素氮
肌酐
红细胞
碳酸氢盐
氯
钾

血

膜

滤过液

图 38-2 对流原理示意图

尿素氮
肌酐
红细胞
碳酸氢盐
氯
钾

血

膜

滤过液

炎症因子

图 38-3 吸 附 原 理

3. 吸附原理 将溶质吸附到滤器膜的表面进行清除的溶质方式。吸附与溶质与膜的化学亲和力及膜的吸附面积有关,而与溶质的浓度关系不大。吸附过程主要在滤器膜的小孔中进行。滤器膜对补体成分的吸附清除、可避免补体激活,改善膜组织的相容性,同时对炎症介质及细胞因子的吸附清除可改善机体的过度炎症反应(图 38-3)。

血液滤过液体的清除方式主要是超滤。超滤是血液滤过最主要清除水的方式。超滤是在跨膜压(TMP)的作用下,液体从压力高的一侧通过半透膜向压力低的一侧移动,这种清除水的方法称之为超滤(图 38-4)。

(一) 血液滤过

血液滤过指通过建立血管通路将血液引入滤器,部分体内的水分、电解质、中小分子物质通过滤过膜被清除,然后补充相似体积的与细胞外液成分相似的电解质溶液(称置换液),从而达到清除溶质和水分的目的。

● 适应证

CRRT 的适应证包括:

(1) 高血容量性心功能不全、急性肺水肿。

(2) 严重酸碱失衡及电解质紊乱。

(3) 药物中毒,尤其是多种药物的复合中毒。

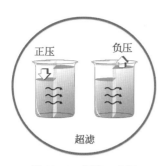

图 38 - 4　超滤示意图

（4）急、慢性肾功能衰竭伴有以下情况时：①低血压或血液透析时循环不稳定；②血流动力学不稳定；③需要实施全静脉营养；④伴有多器官功能衰竭。

（5）尿毒症性心包炎、皮肤瘙痒、周围神经病变等。病变与中分子毒素有关，可采用血液滤过清除中分子毒素。

（6）肝性脑病、肝肾综合征。

（7）感染性休克。

（8）急性呼吸窘迫综合征。

（9）多器官功能衰竭。

从溶质清除角度，CRRT 适应证包括（表 38 - 1）：

表 38 - 1

CRRT 的病理生理适应证

CRRT	病理生理学紊乱
肾脏功能替代	代谢产物堆积（氮质血症）：清除代谢产物
	严重的酸碱失衡：恢复酸碱失衡
	严重的电介质紊乱：恢复电介质平衡
	液体过负荷：保持水平衡
容量调整与管理	容量治疗受限：营养支持，补充胶体
	严重的组织器官水肿
	炎症反应：清除或吸附炎症介质
毒素与毒物清除	中毒：清除毒物或药物
	恶性高热：降温

● **操作方法**

1. **血管通路建立**　血管通路是指将血液从体内引出，进入体外循环装置再回到体内的途径。CRRT 的血管通路有静脉-静脉、动脉-静脉两种经

路，目前常用的是静脉-静脉血液滤过。

（1）连续性静脉-静脉血液滤过血管通路的建立：目前多使用单针双腔静脉导管作为 CRRT 的血管通路（图 38 - 5），这类导管常由聚亚胺酯材料制成。置管选择的部位包括颈内静脉、股静脉和锁骨下静脉。颈内静脉、股静脉是最常选择的置管部位，选择原则是最大限度地减少感染、减少血栓形成、避免局部血肿、无穿动脉等发生。标准导管是动脉孔（在后）与静脉孔（在前）间相距 $2\sim3$ cm，血液再循环量不高于 10%，置管方向必须与静脉回流方向一致，否则会增加再循环。

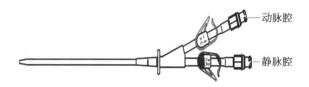

图 38 - 5　双腔静脉血滤导管示意图

放置双腔深静脉血滤管过程中应严格按照操作规程，严格无菌技术，防止感染，送入导丝和导管时，动作应轻柔，勿用暴力，以免引起血管内膜损伤，甚至导致上腔静脉和右心房穿孔。保持管腔通畅，且不应在导管中进行输血、抽血及作其他用途。

（2）连续性动脉-静脉血液滤过血管通路的建立：临床少用。将血液滤器置入动静脉环路，依靠动-静脉压差，使血流通过滤器进行滤过。动脉-静脉血管通路要求有足够的血流量和压力差，形成一定的跨膜压，保证超滤量及滤器内不凝血。一般情况下是用特制的扩张性导管做股动脉穿刺，血压正常时血流量可达 $90\sim120$ ml/min。静脉回路可用股静脉或其他中心静脉，也可用内瘘针做体表浅静脉穿刺。

2. **血液滤过器**　目前多采用空心纤维型血液滤器，滤膜的滤过能力接近肾小球基底膜，滤膜的一般要求是：①具有较好的生物相容性，无毒；②截流分子量明确，中、小分子量物质能顺利通过，而蛋白等大分子量的物质不能通过；③具有高通透性、高滤过率及抗高压性的物理性能；血滤器内容积较小，一般血滤器的容积为 $40\sim60$ ml。常用的滤过膜有聚酰胺膜、聚甲基丙烯酸甲酯膜和聚砜膜等。

根据滤器对溶剂（水）的清除能力，将滤器分为高通量滤器和低通量滤器。单位时间（h）内在单位

压力(mmHg)下水的清除大于 20 ml 时,则称为高通量膜。主要决定于膜孔的数目。其次为孔径大小,以及膜厚度,通量反映半透膜对溶剂(水)的清除能力。

根据滤器对溶质的清除能力,将滤器分为高通透滤器和低通透滤器。目前以对 β_2 微球蛋白清除率来表示,每分钟清除溶解 β_2 微球蛋白的溶液大于 20 ml(>20 ml/min),则称为高通透性滤器。主要决定于膜孔大小(与膜孔半径的二次方呈正比)。通透性反映半透膜对溶质的清除能力。

3. 置换液的配置 血液滤过滤液中溶质的浓度几乎与血浆相等,需补充与细胞外液相似的液体,称"置换液"。置换液有商品化的制剂或根据需要自行配置。原则上置换液电解质的成分应接近于血浆成分,并应根据患者的个体病情调节置换液成分。推荐用的配方置换液见表 38-2。

表 38-2

置换液的简易配方

	配方 1		配方 2		配方 3	
	复方林格液	2 000 ml	生理盐水	2 000 ml	生理盐水	3 000 ml
	蒸馏水	1 000 ml	蒸馏水	500 ml	蒸馏水	750 ml
	5%碳酸氢钠	250 ml	5%碳酸氢钠	125 ml	5%碳酸氢钠	200 ml
	50%葡萄糖	10 ml	50%葡萄糖	10 ml	50%葡萄糖	15 ml
	10%氯化钾	1 ml	10%氯化钾	1 ml	10%氯化钾	1 ml
	25%硫酸镁	1 ml	25%硫酸镁	1 ml	25%硫酸镁	1 ml
离子浓度(mmol/L)						
Na^+	135		145		147	
Cl^-	95		117		117	
HCO_3^-	46		28		30	
Glu	10		10		10.5	
K^+	2.5		0.50		0.3	
Mg^{2+}	1.3		0.4		0.3	
总渗透压	282		303		304	

注:碳酸氢钠应在使用前加入或单独输入,以避免与钙、镁形成沉淀。

4. 置换液的补充 在行血液滤过过程中根据置换液的补充途径不同可分为前稀释、后稀释和前稀释+后稀释。将置换液在滤器前的管道中输入,即前稀释法(图 38-6A),其优点是可以降低血液黏滞度,从而使滤器内不易发生凝血,肝素的使用量相对减少,可控制静脉端的胶体渗透压不致过高,但其要求置换液的使用量较大,滤出液中的溶质浓度低于血浆,前稀释影响 CRRT 滤过效果。另外一种方法是在滤器后的管道中输入置换液,即后稀释法(图 38-6B),此方法可节省置换液用量,滤过液中溶质的浓度几乎与血浆相同,治疗效率高。但容易发生凝血(图 38-6),所以在后稀释血液滤过时必须计算滤过分数(FF),FF 大于 30%时滤器内凝血的发生率显著增加。

5. 抗凝策略的选择与监测 恰当的抗凝策略是保证血液滤过顺利进行的先决条件。在应用过程中必须密切监测患者凝血功能,根据患者病情选择恰当个体化的抗凝策略。在血液滤过过程中,抗凝策略的选择应当根据患者的疾病特征和监测的难易程度来决定。临床常用的抗凝剂有普通肝素、低分子肝素、枸橼酸等(表 38-3)。常用的抗凝方法如下。

(1) 全身抗凝

1) 肝素抗凝法:肝素抗凝仍是血液滤过中最常用的抗凝方法,常用剂量为首次剂量 20～50 U/kg,维持量为每小时 5～15 U/kg,每 4 h 监测一次部分凝血活酶时间(APTT),APTT 延长达到正常值的 1.5～2.5 倍时,可获得充分的抗凝效果。肝素抗凝的优点是使用方便,易于操作,过量时可用鱼精蛋白迅速中和;缺点是出血发生率高,药代动力学多变,可引起血小板减少等。

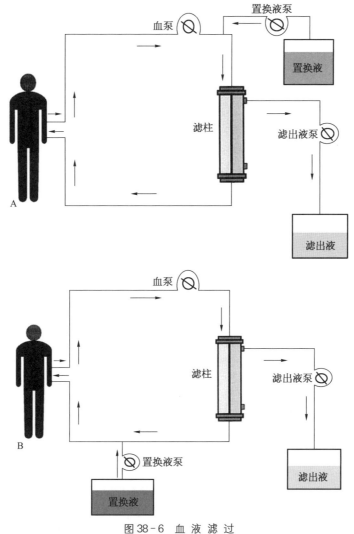

图 38-6　血 液 滤 过

A. 前稀释持续静脉-静脉血液滤过；B. 后稀释持续静脉-静脉血液滤过

表 38-3

血液滤过的抗凝策略选择及抗凝药物用法

抗凝剂	作用机制	剂量	抗凝监测
肝素	通过抗凝血酶Ⅲ，抑制凝血酶、Ⅰxa、Ⅹa、Ⅺa、Ⅻa 活性	负荷量：2 000 U 维持量：每小时 5～15 U/kg	APTT
低分子肝素	抑制Ⅹa 活性	维持量：每小时<2.5 U/kg	抗Ⅹa 活性
前列环素（PGI₂）	抑制血小板聚集	每分钟 4～10 ng/kg	ADP 刺激性血小板聚集试验
PGI₂ 类似物	抑制血小板聚集（相当于 PGI₂ 的 20%活性）	每分钟 5～35 ng/kg	ADP 刺激性血小板聚集试验
蛋白酶抑制剂	抑制凝血酶、Ⅹa、Ⅻa 的活性，并抑制血小板聚集功能	每小时 0.1 mg/kg	APTT
枸橼酸钠	钙离子结合剂	4%枸橼酸钠 170 ml/h	APTT

2）低分子肝素法：低分子肝素是一类新型抗凝药物，抗Ⅹa 因子的作用强于抗Ⅱa。有较强的抗血栓作用，而抗凝血作用较弱，具有出血危险性小、生物利用度高及使用方便等优点，是一种理想的抗凝剂。低分子肝素首剂静脉推注（抗Ⅹa 活性）15～20 U/kg，为此量每小时 7.5～10 U/kg。持续静脉

滴注依据抗 Ⅹa 因子水平调整剂量,而监测 APTT 对调整低分子肝素剂量无帮助。低分子肝素的缺点是用鱼精蛋白不能充分中和,监测手段较复杂。

(2)局部抗凝

1)局部枸橼酸盐抗凝法:是目前最常用的局部抗凝方法。从动脉端输入枸橼酸钠,从静脉端补充氯化钙或葡萄糖酸钙,保持流经滤器的血中钙离子浓度比较低(0.2~0.4 mmol/L),从而不容易发生滤器内凝血,延长滤器寿命。枸橼酸在肝脏代谢,产生碳酸氢根和钠,配置置换液时需要考虑碳酸氢盐和钠的浓度。该技术的优点是滤器使用时间较长,缺点是代谢性碱中毒发生率高,需密切监测游离钙、血总钙、血气分析等,严重肝功能障碍患者不能使用。

2)局部肝素-鱼精蛋白法:滤器动脉端输入肝素,静脉端输入鱼精蛋白,保持滤器中部分凝血活酶时间(APTT)在正常的 1.5~2.5 倍。治疗中需分别从肝素后动脉端、鱼精蛋白后静脉端及肝素前动脉端抽血监测 APTT。每 100 U 肝素需鱼精蛋白 0.6~2 mg 中和,鱼精蛋白需要量随个体和治疗时间调整。优点是对全身凝血状态和内环境影响较小;缺点是操作复杂,技术要求高,可能出现过敏反应和肝素反跳,目前已经很少使用,逐渐被枸橼酸局部抗凝替代。

(3)无抗凝:在高危出血及出凝血机制障碍的患者可采用无抗凝法行 CRRT。首先用含肝素 5 000 U/L 的生理盐水预充滤器和体外循环通路,浸泡 10~15 min,CRRT 前用生理盐水冲洗滤器及血路;血流量保持在 200~300 ml/min,每 15~30 min 用 100~200 ml 生理盐水冲洗滤器,应用前稀释补充置换液。对于高危出血及出凝血机制障碍的患者,使用无肝素抗凝技术不失为一种安全的选择。缺点是易出现容量超负荷及滤器凝血。

滤器凝血征象的判断:①滤液尿素值/血尿素值小于 0.7(正常 1.0),表示滤液与血液溶质不完全平衡,提示滤器内凝血;②最大超滤小于 100 ml/h,表示凝血,应更换滤器;③跨膜压迅速升高;④滤器前压力报警显示压力过高,引起管道搏动。

6. 液体平衡的管理

(1)液体平衡的计算:血液滤过时,患者的液体平衡应将所有的入量和所有的出量考虑在内。一般来说,每小时入量包括同期输注的置换液量、静脉输液量等(病情较轻的患者应包括口服的液体量);每小时出量包括同期超滤液量和其他途径所有液体的丢失量(尿量、引流量、皮肤蒸发和呼吸等)。

每小时的液体平衡=同期入量-同期出量,结果为正值,则为正平衡,即入量超过出量;如结果为负值,则为负平衡,即入量少于出量。

血液滤过等 CRRT 治疗期间,一般每小时计算一次液体平衡,以免患者血容量出现异常波动。

(2)液体平衡的估计:准确评估患者的容量状态,确定液体平衡的方向和程度,即液体应正平衡还是负平衡,最终达到容量治疗目的,避免容量明显波动导致病情变化。

● **影响血液滤过超滤率的因素**

影响超滤率的关键是滤过压(跨膜压),其次为血流量。在 CRRT 中影响跨膜压的因素有如下几点。

1. 滤液侧负压 是产生超滤的主要因素之一,负压的大小取决于滤器与滤液收集袋之间的垂直距离,负压(mmHg)=垂直距离(cm)×0.74 mmHg/cm。滤液收集袋的位置通常低于滤器 20~40 cm,以在滤液侧产生一定负压。若在滤液侧加一负压吸引器,也可以提高超滤率。但应注意负压不可太高,以防滤膜破裂。

2. 静水压 滤器内的静水压与血流速度有关,血流速度越高,滤器内的静水压越高;而静水压越高,超滤量越大。连续性动脉-静脉血液滤过(CAVH)时,静水压主要与平均动脉压有关。

3. 胶体渗透压 血浆胶体渗透压是跨膜压的反作用力,胶体渗透压越高,跨膜压便越低。当胶体渗透压等于滤液侧负压和静水压时,超滤便停止进行。胶体渗透压受血浆蛋白浓度的影响。

4. 血液黏度 血液黏度决定于血浆蛋白浓度及血细胞容积,当血细胞容积大于 45% 时,超滤率可降低。

此外,还有一些其他的因素,如血液通道的长度、静脉侧的阻力、滤器等,均可以影响超滤的速度。一般在治疗的初期,超滤的速度为 10 ml/min 以上,低于 5 ml/min 则应注意患者的血压,管道有无扭曲,滤器有无破膜漏血,滤液收集袋的位置是否合适等。

● **并发症**

1. 导管相关的并发症 穿刺部位出血、血肿;穿刺引起气胸、血气胸等;导管相关感染;导管异位。

2. 血液滤过器及管道相关的并发症 滤器内

漏血,与滤器中空纤维中压力过高有关;滤器和管道内血栓堵塞,与血滤管路扭曲、导管贴壁或未应用肝素抗凝有关;泵管破裂,与泵管使用时间过长有关。

3. 与抗凝相关的并发症　肝素用量过大引起全身多个部位出血;滤器内凝血;血小板降低。

4. 全身并发症　超滤液过多,置换液补充不足,导致血容量不足和低血压;补液不当引起酸碱平衡失调及电解质紊乱;长期血液滤过的患者还应注意激素丢失引起的内分泌系统紊乱。

● **注意事项**

(1) 对于不同病理生理状态的危重患者应根据具体情况选用不同治疗模式,随时调整治疗参数,保证患者水、电解质、酸碱平衡,避免出现血容量波动或严重离子、酸碱紊乱。

(2) 根据患者凝血功能的变化采用适宜的抗凝方式,注意避免出血等并发症发生。

(3) 保持体外循环管路密闭、通畅,避免受压、扭曲、管路内凝血;保持穿刺部位清洁、干燥,定期换药,减少感染机会;妥善固定体外循环管路,避免管路松动、脱落。

(4) 监测穿刺肢体周径的变化,避免血栓形成。

(5) 根据患者具体情况调整置换液配方,液体配置时严格无菌操作,严格识别各种液体。

(6) 监测体外循环管路的各压力变化,及时发现管路或滤器凝血,及时更换。

(7) 操作正规,避免空气进入循环管路。

(8) 治疗过程中严密监测患者生命体征及体温的变化。

(9) 注意对患者的心理护理。

● **临床操作流程**

见图 38-7。

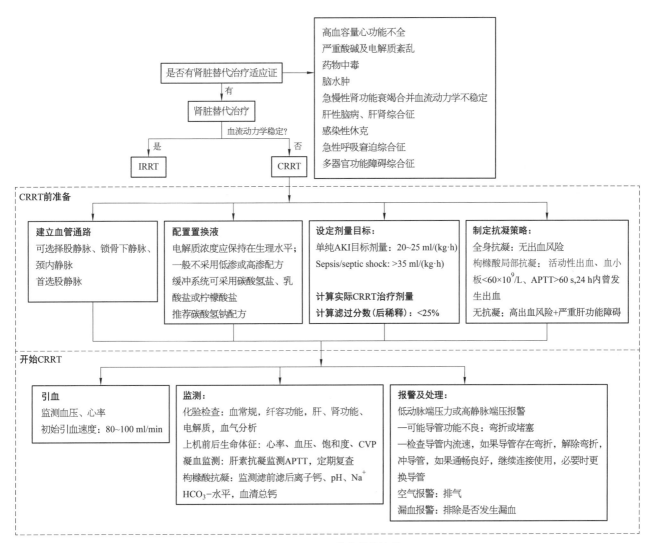

图 38-7　CRRT 临床操作流程

（二）血液透析

● 基本原理

血液透析（hemodialysis）疗法是根据膜平衡的原理，将患者血液通过半透膜与含一定成分的透析液相接触，两侧可透过半透膜的分子（如水、电解质和中小分子物质）做跨膜移动，达到动态平衡，从而使血液中的代谢产物，如尿素、肌酐、胍类等中分子物质和过多的电解质，通过半透膜弥散到透析液中，而透析液中的物质如碳酸氢根和醋酸盐等也可以弥散到血液中，从而清除体内有害物质，补充体内所需物质的治疗过程（图 38-8）。

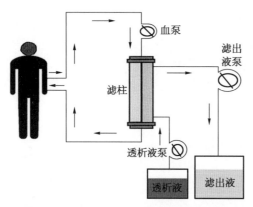

图 38-8 持续静脉-静脉血液透析示意图

● 适应证

急性肾衰竭血液透析的指征如下。

1. 临床症状 ①无尿 2 天或少尿 3 天。②每日体重增加 2.0 kg 以上。③浮肿、肺水肿、胸水。④恶心、呕吐。⑤出血倾向。⑥神经、精神症状。

2. 实验室检查 ①血清肌酐大于 8 mg/dL；②血清尿素氮大于 80 mg/dL；③血清钾大于 6.0 mmol/L；④血清 HCO_3^- 小于 15 mmol/L；⑤血清尿素氮每日上升大于 30 mg/dL，血清钾每日上升大于 1.0 mmol/L。

● 禁忌证

血液透析的相对禁忌证如下：①休克或低血压；②严重出血倾向；③心功能不全或严重心律失常不能耐受体外循环；④恶性肿瘤晚期；⑤脑血管意外；⑥未控制的严重糖尿病；⑦精神失常，不合作患者。

● 操作方法

1. 血液透析的血管通路建立 目前根据临床患者的需要，血管通路可以分为暂时性血管通路和永久性的血管通路两大类。

（1）暂时性血管通路：是指在短时间内能够建立起来并能立即使用的血管通路，一般能维持数小时乃至数月以满足患者在短期内实施血液净化的治疗。适用于：急性肾衰竭达到透析指征者；进行血浆置换，血液灌流，免疫吸附，持续动静脉血滤等治疗；腹膜透析患者因透析管阻塞或隧道感染，需要拔管或植入新管期间；慢性肾衰竭患者在内瘘成熟前有紧急透析指征者或者血液透析患者因内瘘闭塞需要重新造瘘者。常用的建立血管通路的方法如下。

1）直接动、静脉穿刺法（即直接穿刺外周动脉和静脉，在有困难或紧急情况时也可以经皮作动脉和深静脉穿刺插管；

2）中心静脉经皮穿刺插管：利用双腔或三腔静脉导管经皮作中心静脉穿刺插管也可满足双针透析治疗的需要，在抗凝治疗的条件下可以较长时间的保留，是目前建立暂时性血管通路的主要和首选方法。一般选择锁骨下静脉、颈内静脉、股静脉插管。临床上一般最常选用经皮颈内静脉插管；

3）动静脉外瘘：又称为 Quiton-scribner 分流，20 世纪 60 年代初期曾是透析患者的主要血管通路，近年由于中心静脉经皮插管的广泛应用，且保留时间较长，加之动静脉外瘘本身又有一定的缺点（如患者行动不便，容易感染等），故有被取代的趋势，在某些中心静脉插管有困难的医院还在继续使用。

（2）永久性血管通路：是指在血液透析中能够使用数月以至数年的血管通路，适用于维持性血液透析患者，主要包括直接动静脉内瘘和移植血管的动、静脉内瘘，少部分为中心静脉插管长期留置和不用穿刺针的"T"形管式血管通路。

2. 血液透析的管路连接和抗凝 同血液滤过。

（三）腹膜透析

腹膜透析（peritoneal dialysis，PD，以下简称腹透）自 1923 年由 Ganter 首先用于临床以来，由于其操作简单、实用有效、价格低廉、不必全身肝素化、不需特殊设备、不需专门训练人员和安全等许多优点，已成为治疗急性或慢性肾功能衰竭和某些药物中毒的有效措施。腹膜透析方法随透析液交换周期的不同,分为连续循环腹透(CCPD)、间歇性腹膜透析(IPD)和不卧床持续性腹膜透析(CAPD)。临床上治疗慢性肾功能不全以 CAPD 使用最为广泛。

● 基本原理

腹膜是具有透析功能的生物半透膜,不仅有良好的渗透和扩散作用,还有吸收和分泌功能。成人的腹膜面积为 $2.0 \sim 2.2 \text{ m}^2$,较两侧肾脏的肾小球滤过总面积(约 1.5 m^2)和一般的血液透析膜面积($0.8 \sim 1.0 \text{ m}^2$)为大。

弥散是溶质从高浓度处向低浓度处的运动,是腹膜透析清除废物的主要机制。根据多南凡平衡原理,在半透膜两侧的溶质浓度不等时,则高浓度一侧的溶质,如其分子量较小,可通过半透膜向低浓度的一侧弥散,而水分子则向渗透压高的一侧渗透,最后达到半透膜两侧的平衡。大分子物质,如大分子蛋白、血细胞等则不能通过。根据这种原理,将透析液灌入腹膜腔后,血浆中的小分子物质,如浓度高于透析液者,就会弥散入透析液内;而透析液中浓度高的物质,则可从透析液内进入组织液和血浆内;若透析液的渗透压高于血浆,则血浆中过多的水分便渗透至透析液内。因而做腹透时,通过向腹腔内反复灌入和放出透析液,就可使潴留在体内的代谢产物得到清除,水和电解质得到平衡而达到治疗的目的(图38-9)。

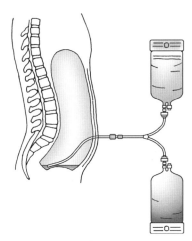

图 38-9 腹膜透析示意图

● 适应证

急性肾衰竭符合以下指标一项以上,具有实施腹膜透析的适应证。

(1) 血尿素氮>29 mmol/L(80 mg/dl)或血肌酐>530 μmol/L(6 mg/dl)。

(2) 血钾>6.5 mmol/L。

(3) 血氯<75 mmol/L。

(4) CO_2 结合力<13 mmol/L。

(5) 高代谢表现(血尿素氮每天上升 25 mg/dl 以上者)。

(6) 急性肾衰竭少尿或无尿 3 天以上,临床症状明显,频繁呕吐,神志改变。

(7) 水钠潴留,并发心功能不全、肺水肿或脑水肿。

(8) 有弥散性血管内凝血者。

腹膜透析指征与血液透析相同,但与血液透析相比,以下患者更适合于腹膜透析:大于 65 岁的老年人;原有心血管疾病或心血管系统不稳定的患者;糖尿病患者;有明显出血倾向患者;反复血管造瘘失败患者和儿童。

● 禁忌证

腹膜透析在几乎所有的临床条件下都能够应用,但有时选择血液透析更为适宜。

1. 绝对禁忌证

(1) 腹腔感染或肿瘤等所致腹腔广泛粘连或纤维化。

(2) 腹壁广泛感染、严重烧伤或皮肤病。

2. 相对禁忌证

(1) 腹部手术后 3 天内,腹腔留置引流管。

(2) 腹腔局限性炎性病灶。

(3) 腹腔内容积严重减小,如高度肠梗阻、晚期妊娠、腹腔巨大肿瘤等。

(4) 严重呼吸功能不全。

(5) 精神病患者或不合作者。

(6) 长期蛋白质及热量摄入不足者。

(7) 疝气、腰椎间盘突出者。

● 常用方法

用于急性肾衰竭的腹膜透析治疗方法有四种。

1. 急性间歇性腹膜透析(acute intermittent peritoneal dialysis, AIPD) 交换次数多、留腹时间短。通常每次灌入 $2 \sim 3$ L 透析液,留腹半小时左右,每小时腹膜透析液 $2 \sim 3$ L。多使用透析机器(APD)进行交换。

2. 持续平衡腹膜透析(Continuous equilibrated peritoneal dialysis，CEPD)　与治疗慢性肾衰竭的持续非卧床腹膜透析(CAPD)相似，根据需要清除的液体的量和氮质潴留的情况决定透析的剂量，一般每天约交换 4 次，每次留腹 4~6 h，可以用机器进行交换，也可以人工进行。

3. 潮式腹膜透析(tidal peritoneal dialysis，TPD)　开始在患者腹腔内灌入一定量的透析液量(如 3 L)，以后每次引流出部分液体，而在腹腔内存留 1.0~1.5 L 液体，又再灌入部分的液体(潮式方法)。用这种方法，每次灌入和引出的液体量仅相当于腹腔容量的一半，此法可以缩短交换时间，提高总的溶质清除率。

20 世纪 60 年代以来，大量研究观察不同腹膜透析方式治疗急性肾衰的有效性，大多数研究都显示腹膜透析能够较好地清除体内毒素和水分，维持体内平衡。2002 年有研究比较了潮式透析(TPD)和持续平衡腹膜透析(CEPD)，结果显示在轻、中度高分解代谢的急性肾衰患者中，均能采用这两种方法，而 TPD 的患者溶质清除更多。

4. 持续流动腹膜透析(continuous flow peritoneal dialysis，CFPD)　这项新技术要求置入两根特殊设计的腹膜透析管或一根特殊的双腔管，其中一条用于灌入腹膜透析液，一条用于腹膜透析液的引出。CFPD 腹腔内保留较大容量(2~3 L)的透析液，并通过腹膜透析液的连续注入和引出，持续再循环流量达 200~300 ml/min，透析液体外净化速率超过跨腹膜的溶质清除率，并保持腹腔内的溶质浓度最低，维持腹膜两侧的高浓度梯度差以达到最大限度地溶质转运清除，因此其跨膜溶质清除高于一般腹膜透析，而且引流及注入持续循环，有效利用了所有的时间。CFPD 作为一种新技术与既往简易的腹膜透析已有了很大不同。但临床还存在一些机械问题及感染问题，试验还在进行，技术仍有待完善。

● 操作过程

1. 腹膜透析管　常用的透析管是 Tenckhoff 透析管，是一种甲基乙烯硅胶管，表面光滑，有一定的硬度和弹性，不易屈曲和被阻塞。成人用的透析管全长 35~40 cm，内径 2.4 mm，外径 4.6 mm。全管分为腹腔段，皮下段和体外段 3 部分。

2. 透析管置管方法

(1) 穿刺法：患者排空膀胱，穿刺前先向腹腔内注入腹膜透析液 1 000 ml，可以减少穿刺时损伤腹腔脏器的机会。穿刺点在下腹部正中或腹直肌外缘处，局麻后以尖刀在皮肤上作一小口，用套管针徐徐刺入腹腔，并令患者作鼓腹动作，进入腹腔时有一落空感，拔出针芯即可见透析液流出；将装有导丝的腹膜透析管从套管针腔送入腹腔，待腹膜透析管内端插至膀胱直肠窝时，患者有排便或排尿感，而后退出套管针及导丝。在腹部打一皮下隧道，将腹膜透析管外端从隧道内穿过，用缝线固定即可。

(2) 切开法：排空膀胱，常规消毒。切口选择腹正中线或旁正中线脐下 3 cm 处。局麻下切开皮肤逐层直达腹膜，在腹膜上切一小孔。透析管内插一根有一定弧度的不锈钢丝或铜制的导丝，再将透析管插入膀胱(子宫)直肠窝。此时患者有便意感。荷包缝扎腹膜建立皮下隧道 4~6 cm，后经手术切口的外上方穿出皮肤。最后缝合切口。

3. 腹膜透析方法　1976 年 Popovich 首创 CAPD，后来又由 Oreopoulos 加以改进，将透析液由瓶装改为塑料袋装，既减少了感染率又便于患者活动及工作。从此 CAPD 很快在全世界广泛开展起来。其具体方法是将两袋 1 000 ml 塑料透析袋通过"Y"形管及一段连接管与 Tenckhoff 透析管相连接。连接管外置滚轮夹，用以夹闭管道。将透析液加热至 37 ℃，悬挂高于腹腔 1 m 处，透析液依重力经导管进入腹腔。10 min 后，待口袋流空，将透析袋折叠并系在腰间。透析液在腹腔内停留 4 h(夜间为 8 h)，然后将原折叠在腰间的透析袋打开，放置在低于腹腔 1 m 处，松开夹子借助于重力及虹吸作用，使腹腔内存留的透析液流入袋中。最后将透析液及袋子一同弃之。重新再连接含 2 L 透析液的新袋，完成一次液体交换。如此循环往复，每日 4 次。操作过程必须严格无菌操作。CAPD 的透析过程在 24 h 内持续进行，提高了透析效率。每周累积透析时间达 168 h，其累积清除率很高，尤其对中分子物质的清除作用强，有利于改善病情。

● CRRT、间断血液透析及腹膜透析的比较

在危重患者治疗中，与间断血液透析及腹膜透析治疗比较(表 38 - 4)，持续血液滤过等 CRRT 措施在治疗急性肾衰、多器官功能衰竭中有突出的优点。

表38-4			
CRRT 与血液透析、腹膜透析的比较			
比较项目	血液透析	腹膜透析	CRRT
血流动力学的稳定性	－	＋	＋＋
水的清除	＋＋	＋	＋＋＋
代酸的纠正	＋＋	＋	＋＋＋
肠内和肠外营养支持	－	－	＋＋
溶质清除率			
小分子（MW＜500 道尔顿）	＋＋	＋	＋＋＋
大分子（MW＞500 道尔顿）	－	＋	＋＋＋
血管通路的并发症	＋	＋＋	＋
对抗凝的需要	＋	－	＋
复杂性	＋＋＋	＋	＋＋

（四）血液灌流

血液灌流（hemoperfusion，HP）是指将患者的血液从体内引出进行体外循环，利用体外循环灌流器中吸附剂的吸附作用清除外源性和内源性毒物、药物以及代谢产物等，从而达到净化血液的目的，在临床上可用于急性药物和毒物中毒、肝性脑病、感染性疾病、系统性红斑狼疮、甲状腺危象等疾病的治疗。血液灌流是目前临床上一种非常有效的血液净化治疗手段，尤其在治疗药物和毒物中毒方面，占有非常重要的地位，是重症中毒患者首选的血液净化方法。影响这种疗法的核心部分就是吸附材料，最常用的吸附材料是活性炭和树脂（图38-10）。

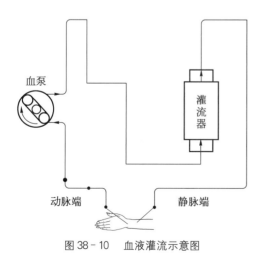

图38-10　血液灌流示意图

● **适应证**

（1）急性药物和毒物中毒。

（2）尿毒症。

（3）暴发肝衰竭早期。

（4）自身免疫性疾病：系统性红斑狼疮等。

（5）其他疾病：甲状腺危象、脓毒血症、精神分裂症、牛皮癣等，效果暂不肯定。

● **操作方法**

（1）把灌流器垂直固定在支架上，高低相当于患者心脏水平，动脉端向下，接通动、静脉管道。

（2）准备2 000 ml肝素生理盐水，每500 ml内加10～15 mg肝素。

（3）把动脉管道与肝素生理盐水连通，开动血泵，约每分钟50 ml流量，当盐水慢慢充满灌流器并从静脉管道流出时，血泵可调大至每分钟200～300 ml的流量。当剩下最后200 ml盐水时，把静脉管道也与这同一瓶盐水连通，用每分钟50 ml流量自循环10 min。在这整个冲洗过程中，均应轻轻敲打灌流器，帮助空气完全排出。同时可在静脉管道上用止血钳反复钳夹，以增大液流阻力，使盐水在灌流器内分布更均匀，使碳粒尽量吸湿膨胀，并将细小的碳粒冲掉。在冲洗过程中，如有肉眼可见的碳粒冲出，说明灌流器的滤网破裂，应立即更换。

（4）动静脉穿刺置管。

（5）把动脉管道连接到动脉穿刺针，开动血泵，血流量调到50～100 ml/min，待血流接近静脉管道末端时，把静脉管道与静脉穿刺针连接，这时整个体外循环的连接便完成了。如患者有低血压或低血容量情况，可同时将动静脉管道与动静穿刺针连接，把预充的生理盐水全部驱回患者体内。

（6）若患者血压、脉搏、心律稳定，可慢慢调大血流量至150～200 ml/min，持续2～3 h结束。

（7）根据患者情况，决定是否使用肝素抗凝，使用肝素的负荷量及维持剂量，监测患者的APTT，使其延长至正常对照的1.5～2.5倍。

（8）灌流结束时把灌流器倒过来，动脉端在上，静脉端在下，用空气回血不能用生理盐水，避免被吸附的物质重新释放进入体内。其具体的操作同血液透析。

● **血液灌流与血液透析比较**

血液透析是通过溶质弥散来清除毒物或药物

的,故仅适用于水溶性、不与蛋白或血浆等成分结合的物质,对中、大分子量的物质无效,而对大分子量、脂溶性、易于蛋白结合的药物或毒物,血液灌流的清除效果明显优于血液透析,这也是在抢救严重药物和毒物中毒时首选血液灌流的主要原因。血液灌流可以与血液透析、血浆置换和 CRRT 联合应用,治疗急性药物和毒物中毒。联合应用血液净化治疗时,应给根据患者病情、治疗目的、药物和毒物类型合理选用。

● **注意事项**

(1) 药物或毒物中毒 3 h 内行血液灌流治疗疗效最佳,此时中毒药物或毒物浓度一般已达高峰。12 h 后再行治疗效果较差。血液灌流每次 2～3 h 为宜,超过此时间,吸附剂已达到饱和,若需要继续行血液灌流治疗应更换灌流器,以达到最佳治疗效果。

(2) 当巴比妥等脂溶性高的药物或毒物中毒时,由于脂溶性高的药物或毒物进入人体后主要分布在脂肪组织,血液灌流后血中浓度下降,患者病情好转。但在灌流进行几小时或一天后,由于脂肪组织中的药物或毒物不断释放入血,血中浓度又重新升高,导致病情再次加重,此即所谓的"反跳现象"。为此,对于脂溶性高的药物或毒物中毒在灌流后,应严密观察病情变化,必要时可连续灌流 2～3 次或联用其他血液净化方式。

(黄英姿)

三十九、血 浆 置 换

血浆置换(plasma exchange,plasmapheresis)系通过血浆分离装置,利用体外循环的方法将血浆分离并滤出,将血液的有形成分以及所补充的置换液回输体内,清除血浆中所存在的一些致病的物质,如代谢产物、毒物、自身免疫病的自身抗体等(图 39-1)。目前临床使用的血浆分离器分为膜式血浆分离器和离心式血浆分离器,由于离心式血浆分离器使用复杂,费用较高,而膜式血浆分离器使用相对简单,适合 ICU 床旁使用,故本书只介绍膜式血浆分离器的操作。

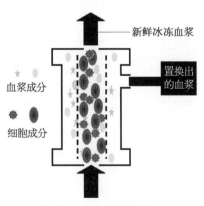

图 39-1 血浆置换原理

● **适应证**

血浆置换的疗效分为两类:Ⅰ类,疗效已得到临床证实,为一线标准治疗;Ⅱ类,临床上有效但非首选,作为辅助或支持性治疗。

1. Ⅰ类疗效疾病 ①爆发性肝功能衰竭;②血栓性血小板减少性紫癜;③急性格林-巴利综合征;④重症肌无力;⑤肺出血-肾炎综合征;⑥冷球蛋白血症;⑦巨球蛋白血症;⑧多发性神经病变。

2. Ⅱ类疗效疾病 ①重症感染及感染性休克;②急进性肾小球肾炎;③系统性红斑狼疮;④家族性高胆固醇血症;⑤中毒性疾病;⑥多发性硬化;⑦周围神经炎和骨髓瘤。

● **操作方法**

1. 建立血管通路 血浆置换血管通路类似于 CRRT 管路,有内瘘患者直接穿刺内瘘,无内瘘患者需要进行中心静脉穿刺置管,以达到 80～250 ml/min 的血液流速,一般以股静脉或颈内静脉为穿刺血管,中心静脉穿刺置管具体操作步骤见"深静脉置管"部分。

2. 连接管路与血浆分离器 将血浆分离器与管路相连,各个相连的接口处要紧密,防止松动脱落,然后将管路和血浆分离器安装在血浆分离机上。

3. 预冲管路和血浆分离器　新安装的管路和血浆分离器内含空气,并血浆分离器内存在纤维微粒,为了排尽空气和纤维微粒,需要用生理盐水预冲管路,根据不同直径、长度的管路及血浆分离器膜面积,预冲的生理盐水量不同,但最终必须完全排尽空气,一般冲洗液量要达到 2 000～4 000 ml。此外抗凝在血浆置换中极为重要,在预冲结束阶段应给与肝素化生理盐水(5 000 U/L)至少 500 ml 预冲血浆分离器,以减少血浆置换过程中血浆分离器内凝血发生。

4. 准备置换液　置换液为新鲜冰冻血浆、人工代血浆(20%白蛋白、5%白蛋白、羟乙基淀粉、低分子右旋糖酐),根据患者体重决定需要置换的血浆量,每次置换血浆量约为患者血浆量的 65%～70%,应准备与置换血浆量相等的新鲜冰冻血浆和人工代血浆。

5. 建立体外循环　将血浆分离器的动脉端管路与患者内瘘穿刺针或留置在患者体内的中心静脉导管动脉端相连,根据病情决定是否将肝素化的生理盐水预冲液回到患者体内(图 39 - 2)。如果需要预冲液回到患者体内,可直接将血浆分离器静脉端管路与患者体内静脉端管路连接;如果不需要预冲液回到体内,则应将血浆分离器静脉端管路暂不与患者体内静脉端管路相连,先开始开启血泵经动脉端引血,使血液流入血浆分离器管路来排除肝素化预冲液,此时血液流速为 80～100 ml/min,然后暂停血泵再连接静脉端管路。

6. 设定血流速和置换的速度　按照病情及血浆分离器膜所能存受的血流速,一般开始阶段血流速约为 80～100 ml/min,避免影响患者循环系统功能,在循环平稳阶段可调致血浆分离器所能允许的最大压力,但一般不超过 150 ml/min。

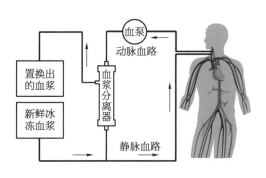

图 39 - 2　血浆置换管路连接

7. 抗凝　血浆置换应给与充分抗凝,具体方法和剂量详见血液滤过。

8. 开始血浆置换　观察动脉压、静脉压、跨膜压、废液压等,并调整各种报警装置和参数;避免跨膜压超过 100 mmHg,防止发生血浆分离器膜的破裂引起漏血。保持置换出血浆量与补充的血浆量或人工代血浆大致相等,避免平衡相差较大导致容量负荷过重或不足,并注意维持水、电解质平衡。

9. 治疗结束　在达到预计置换的血浆量后暂停血浆置换,将血浆分离器动脉端与患者断开与生理盐水连接,用生理盐水将血浆分离器的血液回到患者体内后完全停止血泵,再将血浆分离器静脉端管路与患者断开。血浆分离器管路系统及置换出的血浆按照被血制品污染的垃圾进行处理。同时停止抗凝剂的使用。用肝素盐水封深静脉导管,避免导管堵塞。

● 并发症

1. 低血容量　主要与液体负平衡过多或血浆白蛋白减少,胶体渗透压下降相关。处理:维持平衡,血浆或白蛋白,维持血浆的胶体渗透压。

2. 高血容量　常见于快速输注 20%的白蛋白,使血浆胶体渗透压升高,引起组织间隙水分移到血管内。处理:将 20%白蛋白稀释到 5%或输注 5%的白蛋白。

3. 过敏反应　由输注新鲜冰冻血浆所致。处理:在血浆置换前给予糖皮质激素或抗组胺药物。

4. 心律失常　主要与患者的容量状态及电解质紊乱相关。处理:维持合适的容量状态,纠正电解质紊乱。

5. 低血钙　与输注使用枸橼酸抗凝的新鲜冰冻血浆相关,此外使用枸橼酸抗凝也易引起或加重低血钙。处理:补充葡萄糖酸钙或氯化钙。

6. 代谢性碱中毒　与使用枸橼酸抗凝的新鲜冰冻血浆有关,枸橼酸在体内最终代谢为碳酸氢盐,引起代谢性碱中毒。处理:病情允许时减少新鲜冰冻血浆的使用,同时补充盐酸精氨酸。

7. 出血　常见于凝血因子减少和抗凝剂使用过量。处理:避免血浆分离过多,减少抗凝剂的用量。

8. 血浆分离器膜破裂　置换时血流速设置不对,引起跨膜压力过大。处理:应熟练掌握操作技术,使用前应了解血浆分离器膜所能存受最大血流速,一旦发生膜破裂,及时停止置换,更换新的血浆分离器。

（赵　波）

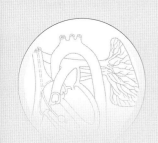

第四章
消化系统常用监测与治疗技术

四十、经鼻胃管插管术与洗胃术

留置胃管是临床最常见的操作之一,对需要进行胃肠减压、观察胃液的性质、洗胃的患者均应留置鼻胃管。另外,经鼻胃管肠内营养是临床上不能经口进食的患者最常用方法。鼻胃管留置需经过鼻腔、鼻咽部、口咽部、食管、胃等5个解剖部位(图40-1)。

(一)普通鼻胃管留置

● 适应证
(1)外科围手术期需要胃肠减压。

(2)洗胃。

(3)上消化道出血需观察出血量和速度时。

(4)严重创伤、烧伤等情况下判断有无上消化道出血。

(5)对不能经口进食且近端消化道功能良好的患者进行营养治疗。

● 禁忌证
1. 相对禁忌证

(1)食管胃底静脉曲张、溃疡或肿瘤者。

(2)鼻咽部或食管上端梗阻者。

(3)近期做过胃手术者。

(4)心脏疾病未稳定的患者,或对迷走刺激耐受差的其他患者。

(5)不能合作的患者。

2. 绝对禁忌证

(1)严重的上颌部外伤或颅底骨折,留置胃管时可能会误入脑室(图40-2),增加颅内感染的机会。

(2)严重而未能控制的出血性疾病。

(3)食管黏膜大疱性疾病。

● 操作方法
1. 患者准备

(1)患者取坐位、斜坡卧位或侧卧于床边。

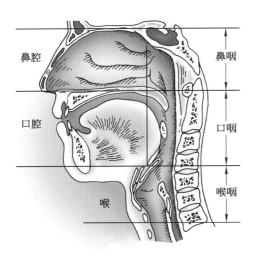

图40-1 鼻腔咽部解剖

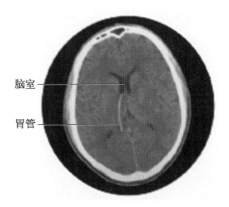

图40-2 颅底骨折胃管误插入脑室内

（2）插管前 6 h 禁食禁饮，以防止吸入。

（3）嘱患者低头，尽量使下颌接近胸部，头部前倾可使气管关闭，方便导管进入食管中（图 40-3）。

（4）可根据患者的情况使用 2%利多卡因喷于咽部，或用含利多卡因的胶浆涂于咽部。

2. 器械准备

（1）鼻胃管：主要有橡胶胃管和硅胶胃管两种。

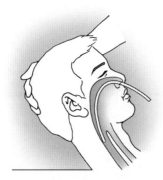

图 40-3 送入胃管时患者头部前倾

硅胶胃管与橡胶胃管相比优点较多：质量轻、弹性好、无异味、与组织相容性大；胃管头端较硬，便于顺利插入；管壁柔软，刺激性小；管道透明，便于观察管内情况；管前端侧孔较大，便于输注食物和引流；价格低廉，目前使用率最高，可用于病情较重、昏迷、留置胃管时间较长的患者。而橡胶胃管因其诸多缺点，目前只在部分中小医院仍在使用，可用于留置胃管时间短（7 天以内）、清醒又无吞咽功能障碍的患者。

近年，国内引进一种新型胃管（复尔凯胃管），兼具胃肠减压与肠内营养输入功能，具有软、细、耐腐等特点。有导向引丝，置管期可达 90～180 d，但价格较贵。适合于昏迷、高龄、卧床、吞咽反射差、需长期鼻饲的患者（鼻饲时间＞3 个月）。

（2）其他：无菌生理盐水或灭菌水、胶布、石蜡油、50 ml 注射器、纱布等。

3. 操作步骤 见图 40-4。

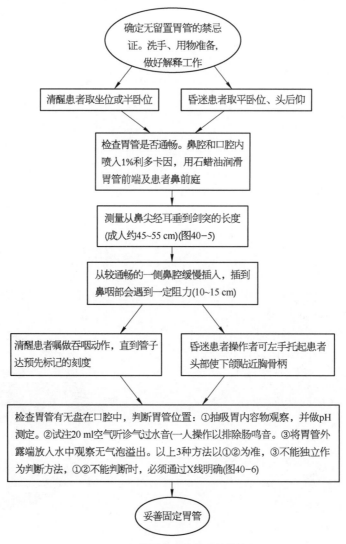

图 40-4 普通鼻胃管放置操作流程

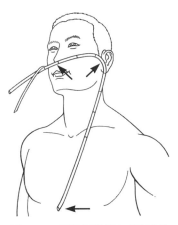

图 40-5　测量胃管插入长度方法

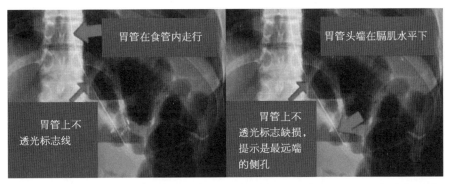

图 40-6　X 线下证实胃管放置到位　粗箭头示：胃管走势　细箭头示：不透光标志位于膈肌下，表明胃管头端放置到位

● **注意事项**

（1）留置胃管前应先了解患者有无鼻咽、食管、胃部等疾病或手术史，有无食管胃底静脉曲张、颅底骨折史。

（2）使用前检查包装是否有异物、是否完整、产品的灭菌有效期。

（3）插管过程中如发生呛咳，呼吸困难、发绀等情况立即拔出重插。

（4）判断胃管是否在位，有以下 3 种方法。

1）抽吸胃内容物观察，并做 pH 测定：气管分泌物量少、颜色较浅淡、有泡沫；胃液则量多、颜色淡黄。抽不出胃液不能简单认为胃管不在胃内，可通过改变患者的体位或胃管再送入一段，病情允许时可让患者喝点水再回抽。抽出少量内容物，也不能判断胃管在胃内。一定要仔细观察分辨是气管内分泌物还是胃液。以测 pH 判断为准。

2）将胃管末端放入水中观察有无气泡：如观察到少量气泡冒出，应考虑腹胀或者是注射器打入太多空气造成的气体外排。如果胃管末端在水中出现随呼吸波动的水柱，即使水中无气泡、患者没有出现咳嗽，也可以断定是胃管误插入气管，应重插。

3）X 线正位摄片确认：若放置位置正确，则平片上可看到胃管头端在胃腔内，否则可能在气管内或食道内盘旋。或者在透视下，胃管内注入造影剂来确定。

（5）对反复重插胃管失败的患者，不要强行再插，应间隔 4 h 后再次操作，防止因反复插胃管导致喉头水肿、通道变窄，增加插管失败率。

（6）对舌后坠的患者，插胃管时要使用拉舌钳，以保证插管顺利。

（7）脑出血、脑干损伤等颅内高压患者，如搬动不当或受到剧烈震动，可能造成意外再出血，插胃管时务必注意操作要柔和，慎用将头部抬高至下颌骨靠近胸骨柄的方法，防止脑部再出血。

（8）普通方法置入失败可考虑经导丝引导置入。但不要在已置入体内的管道中再插入导丝，以免钢丝刺破食管。

● **并发症**

1. **插管时的并发症**　①鼻或咽部的损伤/出血；②喉部损伤导管插入气管；③食管或胃的损伤/

穿孔;④呕吐;⑤血管迷走综合征;⑥气管痉挛;⑦激发三叉神经痛;⑧诱发或传播疾病。

2. 拔管时的并发症　①黏膜损伤。②导管被内脏包裹,无法拔出。

(二) 内镜下放置胃管

临床上直接放置鼻胃管方法简单,成功率高,但也有极少部分球麻痹引起吞咽困难者,往往直接经鼻放置胃管很困难,患者不能配合;食管狭窄、食管-气管瘘支架置入术后者,直接放置阻力大,盲目放入鼻胃管常置于支架与食管之间。此时临床医生往往可在胃镜下放置鼻胃管,方法简单可行。

● 适应证

凡直接经鼻放置胃管困难或失败时,均可考虑经胃镜下放置。

● 禁忌证

(1) 严重的心脏病,如严重心律失常、心肌梗死活动期、重度心力衰竭。

(2) 严重肺部疾病、哮喘、呼吸衰竭不能平卧者。

(3) 精神失常不能合作者。

(4) 急性重症咽喉部疾患、腐蚀性食管炎、胃炎急性期。

(5) 食管、胃、十二指肠穿孔的急性期。

● 操作方法

1. 患者准备　吸氧、心电监护、血氧饱和度监测;神志清楚并能配合的患者口服利多卡因胶浆,神志不清楚或不能配合的患者静脉推注镇静药物,如丙泊酚,也可选用儿童牙垫。体位常用左侧卧位,有利于操作。

2. 器械准备　电子胃镜,内镜监视器,鼻胃管,持物钳,导丝。

3. 操作步骤　具体步骤见图 40-7。

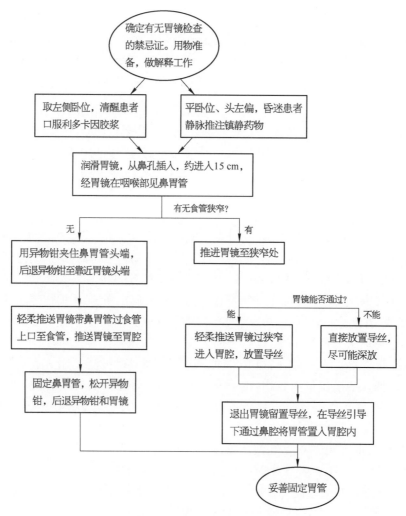

图 40-7　胃镜下置鼻胃管操作方法

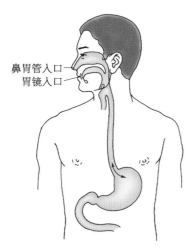

鼻胃管入口
胃镜入口

图 40 - 8　胃镜下置胃管

内镜下放置胃管的入口见图 40 - 8。

● 注意事项

（1）良好的咽部麻醉是操作成功的关键，因此麻醉时要深达咽喉壁，以防过浅插镜时引起迷走神经兴奋反应。首次麻醉时剂量要小，无不良反应后，再喷雾 2～3 次。对过敏体质的患者要慎做咽部麻醉。精神紧张者术前予肌注安定 5～10 mg。有义齿者术前取下以防咽下。

（2）严密观察病情变化，如脉搏、呼吸频率、血压、面色、表情、神志等。少数患者，可能出现一系列血管迷走反应症状，甚至晕厥，一旦出现立即停止操作。

（3）检查中嘱患者不要干呕，防止因剧烈呕吐导致贲门黏膜撕裂。同时嘱患者深呼吸，即用鼻腔吸气；用口腔呼气，口水顺嘴角流出，以免吸入气管导致吸入性肺炎。

（4）操作动作轻柔，有条不紊，避免并发症的发生。

（5）患者检查完毕留观 30 min，观察有无心慌、胸闷、憋气以及剧烈疼痛等。注意术后大便的颜色，必要时随时就诊。

● 并发症

胃镜下置胃管虽然比较安全，但胃镜检查同样有一定并发症（发生率 0.03%～0.2%），严重并发症的发生率为 0.01% 左右，严重者甚至可以导致死亡。

1. 呛咳　因胃镜导管误入气管或刺激声门引起，及时退出胃镜，重新置入。

2. 血压、心率下降　系镇静药物对心血管系统的抑制作用，大多数仍在正常范围，无须特殊处理而迅速恢复；术前有血容量不足的患者，应在实施镇静术之前适量补液扩容；特殊情况时对症处理。

3. 呼吸抑制　静脉麻醉药有不同程度的呼吸抑制作用，患者表现为指脉氧饱和度进行性下降，低于 80% 时应立即停止镇静麻醉药，加大给氧流量，托起下颌，保持呼吸道通畅，一般能迅速恢复正常；如无改善，则需加压面罩给氧，必要时气管插管后行机械通气，同时使用相应"特异性"拮抗剂，如氟马西尼、纳洛酮等。

4. 吸入性肺炎　大多数这种意外在服用了超剂量镇静剂后发生，另外，如果患者有胃潴留、大量出血或年老体弱，也可能造成吸入性肺炎。因此胃镜置管前尽量排空胃内容物。

5. 心脏意外　由于操作过程中少数患者可能出现植物神经反射，导致心律失常、心绞痛、心肌梗死、心搏骤停等意外发生。因此，有冠心病的患者在胃镜检查前应遵医嘱服用扩血管药物；近期有心绞痛发作的患者应告知医生，以便采取相应措施。

6. 穿孔　胃镜检查的严重并发症之一。通常发生的部位是食管下段或咽喉梨状窝，也可见于胃或十二指肠。一旦确诊为穿孔，应立即手术治疗。

7. 抽搐、惊厥　为中枢神经系统不良反应，可给予长效苯二氮䓬类镇静剂，如安定 1～3 mg。

8. 术后咽喉不适及异物感　主要与慢性咽喉炎、麻醉不完善患者术中挣扎有关，一般不需特殊处理。

9. 其他　下颌关节脱臼、喉臼等，轻柔操作一般可避免。

（三）洗胃术

洗胃术即洗胃法，是指将一定成分的液体灌入胃腔内，混合胃内容物后再抽出，如此反复多次。其目的是为了清除胃内未被吸收的毒物或清洁胃腔，为胃部手术、检查作准备。对于急性中毒如吞服有机磷、无机磷、生物碱、巴比妥类药物等，洗胃是一项极其重要的抢救措施。洗胃术有催吐洗胃术、胃管洗胃术、剖腹胃造口洗胃术三种。这里重点介绍前两种洗胃方法。

● **患者准备**

（1）患者取坐位、斜坡卧位或侧卧于床边。

（2）有活动假牙应先取出。

（3）将治疗巾及橡胶围裙围于胸前，并予以固定。

（4）污水桶放于头部床下，置弯盘于患者口角处。

催吐洗胃术

呕吐是人体排除胃内毒物的本能自卫反应。因催吐洗胃术简便易行，对于服毒物不久，且意识清醒的急性中毒患者（除外服腐蚀性毒物、石油制品及食道静脉曲张、上消化道出血等）是一种现场抢救有效的自救、互救措施。

● **适应证**

（1）意识清醒、具有呕吐反射，且能合作配合的急性中毒者，应首先鼓励口服洗胃。

（2）口服毒物时间不久，2 小时以内效果最好。

（3）在现场自救无胃管时。

● **禁忌证**

（1）意识障碍者。

（2）强酸、强碱及其他对消化道有明显腐蚀作用的毒物中毒。

（3）伴有上消化道出血、食管静脉曲张、主动脉瘤、严重心脏疾病等患者。

（4）中毒诱发惊厥未控制者。

（5）孕妇及老年人。

● **操作方法**

（1）患者取坐位，频繁口服大量洗胃液 400～700 ml，至患者感胀饱为度。

（2）随即取压舌板或竹筷子（均用纱布包裹）刺激患者咽后壁，即可引起反射性呕吐，排出洗胃液或胃内容物。

（3）反复多次，直至排出的洗胃液清晰无味为止。

● **注意事项**

（1）催吐洗胃后，要密切观察病情变化，酌情施行插胃管洗胃术。

（2）催吐洗胃要预防误吸，同时剧烈呕吐可能诱发急性上消化道出血。

（3）饮入量与吐出量需大致相等。

胃管洗胃术

胃管洗胃术就是将胃管从鼻腔或口腔插入经食道到达胃内，先吸出毒物后注入洗胃液，并将胃内容物排出，以达到消除毒物的目的。口服毒物的患者有条件时应尽早插胃管洗胃，不要受时间限制。对服大量毒物在 4～6 h 内者，排毒效果好且并发症较少，应首选此种洗胃方法。即使服毒超过 6 h 也要考虑胃管洗胃。

● **适应证**

（1）催吐洗胃法无效或有意识障碍、不合作者。

（2）需留取胃液标本送毒物分析者应首选胃洗胃术。

（3）凡口服毒物中毒、无禁忌证者均应采用胃管洗胃术。

● **操作方法**

1. **物品准备**

（1）洗胃包：洗胃盆、漏斗洗胃管或粗胃管、压舌板、治疗碗各 1 个。

（2）治疗盘：液状石蜡、弯盘、纸巾、胶布、棉签、治疗巾、橡皮围裙、注射器、量杯、开口器、舌钳、牙垫、检验标本容器、听诊器。

（3）洗胃溶液：洗胃液的温度一般为 35～38 ℃，温度过高可使血管扩张，加速血液循环，而促使毒物吸收。用量一般为 2 000～4 000 ml。常用的如下：①温水或者生理盐水：对毒物性质不明的急性中毒者，应抽出胃内容物送检验，洗胃液选用温开水或生理盐水，待毒物性质确定后，再采用对抗剂洗胃。②碳酸氢钠溶液：一般用 2%～4% 的溶液洗胃，常用于有机磷农药中毒，能促进其分解失去毒性。但敌百虫中毒时禁用，因敌百虫在碱性环境中能变成毒性更强的敌敌畏。砷（砒霜）中毒也可用碳酸氢钠溶液洗胃。③高锰酸钾溶液：为强氧化剂，一般用 1∶2 000～1∶5 000 的浓度，常用于急性巴比妥类药物、阿托品及毒蕈中毒的洗胃。但有机磷农药对硫磷（1605）中毒时，不宜用高锰酸钾，因能使其氧化成毒性更强的对氧磷（1600）。④茶叶水：含有丰富

表 40-1

不同中毒物洗胃液的选择

洗胃溶液	适用毒物	不适用毒物
冷水	适用于各种毒物,尤其不明毒物者更适用	
2%～4%碳酸氢钠	有机磷农药、氨基甲酸酯农药、拟除虫菊农药	碱性毒物、敌百虫
生理盐水	适用于各种毒物,口服硝酸银者尤为适宜	
1:5 000 高锰酸钾溶液	生物碱、毒蕈、敌百虫及巴比妥类、阿片类药物	酸性毒物、多数有机磷农药
0.2%硫酸铜溶液	磷及其无机磷化合物的头 1～2 次洗胃	
1%葡萄糖酸钙或 5%～10%乳酸钙溶液	氟及其无机化合物,草酸及其盐类毒物的头 1～2 次洗胃	
5%硫酸钠溶液	碳酸钡、氯化钡等可溶性钡盐毒物	
0.5%～1%活性炭溶液	汽油、煤油、柴油等油类毒物和有机溶剂及生物碱毒物	
食醋、柠檬汁、橘子汁	碱或成碱毒物	酸性毒物
镁乳、蛋清水、牛奶	酸性物	碱性物
蛋白液、牛奶、米汤、豆汁、面糊	腐蚀性毒物,有保护胃黏膜作用	
5%～10%淀粉溶液	碘及其无机碘化物	

鞣酸,具有沉淀重金属及生物碱等毒物的作用,且来源容易。用量一般 2 000～5 000 ml,中毒患者则需 10 000 ml 以上或更多,温度为 37～40 ℃。⑤更多洗胃液详见表 40-1。

（4）洗胃机:有条件者使用,包括控制台、溶液桶(瓶)、污水桶(瓶)。

2. 操作步骤

（1）置入鼻胃管,方法见"四十、经鼻胃管插管术与洗胃术"。

（2）抽尽胃内容物,必要时留标本送检验。

（3）开始洗胃,洗胃方法如下:

1）漏斗洗胃法:①将漏斗放置低于胃部的位置,挤压橡皮球,抽尽胃内容物。②抬高漏斗距口腔 30～50 cm,徐徐倒入洗胃液 300～500 ml(小儿酌减),当漏斗内尚有少量溶液时,速将漏斗倒转并低于胃部水平以下,利用虹吸作用引出胃内液体,使其流入污水桶内。如液体不能顺利流出,可将胃管中段的皮球加压吸引(先将皮球前端胃管反折,然后压闭皮球,再放开胃管)。③胃内溶液流完后,再抬高漏斗。如此反复灌洗,直至洗出液与灌洗液相同为止。

2）注洗器或注射器洗胃法:用注洗器或注射器接胃管吸尽胃内容物后,注入洗胃液约 200 ml 左右,再抽出弃去,反复冲洗,直至洗净为止。

3）自动洗胃机洗胃法:将配好的洗胃液置清洁溶液桶(瓶)内。将洗胃机上的药液管一端放入溶液桶内液面以下,出水管的一端放入污水桶(瓶)内,胃管的一端和患者洗胃管相连接。调节好液量大小,接通电源后按"手吸"键,吸出胃内容物,再按"自动"键,机器开始对胃进行自动冲洗。待冲洗干净后,按"停机"键。

（4）洗胃完毕,可根据病情从胃管内注入解毒剂、活性炭、导泻药等,然后反折胃管后迅速拔出,以防管内液体误入气管。帮助患者漱口、洗脸,平卧休息。

（5）整理用物并消毒,记录灌洗液及洗出液总量及性质。

● **注意事项**

（1）洗胃多是在危急情况下的急救措施,急救人员必须迅速、准确、轻柔、敏捷的操作来完成洗胃的全过程,以尽最大努力来抢救患者生命。

（2）洗胃前应检查生命体征,如有缺氧或呼吸道分泌物过多,应先吸取痰液、保持呼吸道通畅,再行洗胃术。

（3）当中毒性质不明时,应抽出胃内容物送验,洗胃液可选用温开水或等渗盐水,待毒物性质明确后,再采用对抗剂洗胃。

(4) 每次灌入量以 300~500 ml 为限。如灌入量过多,有导致液体从口鼻腔内涌出而引起窒息的危险,并可使胃内压上升,增加毒物吸收;可引起迷走神经兴奋,导致反射性心搏骤停。心肺疾病患者,更应慎重。

(5) 洗胃过程中,如有阻碍、疼痛、流出液有较多鲜血或出现休克现象,应立即停止洗胃。洗胃过程中随时避免误吸观察患者呼吸、血压、脉搏的变化,并做好详细记录。

(6) 幽门梗阻患者洗胃,需记录胃内滞留量(如洗胃液 2 000 ml,洗出液为 2 500 ml,则胃内滞留量为 500 ml)。服毒患者洗胃后,可酌情注入 50% 硫酸镁 30~50 ml 或 25% 硫酸钠 30~60 ml 导泻。

(7) 用自动洗胃机洗胃,使用前必须接妥地线,以防触电,并检查机器各管道衔接是否正确、牢固,运转是否正常。打开控制台上的按钮向胃内注入洗胃液的同时观察正压表(一般压力不超过 40 kPa),并观察洗胃液的出入量。如有水流不畅,进、出液量相差较大,可交替按"手冲"和"手吸"两键;进行调整。用毕及时清洗。

(8) 口服毒物时间过长(超过 6 h 以上者),可酌情采用血液净化治疗。

(李维勤)

四十一、经鼻空肠管插管术

危重病患者胃蠕动功能往往受损(胃轻瘫),且恢复缓慢。胃内容物反流到食管甚至到口腔的现象非常常见,另外危重病患者由于合并高龄、脑血管意外等基础疾病,咽反射弱,胃内容物很容易反流而被误吸入肺引起吸入性肺炎,经鼻胃空肠管(经鼻-胃-十二指肠进入空肠)管饲,能减少部分患者吸入性肺炎的发生。

常用的方法有经内镜下放置、X 线引导下放置和手法盲插 3 种。

(一)内镜引导下鼻空肠管放置术

● 适应证

(1) 上消化道(屈氏韧带以上)功能障碍或病变,如胃轻瘫、胃食管反流、胃十二指肠瘘、急性胰腺炎、上消化道梗阻等需要进行营养支持者。

(2) 上消化道梗阻,需进行胃肠减压者。

(3) 短期(一般短于 6 周)肠内营养支持者。

● 禁忌证

见"四十、经鼻胃管插管术与洗胃术"之(二)。

● 操作准备

见"四十、经鼻胃管插管术与洗胃术"之(二)。

● 操作方法

1. 经胃镜导管推入法

(1) 咽部局麻,石蜡油润滑导管前端,经一侧鼻腔插至食管中部,助手于鼻翼处固定导管。

(2) 经口插入胃镜,先检查胃部,以排除异常情况,并了解局部的解剖情况。

(3) 将胃镜退至食管中部,助手松开导管,使内镜连同导管一起进入胃腔,通过幽门至十二指肠上段或胃肠吻合口。

(4) 助手继续固定导管,缓慢将胃镜退至胃腔。

(5) 助手再次松开导管,使内镜连同导管一起通过幽门或胃肠吻合口。

(6) 多次同样操作,可使导管插至近端空肠或吻合口远端。

(7) 胃镜确定导管插入深度、放置部位及其在胃内无盘曲后,即可退出胃镜。

(8) 导管内注入石蜡油,撤去导丝,体外固定。

2. 胃镜旁异物钳置管法

(1) 取左侧卧位,清醒患者口服利多卡因胶浆。

(2) 润滑胃镜,从鼻孔插入,约进入 15 cm,经胃镜在咽喉部见鼻胃管。

(3) 经胃镜工作通道插入异物钳并伸出镜端,钳夹导管前端,使内镜连同导管一起通过幽门至十二指肠上段或胃肠吻合口。

（4）保持异物钳钳夹导管状态并固定位置，缓慢推出胃镜至胃腔，松开异物钳，使之脱离导管，合拢钳子并退回胃腔。

（5）胃镜观察下，异物钳再次钳夹导管的腔侧，胃镜位置不变，保持夹持状态，插入异物钳，使之通过幽门或胃肠吻合口。

（6）多次同法操作，可使导管插至近端空肠或吻合口远端。

（7）固定鼻肠管，松开异物钳，后退异物钳和胃镜。

（8）妥善固定鼻肠管。

3. 经胃镜工作通道导丝置管法

（1）咽部局麻，胃镜经口插至十二指肠或经胃肠吻合口至空肠，并尽可能深插胃镜。

（2）经胃镜工作通道插入导丝并伸出胃镜，胃镜直视下深插导丝至十二指肠或空肠。

（3）同步边深插导丝边退镜，以保证导丝在深插入情况下退出胃镜。

（4）退出胃镜后，导丝由口腔转为经鼻腔引出。

（5）经导丝将导管插至近端空肠后，固定导管插入深度，缓慢推出导丝。

（6）注水试验鼻肠管通畅，即外固定鼻肠管。

（7）经 X 线透视观察，根据肠道正常生理弯曲即可判定导管尖端所在。如有疑问，可注入少量 60% 泛影葡胺造影以证实鼻肠管是否在位。

● 注意事项

内镜辅助置管是目前置管成功率最高的方法，成功率可达 100%，但也存在不足之处：①在上消化道存在机械性梗阻导致胃镜不能通过时，则无法实施。②导管向十二指肠降部以远部位的推送是在盲视下进行，无法保证导管进入十二指肠降部以远部位，尤其是通过十二指肠-空肠曲时不扭折，故不能保证导管尖端的位置符合要求及导管的通畅。③置管后尚需再次行造影检查以证实导管尖端位置，如导管尖端位置不符合要求、导管扭折，还需通过此方法再次进行调整。尤其在曾接受过近端消化道侧侧吻合手术，其上消化道甚至高位空肠之解剖结构已经改变的患者更是如此。④需专门的器械，并且需熟练掌握内镜操作技术。⑤存在因内镜本身不能彻底消毒而导致交叉感染的可能性。

（二）X 线引导下鼻空肠管置入术

X 线引导下放置鼻肠管是一种完全无创且安全的方法，无法在胃镜下放置鼻肠管者可选择此方法。

● 操作准备

1. 患者准备

（1）取平卧位。

（2）可根据患者的情况使用 2% 利多卡因喷于咽部，或含利多卡因胶浆于咽部。

2. 器械准备　鼻肠管（长 130 cm，管径 3.33 mm）和加强型超滑导丝（长 260 cm，直径 0.89 mm）。

● 操作步骤

（1）患者平卧位，以常规置胃管方法将导管插至胃部，并确定导管尖端位置在胃部。

（2）将导管进一步推送至幽门附近。

（3）经导管尾部置入超滑导丝。

（4）继续插入超滑导丝超出导管尖端，在 X 线透视辅助下将超滑导丝送入并依次通过幽门、十二指肠降部、水平部、升部。

（5）继续将超滑导丝通过十二指肠-空肠曲进入上段空肠。

（6）进一步将超滑导丝向远端推送至患者需要的部位。

（7）固定超滑导丝，将导管沿超滑导丝轻柔推送至超出超滑导丝尖端。

（8）拔出超滑导丝，经导管用 60% 泛影葡胺造影（图 41-1），如有必要，进一步调整导管尖端的位置，使其符合临床要求后固定导管，结束操作。

● 注意事项

X 线下放置较胃镜下放置有以下优点：①除非合并有如消化道完全闭塞、断裂、吻合口脱落等严重的消化道解剖结构改变均可应用，即使上消化道存在机械性梗阻亦可使用。②导管位置可最大限度地符合临床需要，理论上只要导管、导丝长度足够，即可满足全小肠任何部位的置管要求。③无需特殊器械及专门技术，易于临床开展使用。④患者耐受性及医嘱依从性极高，护理简单、方便。⑤导管拔除容易。⑥费用低廉。

此法存在一定的缺点：①需要床边 X 线透视设备，也限制了本法的推广，尤其对不能脱离呼吸机、循环不稳定或不适于搬动的患者不能开展。②放射污染：医师和患者均需接受一次以上与普通上消化道钡餐检查剂量类似的放射线照射。

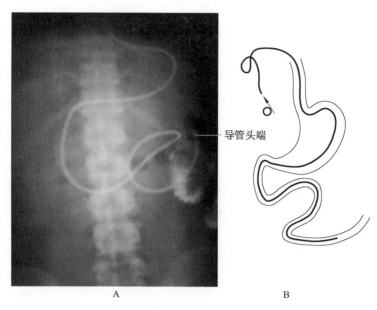

图 41-1　X 线下放置鼻空肠管

A. 造影证实管头端位于空肠；B. 鼻空肠管示意图

（李维勤）

四十二、三腔二囊管置入术

肝硬化门脉高压患者，若出现食管、胃底静脉曲张破裂大出血会严重威胁患者生命，尽管经食管镜静脉套扎术已广泛开展，然而大出血时由于视野不清，套扎亦相当困难，且预后极差。因此，放置三腔二囊管压迫止血是挽救患者生命的一项及时有效的治疗手段。

● **适应证**

肝硬化并食管下段、胃底静脉曲张破裂出血（图42-1）。

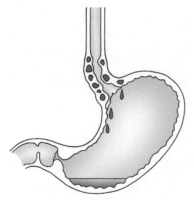

图 42-1　食管-胃底静脉曲张破裂出血

● **禁忌证**

（1）病情垂危或深昏迷不配合者。

（2）咽喉、食管肿瘤病变或曾局部手术者。

（3）合并胸腹主动脉瘤者。

● **操作准备**

1. 患者准备

（1）患者仰卧位，做好解释工作，稳定情绪以取得充分合作。对躁动不安或不合作患者，可静脉注射异丙酚、咪达唑仑等镇静剂，注意在床边密切监测患者生命体征。

（2）清除口鼻腔内的结痂及分泌物。

2. 器械准备

（1）三腔二囊管：选择气囊完整、质地好的三腔二囊管，头端有注水-吸引孔。找到管壁上 45 cm、60 cm、65 cm 三处标记及三腔通道的外口（图42-2）。

（2）血管钳：3 个止血钳，分别封闭三腔管口。

（3）50 ml 注射器：2 个注射器，分干、湿使用。

（4）治疗碗：2 个治疗碗分别盛放石蜡油和水。

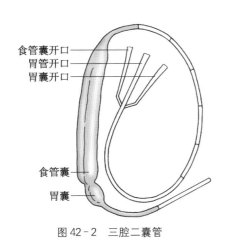

食管囊开口
胃管开口
胃囊开口

食管囊

胃囊

图 42-2 三腔二囊管

（5）其他：镊子、手套、测压计、听诊器、无菌碗、液体石蜡、重 0.5 kg 的砂袋（或盐水瓶）、血压计、绷带及宽胶布等。

● 操作方法

（1）认真检查三腔二囊管气囊有无松脱、漏气，充气后膨胀是否均匀，通向食管囊、胃囊和胃腔的管道是否通畅。

（2）体外向两气囊内注气，观察并记录胃囊和食管囊压力分别在 40～60 mmHg、20～40 mmHg 时的注气量（图 42-3）；抽尽双囊内气体，止血钳封闭两囊管口（图 42-4）。

（3）将三腔管前端及气囊表面涂布液体石蜡。

（4）铺放治疗巾，嘱患者头部稍侧向对侧，以防操作过程中呕血污染。润滑鼻孔，缓缓插入三腔管，入管 12～15 cm 时检查口腔以防折返，同时嘱患者深呼吸并作吞咽动作（吞咽时即送管深入）。

（5）使三腔管顺利送入至 65 cm 标记处，检查是否到达胃腔：如能由胃管腔抽出胃内容物；快速注入气体 50 ml，用听诊器听诊是否存在气过水音；置胃管口于水中，若有气泡缓缓溢出，可能错入气管。抽尽胃液，予 3 000 ml 以内的冰生理盐水反复灌洗至抽出液转清（为避免灌洗过程再次呕血或管道脱出，可暂时简单冲洗，固定后再行反复灌洗）。

（6）用注射器先向胃腔注入空气 250～300 ml（囊内压 40～50 mmHg）使胃气囊充气，用血管钳将此管腔钳住，然后将三腔管向外牵拉，感觉有中等度弹性阻力时，表示胃气囊已压于胃底部。再以 0.5 kg 重砂袋通过滑车持续牵引三腔管，以达到充分压迫之目的（图 42-5）。

（7）经观察仍未能压迫止血者，再向食管囊内注入空气 100～200 ml（囊内压 30～40 mmHg）然后钳住此管腔，以直接压迫食管下段的曲张静脉（胃囊注气后观察 5 min，已止血者不需要食管囊注气）（图 42-6）。

（8）插入固定后，定时自胃管内抽吸胃内容物，以观察有否继续出血，并可自胃管进行有关治疗（图 42-7）。

（9）出血停止 24 h 后，取下牵引砂袋并将食管气囊和胃气囊放气，继续留置于胃内观察 24 h，如未再出血，可嘱患者口服液体石蜡 15～20 ml 以润滑食管壁数分钟，先后抽尽胃囊、食管囊气体并封闭管口，缓慢旋转拔出。

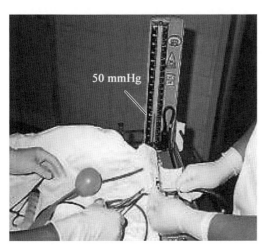

图 42-3 气囊充气

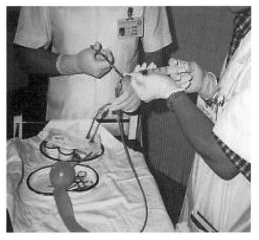

图 42-4 封闭管口

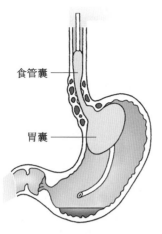
图 42-5　胃囊充气

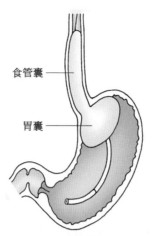
图 42-6　胃囊食管囊充气

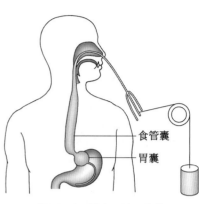
图 42-7　固定三腔二囊管

● **注意事项**

（1）置管后患者应侧卧，或头部侧转，便于分泌物吐出，防止吸入性肺炎。

（2）干湿注射器使用要分开，避免向囊内注入液体或食物导致拔管困难。

（3）注气时先胃囊，后食管囊；放气时先食管囊，后胃囊。

（4）使用三腔二囊管后禁止经口进食。

（5）使用三腔二囊管过程中注意观察患者有无心悸、胸闷、呼吸困难、窒息等表现。若有这些表现，可能是食管囊压力过大，或三腔管移位压迫心脏、气管、喉部。处理：食管囊减压，或二囊放气，调整所需位置后重新注气测压固定，监测血氧饱和度。

（6）置三腔管的时间不宜超过 3～5 天，否则可致食管、胃底黏膜因压迫太久发生溃疡、坏死。每 2～3 h 检查气囊内压力 1 次，如压力不足应及时注气增压。

（7）每 8～12 h 食管囊放气并放松牵引 1 次，同时将三腔管再稍深入，使胃囊与胃底黏膜分离，同时口服液体石蜡 15～20 ml，以防胃底黏膜与气囊粘连或坏死。30 min 后再使气囊充气加压。

● **并发症**

（1）持续呃逆。

（2）心律失常。

（3）肺水肿，气囊滑出压迫纵隔。

（4）气囊脱出造成气道堵塞：一旦发生，须立即放气并拔出导管。

（5）食管被压迫处坏死、撕裂，甚至食管破裂。

（许红阳　杨　挺）

四十三、腹腔穿刺术

腹腔穿刺术是借助穿刺针直接从腹前壁刺入腹膜腔的一项诊疗技术。确切的名称应该是腹膜腔穿刺术，是一种安全、简便、易行的基本临床诊治技术，尤其在外科急腹症中的应用，临床意义较大，是外科急腹症诊断中不可缺少的诊断方法之一。

正常情况下，腹腔内有 50～100 ml 淡黄色澄清液体，起润滑作用，一般情况下腹腔穿刺不能抽出液体。

● **适应证**

（1）对诊断不明的腹腔积液者，明确其性质，找出病原，协助诊断。

（2）腹部闭合性损伤，怀疑脏器破裂或内出血者,穿刺明确诊断。

(3) 腹水过多引起胸闷、气急难以耐受者。肝癌、肝硬化、肝肾综合征等并发大量腹水,适量地抽出腹水,以减轻患者腹腔内的压力,缓解腹胀、胸闷、气急,呼吸困难等症状,降低静脉回流阻力,改善血液循环。

(4) 进行诊断性或治疗性腹腔灌洗,如腹膜腔内注入药物等。

(5) 需人工气腹者,增加腹压,使膈肌上升,间接压迫两肺,减小肺活动度,促进肺空洞的愈合,在肺结核空洞大出血时,人工气腹可作为一项止血措施,但目前不常采用。

● **禁忌证**

(1) 严重凝血功能障碍者。

(2) 腹部手术瘢痕部位。

(3) 既往手术或炎症引起腹腔内广泛粘连者。

(4) 腹胀明显者。

(5) 膀胱充盈未行导尿者。

(6) 躁动而不能合作者。

(7) 局限性炎症,其周围(尤其前方)可能有内脏粘连者。

(8) 晚期妊娠者。

(9) 疑有粘连性结核性腹膜炎、卵巢肿瘤、包虫病等。

● **操作准备**

1. 患者准备

(1) 穿刺前排空小便,以免损伤膀胱。

(2) 穿刺时根据患者情况采取适当体位,如坐位、半卧位、平卧位、侧卧位,根据体位选择适宜穿刺点。

(3) 测体重、量腹围,以便观察放液前后病情变化。

2. 器械准备

(1) 常规消毒治疗盘一套。

(2) 腹腔穿刺包:内有弯盘、治疗碗、小药杯、止血钳、组织镊、5 ml 注射器、6 号及 7 号针头、腹腔穿刺针或腹腔穿刺导管(图 43 - 1)、洞巾、纱布、棉球、培养瓶、持针器、缝针、缝线等。

(3) 其他用物:无菌手套、30 ml 注射器消毒长橡皮管(70～80 cm)、酒精灯、火柴、腹带、皮尺、盛腹水容器、2% 利多卡因,另备无菌手术剪、刀和止血钳等。

● **操作步骤**

1. 选择穿刺部位(图 43 - 2A) 常用以下三个穿刺部位。

(1) 左下腹脐与髂前上棘连线的中外 1/3 交界处,此处可避免损伤腹壁下动脉,且肠管较游离不易损伤。

(2) 脐与耻骨联合上缘间连线的中点上方 1 cm(或连线的中点)偏左或右 1～2 cm,此处无重要器官,穿刺较安全。

(3) 脐平面与腋前线或腋中线交点处,此处穿刺多适于腹膜腔内少量积液的诊断性穿刺。

总之,注意穿刺点应选在:①距病变较近处。②叩诊浊音最明显处。③卧位的较低处。在骨盆骨折时,穿刺点应在脐平面以上,以免刺入腹膜血肿内造成腹腔内出血假相。

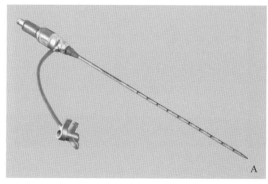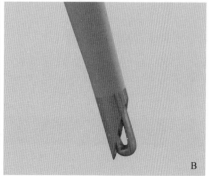

图 43 - 1 腹腔留置导管

A. 腹腔穿刺导管;B. 腹腔穿刺针尖端

2. 消毒、局麻(图 43 - 2B) 穿刺部位常规消毒,术者戴无菌手套,铺洞巾,用 2% 利多卡因逐层麻醉至腹膜壁层,当针尖有落空感并回抽有腹水时

拔出针头。

3. 穿刺(图 43 - 2C~G) 检查腹腔穿刺针是否通畅,连接乳胶管,并以血管钳夹闭,自穿刺点进

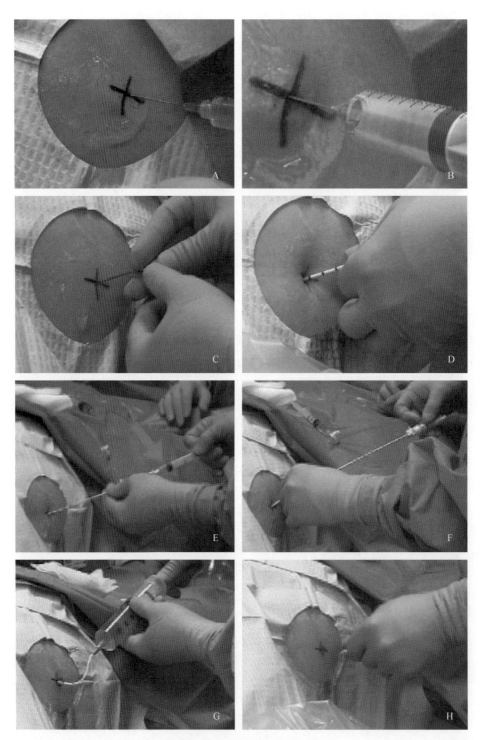

图 43 - 2 腹腔穿刺过程

A. 超声定位(有条件),进针;B. 局麻;C. 试穿,有明显突破感,即提示穿刺针进入腹腔;D. 在穿刺点置入腹腔引流管;E. 抽出腹腔内积液,证明导管已在腹腔内;F. 调整腹腔引流管置入腹腔的深度;G. 抽吸腹腔积液,送检;H. 抽取腹水完毕后,拔出引流管

针,有落空感时即达腹腔(一般仅 1.5～2.0 cm),放开血管钳腹水即可流出。

(1) 若诊断性穿刺,抽吸腹腔液 50～100 ml,送检常规、培养、涂片或脱落细胞学检查等即可拔出。

(2) 若为治疗性穿刺,以引流腹水为目的者,可置入留置导管,在导管末端接上已消毒的橡皮管,引腹水入容器中,速度宜慢,初次放腹水不宜超过 3 000 ml。

(3) 若为治疗性腹腔灌洗,至少要置入两根导管,分别用于灌注和引流。

4. 穿刺结束(图 43 - 2H)　放液完毕,拔出针头,局部碘酒、酒精消毒,覆盖无菌纱布,测腹围,若穿刺孔有腹液渗出,可涂火棉胶封闭创口。大量放液者,需用多头腹带加压包扎。

● **注意事项**

(1) 严格按照无菌技术操作规程,防止感染。

(2) 穿刺点应视病情及需要而定,急腹症时穿刺点最好选择在压痛点及肌紧张最明显的部位。

(3) 勿在腹部手术瘢痕部位或肠袢明显处穿刺,妊娠时应在距子宫外缘 1 cm 处穿刺。

(4) 进针速度不宜过快,以免刺破浮在腹水中的空腔脏器。

(5) 少量腹水需行诊断性穿刺时,穿刺针头不宜过细,否则易得假阴性结果。穿刺前宜使患者先侧卧于拟穿刺侧 3～5 min。选好穿刺点后,穿刺针垂直刺入即可。对腹水量多者,进行腹腔穿刺时,应先将其腹壁皮肤向下向外牵拉,然后穿刺,那么拔针后可使针孔与腹肌针孔错开,以防腹水沿针孔外溢。

(6) 若诊断性腹腔穿刺液很少时,不宜负压吸引,应由液体自行流出。若无液体流出,可通过针头注入无菌生理盐水 20 ml,停留片刻后待其流出,并收集后送检。

(7) 以人工气腹治疗肺部疾患者行腹腔穿刺时,要掌握注气速度和量(一次注气量不超过 1 500 ml),逐渐调整腹压,以免引起患者恶心、呕吐等胃肠道的刺激症状。

(8) 除腹膜外位器官和盆腔脏器外,腹腔内大部分器官都有一定的活动性。在腹水的推移、"漂浮"作用下,腹膜内位器官(如空肠、回肠、横结肠、乙状结肠等)容易改变各自的位置。当穿刺放出大量腹水之后,腹腔压力骤降,腹壁松弛,被推移的脏器复位,或超复位而下降,结果牵拉系膜、神经和血管,可出现腹部不适。同时还可以使大量血液滞留于门静脉系统,回心血量减少,影响正常的循环功能,而发生休克,肝硬化患者甚至可诱发肝昏迷。因此,初次放液不宜超过 3 000 ml(如有腹水回输设备则不在此限),且放液过程中逐渐缩紧腹部的多头腹带,以防腹压骤减,引发上述并发症。

(9) 术后穿刺处如有腹水外溢,可用火棉胶涂抹,及时更换敷料,防止伤口感染。

(10) 大量引流腹水后,患者应卧床休息 8～12 h,并密切观察病情变化。

(11) 腹腔穿刺抽取腹水时,应密切观察病情,如患者出现面色苍白、出汗、心悸、头晕、恶心等症状,应立即停止抽取,同时卧床休息,予以输液等紧急措施。

(李维勤)

四十四、肝脏穿刺术

肝脏穿刺术是将穿刺针直接刺入肝脏的一种诊疗技术。可分为肝活组织穿刺术和肝脓肿穿刺术。前者适用于通过临床、实验室或其他辅助检查,仍无法确诊的肝脏疾患;后者适用于抽出脓液以治疗肝脓肿及辅助病因诊断。目前肝脏穿刺前均需行超声或 CT 定位,有利于提高穿刺成功率,减少并发症。另外,临床推广应用的经皮肝穿刺胆管造影术

(PTC)及置管引流术(PTCD),也属于肝脏穿刺术的范畴。

1. **应用解剖学基础**

(1) 胸侧壁至腹膜腔的层次结构:①皮肤至膈胸膜;②膈肌;③膈下壁腹膜,借致密结缔组织与膈肌紧密相接,不易剥离。

(2) 肝脏:为人体最大的腺体,重约 1 500 g,质

软而脆,易破裂出血,功能复杂。

1) 肝的位置:肝大部分位于右季肋区和腹上区,小部分可达左季肋区。肝的顶面基本与膈穹隆一致。肝右叶顶面与右肋膈隐窝和右肺下叶借膈肌相邻。活体肝的位置多不固定,可随呼吸、内脏活动及体位改变而出现差异。正常呼吸时,其升降之差为 2～3 cm,这是肝脏穿刺时训练屏息呼吸,避免损伤肝脏的重要原因。

2) 肝上腹膜间隙(膈下间隙):肝属腹膜间位器官,其顶面的脏腹膜与膈下面的壁腹膜之间构成肝上腹膜间隙。肝上腹膜间隙可分为两个:①右膈下间隙,位于膈与肝右叶之间。②左膈下间隙,位于膈与肝左叶前上面之间。此外,肝右叶顶面后份,以及膈下腹膜外间隙,即肝裸区,为肝穿刺行肝内胆管造影术的穿刺部位之一。

3) 肝的组织结构:肝表面的浆膜下为富有弹力纤维的结缔组织被膜,该结缔组织在肝门处增多,伴随血管、胆管进入肝实质,将肝实质分为许多肝小叶。肝小叶呈不规则的棱柱体,长约 2 mm,宽约 1 mm,每个肝小叶的中轴都贯穿着一条中央静脉。在肝小叶的横切面上,可见以中央静脉为中心,肝细胞呈放射状排列形成的肝细胞索。肝细胞索是单行肝细胞排列成的板状结构,称肝板。肝细胞排列不整齐,凹凸不平,相邻肝板彼此吻合成网状。肝细胞是多角形的上皮细胞,肝细胞形态和结构变化,往往反映出肝脏的功能状态,所以,肝活组织穿刺(针取)术,有助于某些肝脏疾患的诊断。

4) 肝内管道系统:在肝内血管和肝管的铸型腐蚀标本上,可见肝内管道密集,几乎呈海绵状。可分为肝门血管系(包括门静脉系、肝动脉系)、肝静脉系、肝管系。其中门静脉系和肝静脉系在肝内的分支和属支较粗。所以,肝脏穿刺术有大出血的危险。

2. 操作的解剖学要点

(1) 部位选择:①肝脓肿穿刺:准确叩出肝浊音界,取右腋前线第 8、9 肋间隙或以肝区压痛最明显处为穿刺点。术前结合超声检查,明确脓肿位置、范围,以协助确定穿刺部位、方向及进针深度。②肝活组织穿刺:一般取右腋前线第 8 肋间隙或腋中线第九肋间隙为穿刺点。肝肿大超过肋缘下 5 cm 以上者,亦可自右肋缘下穿刺。

(2) 体位:取仰卧位,躯体右侧靠近床沿,右上肢屈肘置于枕后。

(3) 穿经结构:两种穿刺层次基本相同,由浅入深有 9 层,即皮肤、浅筋膜、深筋膜及腹外斜肌、肋间组织、胸内筋膜、壁胸膜、肋膈隐窝、膈、腋下间隙,进入肝实质。

(4) 进针技术与失误防范:①术前向患者解释穿刺目的,要求反复训练屏息方法(深吸气后于呼气末,屏气片刻),以便配合操作。②一定要在患者屏息状态下进针和拔针,切忌针头在肝内转换方向、搅动,仅可前后移动,改变深度,以免撕裂肝组织导致大出血。肝脓肿穿刺深度一般不超过 8 cm,肝活组织穿刺一般以不超过 6 cm 为妥。③术中防止空气进入。④术后密切观察患者有无腹痛或内出血征象,必要时紧急输血,并请外科行手术治疗。

● **适应证**

(1) 腹部超声或 CT 检查能清晰显示肝内病变部位,需要明确诊断者。

(2) 肝脏脓肿,需要穿刺引流者。

(3) 不明原因的肝肿大、黄疸、肝功能异常、肝病,需明确病因者。

(4) 影像或临床怀疑肝脏肿瘤,超声能显示异常回声区域,需要确定病理类型者。

(5) 慢性肝炎的诊断分型。

● **禁忌证**

(1) 严重出、凝血功能障碍,明显出血倾向、重度黄疸,血小板计数低于 80×10^9/L(低于 6×10^9/L 为绝对禁忌)者。

(2) 肝脏周围有大量腹水、右侧脓胸、膈下脓肿、肝包囊虫病者。

(3) 穿刺的病灶超声难以清晰显示者。

(4) 穿刺途径中无正常组织结构的肝脏表面肿瘤,或正常组织薄,其内有丰富彩色超声多普勒血流信号,穿刺针不能避开者。

(5) 呼吸急促或严重咳嗽不能自控者。

● **操作准备**

1. 患者准备

(1) 术前了解患者全身情况:做肝、肾功能和凝血功能、血小板计数等血液学检查。

（2）影像学检查明确部位：根据患者腹部超声、CT或血管造影等影像检查，判断肝内肿瘤的生长部位、形态、大小、数目、内部回声特点、瘤体内部以及周围肝组织彩色多普勒信号分布情况等（图44-1），了解有无腹腔（尤其是肝前）积液，以及排除穿刺禁忌证。

（3）确定患者穿刺时的体位：患者取仰卧位，右侧靠近床沿，右上肢屈肘置于枕后。术前向患者解释穿刺目的，要求反复训练深吸气后于呼气末屏气片刻，以便配合操作。

（4）选择最佳穿刺区域或穿刺点：穿刺点及穿刺体位的选择根据病变所在部位而定。诊断性穿刺在腋前线第7、8肋间，或腋中线第8、9肋间，穿刺抽脓则需根据脓肿部位确定穿刺部位。

2. 器械准备

（1）超声引导装置：具有二维彩色多普勒功能的超声诊断仪为最佳选择，且应注意选择高分辨率和穿刺探头的引导功能准确、操作灵活的仪器（图44-2）。其中，3.5～4.0 MHz频率的扇形和微凸型探头对肝脏的引导穿刺效果最佳。严格按照厂家的要求对穿刺探头进行消毒，常规用固体福尔马林等对探头无损害的消毒剂，不能使探头接触强有机溶剂，禁忌对探头做高压、高温处理。

（2）穿刺针：一般常用18G PTC穿刺针（图44-3）、18G内槽型组织切割针（图44-4），也可选用其他切割式针或自动穿刺活检系列。

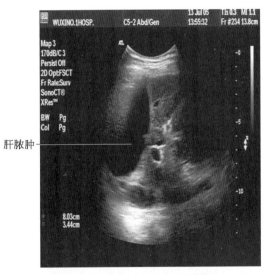

图44-1　B超检查发现肝脏脓肿

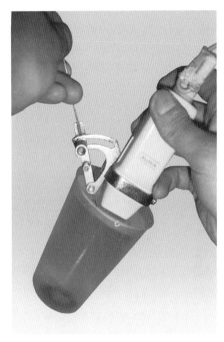

图44-2　肝穿刺B超探头

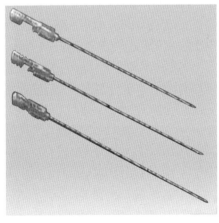

图44-3　PTC穿刺针

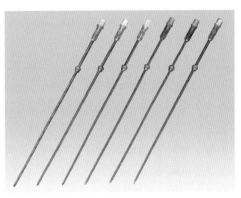

图44-4　内槽型组织切割针

（3）其他器材：5～10 ml 注射器数支，供皮肤局部麻醉和将穿刺针腔内组织碎块推出时使用，其他消毒用品，超声引导用穿刺包，局麻药品等。

● **操作方法**

1. 肝活组织穿刺术

（1）戴无菌手套，常规皮肤消毒穿刺部位及其周围皮肤，铺盖无菌巾，换无菌穿刺探头，安装穿刺引导架。

（2）再次确认病变部位，在超声图像上使穿刺引导线通过待穿刺取材部位以确定皮肤穿刺点。

（3）穿刺点局部皮肤、皮下组织、腹膜层逐层麻醉直达肝包膜下层。

（4）如果穿刺针配备有穿刺引导针时，需先将引导针经穿刺点皮肤直刺入腹壁，但针尖不可刺破腹膜；用没有引导针的粗针时，可用更粗的针或尖刀在皮肤到皮下组织层之间刺一缺口，穿刺针经该缺口过腹壁刺入肝脏。

（5）左手握持探头，右手持针，在病变显示最清晰的部位，针刺入皮肤小孔，让患者做深呼气后屏气的同时，术者将组织切割针直线插入肝脏，用手固定外针，推出内针，再固定内针，向前推送外针复位后立即拔出。可重复穿刺 2～3 次。整个穿刺取材过程需时仅数秒。视取材情况和对组织条的需求而定，一般每一例病变需取样 1～3 次。

（6）取材完毕后，将针退出，把针腔内的组织条放入 10% 福尔马林液体中固定，再将针腔内残存的组织碎块用注射器加压推出，涂于玻片上，再将两片玻片平行对吻、拉开，使细胞较均匀地涂布，并立即放入 95% 酒精中湿固定。然后送病理和细胞学检查。

（7）消毒纱布按压针眼，胶布固定。压上小沙袋并以多头带包扎。

2. 肝脓肿穿刺引流术

（1）进行"肝活组织穿刺术"（1）～（4）步。

（2）在 B 超引导下将穿刺针自皮肤穿入至肝脏表面，嘱患者屏住呼吸，此时穿刺针穿入肝脏并缓慢推进入脓腔，此时患者可恢复正常呼吸。穿刺针接 20 ml 注射器，抽取脓液（图 44-5）。

（3）若脓液太稠，抽取不易，可用灭菌生理盐水冲洗后抽吸。

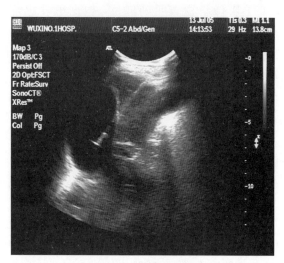

图 44-5 肝脓肿穿刺

（4）拔针，无菌纱布按压，胶布固定，外压小沙袋并以多头带包扎。

● **注意事项**

（1）术后绝对卧床 6 h。

（2）术后 4 h 内，每隔 15～20 min 测血压和脉搏 1 次，若无变化，改为每 1～2 h 测 1 次，共 6 h。若发现内出血征象时予及时处理。

（3）穿刺部位疼痛应仔细检查，若为组织创伤性疼痛可予止痛剂。

（4）对于较大肿瘤体穿刺要选择边缘区域多点取材，尤其以均匀的实性低回声光团为主要目标，以保证取材的准确性。

● **并发症**

1. 肝脏出血 多由于损伤肝脏表面肿瘤或损伤小血管所致。操作时切忌对位于肝脏表面的肿瘤穿刺，穿刺针应经过一段正常肝组织再进入肿瘤体，同时避开彩色多普勒血流信号丰富的区域，可以减少出血。

2. 损伤胆囊或胆管 超声严格定位，同时要求患者体位稳定不变，平静状态下屏住呼吸，切忌咳嗽和打喷嚏。

3. 右侧气胸 多发生于较高部位的肝脏穿刺时，故必须使穿刺针避开肺底，防止气胸。

4. 误伤周围脏器 肝脏穿刺可能误穿结肠或肾脏等周围脏器，因此要求在穿刺过程中严格超声定位。

5. 胸膜或腹膜的继发感染 多由于术中无菌操作不严格或者肝脏感染病灶扩散所致。术中要严格无菌操作并尽量操作轻柔,防止病灶扩散。

(许红阳 杨 挺)

四十五、经皮穿刺胃造瘘术及空肠置管术

(一) 经皮穿刺胃造瘘术

经皮穿刺胃造瘘术与传统的外科胃肠造瘘相比,具有操作简单、快速(15~30 min)、安全、不需特殊麻醉、术后并发症少及易于护理、患者易于接受、痛苦少等优点,对于需要长期人工营养供给的患者应首先考虑。目前经皮胃/肠造瘘术已成为需要长期非经口营养供给患者的首选和主要方法。但其缺点在于少数患者可出现造瘘口局部感染及呼吸道反流性吸入。

经皮胃造瘘管放置主要有两种方法:内镜下放置和 X 线引导下放置。一般常选用前者,但对于食道的恶性或良性狭窄,以及不能精确定位安全穿刺位点且无法实施经皮内镜下胃造瘘术的情况下,X线下放置是其最佳选择。但由于此方法使用的造瘘管内径较细,容易堵管,且造瘘管的更换也非常棘手。所以作者在此不予详细介绍。

内镜下经皮胃造瘘术(percutaneous endoscopic gastrostomy, PEG)自 1980 年由 Gauderer 始用于临床,目前已被广泛使用。

内镜直视下胃造瘘术,是一种里应外合的方法。当内镜前端经口插入胃腔时,通过腹壁可以观察到自胃腔内射出的内镜冷光。用手指按压左上腹局部腹壁,通过调节内镜视野可观察到自腹外向胃腔内的压迫隆起。通过这样透光、按压的观察进行定位,选择造瘘的最佳胃部体表位置。而后通过局部多层次浸润麻醉,采用穿刺器,穿通腹壁和胃壁进入胃腔,经穿刺器外套管导入牵引线或金属导线并经内镜夹持经食管、口咽引出,随后采用经口咽、食管及胃腔拉出或推出以及自体外直接穿刺胃腔(插入式)的方法,置放 PEG 管,并进行有效固定(图 45 - 1A、B)。三种方法中以拉出技术最简单、安全、快速、易学易操作且并发症低,只需要在局部麻醉下即可完成,通常 15~30 min 即可完成。特殊情况下,可在患者床边进行。术后开始进食时间早而且严重并发症低。下面我们着重描述 PEG 拉出技术。

● 适应证

(1) 各种神经系统疾病导致长期或较长时间丧失吞咽功能,不能经口或鼻饲营养,以及各种肌病所致的吞咽困难以及完全不能进食的神经性厌食者。

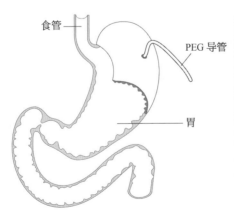
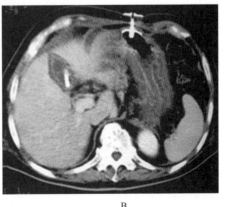

图 45 - 1 内镜下经皮穿刺胃造瘘术

A. 经皮穿刺胃造瘘管示意图;B. CT 示造瘘管位于胃内,胃腔面可见软垫,
与腹壁外固定处形成"工"字形,起到固定作用

（2）全身性疾病所致严重营养不良，需要营养支持，但不能耐受手术造瘘者。

（3）口腔、颜面、咽、喉大手术，需要较长时间营养支持者。

（4）外伤或肿瘤造成进食困难者。

（5）食管穿孔、食管-气管瘘或各种良、恶性肿瘤所致食管梗阻者。

● **禁忌证**

PEG 的禁忌证分为三类：绝对禁忌证、相对禁忌证及潜在禁忌证。

1. 绝对禁忌证　包括凝血功能障碍、暂时性的肠梗阻、腹膜炎、腹膜透析、胃壁静脉曲张、无胃及任何不能行胃镜检查的疾病。

2. 相对禁忌证　通过超声成像、良好的术前准备及积极的治疗后方能够行 PEG 术的疾病。

（1）大量腹水：此类患者行 PEG 术时，发生并发症的风险性极大，但是通过腹腔穿刺放腹水、利尿等积极的治疗后也有些成功的报道。

（2）不能从腹壁看到透光点：常发生在病态性肥胖或者胃和腹壁之间存在其他结构的患者。可以行内镜和经腹超声检查明确两者之间无其他组织结构，并在其引导下进行穿刺操作。肥胖患者也可在

局麻下切开皮肤及皮下组织，然后再进行穿刺。但是如果不进行这些额外的操作，看不到腹壁上的透光点是 PEG 的绝对禁忌证。

3. 潜在禁忌证　扩张的小肠襻、脑室腹腔分流及严重的心脏疾病等。此类患者术中、术后可能出现并发症，操作时必须十分小心。

（1）腹部手术后：假如能精确的操作并能看到透光点，腹部术后也不是禁忌证，但此类患者必须找到一个安全的穿刺部位。

（2）小肠襻扩张：同样要求安全的穿刺部位，才能保证 PEG 术的成功实施。

（3）脑室腹腔分流：在操作时只要仔细避开导管同样可以安全进行，因此术前的腹部平片对 PEG 操作有很大的帮助。

另外，严重的心脏疾病会增加 PEG 操作中严重并发症发生率，如恶性心律失常、心搏骤停、低血压等，操作中需密切监测。

● **术前准备**

1. 患者准备　手术部位备皮、可考虑预防性使用抗生素、取左侧卧位。

2. 器械准备　纤维胃镜，内镜监视器，大号内镜持物钳，PEG 配套包（图 45-2A、B）。

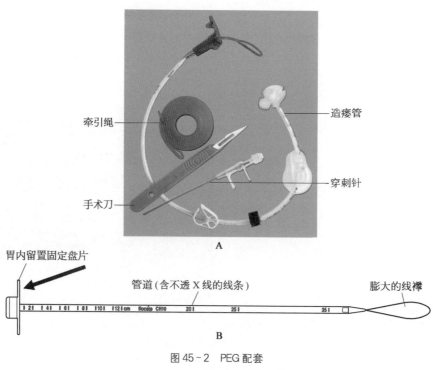

图 45-2　PEG 配套
A. PEG 配套包；B. 胃造瘘管

● **操作步骤**

1. 插入内镜　排除 PEG 禁忌证,将患者左侧卧位转为平卧位,并使患者头向左侧,双腿伸直,头部稍抬高。

2. PEG 定位　常规上消化道内镜检查完毕后使内镜前端处于胃体中上部或窦-体交界处并调节内镜使其前端对向胃前壁。胃腔内大量充气使胃呈持续性扩张状态。助手根据腹壁观察自胃腔内射出的光团(图 45-3),用手指按压局部腹壁,术者根据胃腔内观察到的自腹壁向胃腔内按压的隆起,指导助手移动指压位置,最后选择 PEG 的最佳位置(光线最强、胃壁距腹壁距离最短)(图 45-4),并进行体表位置标记。术者固定内镜前端位置不变。

3. 消毒、局麻　助手进行 PEG 定位点周围皮肤局部消毒,铺洞巾。于定位点进行局麻,而后穿刺针对准胃腔方向穿刺至胃腔(图 45-5),内镜视野

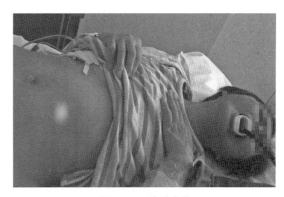

图 45-3　腹壁定位

下可观察到穿刺针进入胃腔的位置。

4. 穿刺　采用穿刺针在选定穿刺点直接穿刺腹壁、胃壁,进入胃腔(图 45-6A)。内镜观察到穿刺针前端进入胃腔后(图 45-6B),固定穿刺针外套管,抽出穿刺管内芯。

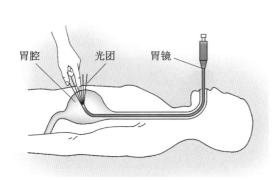

图 45-4　选择最佳位置

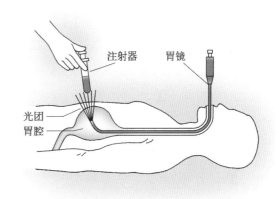

图 45-5　体表定位穿刺

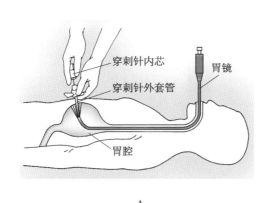

A

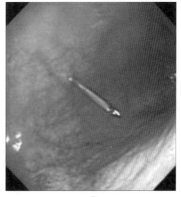

B

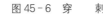

图 45-6　穿　刺

A. 穿刺针直接穿刺腹壁、胃壁入胃腔；B. 胃镜下见穿刺针进入胃腔

5. 拉出技术

(1) 经穿刺针外套向胃腔内插入牵引线使暴露于内镜视野内(图45-7)。

(2) 经内镜工作通道插入持物钳,牢靠抓住牵引线,并逐渐回退内镜将牵引线引出口腔(图45-8)。

(3) 术者将牵引线头侧端与PEG管前端的牵引线连接牢靠(图45-9)。

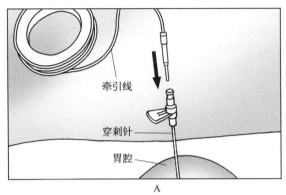

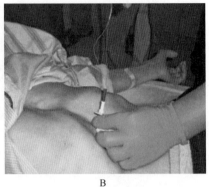

图45-7　向胃腔内插入牵引线

A. 经穿刺器外套管向胃腔内插入牵引线示意图;B. 临床操作演示图

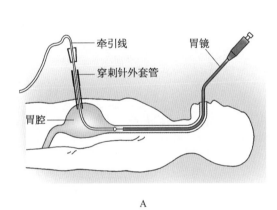

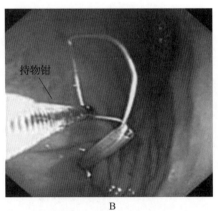

图45-8　将牵引线引出口腔

A. 将牵引线从穿刺针外套管内经胃腔引出口腔;B. 持物钳抓住牵引线

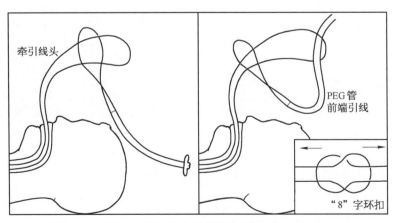

图45-9　牵引线头侧端与PEG管前端的牵引线"8"字形环扣

（4）助手左手固定穿刺器外套,右手缓慢均匀用力拉出牵引线和 PEG 管引线。当 PEG 管前尖端拉至与穿刺器外套前端接触后将有阻力增大感觉,此后用力将 PEG 管引线与穿刺器外套一起拉出,此时 PEG 管也将随之引出体外(图 45 - 10)。

6. 固定胃管　保持胃腔内胃壁和腹壁挤压张力适当的情况下外固定胃管,避免压力过大导致压迫性胃黏膜或皮肤坏死、感染及胃管脱落(图 45 - 11A);压力过小胃管固定不牢靠,且胃管与腹壁之

间存在间隙,有可能导致穿刺局部皮肤感染,甚至脓肿形成。

7. 安装接头、盖敷料　剪除 PEG 管前尖端,安装接头,敷料覆盖创面,结束手术(图 45 - 11B)。

8. 确认 PEG 管位置　通过再次内镜检查确认 PEG 管是否在位(图 45 - 12),证实胃壁和软垫之间张力是否适当,排除有无因置管引起的任何损伤(如不适当的操作引起的食管裂伤)。也可行造影检查 PEG 管的位置。

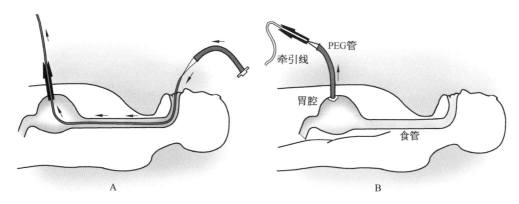

图 45 - 10　拉出牵引线、PEG 管引线及 PEG 管
A. 拉出牵引线和 PEG 管引线;B. 拉出 PEG 管

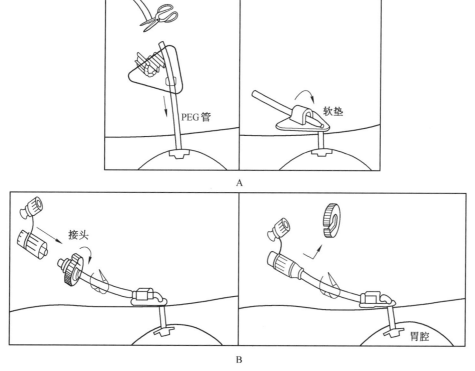

图 45 - 11　外固定 PEG 管及安装接头
A. 外固定 PEG 管;B. 安装接头

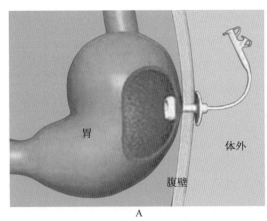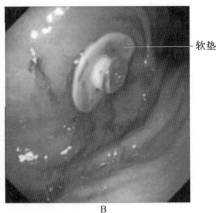

体外

胃

腹壁

软垫

A

B

图 45 - 12　确认 PEG 管位置
A. PEG 管矢状面观；B. 内镜下见软垫

并发症

PEG 术后可能出现切口感染、胃内容物瘘出等并发症。大量的临床回顾性研究表明 10%～16% 成人及儿童患者 PEG 术后至少发生一种并发症,病死率约 1%,重大并发症的发生率是 3%,所有并发症的发生率达到 13%。主要并发症如下。

1. 切口感染　发病率高达 30%,是由多种微生物所致。出现明显的局部感染时表现为管口周围皮肤红肿,局部压痛,患者全身表现为发热及白细胞增多。感染的早期识别以及及时的局部切开引流通常能使感染消散。导管头部和软垫之间的腹壁组织坏死在感染发生中起重要的作用。软垫在局部可起到止血作用,但是压得过紧会导致皮下组织缺血,因此应做到松紧适度。若需要包扎,敷料应盖在软垫上面,而不应压在下面,防止压得过紧导致局部组织的缺血。出现感染,尤其是脓肿形成时应在腹壁皮肤上适度大小的切口引流,有利于脓液排出。同时目标性使用敏感抗生素,以利感染的控制。

2. 胃内容物瘘出　导管头部从胃腔移位到皮下组织常会碰到,这是由于对导管施加过度的张力所导致。为了防止胃内容物瘘出并确保胃和腹壁之间的紧密贴牢,在操作时通常用力提拉造瘘管,并将软垫往下推压,保持局部张力。尽管此法能将胃壁固定于腹壁上,但是也会导致两者之间腹壁组织的缺血坏死。在操作中,当导管头部接触到胃内黏膜时,此时仅松松地将软垫接触到皮肤即可,此法既可以使胃壁和腹壁较好地粘连又不会发生组织坏死。

3. 胃瘘　通常是由于胃壁和腹壁之间分离所导致的,而此分离又主要是由于局部过度的张力导致腹部组织坏死所致的。当患者出现腹部疼痛、发热、白细胞升高时应考虑可能存在胃瘘及腹膜炎。此时应行 PEG 管造影检查。出现造影剂漏进腹腔表明出现胃瘘。如果造影显示导管的头端仍在胃内,造影剂外瘘在导管周围,此时应将导管向外拉,增加张力堵住瘘口,打开导管进行引流。若造影结果显示导管从胃内脱出,胃和腹壁完全分离,此时应拔出导管,置鼻胃管进行引流。若患者全身状况恶化,或腹膜炎症状加剧,就应行手术修补。

4. 胃结肠瘘　很少出现,一般是在置管时穿刺入结肠所致,或者结肠夹扎在胃和腹壁之间导致结肠壁缺血坏死而形成瘘。一般在 PEG 术后几周后症状较明显,主要表现为管饲出现严重的腹泻。此时可通过上消化道钡餐或钡灌肠明确诊断。出现胃结肠瘘的患者,均需立即拔除胃造瘘管,一旦 PEG 管被拔除,瘘口会很快闭合。

5. 管周胃造瘘口扩大　多由于对 PEG 管造瘘局部施压过大或营养不良。营养不良患者 PEG 管不容易固定,造瘘管不断移位可造成管周胃造瘘口扩大。处理措施:拔除 PEG 导管,使瘘口逐渐缩小,待其缩小后再插入一个管径较细的 PEG 管。同时为了减少造瘘管在皮肤上的移位,应当正确地固定造瘘管,也可通过放置奶嘴样固定装置以利造瘘管固定在腹壁。

6. 气腹　主要是由于穿刺时气体从穿刺针周围漏入腹腔。研究显示 PEG 术后腹腔内的气体可存留长达 5 周。一旦发现患者出现气腹必须进行临床评价,若出现发热、血白细胞升高及腹膜炎体征,应立即进行 PEG 管造影检查,明确胃和腹壁有无分离或有无造影剂漏入腹腔。如果患者暂时无腹膜炎征象、白细胞升高或者发热，可继续密切观察，暂不处理。

7. 皮肤肿瘤种植　口咽及食管癌的患者在PEG术后可能会出现皮肤种植、肿瘤播散，此类患者行PEG术应慎重。

● 造瘘管的拔除

当患者恢复经口饮食或不需保留造瘘管时，应立即拔除造瘘管。拔除方法：①直接拔或仅剪断体外端使其腔内端自行从肠道排出，此方法可能会造成穿孔或肠梗阻。②内镜取出方法较为安全、有效，术者使用持物钳，直视下牢靠抓持造瘘管的腔内端，

剪除体外端，而后退出内镜，经口取出腔内造瘘管残端。

（李维勤）

（二）经皮穿刺胃造瘘空肠置管术

患者因脑血管病变、脑炎等疾病导致咽反射弱、胃蠕动功能受损（胃轻瘫），易反流而被误吸入肺引起吸入性肺炎，且恢复缓慢。或重症胰腺炎短时间内无法经胃进食的患者，需考虑经皮穿刺胃造瘘空肠置管术。

常用导管示意图（图45-13）。

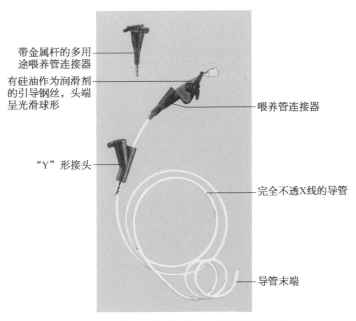

图45-13　经皮穿刺胃造瘘空肠置管导管示意图

● 适应证

需要直接空肠或十二指肠喂养的患者。

● 禁忌证

包括经皮穿刺胃造瘘术的禁忌证，以及肠道吸收障碍、麻痹性肠梗阻、急腹症。

● 操作步骤

1. 经皮穿刺胃造瘘术　详见"经皮穿刺胃造瘘术"相关内容。

2. 内镜下经PEG导管置入空肠管

（1）PEG导管准备：①在PEG导管的35 cm

标记处剪断导管。②将外固定片沿管道推下，不要固定在管道上。③用注射器注入约10 ml无菌生理盐水或灭菌水润滑管道内部。

（2）空肠管准备：①将金属引导钢丝完全插入空肠管（通过上端较大的管道接头），将引导钢丝抽出10~20 cm。再推进使其到达管道末端，使引导钢丝的手柄和管道接口紧密连接。②用少量无菌生理盐水或灭菌水将伸直的空肠管湿润，使其更利于插管。

（3）将伸直的空肠管插入PEG导管中，使其头部进入胃内。如果需要可再加入少量无菌生理盐水或灭菌水使润滑。

（4）将Y形接头向下移，将接头上的金属连接

轴和 PEG 导管紧密连接。

（5）用内窥镜上的钳子夹住管道末端的线圈（图45-14），在内窥镜的帮助下使管道通过幽门。管道应尽量往下放置，最好接近屈氏韧带（图45-15）。

（6）内窥镜上的钳子仍然和管道连接（a），同时将内窥镜向外抽出约30 cm(b)（图45-16）。

（7）此时内窥镜上的钳子仍然和管道连接（a），将金属引导钢丝向外抽出约25 cm(b)，此时管道末端螺旋形开始恢复，内窥镜上的钳子仍然和管道连

接并将管道向前推进入小肠(c)（图45-17）。

（8）将内窥镜、钳子和金属引导钢丝小心拉出（图45-18）。

（9）将金属引导钢丝拉出后，从 PEG 的 Y 形接头上部15 cm处剪断空肠管或在合适的长度处剪断（图45-19）。

（10）将所附接头的金属连接轴插入空肠管（a），将空肠管和 PEG 上的 Y 形接头紧密连接（b），最后将 PEG 和外固定片固定(c)（图45-20）。

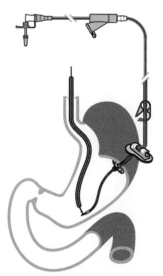

图45-14 内窥镜钳子夹住空肠管末端

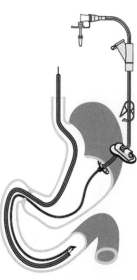

图45-15 内窥镜帮助空肠管过幽门

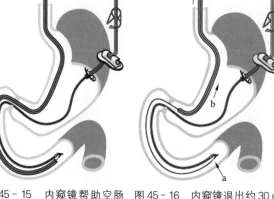

图45-16 内窥镜退出约30 cm

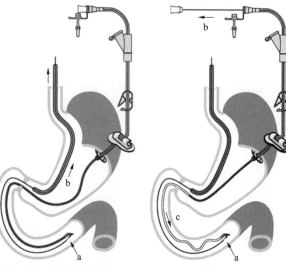

图45-17 部分退出导引钢丝

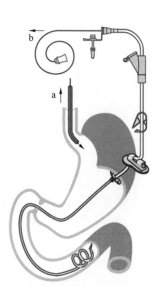

图45-18 完全退出内窥镜、钳子和金属引导钢丝

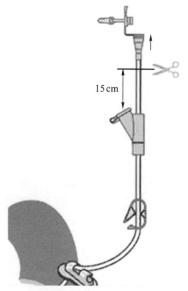

图45-19 剪断空肠管

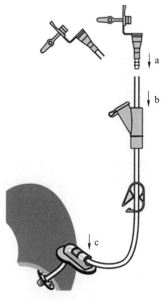

图45-20 连接并固定导管

（11）注入约 20 ml 无菌生理盐水或灭菌水检查空肠管情况。

（12）X 线摄片确定空肠管位置是否正确。

● **注意事项**

（1）每次更换营养液时均应检查管道位置是否正确，如果有怀疑时应进行检查，另外每天至少检查不少于 3 次。

（2）每次更换营养液前后、给药前后、每隔 8 h 均应用 10～25 ml 无菌生理盐水或灭菌水冲洗管道以免堵塞。

（3）PEG 管在体内放置一般不超过 6 周。

（4）最好采用肠内营养输注泵控制营养液的输送。

（5）需要胃减压的患者，可以从胃造口管进行引流减压。

（黄英姿）

四十六、腹腔压力测定

腹腔内压（intraabdominal pressure，IAP）的正常值接近大气压或略低一些。临床上各种因素均可引起 IAP 增高，其中腹内容物量增加是 IAP 增高的常见原因，包括腹腔内出血、内脏器官的水肿、胃肠道扩张、肠系膜静脉栓塞、腹水、腹膜炎、肠麻痹、肠梗阻以及腹部肿瘤等。任何疾病大量液体复苏（如重症胰腺炎、失血性休克等）也可导致 IAP 增高，特别是手术后或伴有全身性感染时更易发生。

腹腔压力升高可导致一系列病理生理的变化，如：①心排血量下降、静脉回流受阻、血压下降、肺动脉及肺毛细血管压上升。②内脏血管受压而血供不足导致器官功能障碍。③腹内压升高，导致膈肌上移，潮气量下降，可致血氧分压下降，二氧化碳分压增加。当腹腔压力大于 15～20 mmHg 时，可出现以气道压增加、低氧血症、呼吸困难、少尿、无尿等为特征的腹腔间隔室综合征（abdominal compartment syndrome，ACS）。因此临床对可能发生 ACS 的患者进行动态腹腔压力监测是非常重要。

一般将腹内压测定方法分为有创和无创两类，以下分别介绍。

（一）有创腹腔压力测定

有创法即直接法，置管于腹腔内，然后连接压力传感器和气压计进行测试，或在腹腔镜手术中通过气腹机对压力进行连续监测。

● **适应证**

疑诊腹腔高压或需要动态监测腹腔压力且无腹腔穿刺禁忌证的患者。

● **禁忌证**

见"四十三、腹腔穿刺术"。

● **操作准备**

（1）患者准备：见"四十三、腹腔穿刺术"。

（2）器械准备：腹腔穿刺包、穿刺导管、压力传感器、换能器。

● **操作步骤**

（1）腹腔穿刺：详见"四十三、腹腔穿刺术"。

（2）导管与压力传感器连接，对腹腔内有较多腹水者可直接进行测定，腹水量较少或不容易抽取者可先向腹腔内注射 50～100 ml 无菌等渗盐水后再进行测定。

另外，还有通过股静脉置管测量下腔静脉压的方法，但由于考虑到其有创伤性，以及有静脉血栓形成等危险，临床很少应用，在此不予详细介绍。

（二）无创法腹腔压力测定

无创法腹腔压力测定又称间接测压法，是通过测定内脏压力间接反映腹腔内压力。临床上常因直接测量困难而使用间接测量腹内压的方法。无创法有几种途径，如胃内插入鼻胃管、直肠插管和膀胱置入导尿管等。腹内压的测定包括直接法、间接法两种。直接法指置管于腹腔内，然后连接压力传感器和气压计进行测试。间接法指通过测定内脏压力，间接反映腹内压力。

膀胱测压法

膀胱内置管是最简便、安全的,当膀胱容积不足100 ml 时,可较为准确地反映腹腔内压力,是目前公认的间接测定腹腔内压力的"金标准",亦是目前临床最常用的方法。将简便的压力转换器连接到患者的导尿管上,即可很容易测到膀胱压力。

● 测量装置

具备外来压力监控能力的心脏监视器、500 ml生理盐水、压力袋、标准的压力传感装置(具有 2 个三通和 1 个传感连接电缆)、60 ml 注射器、止血钳、18 号静脉套管针、静脉输液管。

● 操作方法

(1)将传感器分别与注射器、静脉输液管及监测系统连接好(图 46-1)。换能器调零,以耻骨联合平面为参考点。

(2)患者取仰卧位,在无菌条件下经尿道膀胱插入 Forley's 尿管。

(3)排空膀胱,将套管针沿导尿管上壁插入,使导尿管与压力管道相连接(图 46-2)。

(4)通过注射器向膀胱内注入 50～100 ml 生理盐水并使其回流,使导尿管中无气体。

(5)用止血钳夹住导尿管末端,通过示波镜上所示的波型测量腹压,此波型相对平坦地呈直线移动,与呼吸周期相对应。

(6)呼气结束时测量,获得测量结果后即松开止血钳,尽可能缩短阻止排尿时间。

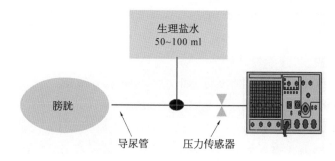

图 46-1 膀胱测压通路示意图

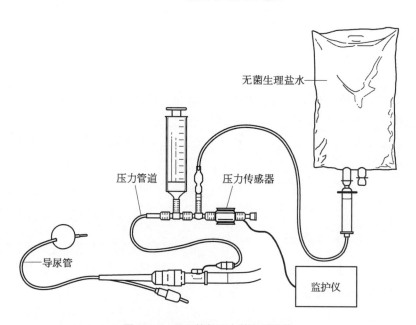

图 46-2 导尿管与压力管道相连接

其中一个三通通过输液器与无菌生理盐水相连,另一个连接 50 ml 空针;
18 号套管针刺入导尿管,拔出针芯留置套管。套管针与压力传感器相连

● 注意事项

（1）患者体位对测量结果影响较大，测量时患者应取平卧位不动。

（2）要在患者安静时读数，不能在咳嗽、排便等增加腹压因素下进行。

（3）监测管要通畅，有延续性水柱，中间勿有气泡，否则，对结果影响较大。

（4）膀胱收缩、骨盆血肿或骨折、腹腔内脏器粘连均可影响其测量结果。

（5）尿道狭窄、断裂、膀胱外伤等情况为禁忌证。

胃内测压法

通过监测胃内压来反映腹内压，是间接测量腹腔内压的一种方法。

适应证、禁忌证及胃管置入的操作步骤和注意事项，详见"四十、经鼻胃管插管术与洗胃术"。

● 胃内压测量

测量胃内压通过鼻胃管进行，通过鼻胃管注入 $50\sim100$ ml 生理盐水，鼻胃管近端提起与地面垂直，以腋中线为零点，液面高度即为胃内压。也可以将鼻胃管与压力换能器连接，直接在监护仪上读取数据。

● 注意事项

（1）胃内压监测前 6 h 患者应禁食禁饮，否则会影响压力测定的准确性。

（2）测量结束后应尽快恢复胃肠营养，不能因为胃内压的监测而忽视患者的胃肠内营养。

（3）的确需要持续胃内压监测的患者，可考虑放置经鼻胃空肠管，开口在胃腔的导管测压，开口在空肠的导管输注营养液。

经直肠测压

此法多用于婴幼儿腹腔压力测定。

● 操作方法

患者平卧位，双腿伸直，利用上述同样测压装置，接上延长管或输液管，管头部剪出 $2\sim3$ 个侧孔，末端插入肛门约 5 cm（图 46-3），水柱波动平稳时，读出压力读数。

● 注意事项

（1）若直肠内有大便，在灌肠排出大便后再进行测压检查。

（2）接受直肠、结肠手术患者为经直肠测压的禁忌证。

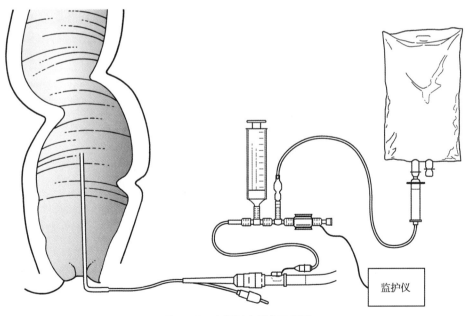

图 46-3　直肠压力测定示意图

（李维勤）

四十七、胃肠黏膜 pHi 监测

监测血流动力学及氧输送仅能了解全身氧代谢，难以反映内脏器官的氧代谢。但是，缺氧最早发生在组织细胞水平，监测器官组织水平的血流灌注和氧代谢，具有特别重要的意义。20 世纪 80 年代出现的监测胃肠黏膜 pHi 的方法，是目前唯一应用于临床、直接监测胃肠道黏膜灌注及氧代谢的技术。

1. 胃肠道及其黏膜组织脆弱的血供结构特征　在休克或严重全身感染发生病理性血流再分布时，使胃肠道很早就表现出缺血缺氧性损害，恢复也最晚。为此，胃肠道充当了多器官功能障碍综合征（MODS）的"前哨"器官。监测胃肠道的氧代谢状况可帮助临床医生及早发现组织缺氧。

2. pHi 的计算　1982 年 Fiddian-Green 提出，一定条件下，将张力法测得的胃肠黏膜 CO_2 分压（$PrCO_2$）和同步测量的动脉血碳酸氢盐浓度（HCO_3^-），代入改良的 Henderson-Hasselbalch 公式，可计算出胃肠黏膜 pH（pHi）。$pHi = 6.1 + \log(HCO_3^- / 0.03 \times PrCO_2 \times k)$，公式中 0.03 为 CO_2 的解离常数，k 为不同平衡时间相对应的校正系数。

pHi 计算的基本假设：pHi 计算必须满足的 3 个假设：① CO_2 能在组织间自由弥散；②胃肠腔内液体中的 PCO_2 等于黏膜内 PCO_2；③动脉血中的 HCO_3^- 与胃肠黏膜中的 HCO_3^- 相等。

3. pHi 与动脉血 pH 的关系　正常情况时，pHi 略低于动脉血 pH，两者之差 pHa－pHi 为 0.02±0.01。全身酸中毒时，pHi 与动脉血 pH 同步降低，但 pHi－pHa 不变。胃肠道局部酸中毒时，pHi 降低，pHi－pHa 增大。因此，分析 pHi 时，须同步分析 pHi－pHa。

● **适应证**

（1）低心排综合征（心源性休克）。

（2）感染性休克。

（3）严重呼吸衰竭。

（4）急性重症胰腺炎。

（5）大面积烧伤复苏早期。

（6）重大手术的围术期。

● **禁忌证**

胃肠黏膜 pH 监测的禁忌证主要与放置鼻胃管有关。一类是鼻胃管可能导致原有的解剖性堵塞加重，另一类是鼻胃管可能导致原有疾病恶化（表 47-1）。

表 47-1

胃肠张力导管置放禁忌证

会加重解剖性阻塞的情况	会加重基础疾病的情况
鼻咽部阻塞	颌面部创伤
颌面部创伤	食管憩室
食管阻塞	严重的食管静脉曲张
食管狭窄	气管食管瘘
食管新生物	胸主动脉瘤
	新近发生的严重胃出血
	新近发生的严重食管出血
	未控制的严重凝血障碍

● **操作步骤**

1. 患者准备　安静（必要时镇静）、平卧、禁食。

2. 器械准备　胃肠张力计（tonometer）又称胃肠 pHi 导管，主要有两种。一种是用于胃黏膜 pHi 监测的 TRIP-NGS 导管，从外观和功能上看与普通鼻胃管十分相似；另一种是用于乙状结肠或直肠 pHi 监测的 TRIP-乙状结肠导管，比 TRIP-NGS 导管略细。

最常用的胃肠 pHi 导管为 TRIP-NGS 导管，除用于监测 pHi 外，还可用于常规的管饲和胃肠减压。导管通常为 16F，长 122 cm，距顶端 45 cm、55 cm、65 cm 和 75 cm 处分别标有刻度，管壁全长有一条不透 X 线的标志线，以指示置管深度。导管有 3 个开口，其中两个分别用于管饲和胃肠减压，另一个与距导管顶端大约 11.4 cm 处的硅酮膜小囊相通，此开口处带有三通开关，以保障囊内生理盐水或空气在整个监测过程中与大气隔绝。

3. 经鼻置入胃肠 pHi 导管　具体方法详见"四十、经鼻胃管插管术与洗胃术"。

4. 胃肠黏膜 pH 与 PCO_2 的测量方法 根据气体平衡所用介质的不同,胃肠黏膜张力法分为生理盐水张力法和空气张力法。由于生理盐水张力法需要相对长的平衡时间,操作过程中难以保证标本完全密封,部分血气分析仪不能准确分析生理盐水中的气体,而空气张力法简便、快速、影响因素少,将逐步取代生理盐水张力法。

(1) 生理盐水张力法:生理盐水张力法(saline tonometry)以生理盐水作为气体平衡的介质来测定胃肠黏膜 pHi。监测方法:

1) pHi 导管的准备:用 5 ml 生理盐水反复缓慢地向小囊内注入、抽出,以完全排出囊内空气。抽空生理盐水,用三通开关锁闭小囊,防止空气混入。

2) 插入 pHi 导管:导管前端用水溶性石蜡油润滑,按常规方法经鼻(或经口)将导管的前端送入胃腔内,抽得胃内容物或向胃腔内注射空气时在上腹部听到气过水声,证实导管插入胃内。X 线检查能证实导管的小囊位于胃腔内。

3) 胃腔 PCO_2 的测量:将 2.5 ml 生理盐水经三通开关注入小囊,关闭三通开关并开始计算平衡时间。平衡时间不应少于 30 min。平衡结束后用注射器先缓慢抽出 1 ml 囊内液体,经三通开关推掉,然后抽出囊内剩余的约 1.5 ml 液体,并用橡皮塞封闭注射器。同时抽取肝素抗凝的动脉血,立即用血气分析仪检测所取囊内生理盐水中的 PCO_2,及动脉血 pH、PCO_2 和 HCO_3^-。

4) pHi 的计算:将生理盐水 PCO_2、动脉血 HCO_3^- 及平衡时间相对应的校正系数 k(表 47-2),代入 Henderson-Hasselbalch 公式,计算 pHi。同时还可算出 Pr-aCO_2(PrCO_2—PaCO_2)与 pHi—pHa。

表 47-2

TRIP-NGS 导管在 37 ℃时的校正系数

平衡时间(min)	校正系数
30	1.24
45	1.17
60	1.13
≥90	1.12

监测的参考正常值:pHi 7.39±0.06;Pr-aCO_2 8 mmHg,pHi—pHa 0.02±0.01。

(2) 空气张力法:用空气取代生理盐水作为介质来测量胃肠黏膜 PCO_2 的方法,即空气张力法(air tonometry)。由 Tonometrics 公司开发的自动空气张力监测仪(TONOCAP™ monitor)已于 1997 年应用于临床,它既可与 TRIP-NGS 导管连接,也可与 TRIP-乙状结肠导管连接监测黏膜 PCO_2。

1) 黏膜 PCO_2 监测:监测仪通过采样管与 pHi 导管的硅酮膜小囊相通,构成了监测仪与 pHi 导管紧闭的重复循环系统。pHi 导管插入胃内后,监测仪自动向导管气囊内充入空气,达到预先设定的 10～15 min 平衡时间后,自动将囊内空气抽出,用红外光谱技术检测出囊内空气中的 PCO_2,即黏膜 PCO_2。

2) pHi 的计算:同时抽取动脉血进行血气分析,根据 Henderson-Hasselbalch 公式,计算出 pHi。同时可计算出 Pr-aCO_2 和 pHi—pHa。

3) 黏膜与呼气末 PCO_2 差值:自动空气张力监测仪配置有旁流式呼气末 PCO_2 监测装置,自动轮换监测呼气末 PCO_2(PetCO_2)和黏膜 PCO_2。

通常情况下,PetCO_2 与动脉血 PCO_2 十分近似。因而,可以计算黏膜与 PetCO_2 之差(Pr-etCO_2),表示动脉血与胃肠黏膜 PCO_2 的差值,以反映胃肠黏膜的灌注情况。可减少采血,实现相对无创、连续地评价胃肠黏膜的灌注和缺氧状况。

应当注意的是,某些肺部病变如肺栓塞时,呼气末 PCO_2 低于动脉血 PCO_2,Pr-etCO_2 增大。此时应着重分析黏膜与呼气末 PCO_2 差值的变化趋势,进行动态观察,而不是机械地分析差值的绝对值。

与生理盐水张力法比较,空气张力法的主要优点是:①空气的 CO_2 平衡时间短,可以真正达到连续监测的目的。②系统的自动和自含性,避免了标本处理和实验室监测的误差、延误,提高了监测的准确性和可重复性,降低了费用。

● **注意事项**

胃肠张力计测量受多方面因素的影响(表 47-3)。

1. **通气和代谢性酸碱紊乱**

(1) 通气的影响:患者通气量不稳定时,动脉血 PCO_2 可在短时间内发生大幅度波动,胃肠黏膜内 PCO_2 亦随之波动。但生理盐水张力法要求的平衡时间至少 30 min,通气量不稳定时测得的 PrCO_2 可能高于或低于实际胃肠黏膜内 PCO_2。由此计算

表 47-3

影响张力法监测的因素

影 响 因 素	后 果
技术性因素	
标本与导管死腔内液体混合	$PrCO_2$ ↓
标本中混入空气	$PrCO_2$ ↓
导管内平衡用液体量不准确	$PrCO_2$ ↓
分析时间延迟	$PrCO_2$ ↓
血气分析仪不适宜分析生理盐水中的气体	$PrCO_2$ 不可靠
平衡时间计算错误	$PrCO_2$ 不可靠
药物和病理生理改变的影响	
每分通气量或透析治疗引起 $PaCO_2$ 或动脉血 HCO_3^- 快速改变	$PrCO_2$ 不能反映胃肠黏膜代谢改变
十二指肠反流或胃内 HCO_3^- 增加	$PrCO_2$ ↑
胃液 pH<4.0	$PrCO_2$ ↑
测量时喂食	$PrCO_2$ ↑
口服硫糖铝	无影响
不含 HCO_3^- 的抗酸药	影响不确定
可生成 HCO_3^- 的抗酸药	$PrCO_2$ ↑

所得 pHi、Pr-aCO₂ 或 pHi-pHa,都不能真实反映胃肠黏膜的氧代谢状况。因此,用生理盐水张力法监测 pHi 时,应尽可能地维持通气量的稳定。空气张力法的平衡时间仅数分钟,对于通气不稳定患者是理想的选择。

呼吸性酸中毒或呼吸性碱中毒时,黏膜内 PCO_2 随动脉血 PCO_2 升高或降低。此时,同时分析动脉血气与胃肠黏膜张力法测量结果,并计算 Pr-aCO₂ 有助于区分黏膜内 PCO_2 改变的原因。无胃肠黏膜低灌注时,Pr-aCO₂ 无明显增加或降低;但胃肠黏膜低灌注时,Pr-aCO₂ 增加。

(2) 代谢性酸碱紊乱:代谢性酸中毒是影响张力法测量胃肠黏膜 PCO_2 的另一个重要因素。在非缺血性酸中毒如糖尿病酮症酸中毒时,pHi 随 pHa 降低而降低,两者的同时降低并不特异性表示黏膜的低灌注。快速透析对 pHi 的影响尚不清楚,但由于透析使得血液在很短时间内碱化,pHa 升高,从理论上推断可导致 pHi-pHa 的差值变大,值得进一步研究。

2. **胃液的酸碱度** 胃肠张力计测量胃肠黏膜 PCO_2 的前提是黏膜和胃肠腔内 PCO_2 相等,对于结肠、空肠及回肠是不容置疑的。胃黏膜屏障由黏液-碳酸氢盐层、高度疏水性的表面上皮及低通透性的上皮细胞间连接构成,能有效地把胃黏膜与酸性胃液分隔开而起到保护作用,防止壁细胞分泌的 H^+ 回渗入胃黏膜中。壁细胞以盐酸形式分泌的 H^+,可能从两个方面影响黏膜 PCO_2 和 pHi 测量的准确性。

(1) H^+ 回渗:当胃腔内 H^+ 增加即 pH 降低,胃腔内 pH<2.0 时,理论上可能发生 H^+ 向黏膜内回渗,在黏液层中、甚至胃黏膜内与 HCO_3^- 反应,额外生成 CO_2,黏膜 PCO_2 不能反映代谢的改变。注射西咪替丁使胃液 pH>4.5,可防止 H^+ 回渗对胃黏膜 PCO_2 的影响。

(2) 十二指肠液反流:酸性胃内容物进入十二指肠后,可促进富含 HCO_3^- 的胰液的分泌。如果发生十二指肠液的反流,胃腔内 H^+ 与之发生中和作用,PCO_2 增加。

预防胃液酸碱度对胃黏膜张力法监测影响的措施包括:①监测胃液 pH,当胃液 pH<4.0 时,应用 H_2 受体拮抗剂或质子泵拮抗剂。健康志愿者的研究发现,雷尼替丁可改善 pHi 测量的稳定性。②禁止应用产生 CO_2 的抗酸剂,如小苏打。

用于危重病患者预防应激性溃疡的硫糖铝(sucralfate)不干扰胃张力计监测。

3. **进食** 食物在胃内可产生大量的 CO_2,是造成胃黏膜 PCO_2 测量误差的一个重要原因。因此,当胃内食物尚未排空时测量胃黏膜 PCO_2,必然导致测量结果的假性升高。但目前尚无可靠的资料证实,进食后间隔多长时间可不影响胃内 PCO_2 的测量。

以下3项措施可增加胃黏膜 PCO_2 测量的可靠性：①至少在停止进食后 $60\sim90$ min 开始计算平衡时间。②开始测量前,尽可能地将残存的食物吸出。③将饲养管置于胃张力计远端,如十二指肠或空肠内。

临床上对于已恢复肠内营养的危重病患者,突然测量到异常升高的胃黏膜 PCO_2,而各方面的检查都不支持有胃肠低灌注发生时,应考虑到食物因素的影响。

4. 不同腹腔器官间血流差异 临床上监测胃 pHi 最为容易,也最为常用。小肠张力计需在手术中置放,乙状结肠张力计需在内镜下定位或手术帮助定位,较少应用。

当血流减少或代谢需要增加时,各器官灌注变化不完全相同。因此,张力法不可能反映整个腹腔内脏器官的灌注状况。低血容量时,小肠缺血和 pHi 下降出现最早。

● 临床应用

1. 多器官功能障碍综合征 与动脉血 pH、乳酸及氧输送等指标比较,pHi 的降低是预测病死率和发生 MODS 最敏感的单一指标。与这些指标联合应用时,可显著提高判断预后的能力。

2. 机械通气脱机 监测胃 pHi 可指导脱机。在脱机过程中若胃 pHi 明显下降,说明呼吸肌做功明显增加,血液分流到呼吸肌,导致内脏缺血,脱机多不能成功;而无明显 pHi 改变者,提示呼吸负荷不高,多能成功脱机。

pHi 的监测简单易行,在脱机试验中监测 pHi,用以预测脱机成功或失败,具有良好的指导意义。

3. 心脏手术 体外循环心脏手术的患者术中常发生胃黏膜酸中毒,pHi 小于 7.32。若术后持续存在 pHi 的降低,则住院时间延长,并发症多。因此,体外循环心脏手术的患者在术中及术后应监测 pHi,尽可能纠正潜在的组织低灌注。

4. 应激性溃疡 应激性溃疡大出血的危重病患者多存在显著的 pHi 下降。维持性血液透析的患者中,pHi 明显下降者易发生消化道出血,可能与血液从胃肠黏膜分流有关。在另一组 103 名收住 ICU 的危重患者,所有患者的胃液 pH 均大于 5,其中 7 例发生了消化道大出血,pHi 为 7.02,而未发生消化道出血的患者 pHi$>$7.24。说明应激性溃疡是胃肠道缺血缺氧的结果,监测 pHi 可以早期预防应激性溃疡。

（周韶霞 黄英姿）

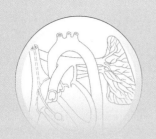

第五章
神经系统常用监测与治疗技术

四十八、脑电图监测

脑电图(electroencephalography，ECG)是通过电极放大并记录下来的脑细胞群的自发性、节律性电活动。将脑电活动产生的电位作为坐标的纵轴，时间为横轴，把电位和时间的相对关系通过脑电图机记录下来称为脑电图。随着社会的发展和医学的进步，固定在脑电图室的脑电图机越来越不能够满足临床的需要，故持续脑电监测便进入临床。持续脑电监测是指通过某些手段和方式，连续性地或一定时间范围内观察和描记人的脑电活动，其具备24 h全信息超大容量脑电检测、快速灵活的储存和回放，远程检测及动态显示等优点，在临床上得到广泛使用。

持续脑电监测原理是在患者身上装入脑电前置放大器、导联选择器及PCH编码仪，将脑电信号转变为数字信号，通过电缆传送至PCH译码器及计算机，将数字信号复原为脑电信号，并显示于荧光屏上或由脑电图仪记录于纸上，从而实现动态实时的监测。

● **适应证**

(1) 癫痫诊断，持续脑电监测对无抽搐样发作性癫痫的诊断具有明显优势。

(2) 脑死亡诊断。

(3) 睡眠障碍性疾病诊断。

(4) 评价药物疗效的观察。

(5) 精神性疾病诊断。

(6) 在重症医学科对患者的脑电活动进行动态的观察，结合其他监测设备对病情及预后进行综合的判断。

● **禁忌证**

使用普通电极检查脑电图属于无创性操作，即使是使用针状电极穿刺固定，创伤也较小，一般无禁忌证，但在使用特殊电极拟检查特殊部位脑电活动时，如患者昏迷不能配合或穿刺部位有感染者则不宜行相关部位的穿刺检查。

● **脑电波的基本成分特征**

脑电图是头部两个电极间脑细胞群电位差放大后的记录。每一电位差称为波，其基本要素包括脑的电位活动的时间长短、电位大小、位相、形状和变化的规律性等。

1. **周期与频率** 一个波从起始到结束所经过的时间称位周期。通常以毫秒(ms)表示，同一周期的脑波在单位时间内出现的次数称频率，以次(周)/秒(c/s, cps)表示(图48-1)。

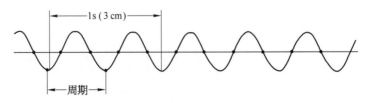

图48-1 脑电图的周期与频率

按频率不同分为（Walter 分类）：

δ 波：0.5～3.5 c/s

θ 波：4～7 c/s

α 波：8～13 c/s

β 波：14～25 c/s

γ 波：26 c/s 以上

同一频率的脑波重复出现持续 1 s 或 1 s 以上者称节律，不足 1 s 称短程节律，持续 1～4 s 者称中程节律，持续 5 s 以上者称长程节律。纸速为 3 cm/s 时，100 cm 内某一脑波出现的多寡称脑波指数（厘米数）。

2．波幅　又称振幅，代表电位活动的大小，通常用 μV 表示。系指波顶到波底的垂直高度，波幅在 25 μV 以下者称低波幅，25～75 μV 称中波幅，75～150 μV 称高波幅，150 μV 以上者称极高波幅。

3．位相　又称时相，以基线为标准，顶波向上者称负相波（阴性波），波顶朝下者称正相波（阳性波），不同导程所记录的同一周期的脑波在同一瞬间出现的先后，极性完全一致时称同位相，若出现有时间差异者称非同位相或称有位相差，若两个导程有 180°的位相差时称位相倒置（图 48-2）。

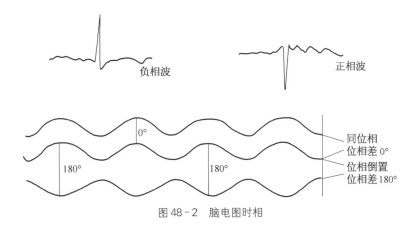

图 48-2　脑电图时相

4．波形　正常脑电图波形为正弦形或类正弦形，半弧状形和锯齿形等，此外，还可有一些特殊波，后头部可出现孤立性慢波、μ 波、λ 波和 K 波等。

5．调节　指在同一次相同条件下所记录的脑波的基本频率，反映脑波频率稳定性，在同一导程前后相差不超过 10％（1 次）或不同的导程相差不超过 20％（2 次），称调节佳；若超过上述标准称调节不佳；若完全失去规律称失调节。

6．调幅　指波幅变化的规律性，正常波幅称梭状变化，称调幅佳；若波幅变化毫无规律性或缺乏波动，称调幅不佳。

● **正常脑电图**

1．正常脑电图　是在无任何外界刺激或药物影响下即生理条件下的脑电图；一般在觉醒、安静、闭目时监测所得。脑电图有个体差异。不同年龄阶段脑电图的特征存在差异。

（1）成年人：脑电图类型可见 α 型、β 型、不规则型和 α、β 节律交替型。

成人脑电图通常有如下特征：构成脑电图的基本节律为 α 波，频率 8～13 c/s，波幅平均为 30～50 μV，最高不超过 100 μV，以枕部最著，顶部次之，光线刺激及精神活动时受抑制，左右对称部位调幅相差不超过 20％，枕部不超过 50％，有明显的调幅现象，调节佳。

快节律主要见于额颞部，波幅平均 20 μV 左右，精神活动，兴奋及睁眼时增多；慢波，在额、颞区可见少量、散在低幅慢波，青少年枕部可见后头部孤立性慢波。部分正常人脑波的基本波率为 β 波（图 48-3）。

（2）小儿：由于脑功能不完善，脑电图呈现不成熟现象，随年龄增长而不断成熟，大体归纳为 4 个阶段。

1）δ 波优势期（1 个月至 2 岁）：脑波不规则、不对称、波幅 20～50 μV，频率 1.5～3 c/s，称之为 δ 波，在其上可重叠低幅 7～24 c/s 快波。

2）θ 波优势期（2～6 岁）：δ 波逐渐减少，θ 波逐渐增多并为其优势节律，后期枕部见 a 节律。

3）θ 波 α 波均势期（6～9 岁）：此期 θ 波逐渐减少，α 波逐渐增多，枕部 α 波增多最为突出，且规律

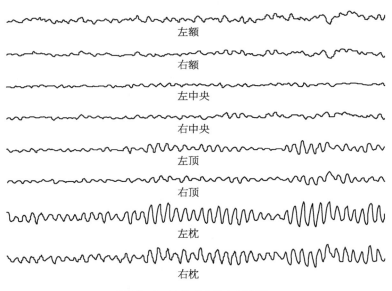

左额

右额

左中央

右中央

左顶

右顶

左枕

右枕

图 48-3 正常成人脑电图波形

性逐渐形成。

4）α波优势期（10～15岁）：枕部θ波几乎消失，呈α节律，但颞区、额区仍可见不同程度的θ波存在，接近成人脑电图的表现。

（3）老年：年龄60岁以上者，其脑电图随年龄增高出现老化现象，表现为α波周期延长，频率减慢。可见α波前移及广泛化倾向。慢波和快波都增加，对光刺激及过度换气反应减弱。

2. 正常睡眠脑电图　正常人睡眠时脑电图有两种时相。

（1）慢波睡眠：脑波随睡眠深度变化而变化，逐渐出现同步化慢波。故名慢波睡眠，可分为4期，即入睡期：α波波幅逐渐降低，波形不整，连续性差；浅睡期：低波幅快波和慢波的背景上可出现驼峰波并可见12～14 c/s的睡眠纺锤波，给予声响等刺激时可有K综合波；中睡期：除见睡眠纺锤波外，可有较多量高波幅δ波；深睡期：睡眠纺锤波消失，通常为100 μV以上的高波幅、不规则大慢波，在此期间唤醒阈高，故又称正相睡眠。此期因不出现快速眼球活动，亦称非快速眼动睡眠，有人认为其主要控制部位可能在中缝核。

（2）快波睡眠：此期间脑电图的表现与觉醒期或初睡期相似，主要为低波幅快波，间有θ波及间歇性低波幅α波，但受检者处于相当深的睡眠状态，唤醒阈值高，相当于深睡期，故又称异相睡眠，此期间肌肉松弛，血压波动，呼吸不规则，可见频繁肌肉抽动、阴茎勃起，多与梦境相关，某些疾病也容易在此期间突然发作，此外，有眼球快速转动（50～70次/min），故又称快

速动眼睡眠，有人认为其主要控制部位可能位于蓝斑。

● 常见异常脑电图

凡不符合该年龄组正常脑电图标准者称为异常脑电图。一般按其范围分为广泛性和局限性异常脑电图；按其异常的程度分为轻度、中度、和重度异常脑电图；按其出现的方式分为阵发性与持续性异常脑电图；在诱发条件下出现的异常称为诱发异常脑电图。

成人脑电图中出现以下任何一项者应属于异常脑电图：

（1）基本节律的优势频率在8 Hz以下的慢波带或优势的基本节律在14 Hz以上的高幅快波。

（2）基本节律中混有非阵发性慢波。

（3）基本节律的平均振幅在150 μV以上时。

（4）给予各种刺激时不出现一侧性或两侧性的抑制的基本节律。

（5）基本节律的振幅左右对称，有20%以上差异，但在枕部则有50%以上的差异时才有意义。

（6）出现棘波、锐波、棘慢波或锐慢波或经过诱发后产生以上异常波时。

（7）出现阵发性或爆发性慢波或快波，或经过诱发而产生以上波形。

（8）正常睡眠时出现快波、顶部峰波、纺锤波或K综合波等有明显差异。

癫痫是一组疾病和综合征，以脑部神经元反复的、突然异常过度放电所致的间歇性中枢神经系统功能失调为特征，临床表现可为短暂的运动、感觉、

自主神经、意识和精神状态不同程度的障碍，或各种表现兼而有之。

脑电图在癫痫的诊断及其发作类型的鉴别、治疗或判断预后等方面有着极为重要的作用。理论上所有的癫痫发作时脑电图均可记录到癫痫波，但由于受到多种因素的影响，在发作期间脑电图异常率仅为60%～70%。癫痫波是癫痫发作时脑电图的特征性表现，其包括棘波、尖波、棘-慢波综合、尖-慢波综合、高度失律以及突出于背景的阵发性高波幅活动(图48-4～图48-6)。

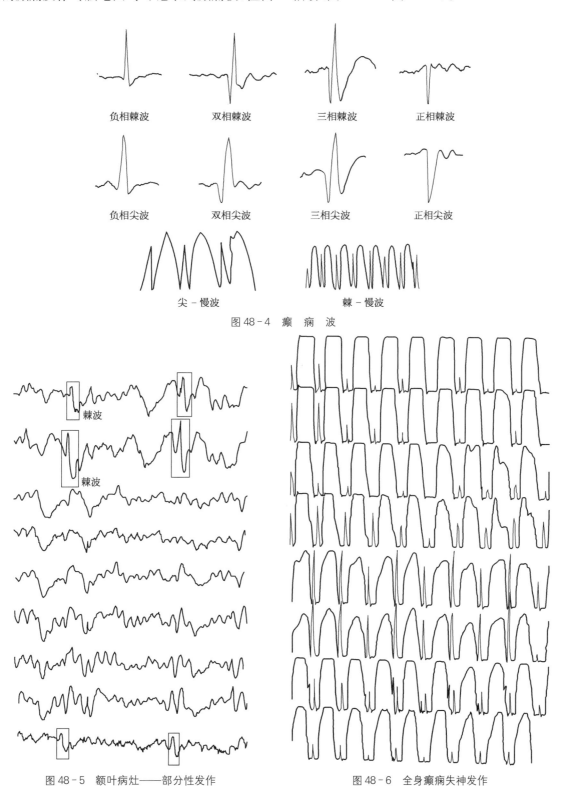

图48-4　癫痫波

图48-5　额叶病灶——部分性发作

图48-6　全身癫痫失神发作

● **持续脑电监测操作方法**

1. **患者准备** 患者需保持安静,配合检查。头面部皮肤应清洁、干燥,有利于电极的安放。

2. **电极安放** 目前国内外最常用的电极安放是国际脑电图学会建议的 10/20 系统。其优点在于:①电极数较多;②电极位置的排列与头颅的大小和形状成比例。国际 10/20 系统包括 19 个记录电极和 2 个参考电极。

(1) 首先在头皮表面确定 2 条基线,一条为鼻根至枕外粗隆的前后连线(为 100%),另一条为双耳前凹之间的左右连线(为 100%)。两者在头顶的交点为 Cz 电极的位置。从鼻根向后 10% 处为 FPz(额极中线),从 FPz 向后每 20% 为一个电极的位置,依次为 Fz(额中线)、Cz(中央中线)、Pz(顶中线)及 Oz(枕中线)。Oz 与枕外粗隆的间距为 10%(图 48-7A)。

(2) 双耳前凹连线距左耳前凹 10% 处为 T_3(左中颞)电极位置,以后向右每 20% 放置一个电极,依次为 C_3(左中央)、Cz(中央中线)、C_4(右中央)和 T_4(右中颞)。T_4 距右耳前凹间距为 10%(图 48-7B)。

(3) 从 FPz 通过 T_3 至 Oz 的连线为左颞连线,从 FPz 向左 10% 为 FP_1(左额极),从 FP_1 每向后每 20% 放置一个电极,依次为 F_7(左前颞)、T_3(左中颞)、T_5(左后颞)及 O_1(左枕),其中 T_3 为此线与双耳前凹连线的交点,O_1 距 Oz 为 10%。右颞连线与此相对应,从前向后依次为 FP_2(右额极)、F_8(右前颞)、T_4(右中颞)、T_6(右后颞)及 O_2(右枕)(图 48-7C)。

(4) 从 FP_1 至 O_1 和从 FP_2 至 O_2 各做一连线,为左、右矢状旁连线,从 FP_1 和 FP_2 向后每 20% 为一个电极位点,左侧依次为 F_3(左额)、C_3(左中央)、P_3(左顶)和 O_1(左枕),右侧依次为 F_4(右额)、C_4(右中央)、P_4(右顶)、O_2(右枕)。在 10-20 系统中,FPz 和 Oz 不包括在 19 个记录位点内(图 48-7D)。

3. **连接脑电监测仪。**

● **注意事项**

由于患者的活动或病房的电子设备的干扰,脑电监测描记图像一般是不理想的,临床使用中需要注意以下问题:

(1) 清醒患者,在监测前需要详细的解释脑电监测的注意事项,取得患者的理解和配合,如果是昏迷的患者,尽量减少其不自主活动,电极应妥善固定,尽可能避免使用镇静剂,否则可能会影响脑电图的监测。

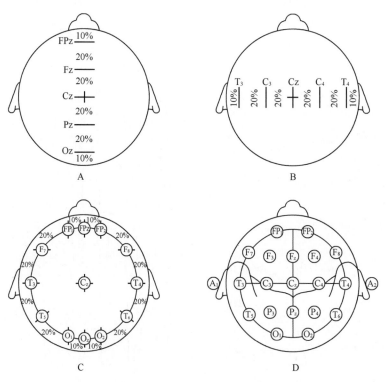

图 48-7 电极安放位置示意图

（2）检查前三天应停用能作用于中枢神经系统并影响其功能状态的药物，但长期服用抗癫痫药物的患者，停药可能导致癫痫发作，因此当临床上不能停药时，应在申请单注明所服药物的名称、剂量、用药时间等，以便判读脑电图波形时做参考。

（3）检查前做好头面部的清洁。油污过多或头皮电阻值过大，可导致波形失真或干扰。

（4）控制血糖平稳，减少低血糖或高血糖对脑电监测的影响。

（5）衣服穿着要适度，避免寒颤、肌肉收缩而产生肌电伪差。

（6）电极安放妥当后可将各电极的导线收拢在一起，用治疗巾包裹，避免因为导线摆动而产生伪迹，并可减少因为导线的杂乱无序而导致治疗的不便。

（7）地线要接触良好，如果存在干扰的电源插头或设备，在征得相关人员确认和同意后可以拔掉该电源插头或暂停相关设备的运行。

（8）对于拟诊脑死亡需要脑电图予以协助诊断的患者，在脑电监测时需要将脑电监测的灵敏度调至最高值，以尽可能监测脑电信号，避免误诊的发生。

（赵　波）

四十九、脑血流监测

各种创伤、休克、感染以及呼吸心搏骤停都可以影响脑的灌注。而脑组织对缺血缺氧高度敏感且耐受性差，短暂的缺血缺氧就可能引起脑组织的损害并产生脑功能的改变。脑组织氧供与脑血流（cerebral blood flow，CBF）密切相关，故通过监测脑血流可以间接了解脑氧供及其功能状况，从而对神经系统功能和患者预后的判断有一定帮助。

1. 脑血流的生理基础　正常人脑重量大约为 1 500 g，仅占体重的 2%～3%，但脑血流量（CBF）每分钟为 750～1 000 ml，占心排血量的 15%～20%。CBF 分布不均，平均为 54 ml/（100 g·min）[45～60 ml/（100 g·min）]，灰质血流较白质高，灰质中又以大脑皮质的血流最高，平均为 80 ml/（100 g·min）。脑电活动障碍的 CBF 阈值为 16～17 ml/（100 g·min）。CBF 在 12 ml/（100 g·min）时体感诱发电位（SEP）完全消失，而引起离子泵衰竭的 CBF 阈值大约为 10 ml/（100 g·min）。

CBF 主要取决于脑灌注压（cerebral perfusion pressure，CPP）和脑血管阻力（cerebral vessel resistance，CVR），其关系为 CBF＝CPP/CVR。CPP＝平均动脉压－平均颅内压。当平均动脉压在 60～150 mmHg（1 mmHg＝0.133 kPa）时，其自身的自动调节机制（可能主要通过调节脑血管阻力）可维持脑血流相对稳定，超出此范围，CBF 将被动地随脑灌注压的变化而变化。

脑活动增加（如精神活动或肌肉活动）、血二氧化碳分压的变化、严重低氧、麻醉剂、血管收缩剂或扩张剂的使用等都可以引起脑血流的改变。

2. 脑血流的监测方法　随着现代影像及生物医学工程的发展，监测脑血流的手段越来越多，主要有以下十余种，具体选择与实施需根据自己所具有的实际条件、临床目的以及患者的情况综合判断。其中正电子发射断层扫描（positron emission tomography，PET）是评价脑血流的“金标准”，而对于危重症患者而言，经颅多普勒（transcranial Doppler，TCD）应用却最为广泛。

（1）正电子发射断层扫描（PET）：被誉为评价脑血流的“金标准”。原理是采用能发射正电子的短半衰期放射性核素作为放射源，其发射的正电子在其行径上和正电子相撞被湮没，同时产生一对能量相同方向相反的高能 γ 光子。探测器可在不同的时间以各个不同的角度同时接受 γ 光子对并输入到计算机系统。经过一系列的图像处理，得出组织的切面图像，显示出脑组织内部的放射性分布情况，并可根据此得出此区域的血流量。

其优点主要有：高分辨率，高准确性，非侵入性，危险性小。既可以进行脑血流的定量测定，又可获得代谢方面的参数。缺点主要是设备复杂，代价昂贵，需放射性核素，需在 PET 机房附近设置加速器制造正电子，故难以推广使用，更不便在 ICU 使用。

（2）氙（^{133}Xe）清除法（^{133}Xe clearance method）和氙 CT 扫描：颈动脉内或静脉内注射或吸入核素^{133}Xe，^{133}Xe 很快通过血脑屏障，在脑细胞中达到饱和，通过头部闪烁探测器测定脑细胞中的显影剂^{133}Xe。停止吸入后^{133}Xe 随时间变化被清除，得到其清除率，可描记出时间-放射性强度变化曲线，即清除曲线，计算出 CBF。^{133}Xe 可通过动脉或静脉给予，但动脉内注射由于需动脉穿刺，有一定损伤性，而静脉法和吸入法基本无损伤，但核素用量大，而且需要解决核素的再循环和脑外组织污染的技术问题，需要同时测定呼出气^{133}Xe 曲线。因此用于肺部疾患患者会产生误差。

有学者认为^{133}Xe 清除法与正电子发射断层扫描（PET）一样为测定 CBF 的金标准。但由于测定时需要循环状态稳定，以及技术上的难度，临床应用困难。

稳态氙增强 X 线 CT 扫描（Xe-CT）是一种较为敏感且具有空间分辨率的新型影像学技术，能够定量测定 rCBF，其准确性与^{133}Xe 清除法不相上下。其缺点在于放射暴露程度较高，患者的耐受性差，存在骨伪影氙气的药理效应对脑组织和血流有一定影响。

（3）颈部彩色多普勒血流成像（color Doppler flow imaging, CDFI）：B 超可以判断颈动脉血管有无狭窄及斑块情况，而 CDFI 有助于确定血管结构和残余管腔状况。CDFI 横断面检查可显示残余管腔和狭窄面积，并引导角度校正的多普勒测量流速。流速与残余管腔的半径、狭窄长度、血黏度和外周阻力成反比。

多普勒血流速度测量的优点是：在生理状态下直接测量狭窄部位的血流加速度，应用广泛。不足之处在于：操作者依赖性（角度、经验），流速受心排出量、对侧是否狭窄、流量下降等因素的影响，对仪器也有依赖性（如发射波频率、声速特点等）。目前可用于颈部血管状况和脑血供的初步评估，有研究显示若 CDFI 与经颅多普勒联合检查，对椎基底动脉狭窄的诊断的敏感性为 96.7%。

（4）经颅多普勒（transcranial Doppler, TCD）：TCD 将脉冲多普勒技术与低发射频率相结合，从而使超声波能够穿透颅骨较薄的部位进入颅内，直接获得颅底血管多普勒信号，进行颅内动脉血流速度的测定。1982 年 Rune Aaslid 开发了单深度经颅多普勒（TCD）技术，测量颅内某一部位血管的脑血流速度，目前已广泛应用于临床。TCD 为临床研究提供了新型、无创、连续性的脑血流速度监测技术，已逐渐成为 ICU、术中监测脑血流的首选措施。其缺点是：测量结果易受颅骨密度、声窗大小、待测部位、探头方向、取样密度、操作者熟练程度及血流信号强弱的影响，对于中、小血管的检查较困难。另外，由于部分老年女性的颞窗为盲窗或因颅骨造成超声波的过度衰减，颅内血流信号微弱，故而不能被探测到。

近年来，Mark Moehing 发明了经颅能量多普勒（power-motion Doppler, PMD）超声技术，也称 M 波功能，能够同时显示颅内 6 cm 以上的血流信号强度和血流方向，使得 TCD 的检测更加容易。

（5）数字减影血管造影（digital subtraction angiography, DSA）：颅脑动脉 DSA 检查可明确颈总动脉、颈内外动脉和椎动脉系统的有无血管狭窄、有无出血或闭塞、占位情况。但在有严重出血倾向、对比剂和麻醉剂过敏、严重心、肝、肾功能衰竭以及穿刺部位有感染及高热者均不宜行此检查。

（6）多层螺旋 CT 血管造影（CT angiography, CTA）：CTA 近年来已逐渐成为观察血管病变的首选方法，在普查、随访和功能检测方面已部分取代了常规的数字减影血管造影检查。

中枢神经系统 CTA 检查的应用范围越来越广，颈部和颅内的血管性病变、富血供的肿瘤性病变都可以进行 CTA 检查，尤其适用于颈动脉狭窄和颅内动脉瘤的患者。需指出的是患者需要行碘过敏试验，或静脉使用水溶性的非离子型对比剂，但需警惕过敏及肾脏毒性的风险。严重心、肝、肾功能衰竭患者也不宜行此检查。

（7）磁共振血管造影（magnetic resonance angiography, MRA）：MRA 可清楚显示动脉全程，显示其受压折曲或梗阻情况。因不需动脉穿刺，又不受 X 线照射的影响，故有可能取代椎动脉造影而成为检测椎动脉供血不足的最佳手段。MRA 与数字减影血管造影（DSA）或 CT 血管造影（CTA）不同，勿需注射含碘对比剂，无过敏之忧，无放射线损害，无穿刺痛苦和损伤，检查快，并可同时行颅脑、颈椎 MRI 检查，以获取更多的有关信息，而且一次采集完成后，可以从任意角度重建血管影像。MRA 对椎基底动脉病变的诊断敏感性为 97%，特异性为

98.9%。如 MRA 和彩色多普勒超声联合应用,可以代替椎动脉造影血管检查。但 MRA 毕竟是一种重建血管影像,有些难以避免的因素如成像参数的选定、移动伪影、最大密度投影(MIP)重建方式本身的局限性、血管走行方向的影响等,可能影响图像的质量乃至结果分析。另外,有心脏起搏器、术后动脉夹层存留者,铁磁片异物患者,有人工金属心脏瓣膜者,金属关节、假肢,内置有胰岛素泵及神经刺激器者,以及妊娠 3 个月以内者均是磁共振检查的禁忌证。

(8) 功能磁共振成像(functional magnetic resonance image,fMRI):20 世纪 90 年代初,在传统 MRI 的基础上 fMRI 技术开始出现。fMRI 的出现标志着临床磁共振诊断从单一形态学研究,发展到形态与功能相结合的系统研究。

fMRI 的方法很多,主要包括注射造影剂、灌注加权、弥散加权及血氧水平依赖(blood oxygenation level dependent,BOLD)法,目前应用最广泛的方法为 BOLD 法。其成像原理为:当神经元活动时,其邻近血管床的血流量和血流容积增加,导致神经元活动区局部氧合血红蛋白含量增加,而增加的氧合血红蛋白量实际上多于神经元代谢所需的氧合血红蛋白量,因而在神经元活动区的毛细血管床和静脉血中氧合血红蛋白量多于非活动区,即神经元活动区毛细血管床和静脉血中作为顺磁性物质的去氧血红蛋白含量少于非活动区,因此在 T_2WI 上神经元活动区的信号强度高于非活动区的信号强度。

fMRI 可以进行脑局部代谢及微循环血流动力学的研究,分辨率高,严重的脑灌注衰竭区可以被清楚地显示出来,目前主要在神经外科与神经肿瘤学方面以及精神病学与神经病学应用。但由于进行扩散和灌注成像的机器费用高,不太适合在基层医院实施。对于 ICU 的危重患者,如需循环呼吸循环支持,做此检查也非常困难。

(9) 单光子发射断层显影(single photon emission computed tomography,SPECT):基本原理:注入或吸入能够放射单纯 γ 光子的放射性核素或药物,以显像仪准直器的探头收集所要检查部位或脏器发出的 γ 射线,再通过光电倍增管将光电脉冲放大转变成信号。由计算机连续地采集信息进行图像处理和重建,最后以三维显像技术使所需要的脏器成像。由于显影剂进入脑组织的量和局部血流量成正比,

经过断层成像得到脑组织各个层面的影像后,可据此进行局部脑血流(rCBF)定量测定及代谢研究。

目前 SPECT 检查有 4 种方法:^{123}I - IMP SPECT、^{99m}Tc - HMPAO SPECT、^{99m}Tc - ECD 和 ^{133}Xe - SPECT。有研究表明在测定脑血流方面 ^{123}I - IMP SPECT 优于 ^{99m}Tc - HMPAO SPECT。SPECT 检查具有非侵入性,费用相对较低的优点,在神经精神疾病的研究与诊断上发挥越来越重要的作用;但空间分辨率低,需放射性同位素,对于 ICU 的危重患者,此项技术实施较困难。

(10) 其他测量脑血流的方法:①N_2O 法:其根据 Fick 原理,每单位时间内组织吸收指示剂的量等于动脉带到组织的量减去静脉从组织带走的量。N_2O 为惰性气体,通过测定动脉和颈静脉 N_2O 浓度可根据公式计算推出 CBF。其优点为可定量的测定脑的平均血流量,缺点为需多次采血,不能测定 CBF 的快速变化,不能测定 rCBF。②近红外光谱成像(near-infrared spectroscopy,NIRS):可以实时测定脑内血红蛋白含量,推算出脑血流量和脑血容积,但结果容易受颅外血流的影响。③灌注 CT:1980 年灌注 CT 技术首次被应用于测定 rCBF,1998 年获美国 FDA 批准应用于临床,基本原理是中心容积原理。灌注 CT 可以定性,也可定量测定 CBF,分辨率优于放射性核素检查,缺点在于后颅窝的骨伪影较大,影响 CBF 测定准确性。此外,脑血流图(Rheoencephalography,REG)可无创,可连续或反复多次检测 CBF,相对经济,目前已在临床逐步应用。

3. 经颅多普勒技术 由于 TCD 在危重病患者应用最为广泛,故本文对这种方法进行详细介绍。1982 年挪威学者 Rune Aaslid 开发了单深度经颅多普勒(TCD)技术(图 49 - 1),利用超声多普勒效应来检测颅内主要动脉血流动力学及各血流生理参数的检查方法。我国自 1987～1988 年引进该技术,鉴于其无创伤、仪器体积小、检查成本低、能重复、可靠性强等优点,近年来开展异常迅速,在临床各科广泛应用。

● 基本原理

1. 多普勒效应 物理学家 C. J. Doppler 于 1982 年发现了一种物理现象,当波源和观察者作相对运动时,观察者接收到的频率和波源发出的频率

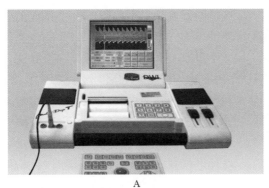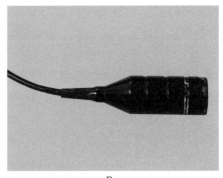

图 49-1 DWI 型脑血流监测仪及探头

A. DWI 型脑血流监测仪；B. 2 MHz 探头

不同。两者相向运动时，接收到的频率升高，而背向运动时，接收的频率降低。这种物理现象被命名为多普勒效应。当波源和接收器对于介质相对静止时，接收的频率等于发射的频率，多普勒频移值为零，不产生多普勒效应。

2. 多普勒频移和多普勒频谱　经颅多普勒超声的探头同时为超声波的发射器和接收器。这样的结构测出的频率变化，主要是由发射物（红细胞）位置移动所致。多普勒频移值等于接收频率与发射频率之差。根据多普勒频移值与红细胞运动速度的关系，可换算成血流速度。而 TCD 测量的血流信息经快速 Fourier 频谱分析，以音频和频谱两种方式表达。多普勒频谱显示包括多普勒信号的振幅、频率和时间在内的全部信息。

3. 常见脑血流动力学参数　为了对多普勒频谱图像进行定量分析，以减少对疾病判断的误差，目前多数仪器能对多普勒频谱图像进行计算机分析，并显示各参数的计算结果，收缩期血流速度、平均流速、舒张末期血流速度、阻力指数和搏动指数等（图 49-2）。

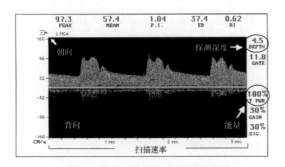

图 49-2　脉冲波频谱显示图

确定血流方向、流速范围、取样深度、扫描速率、能量设置（小箭头提示心动周期），以计算峰值、平均流速和舒张末期流速

（1）收缩期血流速度（Vpeak）：收缩期内的最高血流速度，也反映了整个心动周期的最高血流速度。

（2）平均流速（Vmean）：多个心动周期的多普勒频谱图像中，最高血流速度及最低血流速度之间的平均值。

（3）舒张末期血流速度（Vd）：心动周期末期的最高血流速度，在一定程度上反映了脑血管的弹性阻力。

（4）阻力指数（resistance index，RI）：是反映脑血管的舒缩功能、阻力状况的指标。

（5）搏动指数（pulsatility index，PI）：是反映脑血管弹性的指标。

● 适应证

（1）危重患者的脑血流动力学监测。

（2）对脑血管意外、脑外伤等危重患者进行长时间监护，以监测是否出现脑血管痉挛、脑血流减少、颅内高压和脑内循环停止等情况。

（3）脑死亡：TCD 是诊断脑循环停止的一个高度特异性、无创性辅助检查。但需结合其他检查一起来判断。

（4）评价外科手术的治疗效果。

● 操作方法

1. TCD 检查

（1）通电前准备：①打印机与主机、监视器连接好。②打印机内放置好打印纸。③主机接地良好，检查各部分的电源开关处于关闭位。

（2）通电：①将主机打印机及监视器插入 220 V 交流电源插座中。②先开主机开关，2～3 min 后开启监视器及打印机开关。

（3）操作：①根据检查部位选择探头：颅内血管用2 MHz探头；颅外血管用4 MHz探头；肢体血管用8 MHz探头。②记录图纸，按操作菜单进行。③打印图纸，按菜单进行。

（4）关机：①先关监视器，次关主机，再关打印机。②将各插头拔下，切断电源。③用机器罩将机器盖好。

2. 颅外颈部动脉检查　TCD的主要功能是要穿过颅骨检查颅内动脉，因此，称其为"经颅多普勒超声"，而实际上大多数厂家在配置2 MHz经颅多普勒探头同时，也配置了4 MHz或8 MHz甚至频率更高的探头，用于颅外动脉或其他表浅动脉检查。

颅外血管的严重狭窄或闭塞将引起颅内血管血流速度、搏动指数和血流方向的改变，如果不检测颅外血管而单纯只查颅内血管，就会因为缺乏颅外血管资料而无法正确评价所检测到的颅内血管的结果。因此，严格意义上TCD检查必须包括颅内和颅外血管，检查顺序为先颅外后颅内，包括左右两侧。但在实际工作中颅外动脉多通过颈动脉B超检测。

颅外脑供血动脉指所有位于心脏与颅底间向颅内供血的动脉及其分支，包括颈动脉系统和锁骨下-椎基底动脉系统。颅外动脉（extracranial artery）包括：①颈总动脉（common carotid artery，CCA）；②颈内动脉（internal carotid artery，ICA）；③颈外动脉（external carotid artery，ECA）；④锁骨下动脉（subclavian artery，SubA）；⑤椎动脉起始部（proximal segment of vertebral artery，VApro）；⑥椎动脉寰枢段或枕段（atlas segment of vertebral artery，VAatlas）。除上述血管外，必要时还要检查：①OA分支滑车上动脉（supratrochlear artery，StrA）；②ECA分支枕动脉（occipital artery，OcA）；③颞浅动脉；④颌内动脉以及桡动脉（radio artery，RA）（图49-3）。

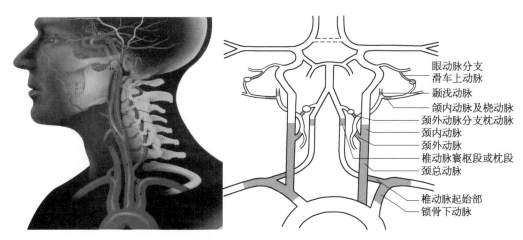

图49-3　颅外颈部动脉解剖示意图

3. TCD窗口（TCD window）　为了监测颅内动脉的血流速度，超声速必须通过头颅的三层结构。造成超声波衰减和散射的主要结构在中层（板障），即颅骨的厚度。选择颅骨骨质较薄的部位，投射的超声波可无严重衰减，这些部位称为TCD窗口，如颞窗、眼窗、枕窗（图49-4），还有下颌下窗，后者主要检测颅外段颈内动脉（ICA）的流速，临床上不常用。

（1）颞窗：位于颧弓上方，从眼眶外侧至耳之间的区域内，可以检测大脑前动脉（anterior cerebral artery，ACA）、大脑中动脉（middle cerebral artery，MCA）、大脑后动脉（posterior cerebral artery，PCA）及前后交通动脉的血流速度，是最常用的监测窗口。

（2）眼窗：用于检测眼动脉（ophthalmic artery，OA）及颅内段颈内动脉（internal carotid artery，ICA）的血流速度。

（3）枕窗：检测时，头尽量前倾，加大头颅与寰椎之间的空隙。探头放在枕骨粗隆下1～1.5 cm处，超声速指向眉弓，可观察到椎动脉（vertebral artery，VA）颅内段和基底动脉（basilar artery，BA）。

4. 颅内主要动脉的识别

（1）大脑前动脉（MCA）：①经颞窗监测，前、中、后3个颞窗均能监测，取样深度4.0～5.5 cm，确定了大脑中动脉的走行，就可以从浅至深3.5～5.5 cm，以每5 mm的间距取样来追踪脑地动脉网。

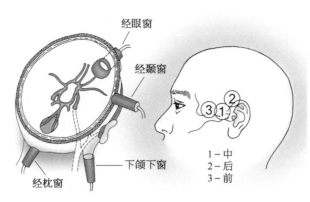

图 49 - 4　用于颅内血管定位的声窗

一般在 6.0 mm 以上的大脑中动脉信号消失。②投射角为探头向上、向后方向。③血流朝向探头,是正向多普勒频移信号。④压迫颈总动脉时信号明显消失,放开后迅速恢复。

(2) 大脑前动脉(ACA):①经颞窗监测,一般以中、后窗为主,取样深度 5.5～7.5 cm。如监测其近端信号,取样深度宜采用 5.5～6.0 cm。②血流背向探头,所以信号是负向多普勒频移。③压迫颈总动脉时在负向多普勒频移信号明显减弱或消失,同时可出现正向多普勒频移信号,这是大脑前动脉判别的主要依据之一。

(3) 大脑后动脉(PCA):①经颞窗监测,取样深度 6.0～6.5 cm。向上跟踪信号不会超过 7.0 cm。最佳投射角为探头向后、向下倾斜。②大脑后动脉前交通段的血流方向是朝向探头,所得信号是正向多普勒频移。而后交通段的血流方向是背向探头,所得信号是负向多普勒频移。继续增加取样深度,可追踪到基底动脉分叉处,此时出现双向血流。③压迫颈总动脉时大脑后动脉多普勒频移信号无明显影响。

(4) 颈内动脉颅内段:①经颞窗监测,取样深度 5.5～6.5 cm。②血流方向,当在颈内动脉终末端,大脑中动脉及大脑前动脉得分叉处时可见到正向和负向同时并存多普勒频移信号。如在分叉之上得颈内动脉,则为正向多普勒频移信号。③压迫颈总动脉时,正向多普勒频移信号明显减弱或消失,放开后恢复。大脑后动脉多普勒频移信号无明显影响。

● **注意事项**

(1) 对操作人员的要求很高,必须具备相当水平方可胜任。

(2) 保持环境安静,尽量减少各种电流、声音干扰。

(3) TCD 测定的是脑动脉的血流速度,而不是血流量。

(4) 由于各个心动周期所持续的时间不等,故所测得的频谱图像持续时间也会不等。

(5) 一旦找到最高血流信号,应避免因深度改变丢失信号;在同一声窗持续跟踪动脉血流信号并适当调整探测角度。要记住成年患者 Willis 环的正常深度范围及血流方向(表 49 - 1),也要考虑到 Willis 环的常见的解剖变异。

表 49 - 1

正常 Willis 环动脉的探测深度、血流方向和平均流速(假设声束与血管夹角为 0°)

动脉	深度(mm)	血流方向	成人平均血流速度(cm/s)
MCA M_2	30～45	双向	<80
MCA M_1	45～65	朝向探头	<80
ACA A_1	62～75	背向探头	<80
ACA A_2^+	45～65	朝向探头	<80
ICA 虹吸段	60～64	双向	<70
眼动脉	50～62	朝向探头	不定
PCA	60～80	双向	<60
基底动脉	80～100$^+$	背向探头	<60
椎动脉	45～80	背向探头	<50

注:＋:被选择患者的 ACA 的 A_2 是通过经颅彩色超声(transcranial color-coded sonography, TCCS)经颞窗检测获得。

(6) 频谱形态是由许多因素决定的,包括心排出量及血压,也包括大脑自动调节或血管收缩反应和局限性动脉损害。需标注特殊信息,如疾病状态、患者用药情况,便于所得结果结合临床症状加以分析,才能得到正确的结论。

● 临床应用

1. *颅内动脉狭窄*　颅内动脉狭窄是指各种原因造成的颅内动脉管径缩小,使通过该部位的血流阻力增加但未造成血流中断。颅内动脉狭窄在发生频率上以 MCA 最高,其次是 SCA 或 TICA,然后是椎基底动脉、PCA 和 ACA。

颅内血管狭窄诊断标准:①血流速度增快,尤其是局限性血流速度增快,但值得注意的是 TCD 只能诊断管径减少超过 50% 的颅内血管狭窄;②血流频谱紊乱(如频窗消失、涡流伴杂音)(图 49-5)。

2. *蛛网膜下腔出血后的脑血管痉挛*　脑血管痉挛指的是脑动脉迟发的持续性收缩状态。蛛网膜下腔出血(SAH)后血液的残余物与血管壁接触,从而引起脑血管痉挛。血管痉挛是 SAH 后的一种常见的并发症,它可以引起迟发性缺血性神经损害。

TCD 可以用于评价 SAH 后是否发生了血管痉挛及其严重程度,在获得基础值后动态观察脑血流,有助于评价血管痉挛治疗的效果和神经系统预后情况(图 49-6)。

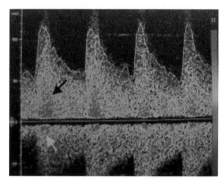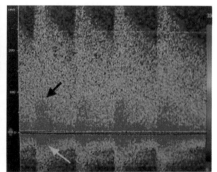

图 49-5　动脉狭窄部位湍流与涡流混杂的血流频谱

黑色箭头代表湍流,出现在收缩期;在与血流方向一致的基线的一侧,常与分布在基线两侧的涡流(白色箭头)同时存在

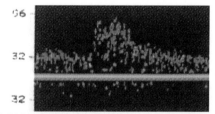

左侧大脑中动脉血流平均速度:50 cm/s,搏动指数:1.0

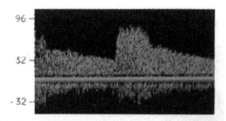

右侧大脑中动脉血流平均速度:47 cm/s,搏动指数:1.1

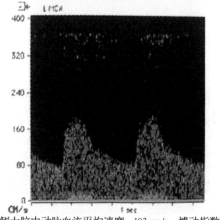

左侧大脑中动脉血流平均速度:103 cm/s,搏动指数:1.0

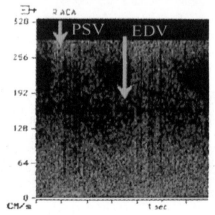

左侧大脑前动脉血流平均速度:222 cm/s,搏动指数:0.5

图 49-6　蛛网膜下腔出血患者基础 TCD 频谱(上)和血管痉挛后 TCD 频谱(下)

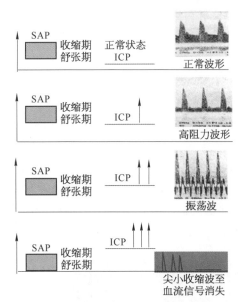

图 49-7 颅内压与外周动脉压和脑血流频谱关系
SAP：外周动脉压；ICP：颅内压

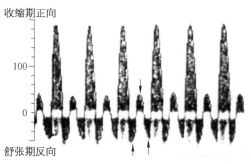

图 49-8 收缩期正向舒张期反向图谱（振荡波）

3. 颅内压增高 颅内压（intracranial pressure，ICP）是指颅腔内容物对颅腔壁上所产生的压力。正常生理情况下，颅内三大内容物（脑组织、供应脑的动脉和脑脊液——中脑组织）相对恒定，因此，颅内压在正常范围内的调节就成为脑血流量和脑脊液之间的平衡。当颅内压大于 1.77 kPa（180 mmH₂O）时，称颅内压增高。

脑灌注压（cerebral perfusion pressure，CPP）是保证脑灌注的压力，近似于外周平均动脉压与平均颅内压之差。由于在血管管径近似不变的情况下，脑灌注压变化可以由脑血流速度（CBV）变化来反映，据此建立了 TCD 测量值与颅内压的关系。

随着颅内压的不断升高，脑血流从降低到停止是一个逐渐进展的病理生理过程（图 49-7）。

4. 脑死亡 如果颅内压增高进行性加重不能得到控制，则意识障碍持续不恢复，最终导致脑死亡（brain death）。诊断脑死亡时 TCD 频率滤波应设定为低滤过状态（不高于 50 HMz），检查部位和血管：MCA、ACA、PCA、VA、BA。结果判定参照 2004 年我国脑死亡诊断标准草案。

（1）血流频谱：①振荡波在一个心动周期内出现收缩期正向（F）和舒张期反向（R）血流信号，反向与正向血流速度比值（DFI＝1－R/F）低于 0.8（图 49-8）；②尖小收缩波（钉子波）：收缩期早期单向性正向血流信号，持续时间小于 200 ms，流速低于 50 cm/s；③血流信号消失。

（2）判定血管：颅内前后循环均应出现上述血流频谱之一，前循环以双侧 MCA 为主要判断血管，后循环以 BA 为主要判断血管。

（3）注意事项：经颞窗未检测到信号需排除因颞窗不佳以及操作因素所致；重复检测（间隔时间不少于 2 h），均检测到上述频谱改变之一；除外脑室引流、开颅减压和外周动脉收缩压低于 90 mmHg 等影响脑血流的因素。

5. 脑血流微栓子监测 在房颤、颅内外大动脉狭窄、颈内动脉内膜剥脱术患者常存在脑血流微栓子。在 TCD 仪经快速傅里叶转换处理的微栓子信号（microembolic signal，MES）有两种表达方式：出现在快速傅里叶转换后多普勒频谱中的高信号和出现在快速傅里叶转换前时间窗内的纺锤形信号（图 49-9）。

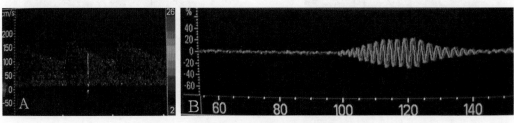

图 49-9 微栓子信号在频谱和时间窗内的图谱

（杨从山）

五十、颅内压监测

颅内压（intracranial pressure，ICP）增高是许多疾病共有的特征，持续颅内压监测通过对颅内压的动态观察既有助于诊断，又可根据压力的变化及时判断病情、制定与指导治疗措施，还有助于估计患者预后。传统的腰椎穿刺测压法只能测定一次颅内压的结果，不能动态、持续地观察颅内压的变化，且腰椎穿刺对颅内高压患者可能导致或加重脑疝，在已有脑疝的情况下，颅腔与脊髓腔不相通，腰椎穿刺的测压不能代表颅内实际的压力。

目前国内外尚缺乏理想的非创伤性颅内压监测技术进行正确和连续测量。超声多普勒为非创伤性监测技术，通过超声测定颅底动脉血流速度评估颅内压。当颅内压升高时，可见舒张期血流减慢，收缩期血流峰变陡，搏动指数增高等。当颅内压力达到舒张期血压时，可见舒张期血流消失。

放置颅内压监测器持续监测颅内压在国内外也已较广泛地应用于临床。

● **基本原理**

根据传感器置入颅外与颅内部位不同可将监护的方法分为以下两类。

1. 导管法　将导管置入颅内，与床边压力传感器相连，传感器须位于外耳道水平并以此为参考的，引流出的脑脊液或生理盐水充填导管，在床旁可持续测压。无论是体内或体外传感器都是利用压力传感器将压力转换为与颅内压力大小成正比的电信号，再经信号处理装置将信号放大后记录下来（图50-1）。

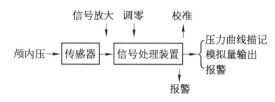

图 50-1　导管法监测颅内压原理图

根据导管放置位置不同，又可分为脑室法和蛛网膜下腔法。

（1）脑室法：脑室法使用快速颅锥钻孔，将塑料管插入侧脑室前角（图50-2A），其操作技术较简单，能准确地测定颅内压与波型，且便于调零与校准，可行脑脊液引流与促使脑水肿液的引流，便于取脑脊液进行化验和脑室内注射药物。

（2）蛛网膜下腔法：蛛网膜下腔法（图50-2B）的选用仅次于脑室法，但也需颅骨钻孔与安装插梢等，手续较麻烦，且颅内压大于200 mmHg（1 mmHg＝0.133 kPa）时，较易发生阻塞，致使读数偏低，需要经常冲洗以保证其通畅。

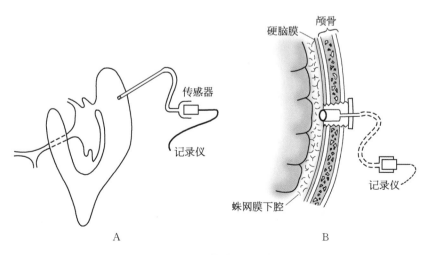

图 50-2　导管法监测颅内压
A. 脑室法；B. 蛛网膜下腔法

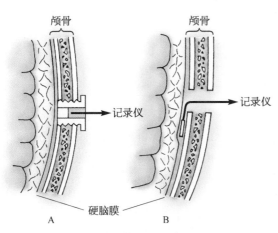

图 50-3　硬脑膜外传感器置入法
A. 硬脑膜外螺钉法；B. 硬脑膜外插入法

2. 植入法　将微型传感器置入颅内(简称体内传感器或埋藏传感器)，传感器直接与颅内组织(硬脑膜外、硬脑膜下、蛛网膜下腔、脑实质等)接触而测压。目前较为成熟的为置入硬脑膜外的螺钉法与插入法(图 50-3)。

(1) 根据传感原理不同，传感器可分为两种。①电压及电容传感器：其基本原理是变机械能为电能。②纤维光导法：近年发展的光导纤维装置较多地受到重视，它是利用光导纤维系统探测埋在颅内的球囊内微型光镜的倾斜度的变化，这种变化是通过伺服随动装置(servomechanism)测得颅内压。这种方法可用于硬脑膜外、蛛网膜下腔、脑实质与脑室内，且可用于去骨瓣后或小儿前囟门的头皮之上。其测压较准确，不必校准，装卸方便，但价格较昂贵。

(2) 置入法监测颅内压的优缺点

1) 优点：①对严重脑肿胀，脑室系统闭塞的患者，只可选用植入法。②避免了因导管阻塞而影响颅内压的监测。③减少颅内感染发生的机会。

2) 缺点：①严重脑室系统闭塞的病例数少，死亡率高，临床上需要选用植入法的患者不多。②在硬脑膜外安装传感器也需颅骨钻孔与安装特殊装置，操作过程相对复杂。③在许多情况下不能调零与校准，若长时间的应用，其稳定性与准确性不太可靠。④波型描记不如脑室导管法准确。

因此脑室导管法仍为当前临床较为简便且广泛使用的方法，监测数据较为可靠，大多数患者可选用，被临床医生认为是当前颅内压监护的"金标准"，

本节着重介绍脑室导管法。

● **适应证**

1. 急性颅脑外伤　颅内压监测用于急性颅脑创伤最具代表性。

凡脑外伤患者 GCS≤8 分者均应考虑颅内压监测，如 CT 扫描完全正常，则可暂缓。

2. 脑血管意外　可用于蛛网膜下腔出血、高血压性脑出血、大面积脑梗死等患者。

3. 颅内肿瘤　颅内压监测对颅内肿瘤患者术前、术中与术后均可应用。

4. 其他脑功能受损的疾病　凡因其他原因导致颅内压增高而昏迷的患者，如呼吸心搏骤停、呼吸道梗阻、溺水等原因引起严重脑缺氧、脑水肿与颅内压增高者，均可考虑采用颅内压监测协助控制颅内高压。其他如肝昏迷、脑炎、脑积水、Reye 综合征及其他伴有颅内压增高的儿科疾病等，均有应用价值。

● **操作方法**

(1) 常规消毒铺巾。

(2) 选取冠状缝前 1 cm 或眉间向后 13 cm，中线旁 2.5 cm 处钻骨孔(图 50-4)。

(3) 穿刺方向垂直于两外耳道连线，深度一般不超过 5 cm。

(4) 置入略硬的内径 1~1.5 mm 塑胶导管(图 50-5)，注意勿使脑脊液流出，否则初压不准确。

(5) 显示器调零。

(6) 将导管的颅外端与传感器相连测压(图 50-6)。

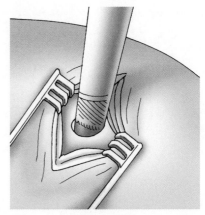

图 50-4　钻骨孔

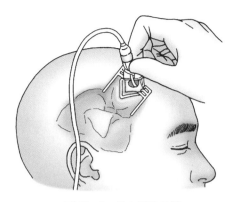

图 50-5　置入塑胶导管

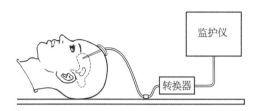

图 50-6　脑室法颅内压监测

● **临床应用**

1. 颅内压的分级　颅内压持续超过 15 mmHg 称为颅内压增高，根据颅内压的不同，将其分为四级。

（1）正常：5～15 mmHg。

（2）轻度升高：15～20 mmHg。

（3）中度升高：20～40 mmHg。

（4）重度升高：大于 40 mmHg。

如果颅内压接近平均动脉压，实际上已无血液向脑内灌注，患者濒临脑死亡。目前，国际上多采用 20 mmHg 作为进行降颅压治疗的临界值。

2. 颅内压的波形分析及趋势图　连续记录下来的正常颅内压波的曲线是由脉搏波以及因呼吸运动而影响着颅内静脉回流的增减而形成的波形。所以颅内压力波的组成与动脉的灌流与静脉的引流两个因素有关，当快速记录时（80～200 mm/min），这两种波形都可以分别从图像上看出来（图 50-7）。

但进行颅内压监测时常持续记录数日，因此压力图像常用慢记录表示，当慢记录时（2 mm/min），则各波互相重叠，组成一粗的波状曲线。曲线的上缘代表收缩期颅内压，下缘代表舒张期颅内压，舒张压加 1/3 的脉压（收缩压－舒张压）为平均颅内压（图 50-8）。

颅内压波形组成的基本单位与脉搏密切相关，其波形与脉搏波很相似。这种脑脊液波动的波型当快速描记时（通常线速为 10～25 mm/s）可描记为图 50-9。

压力-容积反应（pressure-volume reaction, PVR）　指单位容量变化所致的压力变化程度，代表颅腔代偿能力的高低，应用于脑室外引流或脑室法颅内压监护患者甚为方便。先测出基础颅内压，然后转动三通，放出 1 ml 脑脊液，再测出颅内压下降的幅度。如果 PVR 大于 3 mmHg，说明颅腔已经失代偿，下降的幅度越大，则失代偿的程度越严重。

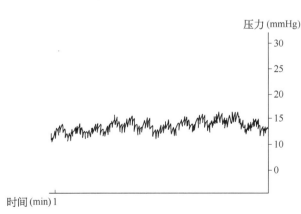

图 50-7　快记录颅内压监测波（80 mm/min）

大波是呼吸波；小波是脉搏波

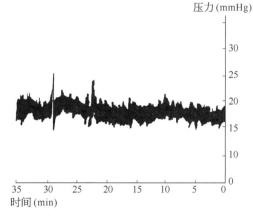

图 50-8　慢记录颅内压监测波（2 mm/min）

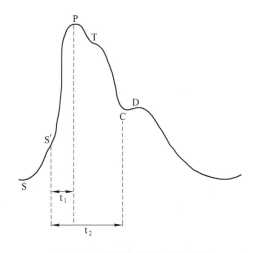

图 50-9　正常脑脊液波形示意图

P：冲击波；T：潮波；C：切迹；D：重搏波；
T1：上冲时间；T2：S′-C 时间；S：底线；S′：上升起点

压力-容积指数（pressure-volume index，PVI）指压力-容积曲线的斜率，反映颅腔的顺应性，PVI 较为敏感，有预测性。故在临床上更为实用、可靠。①颅内压将发生轻度升高：PVI<25 ml。②中、高度颅内压升高，但尚能控制：PVI<20 ml。③脑血管麻痹，颅内压升高：PVI<13 ml，此时患者往往表现为昏迷、柯兴氏反应和呼吸不规律，对治疗反应甚差，病情多不可逆，预后极差。

颅内压的波形根据波形形状可分为 A、B、C 三种：

（1）C 型波：为正常或接近正常的波形，其特征为压力曲线较为平坦，波幅一般 5～10 mmHg，小的起伏为呼吸及心跳波的影响（图 50-10）。

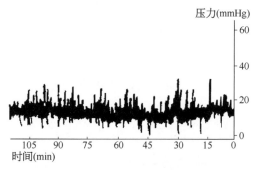

图 50-10　C 型正常颅内压波形

（2）B 型波：异常波形，其特点是在正常压力波的背景上出现短时骤升骤降的高波，一般不超过 50 mmHg，类似于脑电图上的负向尖波（图 50-11）。如出现 B 型波，随颅内压的增高，B 波频繁出现，每分钟可达 0.5～2 次。此时颅内压为中、高度升高，压力容积指数 PVI 均小于 18 ml。"斜坡波"（Ramp wave）为 B 波的变异，可见于脑积水的患者。

（3）A 型波：也称高原波，表现为压力突然升至 50～100 mmHg，持续 5～20 min 后又骤然降到原水平或更低（图 50-12）。A 型波出现的时间不规律，病情越重，其持续的时间越长。此时，颅内压严重升高，PVI 为 8.4～2.6 ml。A 型波频繁出现，提示颅腔的代偿功能已接近衰竭，病情危重，预后不良。

● **并发症**

1. 感染　监测过程中应始终注意无菌操作，一般监测 3～4 天为宜，时间愈长感染的机会也逐渐增

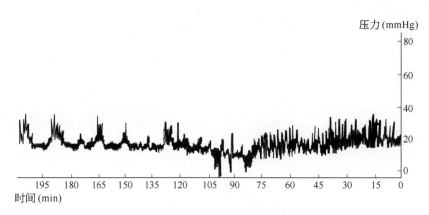

图 50-11　B 型颅内压波形

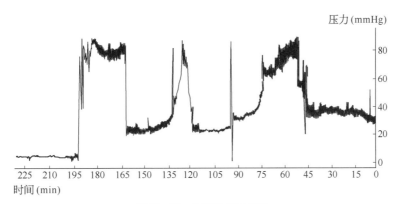

图 50-12　A 型颅内压波形

多。感染轻者为伤口感染,重者可发生脑膜炎、脑室炎和脑内血肿。

2. 颅内出血　颅内出血是颅内压监测中严重致命性合并症,颅内出血也与凝血机制障碍或监测系统安置中的多次穿刺有关。

3. 医源性颅内高压　通常发生在技术失误的情况下,如管道冲洗系统开放过度或意外将其连接至输液通路,在颅内顺应性降低的情况下,即使颅内容量增加 1 ml,颅内压增高即能达 5 cmH$_2$O 以上。

4. 脑实质损伤　脑室穿刺方向不当常可损伤尾核、内囊或丘脑前部的神经核群,而监测装置放入过深,常损伤下丘脑。

● 注意事项

(1) 为了获得准确的监测数据,监测的零点参照点一般选择患者平卧或头高 10°～15°时外耳道的位置。监测前记录仪与传感器需调零。

(2) 颅内压至少应维持 3 mmHg 以上,否则表示导管可能不通畅。

(3) 行控制性持续性闭式引流术时,压力控制在 15～20 mmHg 是很重要的,不能将压力控制过低,否则会引起脑室塌陷,而且达不到对蛛网膜下腔出血引起脑积水与脑血管痉挛的治疗效果。行脑脊液引流期间定期(4～6 h)关闭引流管测压,了解颅内压。

(4) 应避免非颅内情况引起的颅内压增高而进行颅内压监测,如呼吸道不通畅、躁动、体位不正、高热等。

(陈　志)

五十一、ICU 患者镇痛镇静监测技术

镇痛与镇静治疗是指应用药物或非药物手段消除疼痛、焦虑和躁动,催眠并诱导顺行性遗忘的治疗。重症患者由于环境、疼痛、有创操作和监测措施及对未来命运的忧虑等原因,常产生不同程度的精神状态,出现烦躁、焦虑或谵妄等,影响了医疗措施的顺利进行,更易加重病情。ICU 患者中 70% 存在焦虑,50% 有痛苦的回忆,因此镇痛镇静治疗已成为 ICU 的常规治疗,其药物的选择、治疗的目标及器官功能改善与麻醉中的镇静镇痛有很大差别。

● 目的和意义

(1) 消除或减轻患者的疼痛等躯体不适感,减少不良刺激及交感神经系统的过度兴奋,减轻炎性反应。

(2) 改善患者的睡眠质量,诱导遗忘。

(3) 减轻或消除焦虑、躁动和谵妄,防止患者的无意识行为对治疗产生不良影响,保护患者的生命安全。

(4) 降低患者的代谢率,减少氧耗,减轻各器官的代谢负担,减少器官损害。

镇痛与镇静治疗并不等同。存在疼痛因素的患

者,应首先实施有效的镇痛治疗,而镇静治疗则是在祛除疼痛因素的基础上帮助患者克服焦虑,诱导睡眠和遗忘的进一步治疗。

● 适应证

1. 疼痛 疼痛是机体遭受各种伤害性刺激而产生的一种复杂的感觉,常伴有不愉快的情绪活动和防卫反应。

2. 焦虑 焦虑是一种强烈的忧虑、不确定或恐惧状态。50%以上的 ICU 患者可能出现焦虑症状,其特征包括躯体症状(如心慌、出汗)和紧张感。

3. 躁动 躁动是指伴有不停动作的易激惹状

态,也可以说是伴随着挣扎动作的极度焦虑状态。在 ICU 中,70%以上的患者发生过躁动。

4. 谵妄 谵妄是多种原因引发的一过性的意识混乱状态,短时间内出现意识障碍和认知功能改变是谵妄的临床特征。

5. 睡眠障碍 睡眠障碍的类型包括:失眠、过度睡眠和睡眠-觉醒节律障碍等。

（一）镇痛镇静的监测

● 镇痛镇静监测的步骤

ICU 患者常常因疼痛、焦虑、谵妄等原因需给予镇痛镇静治疗,治疗前及治疗过程中需要进行监测,具体步骤如下(图 51-1):

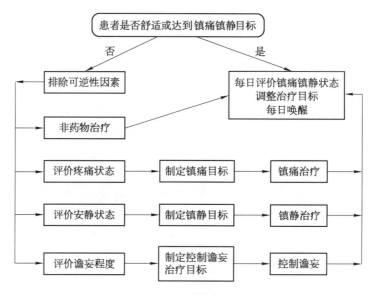

图 51-1 镇痛镇静监测的步骤

● 疼痛状态及镇痛疗效的评价

疼痛评估应包括疼痛的部位、特点、加重及减轻因素和强度,患者的主诉是评价疼痛程度和镇痛效果最可靠的标准。对于 ICU 患者,应常规进行疼痛的监测和评估。

常用的主观评分方法

(1) 语言评分法(verbal rating scale,VRS):按从疼痛最轻到最重的顺序以 0 分(不痛)至 10 分(疼痛难忍)的分值来代表不同的疼痛程度,由患者自己选择不同分值来量化疼痛程度。不足之处在于需要记忆或具有一个 VRS 书写的词表。

(2) 视觉模拟评分法(visual analogue scale,VAS):用一条 100 mm 的水平直线,两端分别定为

不痛到最痛(图 51-2)。由被测试者在最接近自己疼痛程度的地方画垂线标记,以此量化其疼痛强度。VAS 已被证实是一种评价老年患者急、慢性疼痛的有效和可靠方法。该法已广泛在临床使用,并行之有效。

(3) 数字评分法(numeric rating scale,NRS):是一个从 0~10 的点状标尺,0 代表不疼,10 代表疼痛难忍(图 51-3),由患者从上面选一个数字描

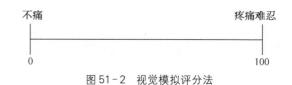

图 51-2 视觉模拟评分法

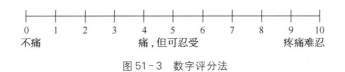

图 51-3 数字评分法

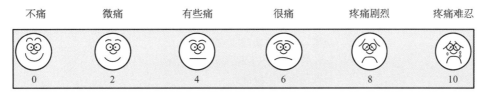

图 51-4 面部表情评分法

述疼痛,既可以用口述也可以用书写方法表示,用于评价老年患者急、慢性疼痛。

(4)面部表情评分法(faces pain scale,FPS):由六种面部表情及 0~10 分(或 0~5 分)构成,程度从不痛到疼痛难忍(图 51-4)。由患者选择图像或数字来反映最接近其疼痛的程度。FPS 与 VAS、NRS 有很好的相关性,可重复性也较好。

(5)术后疼痛评分法(Prince-Henry 评分法):从 0 分到 4 分共分为 5 级(表 51-1),主要用于胸腹部手术后疼痛的测量。对于手术后因气管切开或气管插管无法交流的患者应在术前训练其用 5 个手指表示。

表 51-1

术后疼痛评分法(Prince-Henry 评分法)

分值	描述
0	咳嗽时无疼痛
1	咳嗽时有疼痛
2	安静时无疼痛,深呼吸时有疼痛
3	安静状态下有较轻疼痛,可以忍受
4	安静状态下有剧烈疼痛,难以忍受

患者的主诉是评价疼痛程度和镇痛效果的最可靠标准,VRS、VAS 等主观评价标准需要患者和医务人员进行交流,但患者处于肌松等无法交流状态时只能通过行为参数和生理指标等非特异性指标进行评价,但这些指标容易受观察者主观因素的影响。

对于不能描述疼痛但运动功能正常的患者,疼痛行为量表(Behavioral pain scale,BPS)和重症监护疼痛观察工具(Critical-care pain observation tool,CPOT)是用于监测疼痛最为准确、可靠的行为量表。

1)疼痛行为量表(Behavioral pain scale,BPS):疼痛行为量表由面部表情、上肢活动和人机同步性三个部分所组成,每部分为 1~4 分,总分为 3~13 分。得分越高提示疼痛程度越强(表 51-2)。

表 51-2

疼痛行为量表

项目	描述	得分
面部表情	自然放松	1
	部分扭曲(如皱眉)	2
	全部扭曲(如闭眼)	3
	做鬼脸	4
上肢活动	无活动	1
	部分屈曲	2
	上肢手指均屈曲	3
	上肢强直收缩	4
人机同步性	人机同步性良好	1
	除咳嗽外,多数时间同步性好	2
	人机对抗	3
	机械通气无法进行	4

2)重症监护疼痛观察工具(critical-care pain observation tool,CPOT):重症监护疼痛观察工具不仅适用于经口气管插管的患者,也适用于拔管后患者的疼痛评估,在临床上应用广泛,其有面部表情、肢体活动、肌张力、人机同步性或患者发声四个部分组成,每个部分为 0~2 分,总分为 8 分。得分越高提示疼痛程度越强(表 51-3)。

表 51 - 3

重症监护疼痛观察工具

项目	描 述	得分
面部表情	自然放松	0
	面部肌肉部分扭曲(如皱眉等)	1
	面部肌肉全部扭曲(如紧闭双眼)	2
肢体活动	无活动	0
	缓慢谨慎的运动,触碰疼痛部位	1
	拽拉管道,试图坐起,肢体强烈活动	2
肌张力	对被动活动不做抵抗	0
	对被动活动做抵抗	1
	对被动活动剧烈抵抗,导致其无法完成	2
人机同步性	人机同步性良好	0
	警报自动停止	1
	人机对抗	2
或患者发音	发音正常或不发音	0
	叹息低泣	1
	喊叫哭泣	2

● **镇静状态及镇静疗效的评价**

定时评估镇静深度有利于调整镇静药物及其剂量以达到预期目标。理想的镇静评分系统应:①准确监测患者的镇静状态,其与临床镇静效果有较好的相关性;②数据正确可靠;③能为临床医师提供有利的帮助;④监测设备不受电磁与其他电器设备的干扰。目前临床常用的、评估 ICU 患者镇静质量和深度最为有效和可靠的工具包括 Richmond 镇静躁动评分(RASS)和 Riker 镇静躁动评分(SAS)。

1. 常用的主观评分方法

(1) RASS 评分:分为 9 级,是临床上使用最为广泛的镇静评分,目标镇静评分为 0～－2 分(表 51 - 4)。

(2) SAS 评分:根据患者 7 项不同的行为对其意识及躁动程度进行评分(表 51 - 5),目标镇静评分为 3～4 分。

表 51 - 4

RASS 评分

评分	临 床 特 点
+4	有攻击性,对医护人员有直接威胁
+3	试图拔除自身的各种导管
+2	频繁无目的的活动,经医护人员劝解不能改善
+1	焦虑不安,经医护人员劝解可以改善
0	清醒安静
−1	清醒,呼之睁眼与呼唤者有眼神交流,时间超过 10 s
−2	清醒,呼之睁眼与呼唤者有眼神交流,时间短于 10 s
−3	对声音和疼痛刺激有反应
−4	对声音刺激无反应,对疼痛刺激有反应
−5	对声音和疼痛刺激均无反应

表 51-5

SAS 评分

评分	描述	临床特点
7	危险的躁动	拔除气管插管和其他导管,翻越床栏,打医务人员
6	异常躁动	反复解释后仍无法安静,咬气管插管,需要物理约束
5	躁动	焦虑和中度躁动,要求坐起,言语指令后安静
4	安静合作	安静,易于叫醒,听从指令
3	镇静	难以叫醒,呼唤或轻摇后醒来但又睡着,听从简单指令
2	过度镇静	躯体刺激后醒来,但无法交流,不听从指令,可有自主活动
1	无法唤醒	强烈刺激后无或仅有极小反应,无法交流或听从指令

2. 常用的客观评价方法

(1)脑电图:脑电图能直接反映镇静剂作用后的神经电生理变化,在深度镇静状态下,波形变为高幅、低频信号,它只能粗略反映麻醉深度的变化。

(2)心率变异性(heart rate variablity,HRV):被认为是自主神经系统对心血管调节的反应,通常将 HRV 划分为高频(>0.1 Hz)和低频(0.05~0.1 Hz)两种。高频反映副交感神经活性,低频由调节心脏的交感和副交感共同传导,与外周血管舒缩张力和压力反射有关,已被证明可以作为镇静深度评价的辅助手段。

(3)脑电双频谱指数(bispectral index,BIS):具体内容见本节"脑电双频谱指数"部分。

(4)患者状态指数(patient state index,PSI):是临床上较新的镇静监测方法,通过收集 4 道脑电图的信息,实时诊断脑电图波形,并提供量化值(0~100)。PSI 与 BIS 读数的意义见表 51-6。

(5)听觉诱发电位指数(auditory evoked potential index,AEPindex):电极连接方式同 BIS 监测,患者双耳戴上耳机,给予 70 db(高于正常人听阈)、5.9 Hz 的刺激,刺激时间为 1 ms,使用 0 到 100 之间的数值来表示,一般 60~100 为清醒状态,40~60 为睡眠状态,30~40 为浅麻醉状态,30 以下为临床麻醉状态,与 BIS 相比两者均能够反应患者的镇静状态,但当由无意识转为有意识时 AEP 更为敏感(具体内容见本节"听觉诱发电位指数"部分)。

● 谵忘的评价

谵妄的诊断主要依据临床检查及病史。目前推荐使用"ICU 谵妄诊断的意识状态评估法"(the confusion assessment method for the diagnosis of delirium in the ICU,CAM-ICU)(表 51-7)。

表 51-6

PSI 与 BIS 读数的意义

BIS 值	临床意义	PSI 值	临床意义
100	完全清醒状态	50~100	轻度镇静状态
70	深度镇静状态		
60	一般镇静状态	25~50	理想镇静状态
40	深睡眠状态		
20	爆发抑制状态	0~25	深睡眠状态
0	无脑电活动		

表 51-7

ICU 谵妄诊断的意识状态评估法(CAM-ICU)

临床特征	评价指标
1. 精神状态是否突然改变或起伏不定	患者是否出现精神状态的突然改变 过去 24 h 是否有反常行为。如时有时无或时而加重时而减轻 过去 24 h 的镇静评分(SAS 或 RASS)和昏迷评分(GCS)是否有波动
2. 注意力散漫	患者是否有注意力集中困难? 患者是否有保持或转移注意力的能力下降? 患者注意力筛查(ASE)得多少分 若患者已经脱机拔管,需要判断其是否存在思维无序或不连贯。常表现为对话散漫离题、思维逻辑不清或主题变化无常,如: 1. 石头会浮在水面上吗? 2. 海里有鱼吗? 3. 一磅比两磅重吗? 4. 你能用锤子砸烂一颗钉子吗? 在整个评估过程中,患者能否跟得上回答问题和执行指令,如: 1. 你是否有一些不太清楚的想法? 2. 举这几个手指头(检查者在患者面前举两个手指头) 3. 现在换只手做同样的动作(检查者不再用重复动作)
3. 思维无序	清醒:正常、自主的感知周围环境,反应适度 警醒:过于兴奋 嗜睡:嗜睡但易于唤醒,对某些事物没有意识,不能自主、适当地交谈
4. 意识程度的变化(指清醒以外的任何意识状态:如警醒、嗜睡、木僵或昏迷)	给予轻微刺激就能完全觉醒并应答适当 昏睡:难以唤醒,对外界部分或完全无感知,对交谈无自主、适当的应答。当予强烈刺激时,有不完全清醒和不适当的应答,强刺激一旦停止,又重新进入无反应状态 昏迷:不可唤醒,对外界完全无意识,给予强烈刺激也无法进行交流

注:若患者有特征 1+2,或者+3,或者+4,就可诊断为谵妄。

● **睡眠的评价**

患者自己的主诉是睡眠是否充分的最重要的指标,如果患者没有自述能力,由护士系统观察患者睡眠时间不失为一种有效措施,也可采用图片示意等方式来评估睡眠。

(刘 宁 顾 勤)

(二)脑电双频谱指数

脑电双频谱指数(BIS)是利用双频分析的方法将脑电图(EEG)的信号转化成简单的数字信号的监测手段。它综合了脑电图中频率、功率、位相、波谱等特性,包括更多的原始脑电图的信息,能够准确反映大脑皮质功能状况,被公认为是评估意识状态、镇静程度最敏感、准确的客观指标(图 51-5)。

脑电双频分析是通过定量分析脑电图各组分之间相位偶联关系而确定信号的二次非线性特性和偏离正态分布的程度,相位偶联是指组成脑电复合波一个成分的相位角依赖于其他成分的相位角,双频谱是傅立叶转换的二阶自协方差,双频谱是复数值,为了方便临床使用,故将其转换成简单的指数形式 BIS。用 0~100 之间的数值来表示。数值越大,反映意识状态越浅,直到完全清醒,数值越小,意识状态越深。BIS 值 85~100 代表正常状态,65~84 代表镇静状态,40~64 代表麻醉状态,低于 40 可能出现爆发抑制。

● **适应证**

(1) 麻醉深度的监测。

(2) 监测镇静程度。

● **操作方法**

(1) 根据患者的年龄及前额的大小选择合适的传感器。

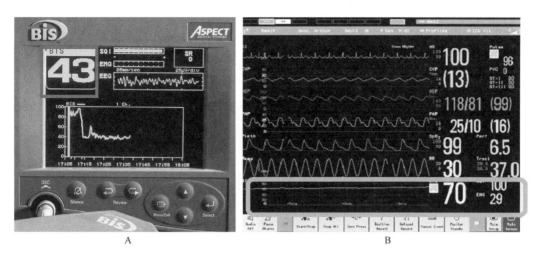

图 51-5　BIS 在不同监护仪上的监测
A. Aspect 监护仪监测 BIS 及脑电图情况；B. Philips 监护仪中的 BIS 监测情况

（2）正确连接传感器和导线，并连接于机器（图 51-6 和图 51-7）。

（3）用酒精擦干前额的皮肤并晾干酒精。

（4）将传感器放置于前额上，鼻跟上方约 5 cm 处定位为 1 号传感器，眉毛的正上方定位为 2 号传感器，眦角和发际之间的太阳穴处定位为 3 号传感器（眼角水平）（图 51-8）。

（5）按压每个传感器周围，用指尖轻压传感器 5 s 确保传感器与皮肤紧密接触。

（6）打开电源开关，可见波形及数值的显示。

● **注意事项**

（1）在解释 BIS 时，应结合其他临床指标进行综合判断。

（2）皮肤接触不良、肌肉活动或僵直、身体移动、持续的眼部活动、传感器位置不当以及异常或过度的电子干扰均可能影响监测结果。

（赵　波）

（三）听觉诱发电位

诱发电位（evoked potential，EP）是中枢神经系统在感受外在或内在刺激过程中产生的生物电活动。诱发电位与自发脑电活动相比较而言，其基本特征是与刺激存在明显的锁时关系，重复刺激时波形和幅度基本相同，而自发脑电却无极性亦不规律，呈现杂乱的电位变化。

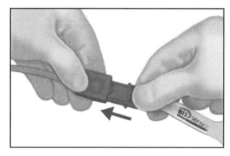

图 51-6　连接传感器

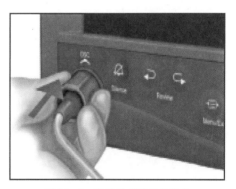

图 51-7　连接传感器于监护仪

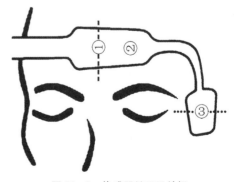

图 51-8　传感器放置于前额

临床常用的诱发电位多为感觉诱发电位,又依刺激不同,分为躯体感觉诱发电位(somatosensory evoked potentials,SSEP)、听觉诱发电位(auditory evoked potentials,AEP)和视觉诱发电位(visual evoked potentials,VEP)。围手术期监测主要采用听觉诱发电位,也用来判断患者的昏迷状态。

听觉诱发电位是通过声响刺激,用头皮电极记录到的一系列不同潜伏期的波形,表示刺激通过脑干听觉通路到达皮质的传递过程。根据波峰潜伏期的不同,即从刺激开始至波峰出现的时间将听觉诱发电位分为短潜伏期听觉诱发电位(BAEP)(刺激开始至波峰出现的时间小于 10 ms)、中潜伏期听觉诱发电位(MLAEP)(刺激开始至波峰出现的时间为 10～50 ms)和长潜伏期听觉诱发电位(LLAEP)(刺激开始至波峰出现的时间大于 50 ms)(图 51-9)。

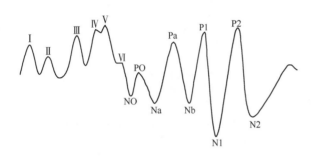
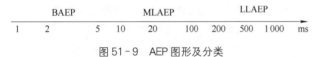

图 51-9　AEP 图形及分类

潜伏期是诱发电位重要的参数之一,潜伏期的长短与冲动传导经过的突触数目、神经传导速率、感觉通路的长度等有关。短潜伏期诱发电位的神经发生源与刺激点近,麻醉药对其影响小,从头皮记录时,其波幅低于自发脑电,但潜伏期和波的形状却比中、长潜伏期稳定,是目前临床监测中应用最多的一种。中潜伏期诱发电位发生于脑皮层,与皮质特异的感觉区相关性较好,可被麻醉药或过度通气等生理因素改变,当相关的脑皮质区域有损伤时,监测意义很大。目前研究较多的是中潜伏期诱发电位(MLAEP)。而长潜伏期诱发电位主要发自额叶皮质和相关部位,在清醒状态即显示很大的个体差异,不适于麻醉深度的监测。

AEP 用于临床的最大障碍在于其电生理方法和波形的识别较为复杂。MLAEP 由 Na、Pa、Nb

和 P1 等一系列组成,将 MLAEP 波形振幅数量化为听觉诱发电位指数 AEP index,使其能够进行线性分析,更迅速的反映麻醉、镇静和昏迷的深度变化。

经典的 AEP index 是采用移动时间平均数(moving time average,MTA)模式得出的,是在进行 256 次扫描后取平均数得出,每个扫描需 144 ms,获取信号的时间延迟为 36.9 s。在 MTA 基础上采用外因输入的自动回归(autoregressive model with exogenous input,ARX)模式获得 AEP index。这种利用 ARX 模式提取 MLAEPs 得出的 AEP index 临床上也称为 AAI(A-Line ARX Index)。AAI 的数据表示范围为 0～100,数值越大反映麻醉、昏迷越浅,直到完全清醒;相反,数值越小反映麻醉越深(图 51-10)。

以下以 DANMETER 公司的 A-Line 监测仪为例,介绍其使用方法。A-Line 是 DANMETER 公司生产的首次使用 ARX 模式提取 AEP 信号进行处理的 AEP 监测仪。它通过耳机给予声音刺激,并通过连接在受试者身上的电极采集脑电图信号进行分析来监测催眠深度,是一种无创伤的监测手段。由主机,电极线以及耳机构成(图 51-11)。

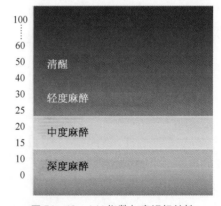

图 51-10　AAI 指数与意识相关性

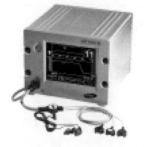
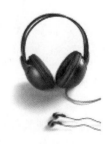

图 51-11　A-Line 监测仪

● **操作方法**

（1）接通电源，并将电极线、耳机与主机连接好。

（2）按蓝色开关键打开监护仪，监护仪自动进入自检程序，自检结束后进入待机状态。

（3）用水、肥皂或湿的纱布清洁并摩擦电极连接处的皮肤，以减少电阻，待皮肤干燥后按图51-12所示连接电极；由于监测仪先进的信号处理系统，只要电极连接位置在相差2 cm内，对AAI的数值不会有显著的影响，但电极连接位置应尽量在肌纤维少处，以得到最好的信号传导。

（4）给受试者戴上耳机，并确保可以听到连续的"嗒塔"声，给予声音刺激。

（5）主机屏幕上出现AEP波形、AAI指数以及AAI趋势图（图51-13）。可以根据AAI指数来判断受试者麻醉、镇静和昏迷的深度。

（6）使用结束，关机，并取下连接在受试者身上的电极和耳机。

● **优点与缺点**

1. **优点**　与BIS比较，AAI对意识状态的监测有以下几个优点：①BIS反映皮质EEG，与稳态下在脑内代谢的麻醉药量相关，随着脑内麻醉药的代

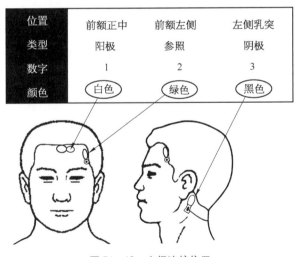

位置	前额正中	前额左侧	左侧乳突
类型	阳极	参照	阴极
数字	1	2	3
颜色	白色	绿色	黑色

图51-12　电极连接位置

该图所示为电极放置在左侧时的情况，电极也可以放置于右侧

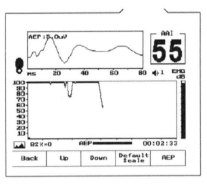

图51-13　A-Line监测仪屏幕

谢清除，BIS逐渐升高，显示恢复期麻醉深度的渐进性变化，但不能监测到意识恢复时的突然变化。而AAI在意识消失前后有显著性差异，能够快速确定患者的意识状态，监测从无意识向有意识的转变比BIS更高级。②AAI是听觉刺激产生的诱发电位反应，除了反映大脑特定的皮层活动外，还反映特定的皮层下通路（包括脊髓）的活动，一些研究显示AAI可能对有害刺激的体动反应有一定的预见性；而BIS仅是大脑皮层活动的指标，不能预见有害刺激的体动反应。③BIS作为镇静催眠药的监测，只监测镇静深度，而AAI能提供手术刺激、镇痛、镇静及催眠等多方面的信息。当伤害性刺激得到完全阻滞时，只用少量的镇静药就可以获得稳定的麻醉深度，同时麻醉时只监测镇静深度，用BIS即可做到；如伤害性刺激未得到充分阻滞时，其刺激可激动交感神经系统和提高患者的清醒水平，引起术中知晓以及体动。使用大量镇痛药后，BIS又难于预测体动，在这种情况下，只有AAI才能全面反映麻醉深度，预测体动和术中知晓。

2. **缺点**　AAI虽然具有监测灵敏，反映麻醉深度全面的优点，但也有使用局限性，如：对不同的患者存在个体差异性；受血液稀释，低温等因素的影响；在麻醉药物非稳态药代动力学模型下，与意识变化的关系有巨大的差异性等。

（胡柳景亮）

五十二、腰椎穿刺术

腰椎穿刺术是一种常见的临床操作,用于检查脑脊液的性质、测定颅内压等。对诊断脑膜炎、脑血管病变、脑瘤等神经系统疾病有重要意义。有时也可用于鞘内注射药物,以及了解蛛网膜下腔是否阻塞等。

● 适应证

(1) 采集和检验分析脑脊液,判断是否存在感染、蛛网膜下腔出血或癌性脑膜炎等。

(2) 测量颅内压。

(3) 引流脑脊液。

(4) 鞘内注射药物,用于麻醉、控制感染或肿瘤化疗等。

(5) 放置硬膜外引流的初步操作。

(6) 某些交通性脑积水分流术前预判手术效果的初步操作。

(7) 鞘内注射造影剂,目前已少用。

● 禁忌证

(1) 已知或怀疑颅内高压可疑或已经出现脑疝者。

(2) 已经或怀疑颅内特别是幕下或高位颈髓占位性病变者。

(3) 非交通性脑积水者。

(4) 穿刺部位感染者。

(5) 严重凝血障碍者。

(6) 已知或怀疑颅内动脉瘤的患者是否可以腰穿存在争议。

(7) 完全性椎管阻塞是相对禁忌证。

● 操作方法

1. 体位　最常用的体位是侧卧位和坐位。侧卧位时要求两肩及两髂嵴连线互相平行并共同垂直于地平面。为了扩大棘突间的距离,可令患者头颈部和两膝尽量屈向胸部,使腰部屈曲。过度肥胖、脊柱侧凸或需要收集大量脑脊液的患者可采用坐位(图 52-1)。

2. 选择穿刺点　以两髂后上嵴连线与后正中线的交叉处为穿刺点,一般取第 3、4 腰椎棘突间隙(图 52-2),有时也可在上一或下一腰椎间隙进行。对于患儿需要采取腰椎穿刺术时,多采用腰 4 至腰 5 或腰 5 至骶 1 间隙。

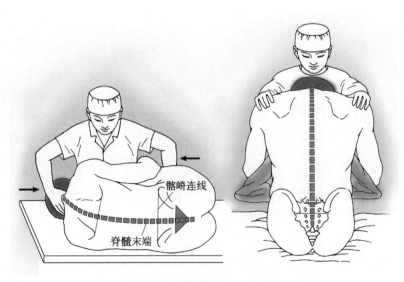

髂嵴连线

脊髓末端

图 52-1　腰椎穿刺术常用体位

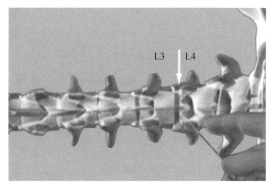

图 52-2 穿刺点的选择

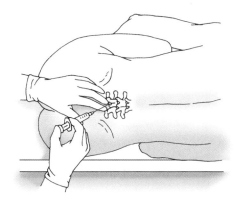

图 52-3 局部麻醉

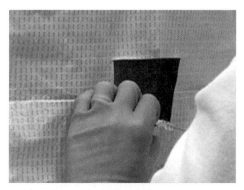

图 52-4 腰穿针的进针方向

3. 消毒铺巾 消毒穿刺部位,铺无菌巾。

4. 局部麻醉 以左手示指和中指触及所选定的椎间隙,并分别放在椎间隙两侧,用 1% 利多卡因局部麻醉。麻醉进针对后继的穿刺针的刺入有一定的导向作用(图 52-3)。

5. 进针 将带有针芯的腰穿针从局麻皮肤处进针。腰穿针略向头侧方向穿刺,大约呈 $10°\sim15°$ 角。这一点对于老年人或腰 5 至骶 1 间隙穿刺显得尤为适用(图 52-4)。

6. 穿刺针进入蛛网膜下腔 穿刺过程中始终保持针道的中线位置,当出现突破感时表明已穿过黄韧带与硬脊膜,硬脊膜-蛛网膜被穿透后,穿刺针即进入蛛网膜下腔(图 52-5)。

7. 确定是否进入蛛网膜下腔 抽出针芯,检查有无脑脊液流出。如无脑脊液流出,放回针芯再进针少许或微调进针方向。

8. 测压 压力计测定脑脊液压力,释放脑脊液前后均应监测脑脊液压力(图 52-6)。

9. 留取脑脊液送检 试管收集脑脊液(图 52-7),送常规、生化、培养等相关检查。

10. 拔出穿刺针 放回针芯,拔除穿刺针。

11. 腰穿结束后体位 颅内压力不高者术后去枕平卧 6 h,防止低颅压性头痛。有颅高压者仍采用头高卧位。

● **注意事项**

(1)生长发育过程中,脊柱的生长快于脊髓生长,造成脊髓圆锥部逐渐上移。超过 90% 的成年人脊髓末端位于腰 1 至腰 2 之间。儿童脊髓高度低于成人,腰穿位置应相应地改变。

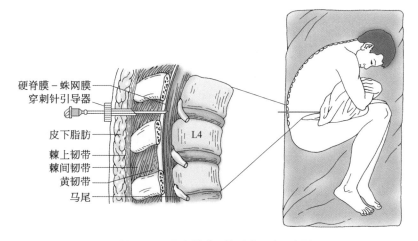

硬脊膜-蛛网膜
穿刺针引导器
皮下脂肪
棘上韧带
棘间韧带
黄韧带
马尾

L4

图 52-5 腰穿针进入蛛网膜下腔示意图

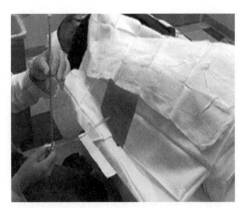

图 52-6　测定脑脊液压力

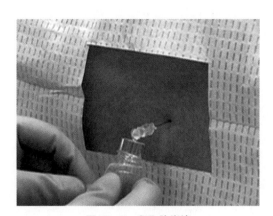

图 52-7　留取脑脊液

（2）对于腰穿证明为颅内高压的患者，即使不释放脑脊液，少数患者仍会因硬脊膜处穿刺点处脑脊液的持续性外漏而导致病情加重，应予以重视。

（王茂华　苏　正）

五十三、颅内血肿钻孔引流术

脑出血是严重危害人类健康的常见病，颅内血肿根据出血部位和出血量，采用非手术治疗和手术治疗。传统的开颅清除血肿，虽能彻底清除血肿，但对于危重患者而言手术创伤大，年老体弱者则更难以耐受手术，术后也很容易出现相关并发症，即使在严格控制适应证的情况下也难以提高疗效。颅内血肿微创清除技术是 CT 定位病灶的情况下进行微创清除血肿，患者在局麻的条件下，应用直径 3 mm 的血肿碎吸针进入颅内到达血肿部位，由尿激酶和肝素组成的血肿液化剂通过血肿碎吸针均匀地分布到血肿内，可以在保持颅内压平稳的情况下对血肿进行持续引流、置换，并可通过有效的止血技术对再出血进行防治。该操作简便，易固定，密闭性好，极大地简化了治疗颅内血肿的步骤，在治疗上突破了对患者年龄及身体状况的限制，是目前治疗颅内血肿特别是高血压脑出血的一种理想方法。

● 适应证

（1）亚急性、慢性硬膜下血肿。

（2）脑实质内出血：适用于急性期幕上血肿，量 20～30 ml，中线移位小于 0.5 cm，格拉斯哥昏迷评分大于或等于 12 分，未出现恶性高血压。

（3）脑出血 Ⅴ 级患者；一般状况较差、年龄较大的患者；合并有心脏、肝肾功能障碍的患者；不能接受开颅手术的患者。

● 禁忌证

（1）怀疑有动脉瘤、先天性脑血管病的患者，应首先考虑开颅手术。

（2）颅内重要血管周围的出血者。

（3）短时间内血肿有明显扩大者。

（4）出现脑疝症状的患者。

● 操作准备

1. 患者准备

（1）头皮备皮。

（2）术前根据患者情况给予镇痛镇静、控制血压等治疗。

（3）密切监测呼吸频率、幅度、指脉氧饱和度、心率和血压等生命体征。

2. 器械准备　根据血肿位置及深度选择血肿碎吸针、电钻（图 53-1）。手术消毒器械、生理盐水等。

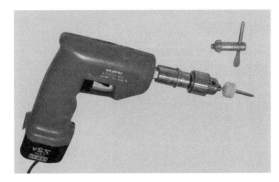

图 53-1 电钻

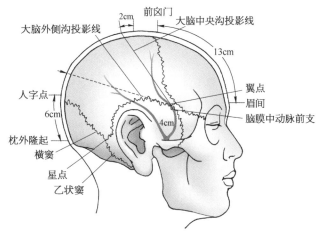

图 53-3 脑部解剖结构体表投影

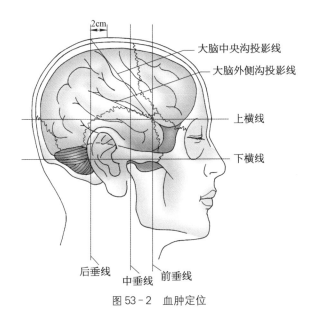

图 53-2 血肿定位

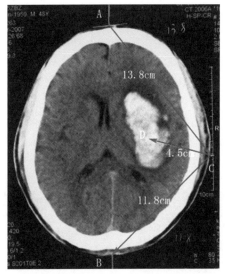

图 53-4 根据 CT 测量血肿位置

3. 定向测量血肿位置,确定穿刺部位

(1)患者取平卧位,分别划出以下定位线(图53-2)。

矢状线:眉间连线中点与枕骨隆凸连线。

听眦线:外耳道与外眦连线(一般头颅 CT 以此线为起始基线)。

下横线:眶下缘与外耳门上缘的连线。

上横线:自眶上缘向后划一条与下横线平行的横线。

前垂线:经颧弓中点与上下横线的垂线。

中垂线:沿耳廓前缘与前垂线平行的直线。

后垂线:经乳突根部后缘做与前垂线平行的直线。

(2)划出以下脑部解剖结构的体表投影(图53-3)。

矢状窦:相当于矢状线的位置。

中央沟:前垂线和上横线交点与后垂线和矢状线交点的连线上。

外侧裂:相当于中央沟投影线与上横线交角的平分线。

中央前、后回:相当于中央沟投影线前、后各1.5 cm 范围内。

翼点:前垂线与上横线的交点。

脑膜中动脉:主干起于下横线与前垂线焦点,向上至颧弓中点上 3 cm 处,分为前后两支,前支经翼点后向上至颅顶,后支经上横线与中垂线交点向后至人字点。

(3)根据 CT 片作图,测量血肿位置,选择穿刺点(尽可能回避侧裂、脑膜中动脉及中央前后回),测量穿刺深度以及穿刺点距离同层面额部中线与枕部中点的直线距离(图53-4)。

● **操作方法**

(1) 将患者头部偏向健侧,充分暴露患侧。

(2) 0.5%碘伏消毒局部头皮。

(3) 铺巾。

(4) 穿刺点皮下注射 1%利多卡因 2 ml。

(5) 沿头皮纹理切开头皮 0.5 cm。

(6) 血肿碎吸针接电钻垂直于颅骨钻入颅内(是否垂直颅骨根据定位要求决定)(图 53-5)。

(7) 卸除电钻后调整碎吸针达到预测深度,拔出针芯,观察是否有血性液体溢出(因血肿性质不同,溢出液体性状及多少存在差异)。

(8) 接引流装置(图 53-6)。

(9) 缓慢抽吸血肿,并用生理盐水进行反复多次的冲洗及抽吸。术中动作轻柔,抽出血性液体或凝块量应略大于注入生理盐水量,直至液体颜色变浅后可停止。

(10) 接引流装置,纱布加压包扎钻孔切口,并封闭接口。

(11) 术后需复查头颅 CT(图 53-7),观察血肿碎吸针位置是否合适,血肿量是否有减少,如果血肿

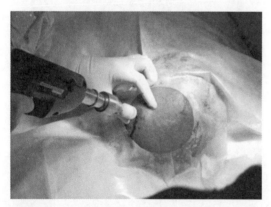

图 53-5 血肿碎吸针接电钻垂直于颅骨钻入颅内

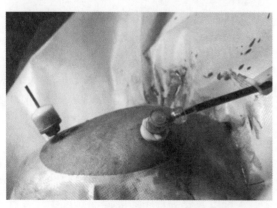

图 53-6 颅内血肿钻孔术后接引流管

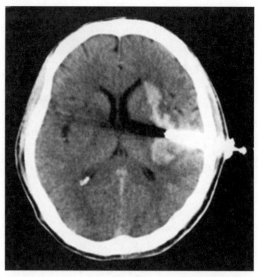

图 53-7 头颅 CT 观察血肿碎吸针位置及血肿量

扩大,应考虑开颅手术治疗。

(12) 术后夹闭引流管,向血肿腔内注入尿激酶 1 万~5 万 U,2 h 后打开引流管。可每日行血肿腔冲洗及尿激酶溶栓治疗。血肿碎吸针一般留置不超过 5 天,血肿明显减少后应及时拔出。

● **注意事项**

(1) 选择穿刺点位置应尽可能避开侧裂、脑膜中动脉及中央前后回,防止术中及术后血肿进一步增大。额叶血肿穿刺时应注意避免穿入额窦,造成感染。

(2) 血肿冲洗时应注意操作轻柔。抽出血块与冲入生理盐水时均应注意出入量:防止冲入过多,加重颅内占位效应,出现脑疝;防止抽出血液及血凝块过多、过快,造成颅内压力下降过快,脑组织位置移动明显,造成桥静脉撕裂导致新的血肿。

(3) 术中应加强监护,出现生命体征不稳定时应暂停手术,给予针对性治疗稳定生命体征后方可继续行手术治疗,或酌情是否继续进行手术。

● **并发症**

1. 颅内再次出血 原血肿量增加或新增血肿。如患者术后出现意识、瞳孔以及生命体征变化时应及时复查头颅 CT,根据实际情况决定是否行开颅血肿清除术。

2. 颅内感染 经引流管反复多次冲洗血肿,可增加颅内感染发生的机会。如患者出现发热、外周

血白细胞增高、颈项强直及其他原因不能解释的感染时,高度怀疑存在颅内感染,应及时拔出血肿碎吸针,给予能够透过血脑屏障的抗菌药物进行治疗,并行腰椎穿刺了解是否存在颅内感染,必要时鞘内注射抗菌药物控制感染。

3. 损伤重要功能部位 深部血肿引流时可能因定位不准确而造成穿刺过深或偏离,导致颅内重要结构损伤,患者可能致残、昏迷、瘫痪甚至死亡。

（苏　正）

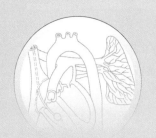

第六章
其他常用监测与治疗技术

五十四、重症心脏超声

床旁超声具有快速、无创、便捷、适用范围广等特点，是重症患者疾病诊断、病情评估、监测和治疗的理想工具。心脏超声是重症患者心功能监测和评估、休克诊治等的重要手段。

经胸骨旁、心尖部、剑突下、胸骨上窝进行超声心动图检查，不受肺组织和胸廓骨组织的遮挡，可以对心脏和大血管区域进行扫描，获得一系列二维超声切面。

1. 常用技术分类 经胸超声心动图在临床常用的超声技术包括 M 超声、二维超声和多普勒超声心动图。

（1）M 型超声心动图：显示心脏结构随时间的运动。主要用于心腔和大血管直径测量、心内结构在心动周期中随时间产生的运动变化。

（2）二维超声心动图：显示心脏和大血管的断面结构，反映其解剖特征、相互关系和功能。

（3）多普勒超声心动图：包括脉冲多普勒、连续多普勒、彩色血流显像和组织多普勒。脉冲和连续多普勒超声心动图用于测量心脏和大血管内血流速度。由于通过瓣膜或间隔缺损出峰值血流速与相应压力阶差相关，通过记录多普勒血流频谱的峰流速可以得到压力阶差。彩色血流显像通过对血流速度进行彩色编码，显示叠加在二维超声图像上的血流信号，可用于评价瓣膜反流、心内分流等引起的湍流。组织多普勒应用多普勒技术以彩色编码或频谱图像显示心肌或瓣膜等心脏结构的运动。由于红细胞运动速度快、产生的多普勒频移大、具有高频低振幅特点，与此相反，心肌运动速度慢、产生的

多普勒频移小，具有低频高振幅特点，通过技术处理，只获取心肌的频移信号，以频谱曲线或彩色图像显示。

2. 检查技术要求 超声检查受空气和肋骨的阻挡，经胸超声心动图检查时探头需放置在适当的位置以获得满意的图像，这些位置称为声窗。检查前探头上需涂上超声耦合剂，使探头和胸壁间保持紧密的接触，减少和避免空气对检查的影响。

检查时常需连接心电图，与超声图像同步显示，以利用心电图反应的心动周期时间特性恰当地分析心脏结构的运动时相、血流时相，从而准确测量心腔内径和容积等参数。

经胸超声心动图检查时需要患者处于适当的体位，以利获得清晰满意的图像。常规主要从四个声窗进行检查，通过探头旋转或倾斜获得图像。胸骨旁或心尖部检查时患者需平卧或左侧卧位，剑突下扫描时需平卧位。

3. 常用检查切面

（1）胸骨旁切面：患者左侧卧位，探头置于胸骨左缘第 2 或第 3 肋间，探头标识朝向患者右肩。超声声束沿心脏长轴扫描心尖至心底部，得到的切面为左心室长轴切面，此切面中左心室位于图像中央，还显示右室、主动脉和左房（图 54-1），主要用于各腔室和主动脉大小的测量，腱索水平获得 M 型超声图像用于左心功能检测。在此切面基础上顺时针旋转探头 90°，探头标识朝向患者左肩，探头轻度向患者右肩倾斜，获得胸骨旁胸骨旁大动脉短轴切面，图像中央为主动脉及三个瓣膜，三尖瓣位于图像

左侧,肺动脉瓣位于右侧(图54-2),此切面可测量肺动脉直径和压力。在大动脉短轴切面基础上,探头方向向患者左肋缘不同程度倾斜,可依次获得左室短轴二尖瓣水平(图54-3)、腱索水平、乳头肌水平(图54-4)和心尖切面(图54-5),可用于评估左心室室壁运动、主动脉瓣和二尖瓣情况。

(2)心尖切面:患者取左侧卧位,将探头移至心尖部,探头标识朝向患者左肩,获得心尖四腔心切面。该切面与胸骨旁长轴切面垂直,可获得左右心室、左右心房、二尖瓣、三尖瓣和房室间隔(图54-6)。左心房室在图像右侧,右心房室在图像左侧。该切面可测量各腔室大小、观察室壁运动、检测瓣膜情况。在四腔心切面基础上,将探头逆时针旋转,使探头标识指向患者颈部左侧,此时超声声束通过左心房室,获得心尖二腔心切面(图54-7),用于评价左室下壁和前壁运动。在二腔心切面基础上,继续逆时针旋转探头,使探头标识朝向患者右肩,获得心尖左心室长轴切面(图54-8),显示左室流出道、主

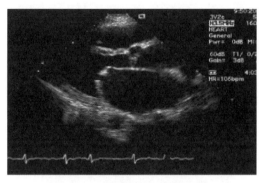

图54-1　胸骨旁左心室长轴切面

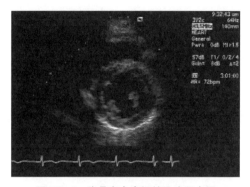

图54-4　胸骨旁左室短轴乳头肌水平

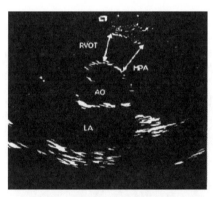

图54-2　胸骨旁大动脉短轴切面

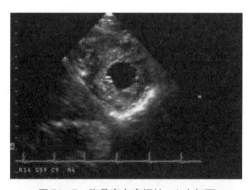

图54-5　胸骨旁左室短轴:心尖切面

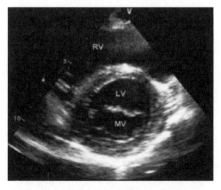

图54-3　胸骨旁左室短轴二尖瓣水平

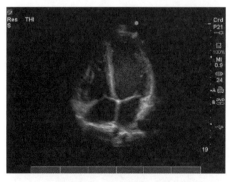

图54-6　心尖四腔心切面

动脉瓣等结构,可用于左室流出道血流速度积分,以计算每搏输出量。在心尖四腔心切面基础上,探头向右肩方向倾斜,可获得心尖五腔心切面(图 54-9),显示主动脉和心尖四腔心图像结构,可测量左室流出道和主动脉血流速度。

(3)剑突下切面:探头置于剑突下,探头标识朝向患者左肩,探头向前向上倾斜,获得剑下四腔心切面。可清晰显示房间隔(图 54-10)。将探头逆时针旋转,探头标识指向患者右肩,探头靠近剑突下右肋缘,与下腔静脉基本平行,获得剑突下下腔静脉长轴切面(图 54-11),可测量下腔静脉直径和变异度。当胸骨旁和心尖部切面不能充分显示心脏结构时,剑突下切面是很好的补充。

(4)胸骨上窝平面:探头置于胸骨上窝,探头标识朝向患者左颈部和左肩部之间,扫描平面和主动脉弓长轴近似,获得胸骨上窝主动脉弓长轴切面,显示升主动脉、主动脉弓及主要分支、降主动脉近段(图 54-12)。可用于主动脉夹层、主动脉缩窄等的检查。

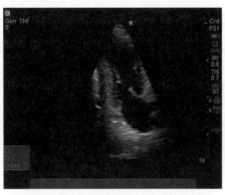

图 54-7　心尖两腔心切面

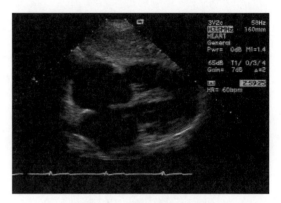

图 54-10　剑下四腔心切面

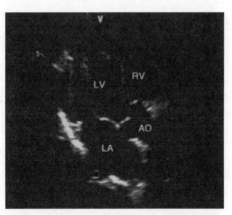

图 54-8　心尖左室长轴切面

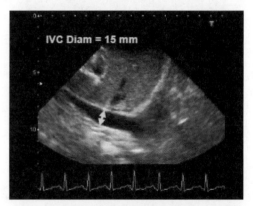

图 54-11　剑下下腔静脉切面

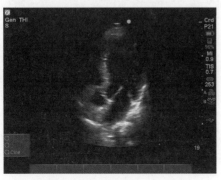

图 54-9　心尖五腔心切面

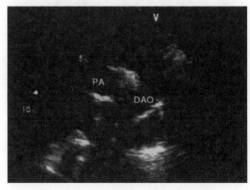

图 54-12　胸骨上窝主动脉弓长轴切面

4. 经胸超声心动图局限性　经胸超声心动图检查易受到胸部、肺疾病等的影响。肥胖、慢阻肺、胸壁创伤或手术、皮下气肿患者不易获得清晰规范的图像。机械通气、烦躁等因素同样影响图像的质量。机械瓣由于阻挡声束，难以显示血栓、反流、赘生物和瓣周漏等病理状况。

（郭凤梅）

五十五、重症肺部超声

重症肺部超声是急危重超声应用的主要组成部分，以肺部检查为主，结合心血管以及膈肌超声检查，用于呼吸和循环功能的评估，用于肺炎、气胸、急性呼吸窘迫综合征等疾病的诊治。

1. 探头选择　依据患者体型及胸壁厚度选择，通常选择可探查一定深度的低频探头（凸阵或相控探头均可，频率 1～5 MHz），其次，探头选择还需考虑探查病变部位，胸膜病变或气胸，可选择分辨率较高的高频探头（线阵探头，频率 5～10 MHz），肥胖患者则选择低频探头较为合适。

2. 检查技术要求　肺部超声检查对超声切面的要求不高，可垂直肋间隙纵切面扫查，也可以平行了间隙扫查。即可针对不同疾病的好发部位进行快速重点扫查，也可沿肋间隙层层扫描，以防遗漏病变。对重症患者进行检查时，通常以腋前线、腋后线为界，进行两前肺、侧肺和后背部分区检查，再依据病变好发部位，快速重点扫查，如平卧位患者气胸多发于前肺，而肺不张、胸腔积液则好发于侧肺底和背侧区域。

3. 图像获取和解读　解读肺超声图像，需要熟悉基本肺超声征象，再根据不同征象，做出疾病的诊断。Lichtenstein 等对肺超声进行了详细的定义。

（1）胸膜线：正常情况下，胸膜脏壁层紧贴，形成潜在腔隙。超声波透过胸壁，可探测到肺组织表面，因胸膜两侧声阻抗差异大，形成高反射界面，超声图像上显示高回声线条征，即胸膜线（图 55-1）。

（2）肺滑行征（M 超下沙滩征）：正常情况下，内衬于肺组织表面的壁层胸膜随呼吸运动而相对于胸膜运动，因脏壁层紧贴，超声图像可观测到胸膜线随呼吸运动相对运动，称之为肺滑行征。辅以 M 超检查，可表现为沙滩征（图 55-2）。当发生气胸时，气体将脏壁层胸膜隔开，声波不能穿透气体层探测到脏层胸膜的呼吸运动，因而出现气胸诊断要点，即肺滑行征消失。另外，肺实质病变累及胸膜或胸膜粘连等病变也表现为肺滑行征消失。

（3）A 线：超声图像上表现为平行于胸膜线的数条高回声线条征，与胸膜线间距未胸膜线到皮肤距离的数倍（图 55-3）。A 线产生的原理是超声波在皮肤及胸膜线间反复反射，超声显像误以为探测皮肤与胸膜线间距的数倍距离处有高回声界面存在。

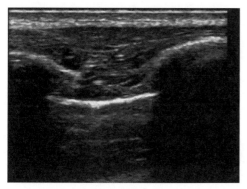

图 55-1　胸膜线

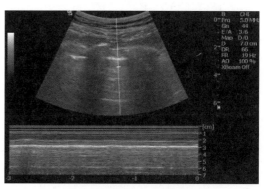

图 55-2　沙滩征

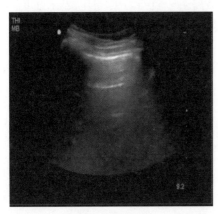

图 55-3　A 线

（4）B 线：超声图像上表现为起源于胸膜线、与胸膜线垂直、无衰减到达屏幕远场、随肺滑行运动而运动的高回声线（图 55-4）。产生的原理与 A 线相似，因肺泡或肺间质异常病变，如炎性渗出、血管外肺水增多、肺间质纤维化等，致使肺组织内形成气-液、气-固高反射界面，进而超声波在不同界面产生反复反射。依据 B 线的形态和分布特点，可分为均质 B 线、不均质 B 线、融合 B 线等。依据疾病的病理生理特点，两肺对称均质 B 线增多提示容量负荷性肺水肿，两肺不均质 B 线，或合并融合 B 线、肺实变等提示 ARDS，而局灶性 B 线增多或累及胸膜、胸膜下有小不张或积液提示肺炎。

（5）肺点：肺点是超声诊断气胸的金标准。超声图像表现未同一超声界面内，胸膜线一侧存在肺滑行，另一侧肺滑行消失，两者的交点即肺点。采用 M 超检查，则表现为一侧为沙滩征，一侧为条码征（图 55-5）。产生原理为发生气胸时，超声探测到气体压迫肺组织边界，在气胸侧，表现为肺滑行消失，正常肺组织则肺滑行存在。

（6）肺搏动征：当肺组织充气不良时，心脏的律动传递到肺组织表面，在胸膜线上检测到与心脏搏动一致的跳动，可辅以 M 超检查（图 55-6）。肺搏动征是肺充气不良的超声征象，搏动征存在可排除气胸。

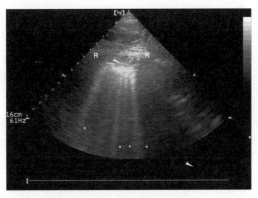

图 55-4　B　线

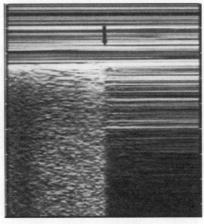

图 55-5　肺点

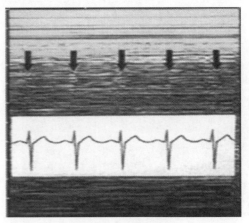

图 55-6　肺搏动征

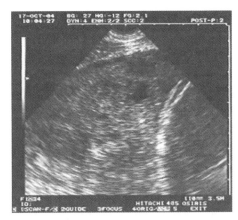

图 55-7　肝样变组织

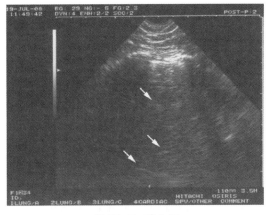

图 55-8　碎片征

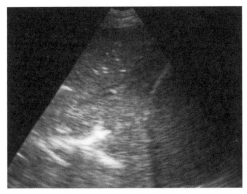

图 55-9　支气管充气征

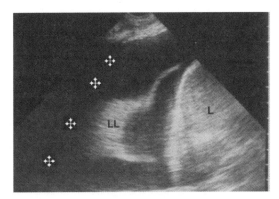

图 55-10　液性暗区

（7）肝样变组织：在超声上表现为回声均质的实变肺组织影（图 55-7），可能由肺组织阻塞或受压迫不张、肺泡或肺间质渗出或实变所致，肺组织内气体完全吸收，使肺看起来类似实质器官肝、脾的均质回声。

（8）碎片征：肺实变在不同阶段超声表现不同。实变肺组织内气体未完全吸收，超声波遇到气体表现为高回声影，尤其炎症性肺实变在肺组织严重通气不足，且肺组织内含气未完全吸收阶段，超声图像上可表现部均质的亮/暗回声影，形成碎片，称为碎片征（图 55-8），多见于炎症性肺实变。

（9）支气管充气征：也是肺实变阶段过程中一

种超声征象，表现问哦在实变肺组织内，可见线条样高回声影，其产生的原因为在肺实变组织内，支气管内气体未完全吸收，超声波遇见气体产生高亮回声影（图 55-9）。依据支气管内气体是否随呼吸运动动态变化，分静态支气管充气征和动态支气管充气征。动态支气管充气征可排除阻塞性肺不张，静态支气管充气征多见于肺不张。

（10）液性暗区：胸腔内积液/积血可表现为液性暗区（图 55-10）。部分液性暗区内可见条索样物质，改变体位观测液性暗区是否随体位变化，以及暗区是否有包裹分割等表现。

（郭凤梅）

五十六、超声在容量评估中的作用

重症患者易存在血流动力学不稳定,有效循环血量不足,临床中常希望通过提高心排血量来保证组织灌注。根据 Frank-starling 曲线,在心脏前负荷不足时可给予液体复苏以便达到此目标,但若心脏前负荷过高时,补充容量反而可能无法提高心排出量,因此需评估心脏对容量耐受性,即容量反应性评估。所谓的对容量治疗有反应可定义为给予补充容量后,心指数(CI)或每搏输出量指数(SVI)较前增加(大于或等于 15%)。

临床上常用的评估手段颇多,如中心静脉压监测、被动抬腿试验、容量负荷试验等,但均存在一定局限性,目前床旁超声检查因具有无创性、方便、实时、动态、连续、准确等特点,可用于容量评估。当然一般情况下经胸超声即可,但由于重症患者检查过程中易受体位等因素的限制,图像清晰度欠佳,故必要时可通过经食管超声检查获取相应图像,从而进行准确的评估与判断。

超声检查进行容量评估方法很多,如左室舒张末期面积、下腔静脉直径、下腔静脉塌陷指数、左室流出道速度时间积分随呼吸变化、被动抬腿时左室流出道速度时间积分变化、外周动脉最大速度变异等。本节重点介绍左室舒张末期面积、下腔静脉直径和塌陷指数的监测方法。

● 检查方法

1. 操作准备

(1)器械准备:超声仪(二维超、Doppler 超声以及 M 超)、矩阵探头、经食管超声探头、耦合剂。

(2)患者准备:左侧卧位是检查的最佳体位,但由于患者病情需要,亦可取平卧位或半卧位,充分暴露检查部位;患者能够完全配合检查,必要时可给予适当镇静治疗。

2. 测量方法

(1)左室舒张末期面积:心脏超声检查过程中可清楚地记录下各个心腔大小,同时亦可测量各个心腔面积。于胸骨旁左室长轴切面可获得清晰的左心室图像。当患者处于低血容量时,左心室射血分

数可表现为正常或增大,而左室舒张期面积却低于正常水平。重症患者易出现低血容量状态,心脏超声下可见左心室舒张末期面积减小,一般认为左心室舒张末期面积小于 10 cm^2 提示可能存在容量不足。

(2)下腔静脉超声与容量反应性

1)下腔静脉直径:下腔静脉属于顺应性较好的容量血管。生理情况下,下腔静脉直径受到胸腹腔压力以及中心静脉压的影响,故可通过监测呼吸时下腔静脉直径的变化来间接反映右心房的压力变化,从而评估容量状态。可通过经胸超声直接获取。患者取平卧位,于剑突下可查见四腔心,将探头顺时针旋转 90°,即可见下腔静脉,开口于右心房,测得静脉壁清晰可见,且呈平行状,测量下腔静脉直径(图 56-1),反映容量状态(表 56-1)。当明显腹胀等情

表 56-1

下腔静脉直径随呼吸变化情况与右心房的关系

下腔静脉直径(cm)	下腔静脉随呼吸塌陷情况	右房压(cmH₂O)
<1.5	完全塌陷	0~5
1.5~2.5	>50%塌陷	5~10
1.5~2.5	<50%塌陷	11~15
>2.5	<50%塌陷	16~20
>2.5	无改变	>20

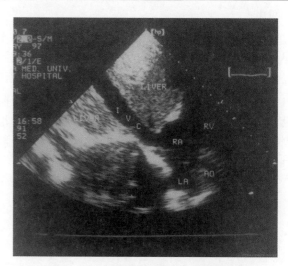

图 56-1 通过超声检查获取下腔静脉图像

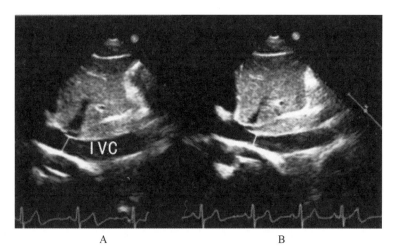

图 56-2 机械通气时,下腔静脉随呼吸的变化
A. 呼气时;B. 吸气时

况下,可能影响经胸超声图像的清晰度,必要时可采用经食管超声技术。一般认为下腔静脉直径在 1～2 cm 范围内有较高的特异性和敏感性。值得注意的是,当右房压大于 20 mmHg 时,下腔静脉直径增加的可能性很小,故下腔静脉直径仅能作为定性分析,而无法进行定量分析。

2) 下腔静脉扩张指数:自主呼吸时,胸腔内负压,吸气相时回流增加,而呼气相时则相对减少,下腔静脉存在变异。而无自主呼吸接受机械通气患者,由于机械通气为正压通气,故吸气时胸腔内正压明显增高,导致回心血流明显减少,下腔静脉明显扩张,而呼气时回流增加,下腔静脉较吸气相直径缩小,这种下腔静脉在吸气和呼气时改变,可用塌陷指数来代表,可反映容量状态(图 56-2)。目前认为自主呼吸情况下下腔静脉塌陷率大于 18% 或机械通气时大于 50% 提示存在容量反应性,即 $\Delta IVC = [IVC(max) - IVC(min)] \times 100$,$\Delta IVC$ 大于 18%(自主呼吸)或大于 50%(机械通气),存在容量反应性。

(3) 上腔静脉超声与容量反应性:上腔静脉通常需要通过经食管超声检查获取图像(图 56-3),测量其直径。当血流动力学不稳定时,上腔静脉直径随呼吸亦存在一定变异,一般认为变异度大于 36% 认为存在容量反应性。目前此方法在临床中并不常用。

(4) 主动脉超声与容量反应性:主动脉瓣峰值流速和主动脉内速度时间积分随呼吸变化(图 56-4),可用于反映容量状态,而此数据常需要通过经食

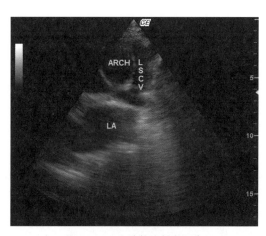

图 56-3 上腔静脉超声图像

道超声来获取,常用于机械通气的患者。左室流出道水平测得吸气相主动脉内最大峰值流速和呼气相最小峰值流速,两者之间的差值与平均值的比例即为主动脉峰值流速随呼吸变异度($\Delta Peak$)。同法获得主动脉瓣速度时间积分随呼吸变异度(ΔVTI),一般认为 ΔVTI 大于 15% 即为容量反应性阳性。

● 注意事项

(1) 检查过程中获取的图像清晰度尽量到最佳状态。

(2) 必要时可让患者深呼吸,降低膈肌位置,便于查见下腔静脉。

(3) 患者体位一般不受限,但推荐在患者左侧卧位的情况下进行检查。

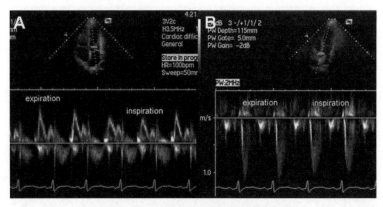

图 56-4 主动脉瓣峰值流速随呼吸变化

（郭兰骐）

五十七、超声引导穿刺

血管穿刺是重症医学科内常见的重要有创操作，包括各种静脉穿刺及动脉穿刺。对于中心静脉穿刺，传统的方法都是通过解剖定位，以小针试穿后再以穿刺针沿试穿方向进行穿刺，出现穿刺的并发症较高，尤其对于小儿、肥胖、水肿、容量不足等患者。此外，部分患者的局部解剖存在变异。如右颈内静脉，正常情况下，患者头偏向左侧后，右颈内静脉与颈动脉平行走形，颈内静脉位于颈动脉外侧。然而，部分患者的颈内静脉位于颈动脉的上方或下方，更有少部分患者颈内静脉位于颈动脉内侧（图57-1），显著增加穿刺难度。

相对于传统的解剖定位，超声引导下的静脉穿刺具有更大的可靠性和安全性。声引导穿刺置管被定义为在针穿刺皮肤之前用超声扫描来确定针的存在及其位置，然后进行即时的超声引导的血管穿刺过程。大量研究显示，超声引导穿刺可以显著缩短穿刺时间，并减少无创动脉、穿刺失败的发生率，甚至可以减少导管相关血流感染的发生率，因此目前指南均推荐使用超声引导进行血管穿刺。本章主要以经右颈内静脉为例介绍超声引导穿刺。

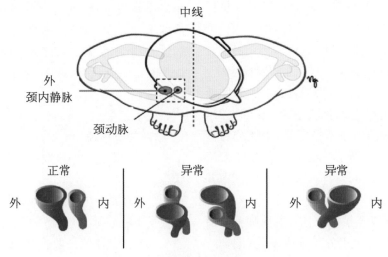

图 57-1 颈内静脉解剖正常与变异情况

● **适应证**

同深静脉置管。尤其适用于肥胖、小儿、低血容量等穿刺困难的患者。

● **操作准备**

1. 操作前患者准备、穿刺置管的器具 均同经右颈内静脉穿刺置管。

2. 超声机器准备 打开超声机器,连接血管探头(线阵探头)(图 57 - 2)。

3. 无菌物品准备 除穿刺需要的碘伏等无菌物品外,需要准备无菌的超声探头套,以保证穿刺过程中的无菌。

4. 判断静脉位置判断静脉 将用无菌探头套包好的超声探头放置与颈内静脉位置(图 57 - 3),确认颈内静脉的深度、位置及走行(图 57 - 4)。区分颈内静脉和颈动脉的方法包括以下几种。

(1)加压法:将探头轻轻以垂直皮肤方向往下压,由于静脉管壁薄,容易被压扁。而动脉管壁厚,且富有弹性,不容易被压扁(图 57 - 5)。

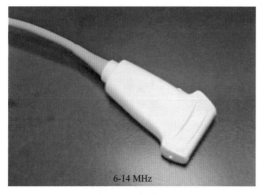

图 57 - 2 线阵探头

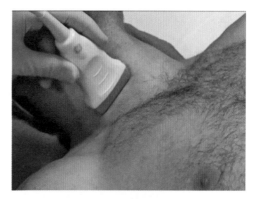

图 57 - 3 探头放置于颈部

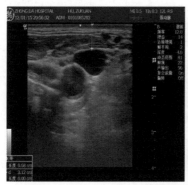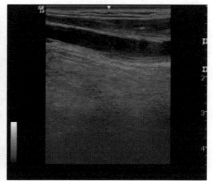

图 57 - 4 超声确定血管深度,位置及走行

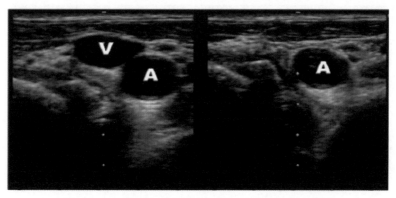

图 57 - 5 用探头压迫血管,被压扁的是静脉,反之是动脉

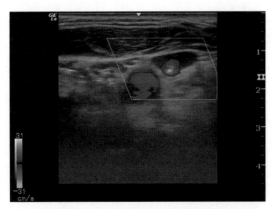

图 57-6　根据血流方向区分动静脉

（2）血流方向：将取样狂放置于血管处，打开多普勒，根据多普勒原理，迎着探头方向的血流为红色，背离探头的血流为蓝色，据此可以判断血管内血流方向。通过血流方向可以区分动静脉，向心性的为静脉，反之为动脉（图 57-6）。同时可以看到血流是否为搏动性血流，如果彩色血流显示为闪烁型的搏动血流，则提示为动脉。

（3）血流频谱：将取样框放置于血管位置，打开血流频谱，如果看到脉冲式搏动性血流则为动脉，如果为连续、低速并随呼吸变化的血流信号，则为静脉（图 57-7）。

● **操作方法**

1. 准备　同深静脉置管一样摆体位，局部消毒、铺巾、局麻。

2. 戴无菌探头套　术者戴上无菌手套后打开无菌探头套，由助手将耦合剂挤入探头套，并将超声探头放入探头套（图 57-8）。

3. 再次确认颈内静脉位置　方法同前。

4. 穿刺　超声引导穿刺有横断面（短轴）引导，纵切面（长轴）引导，斜面引导以及 3D 图像引导等多种方法。再次介绍最常用的经短轴和长轴两种方法。采用短轴切面时，可以清晰地分清出动静脉的解剖结构，并且在整个穿刺过程中均能够清晰的显示。然而，采用此方法时不能保证时时看见针尖。而

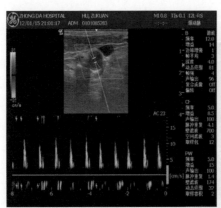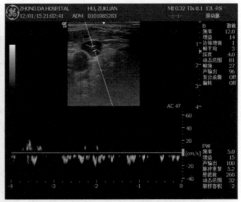

图 57-7　根据血流频谱区分动静脉

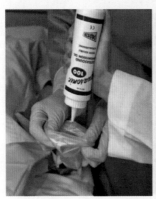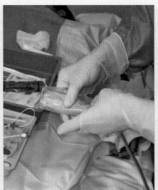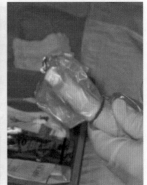

图 57-8　超声探头套上无菌探头套

经长轴引导时,可以清晰看到针尖的走形,然而不能清晰的明确动静脉的结构关系。此外,由于超声的声束较窄,因此穿刺过程中必须保证声束与穿刺针始终处于平行状态。

（1）短轴引导穿刺：将超声探头横向放置于颈部,一手持探头,另一手持穿刺针(图 57 - 9)。获得超声图像,使得颈内静脉位于声窗的中间位置,并开始带负压进针(图 57 - 10)。在进针的同时,手持超声探头引穿刺方向移动,尽可能确保看到针尖位置,待针尖进入血管后即可抽到回血(图 57 - 10)。

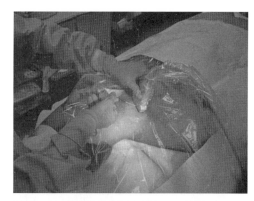

图 57 - 9　超声探头放置于颈部,一手持探头,另一手持穿刺针

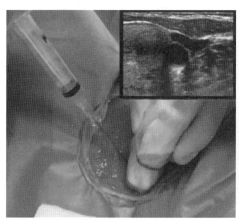
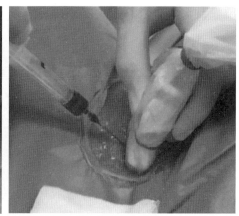

图 57 - 10　获取图像后在超声引导下开始进针,并抽到回血

（2）长轴引导穿刺：将探头纵向放置与颈部,获得颈内静脉的长轴图像。一手持探头,另一手持穿刺针。在图像引导下带负压进针,确保声束平面与穿刺针保持平行,整个穿刺过程中均可以看到穿刺针的进针过程,带针尖进入血管后,即可抽到回血(图 57 - 11)。

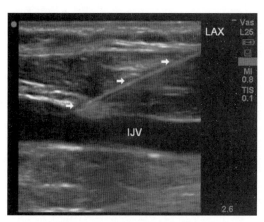

图 57 - 11　长轴引导下静脉穿刺

5. 置管　同深静脉置管,置入导丝后退出穿刺针,扩张皮肤并置入导管。

6. 监测　整个穿刺过程中可以监测导丝以及导管的位置。两种方法引导穿刺过程中的声像见图 57 - 12。

● 注意事项

（1）必须通过各种方法区分动静脉,尤其不能以多普勒颜色来区分动静脉。

（2）整个操作过程必须无菌,在探头表面必须使用无菌探头套。

（3）穿刺过程中,如果以短轴引导,需要移动探头保证针尖在声窗内,避免穿透血管。如果以长轴引导,避免探头移动,保证声束与针平行,始终能看见进针过程。

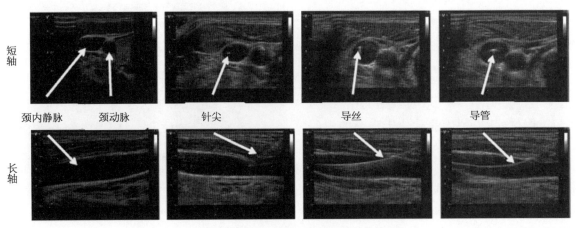

短轴

颈内静脉　　　颈动脉　　　　　针尖　　　　　　　导丝　　　　　　　导管

长轴

图 57 - 12　经短轴或长轴引导的颈内静脉穿刺置管

（谢剑锋）

五十八、超声引导下神经阻滞

神经阻滞指在末梢的神经干、丛或节的周围注射局麻药或给予物理刺激,阻滞其神经冲动传导,使其所支配的区域产生麻醉作用。鉴于神经往往与血管伴行,并且邻近重要脏器,加上解剖变异,即使对局部解剖非常熟悉,仍然会出现各种并发症。随着超声技术的发展,使得神经阻滞变得可视化。尽管各种研究结果的结果偏倚较大,但最近越来越多的研究显示超声引导的神经阻滞可以缩短操作时间,提高成功率,减少麻醉药物使用量并减少各种并发症。目前该技术已经开展的越来越广泛。

常用的神经阻滞包括肋间、眶下、坐骨、指(趾)神经干阻滞,颈丛、臂神经丛阻滞,以及诊疗用的星状神经节和腰交感神经节阻滞等。

● 适应证

(1) 局部手术时的镇痛。

(2) 人体各部位的各种急慢性疼痛,药物疗效不佳者。

(3) 非疼痛疾病:面神经麻痹、面肌痉挛等。

● 禁忌证

(1) 穿刺部位皮肤或深层组织有感染者。

(2) 存在出血倾向或进行抗凝治疗者。

(3) 对局麻药过敏者。

(4) 低血容量患者不宜行椎管、腹腔神经节及椎旁交感神经节阻滞。

(5) 不能配合的患者。

● 操作准备

1. 患者准备　神经阻滞前检查患者的凝血功能及血小板计数。需要向患者交代操作的必要性及可能的风险,取得患者的配合。

2. 穿刺准备　神经阻滞器械包括穿刺包、无菌手套、口罩、帽子、碘伏、穿刺针、导管、注射器、无菌辅料等。

3. 超声设备　超声仪,无菌探头保护套,凝胶。

4. 监测及抢救设备　心电监护仪(包括心电图、血压、经皮脉氧饱和度)、紧急气道开放所需要的器具(包括带储气囊面罩、氧源、气管插管、喉镜等)、呼吸机、负压吸引装置等。

5. 药物准备　局麻药物,各种抢救药物如肾上腺素等。

6. 穿刺部位选择　根据需要选择具体的神经阻滞的部位,常见的神经阻滞部位见图 58 - 1～图 58 - 4。根据穿刺部位选择不同长度的穿刺针(表 58 - 1)。

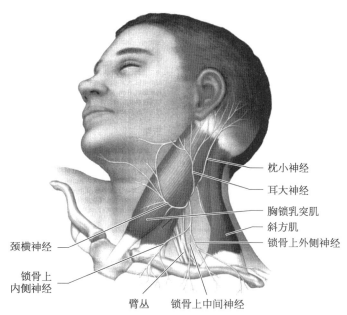

图 58-1　颈丛的解剖结构(引自:《Mayo 区域麻醉与超声引导神经阻滞图谱》,人民卫生出版社,2012 年出版,第 1 版)

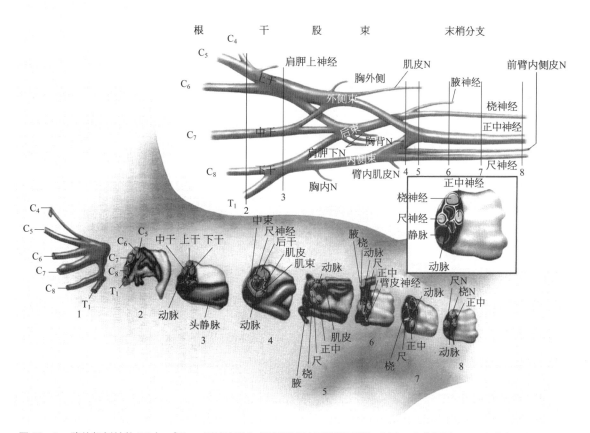

图 58-2　臂丛解剖结构(引自:《Mayo 区域麻醉与超声引导神经阻滞图谱》,人民卫生出版社,2012 年出版,第 1 版)

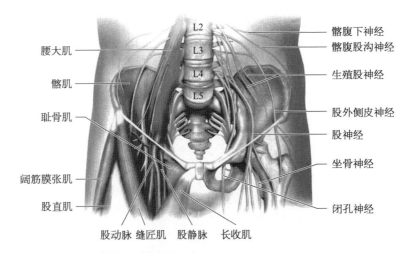

图 58-3　腰丛解剖结构(引自:《Mayo 区域麻醉与超声引导神经阻滞图谱》,人
民卫生出版社,2012 年出版,第 1 版)

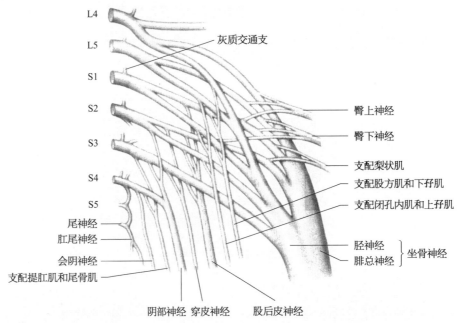

图 58-4　腰骶丛解剖结构(引自:《Mayo 区域麻醉与超声引导神经阻滞图谱》,人民卫生出版
社,2012 年出版,第 1 版)

表 58-1

不同阻滞部位及方法的建议穿刺针长度

阻滞部位及方法	建议穿刺针长度(mm)	阻滞部位及方法	建议穿刺针长度(mm)
颈丛阻滞	50	腰丛阻滞	100
肌间沟臂丛阻滞	25	坐骨神经阻滞:后路	100
锁骨下臂丛阻滞	100	坐骨神经阻滞:前路	150
腋路臂丛阻滞	25	股神经阻滞	50
胸椎旁阻滞	90	腘窝阻滞:后路	50
腰椎旁阻滞	100	腘窝阻滞:外侧	100

● **操作方法**

1. **准备** 摆好体位,穿刺局部消毒、铺巾,打开超声,探头戴好无菌探头套。

2. **超声下定位** 准备好后开始扫描局部解剖结构。以颈丛为例,将探头放置颈部侧方,胸锁乳突肌中点(图58-5)。待看到胸锁乳突肌后,探头向后方移动,直到逐渐变细的胸锁乳突肌后缘出现在声像中,可见一低回声蜂窝状结节集合,即为颈丛(图58-6)。

3. **进针** 与超声引导血管穿刺类似,超声引导进针也可以分为长轴和短轴引导。长轴即平面内技术,穿刺针方向和声束方向平行,穿刺针始终在声窗内(图58-7)。反之,短轴及平面外技术,穿刺针与超声声束垂直,针尖穿过声束时只能见到针的横截面(图58-8)。

可以通过横向或纵向来获取图像(图58-9),在超声引导下进针到达目标位置(图58-10)。必须在图像清晰显示的时候才能进针,如果不能完全显示,应避免朝神经干方向进针。可以通过注射少量局麻药或者其他液体将各层组织分开,以利于图像更为清晰。进针的目标方向不能直接针对神经干,而应该朝着靶神经左侧或者右侧、上方或下方的方向进针,避免损伤神经干。

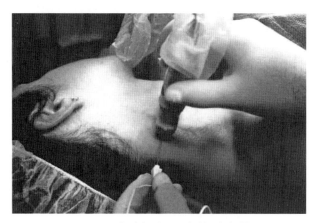

图58-5 超声探头置于穿刺局部扫描

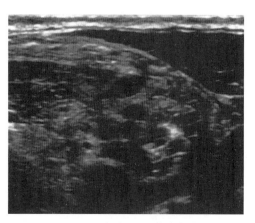

图58-6 超声下颈丛解剖结构

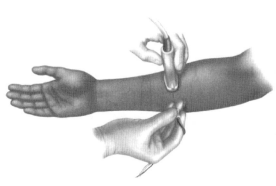

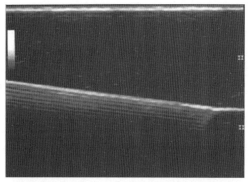

图58-7 平面内进针法

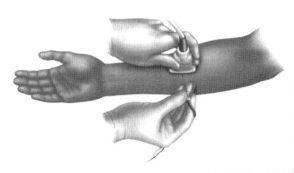

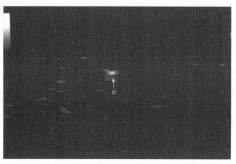

图58-8 平面外进针法

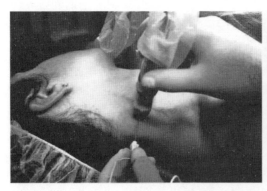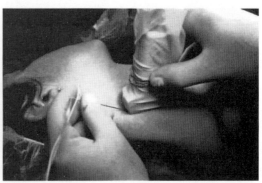

图 58-9 通过横向或纵向获取图像

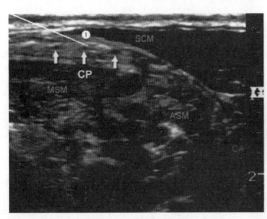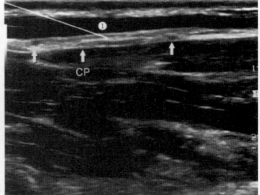

图 58-10 颈丛阻滞时进针的路径和位置

4. 判断穿刺位置的准确性 当不能完全确定穿刺的部位是否神经组织或者图像显示不清楚的时候,可以通过神经刺激来证实。

5. 给药 在确定穿刺针到达目标部位后,轻轻撤回穿刺针,注射局麻药物,使其围绕在神经周围分布。超声下同样可以看到局麻药的分布范围,有利于指导注射药物剂量(图 58-11)。

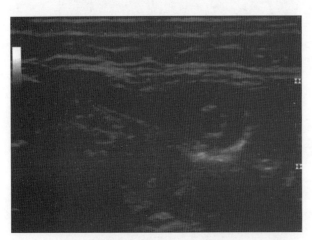

图 58-11 局麻药在神经周围扩散

6. 评估 给局麻药后需要进行神经阻滞效果评估。

● **注意事项**

(1) 操作过程中必须密切监测患者生命体征,密切关注麻醉药物引起的并发症。

(2) 整个操作过程注意无菌,尤其注意避免超声探头直接放置在穿刺部位。

(3) 尽可能取得清晰的图像时才能进针,避免损伤神经、血管及周围脏器。

(4) 如果以平面外穿刺法,需要移动探头保证针尖在声窗内。如果以平面内穿刺法,避免探头移动,保证声束与针平行,始终能看见进针过程。

(5) 进针方向应避免朝着靶神经,避免损伤神经。

(6) 在注射药物前轻轻撤回穿刺针,避免穿刺针与神经接触或在神经内给药。

(7) 局部解剖结构显示不清时,可以注射少量液体进行分离,提高可视化程度。

● 并发症

（1）穿刺针直接损伤靶神经：尽管穿刺时，神经纤维束容易躲避针，而不是被针穿透。但仍然存在直接损伤的可能，因此超声引导时尽量时时看到针尖位置，同时选用直径较小的穿刺针，避免损伤神经。

（2）穿刺损伤周围血管、脏器：同损伤神经一样，进针时如果没有保持针头可视，容易穿刺至周围的血管及脏器，因此同样需要保证整个进针过程中的可视化。

（3）局麻药的毒性：局部高浓度的麻药可能会导致神经轴索损伤，因此避免局部注射过多药物。此外，局麻药物误注入血管内也会引起严重并发症，因此在注射药物的时候必须在超声下监视麻醉药物的播散（低回声影），注意针尖不在血管内。同时评估局部麻醉效应，如果没有麻醉效应就应该停止药物注射，重新评估穿刺针位置。

五十九、超声在急救中的应用

急危重患者需要我们在第一时间能够明确诊断以便及时给予针对性的抢救治疗。在这个时候，限于现场条件，或者患者病情的原因，很多情况下无法进行常规胸片、CT 以及 MR 的检查。床旁超声操作简单、快速、易重复及便携，近年来广泛应用于急危重症患者创伤现场及床旁诊断与治疗，极大提高了急危重症患者早期判断的准确性和抢救成功率。下面针对床旁重症超声常见的急救场景，如在胸腹部创伤、肺部急症、急性心血管事件、紧急置管以及人工气道建立等方面做简要阐述。

1. 胸腹部闭合伤的快速筛查与评估　能否在胸腹部闭合性创伤尤其是多发伤患者救治的"黄金时段"内快速准确地筛查伤情直接关系着患者的预后。虽然传统的胸腹部 CT 能准确、快速发现胸腹腔的积血、实质脏器损伤、心脏损伤和心包填塞等危及生命的状况，其敏感性可高达 90% 以上，明显优于其他检查手段。但由于 CT 设备要求高，检查场所固定，对患者有辐射影响，而在院前或灾难现场、患者病情极不稳定导致无法转运或转运风险极高时，则常常很难将患者转运到 CT 室行相关检查，这些因素都限制了 CT 成为筛查重症创伤患者的首选方式。

超声在创伤中的应用始见于 1971 年。Kristensen 等首次成功应用超声诊断 1 例腹腔积血。1976 年 Asher 等使用超声诊断脾脏外伤，并对损伤的程度进行分级。20 世纪 80 年代起开始了超声在创伤中应用的系列研究，最初是针对腹部钝性伤患者的检查，被称为 FAST 检查（focused abdominal sonography for trauma），内容是检测左右上腹部、盆腔有无游离液体存在，从而快速判断有无脏器损伤出血，决定是否需要急诊手术引流。此后 FAST 检查进一步扩展到评估有无心包积液，其含义也转变为"创伤的超声重点评估（focused assessment with sonography for trauma）"。20 世纪 90 年代以来 FAST 检查的内容继续扩大，增加了血胸、气胸、心脏以及气道等的评估。目前在欧美国家大部分的创伤中心里，FAST 检查已经取代诊断性腹腔灌洗而成为腹部创伤初步评估的首选方法。美国东部创伤外科学会 2002 年临床实践管理指南推荐将 FAST 作为排除腹腔积血的初步诊断方法。美国外科医师学会高级创伤生命支持指南和欧洲严重创伤出血的治疗指南均推荐将 FAST 应用于钝性腹部创伤血流动力学不稳定患者的病情评估。

对于腹部创伤患者，FAST 检查作用主要在于筛查腹腔游离液体，而不是判断具体器官损伤。FAST 检查主要通过扫描伤者腹部 7 个区域有无游离液体：包括右上腹、左上腹、盆腔、双侧结肠旁沟和双侧肾窝，其中，重点是肝肾间隙、脾肾间隙和盆腔（或 Douglas 腔）3 个区域。游离液体在超声影像中显示为无回声，而血液发生凝固时则为低回声，必要时可在超声定位下进行腹腔穿刺以明确积液性质。一项随机试验研究表明 FAST 可显著缩短需要手术治疗的腹部损伤患者的术前时间（较对照组缩短 64%）。82% 血流动力学不稳定的创伤患者仅通过扫描肝肾间隙就能快速发现腹腔的大量积血，这可使患者免于进一步检查而尽快接受手术治疗，而且该过程平均只需要 19 s。对于血流动力学不稳定的患者，如果 FAST 检查确切发现腹膜后的出血,为了明确出血来源,该患者最好接受血管造影术,而非进入手术室接受剖腹探查术,这样就可能节约时间,提高患者救治的成功率。

对于创伤患者不仅需要快速评估腹腔和心包腔游离液体,而且还需评估胸腔以快速识别气胸。仰卧位时,气胸患者胸膜腔内的气体位于胸膜腔的前部,因此,气胸患者首先需要超声探查的部位和穿刺减压的部位相同,即位于锁骨中线第2肋间。将探头垂直于胸壁置于第2肋间且与肋骨走向垂直,两根相邻肋骨下方约0.5 cm处可发现一条强回声线,即胸膜线,代表壁层胸膜和脏层胸膜的分界面。对健康者进行超声检查时会发现胸膜线随着呼吸来回运动,这种运动称为"肺滑动征"(lung sliding),是动态的脏层胸膜相对于静态的壁层胸膜产生的移动(图59-1)。如果两层胸膜间被空气充填,超声波就会被胸膜腔内的空气反射而无法穿透下面的脏层胸膜,因此就不能观察到"肺滑动征"现象。因此,"肺滑动征"现象消失是判断气胸的一种重要征象。然而,这种判断气胸的方法也有其缺点,当出现呼吸减弱、呼吸暂停、肺炎、肺不张、胸膜粘连、胸膜固定术史和右主支气管插管等也可以出现"肺滑动征"现象的消失。如患者存在弥散性皮下气肿时超声波便不能穿透胸膜层,因而影响超声诊断的准确性。肋骨回声消失是超声判断存在皮下气肿的重要依据。正常肺超声征象,呼吸运动过程中影像M超上出现沙滩征(图59-2);当发生气胸时,沙滩征消失,出现条码征(图59-3)。当判断患者存在气胸时,可进一步通过测定胸腔内气体与正常肺组织交界处在胸壁的投影点,即"肺点"(lung point)对气胸进行半定量。在"肺点"处,吸气时"肺滑动"现象出现,呼气时"肺滑动"现象消失(图59-4)。有研究显示,此方法诊断气胸的敏感性为66%,特异性为100%。

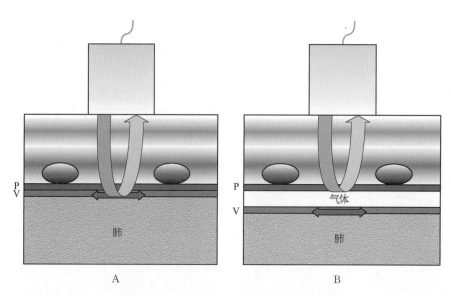

图59-1 正常肺的"肺滑动征"和气胸后变化

A. 正常肺:脏层胸膜和肺界面产生的反射;B. 气胸:壁层胸膜和气体界面产生的反射

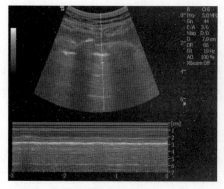

图59-2 沙滩征

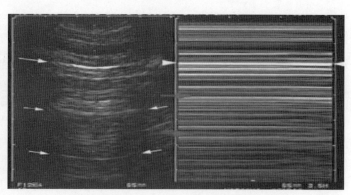

图59-3 气胸发生时沙滩征消失,出现条码征

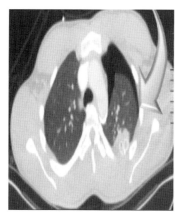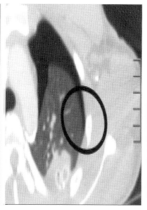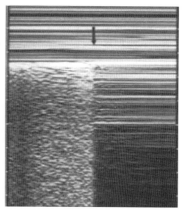

图 59-4 气胸患者超声上的"肺点"

综合而言,FAST 主要应用于以下几个方面:①院前应用 FAST 检查有助于对胸腹部创伤患者伤情进行较为准确的评估,从而为恰当的现场抢救和转运方案的制定提供重要参考价值。②对于血流动力学不稳定(休克)的胸腹部创伤患者,床旁 FAST 检查能帮助临床医生及时发现患者胸腔、心包腔或腹腔积液或严重气胸,这有助于防范患者接受 CT 检查过程中的风险并有效缩短患者术前时间。③对于血流动力学稳定的患者,即使 FAST 检查为阳性结果,也仍需要行 CT 检查进一步明确伤情。④部分腹腔内脏器损伤,如早期肝实质广泛挫裂伤或胰腺断裂伤,在尚未出现腹腔大量积血或胰周明显积液时,超声检查常常难以发现,因此对于临床高度怀疑存在腹内脏器损伤的伤员,即使 FAST 检查结果阴性,在条件允许的情况下也应尽可能早期进行多排 CT 检查以及时明确伤情,以免延误诊治。⑤对于早期检查已明确或怀疑存在胸、腹腔内脏器损伤的患者,在病情观察过程中重复 FAST 检查有助于伤情的动态评估。⑥为减少 X 线辐射对于健康的影响,对于孕妇或儿童创伤患者,可尽量采用 FAST 检查,必要时可在权衡利弊的情况下进行 CT 检查。

需要指出的是,相对于 CT 检查,FAST 也有其局限性:①判断腹部钝性损伤的敏感性相对较差。②不能准确判断器官损伤的部位和程度。③FAST 检查结果的准确性与操作者技术水平相关。④判断腹膜后损伤的准确性差。⑤肥胖患者超声成像效果差。

2. 肺部急症时的超声快速评估 呼吸循环衰竭的评估与紧急处理一直是急诊和 ICU 医师关注的最紧迫而又最复杂的问题。肺部超声的 BLUE 和 FALLS 两种方案能帮助急诊和 ICU 医师快速评估患者的呼吸和循环功能:BLUE 方案用于急性呼吸困难原因的快速鉴别;FALLS 方案则是 BLUE 方案的扩展,是根据肺部超声 BLUE 方案筛查的影像表现结合床旁心脏超声用于指导液体治疗和急性循环衰竭的鉴别。在这两个方案中,我们需要识别一些肺部超声的特征性表现,包括正常肺部的超声征象:蝙蝠征(两根肋骨及其之间的胸膜影像)、胸膜滑动征(脏层胸膜随着呼吸滑动)及 A 线(胸膜线的一次或多次镜像);肺部异常征象:气胸征象(胸膜滑动消失,条码征,肺点),胸腔积液征象(四边形征,正弦波征),肺实变征象(碎片征、支气管充气征)等。急性呼吸困难常见原因如肺水肿(心源性、容量过负荷和 ARDS)、肺部感染、肺栓塞、气胸及哮喘等都有着以上这些特殊的超声表现,这些征象在成人中的诊断准确率可达 90%~100%,结合 BLUE 和 FALLS 两种评估方案可形成一种非常可靠的床旁诊断方式(图 59-5)。

3. 急性心血管事件时的超声评估 急性胸痛、心衰、心搏骤停经过紧急处理后,需要进一步明确病因,如急性心肌梗死、肺栓塞、主动脉夹层动脉瘤、心脏瓣膜病变、心肌病、二尖瓣腱索断裂、心包填塞等。床旁心脏超声能快速发现心脏及大血管的结构性变化,帮助医师制定下一步的诊疗计划。心脏超声还能直接评估心功能状况,有助于循环衰竭和休克的液体复苏治疗。对于休克患者可采用的循环功能快速评估方式 The Rapid Ultrasound In Shock Protocol,简称 RUSH,从心功能、容量评估及动静脉血管有无病变等三个方面快速评估(表 59-1)。

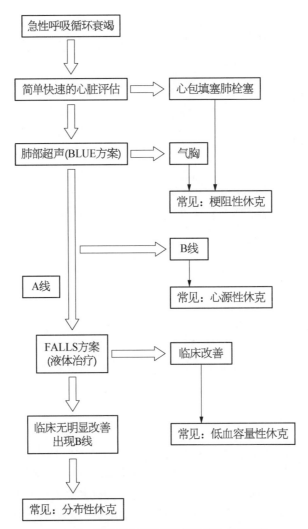

图 59 - 5 超声对急性呼吸循环衰竭的快速评估

表 59 - 1

休克患者 RUSH 评估

RUSH 检查	低血容量性休克	心源性休克	梗阻性休克	分布性休克
泵功能	心脏收缩亢进 心脏小	心脏收缩乏力 心脏扩大	心包积液，右室受压 心脏收缩亢进	心脏收缩亢进(sepsis 早期) 心脏收缩乏力(sepsis 晚期)
容量评估	颈内/下腔静脉直径窄 腹腔积液 胸腔积液	扩张的颈内/下腔静脉 肺火箭征 胸腔积液，腹水	颈内/下腔静脉扩张 肺滑动征消失	正常或窄的颈内/下腔静脉 胸腔积液(脓胸) 腹腔积液(腹膜炎)
血管病变	腹主动脉瘤 主动脉夹层	正常	深静脉血栓	正常

　　大量心包积液、心包填塞或合并胸腔积液患者通常都表现为呼吸困难、低血压等，而超声心动图是诊断心包积液以及胸腔积液的最可靠的方法，不仅可以对心包积液半定量诊断，还可以显示心包填塞时由于过高的心包压力所引起的心房心室壁的舒张期塌陷，后者对于诊断心包填塞具有重要价值，它对心包积液穿刺定位、指导心包穿刺、穿刺术后进行复查有重要意义(图 59 - 6)。

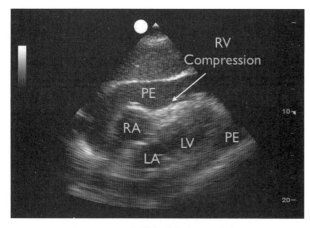

图 59-6 心包填塞时右室受压的表现

4. 紧急置管时超声引导下的可视化操作 危重患者进行抢救时常需要动静脉置管或者胸腹腔的穿刺引流,由于人眼视觉特点的限制,无法看见机体深部的组织结构,因此传统穿刺方法是借助身体表面标志、以盲法穿刺为主,但是由于内部结构的细微差异或者可能存在解剖异常使盲穿风险高,出现血肿、气胸等并发症高,可能给患者带来次生伤害加重病情。床旁超声成像使其能够清晰地显示人体内部组织结构,并能对目标组织进行准确定位,同时还能实时动态观察组织结构的变化。在超声影像实时监视和引导下,穿刺针可以轻松避开重要脏器及较大的血管神经,而准确地穿入病变组织或目标血管内,能显著提高穿刺成功率,避免严重并发症的发生。国外甚至建议所有的中心静脉置管都应该在超声引导下完成(图 59-7 和图 59-8)。

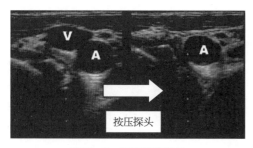

图 59-7 超声确定静脉

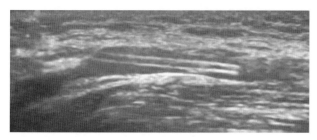

图 59-8 超声引导下血管内置管

5. 超声辅助下的人工气道的建立 维护气道安全是创伤救治中首要的原则,确定气管导管位置至关重要。超声平均只需十几秒就可以直接确认气管中的导管,而胸部 X 线片则要耗时十几分钟,能够排除食管内插管或右侧支气管插管。进行经皮扩张气管切开前,超声能够帮助选择合适的穿刺置管位置,并可以明确颈部手术区域是否有异常的血管或者甲状腺异常,从而规避穿刺扩展带来的大出血甚至导致患者死亡的重大并发症或者隐患。

其次,还有报道,超声在颅脑功能监测、诊断软组织异物等方面也具有很好的辅助作用。在重大灾难的现场应急处理中,更是起到了极其重要的作用。

正因为床旁超声对急危重症患者有着极大的价值,使得其在全球范围内越来越普及,更多的急诊和 ICU 医生逐步开始掌握相关的技能,但随之而来的问题也不容忽视。超声图像的采集和图像质量受操作人员的水平和经验影响很大,而错误的信息往往导致错误的决策,因此如何保证相关人员的技能水平尤为重要。定期开展相关培训班,采取讲授和实践相结合的培训方式,并要求在随后的临床实践中完成一定数量的相应图像采集和诊断才能通过考核,这种方式能较好地保证操作人员的培训质量,是床旁超声技能培训值得借鉴的方式。重症医学领域已在逐步开展重症超声相关的培训,将来也会基于获得的资质认证来确认能进行超声检查的人员。

总之,床旁超声因其直观、快捷、准确、无创、适用范围广及易重复等特点,被国外发达国家和地区的急诊及 ICU 医生作为重症患者监测和评估的常规工具而广泛应用,成为急诊医生和 ICU 医生的第二双眼睛,被称为"看得见的听诊器"。在急危重症患者早期快速诊治过程中发挥了重要作用,并有很大的发展和应用空间。然而床旁超声也对医师提出更高要求,不仅要掌握好相关解剖知识,还必须熟悉超声的检查方法,识别各种正常的图像,并结合患者的具体病情识别和分析异常的声像图,这样才能获取最有价值的影像学依据,为急危重患者正确的诊断和治疗赢得宝贵时间。

(杨从山)

六十、危重患者的血糖监测

机体在遭受创伤、烧伤、感染以及大手术打击后可以发生一系列的病理生理改变,代谢状态可以发生迅速的变化,呈现高代谢状态,即能量消耗迅速增加、糖异生增加、血糖增高、脂肪动员加速、蛋白质分解迅速等;持续的高代谢状态导致患者预后不良。近年的一些研究表明,积极血糖控制可以明显降低危重患者的病死率,因此,对危重患者实施血糖监测和积极控制血糖具有重要的临床意义。本节内容重在介绍 ICU 患者血糖监测和控制的方法。

● 适应证
(1) 严重创伤、感染、出血、大手术等应激状态的重症患者。
(2) 合并有糖尿病的重症患者。
(3) 接受任何形式的营养支持的患者。
(4) 应用较大剂量的皮质激素的患者。
(5) 应用生长激素、生长抑素治疗的患者。
(6) 重症患者在接受 CRRT 治疗过程中。

● 操作方法
毛细血管全血糖测定是 ICU 常用血糖监测手段,作一主要介绍。

1. 操作准备　血糖仪、试纸、消毒采血针或者采血笔,血糖仪和试纸代码必须匹配。

2. 测量步骤

(1) 插入试纸:将试纸按规定插入测量口,将试纸推到底。此时血糖仪开启并且进行自检,检查度量单位。

(2) 采集血样:操作者彻底清洗和干燥双手后,按摩患者穿刺手指两侧以增加血液循环并且将手臂短暂下垂,让血液流至指尖,操作者先将拇指顶紧患者穿刺指尖关节,消毒后再用采血笔或消毒针在指侧采集血样。采血后请勿反复挤压,以免组织液混入,造成检测结果偏差。当血糖仪提示采血时,

将血滴轻触试纸顶部区域,直到在血糖仪开始倒计时之前填满确认窗口。

(3) 读取结果:当血糖仪倒计时结束时将显示血糖结果,根据血糖结果调整患者的治疗。

3. 测量之后　使用过的血糖试纸作医用垃圾处理,使用过的采血针放入利器盒,防止利器伤,避免交叉感染。

● 血糖控制方案
危重症患者病情变化快,一般用药多选择短效药物,确保用药后迅速起效,停用后药效迅速消失,因此,临床上多用胰岛素来调整血糖水平。胰岛素可以肌内注射或静脉注射。

在实施血糖控制时,必须有胰岛素持续治疗方案,以及明确达到治疗的目标。如果连续 3 次血糖监测大于 11.1 mmol/L,即可考虑按照血糖控制方案进行积极血糖控制。目前 ICU 患者血糖控制的目标是将危重病患者的血糖控制在 7.8～11.1 mmol/L。根据血糖监测水平,如果血糖明显升高,胰岛素可给一定剂量的负荷量,调整胰岛素持续静脉输入剂量,应快速并且稳定的维持在目标血糖范围内(表 60 - 1 和表 60 - 2)。

表 60 - 1

胰岛素负荷剂量表

血糖 (mmol/L)	胰岛素 负荷剂量 (U)	最初胰岛素泵入速度(U/h)	
		非胰岛素 依赖性糖尿病 或无糖尿病	胰岛素依赖 性糖尿病
≥8.4～13.3	0	0.5	1
≥13.4～16.7	0	1	2
≥16.8～20.0	2	2	3.5
≥20.1	6	3.5	5

表 60 - 2

胰岛素的调整

血糖(mmol/L)	处理措施
3.3～5.6	停止胰岛素的泵入,如果前一次血糖>5.0 mmol/L,给予 25 ml 50%葡萄糖静脉推注; 当血糖>4.2 mmol/L,按照原胰岛素泵入速度的一半继续给予胰岛素泵入治疗 30 min 内复测血糖
5.6～7.8	如果大于上一次血糖值,继续维持原速度 如果低于上一次血糖值 1.1 mmol/L 以上,胰岛素泵入速度减为原速度的一半 如果低于上一次血糖值 1.1 mmol/L 以下,胰岛素泵入速度减少 0.5 U/h 30 分钟后复测血糖
7.8～11.1	您已经达到了目标血糖 尽量维持目标血糖,可以遵照如下建议: 如果大于上一次血糖值 0.6 mmol/L 以上,胰岛素泵入速度增加 0.5 U/h 如果低于上一次血糖值 0.6 mmol/L 以上,胰岛素泵入速度减少 0.5 U/h 如果较上次血糖降低 0.6 mmol/L 以内,胰岛素减少 0.3 U/h 如果较上次血糖升高 0.6 mmol/L 以内,胰岛素增加 0.2 U/h
11.1～16.7	如果较上次血糖增加大于 1.1 mmol/L 以上,胰岛素泵入速度增加 1 U/h 如果较上次血糖增加 1.1 mmol/L 以内,胰岛素泵入速度增加 0.5 U/h 如果较上次血糖降低 1.1～2.8 mmol/L,维持原速度 如果较上次血糖降低 2.8 mmol/L 以上,胰岛素速度降低至原来的一半,30 min 内复测血糖
>16.7	如果较上次血糖降低 2.8 mmol/L 以上,胰岛素维持原速度泵入 如果较上次血糖降低 2.8 mmol/L 以内或者高于上次血糖值,2 U 胰岛素静脉推注并且将胰岛素速度增加 2 U/h,30 min 内复查血糖

● **血糖监测频率**

可以通过末梢血、动脉血、静脉血监测血糖,血糖监测的频率如下:

(1) 如果血糖≥16.7 mmol/L 或<5.6 mmol/L:每 30 min 监测血糖 1 次。

(2) 如果患者有血管活性药物的治疗,每 30 min 监测血糖 1 次。

(3) 当血糖波动在 7.8～11.1 mmol/L,并且每小时监测血糖改变幅度小于 0.8 mmol/L 时,胰岛素泵入速度不变维持 4 h,并且可以每 2 h 监测 1 次血糖。

(潘 纯 杨 毅)

六十一、营 养 支 持

营养支持是危重病患者重要的治疗措施,应重视营养支持的时间、方法与剂量。营养支持分肠内营养和肠外营养两大类方法,危重患者营养支持方式的选择主要依靠病情和疾病状态,特别是肠功能状态。

营养支持的能量要求:在静息状态下,满足机体基础代谢,称之为基础能量消耗(BEE)。基础能量消耗(BEE)的经典公式(Harris-Benedict公式):

男:BEE(kcal/d)=66.473 0+13.751 3W+5.003 3H−6.775 0A

女:BEE(kcal/d)=655.095 5+9.563 4W+1.849 6H−4.675 6A

式中:W 指体重(kg),H 指身高(cm),A 指年龄(y)。

在无应激时的正常生理需要量为每日 25 kcal/kg，中度应激时为 30～35 kcal/kg，重度应激时为 40～50 kcal/kg。

（一）肠内营养

消化道是碳水化合物、脂肪、蛋白质、矿物质、维生素及微量元素吸收与调节的重要场所，并能分泌免疫球蛋白（如分泌型免疫球蛋白，SIgA）及一些消化性激素（如胃泌素、胃动素等）。近年来随着研究的深入，特别是发现肠道可能是全身应激反应的中心器官，肠黏膜屏障在防止肠源性感染中地位重要，以及肠功能障碍对于全身脏器功能与疾病发展都有重要意义，如何维持肠道结构与功能日益受到重视，因此，若危重患者肠道功能允许，尽可能选择肠内营养（EN）或肠内＋肠外营养。

肠内营养支持的优点：

（1）EN 有助于维持肠黏膜细胞的结构与功能完整，减少内毒素释放与细菌易位，保持肠道固有菌丛正常生长，防止发生菌群失调；刺激 SIgA 以及胃酸与胃蛋白酶的分泌，从而维护其机械、免疫与生物屏障。

（2）刺激某些消化性激素、酶，如胃泌素、胃动素、胆囊收缩素等分泌，促进胃肠蠕动与胆囊收缩，增加内脏血流，减少淤胆及胆石的发生。

（3）营养支持效果优于肠外营养（PN），并发症少，费用低。

● 适应证

胃肠道功能存在（或部分存在），应优先考虑给予肠内营养，只有肠内营养不可实施时才考虑肠外营养。

● 禁忌证

（1）当重症患者出现肠梗阻、肠道缺血时，肠内营养往往造成肠管过度扩张，肠道血运恶化，甚至肠坏死、肠穿孔。

（2）严重腹胀或腹腔间室综合征时，肠内营养增加腹腔内压力，高腹压将增加反流及吸入性肺炎的发生率，并使呼吸循环等功能进一步恶化，因此，在这些情况下避免使用肠内营养。

（3）对于严重腹胀、腹泻，经一般处理无改善的患者，建议暂时停用肠内营养。

● 肠内营养支持的途径及其选择

在 EN 支持时应掌握的一个原则是：能经口饮食者，首先选择经口途径补充营养物质，如果存在解剖或原发疾病的因素不能经口补充者，采用管饲的方式，具体有以下几种：经鼻胃管、经鼻空肠置管和经胃/空肠造口（图 61-1）。

（1）经鼻胃管途径：常用于胃肠功能正常，非昏迷以及经短时间管饲即可过渡到口服饮食的患者。优点是简单、易行，且因胃的容量较大，对营养液的渗透压不敏感，并可采用分次滴注肠内营养液的方法，应用的营养液的范围较宽，要素饮食、匀浆

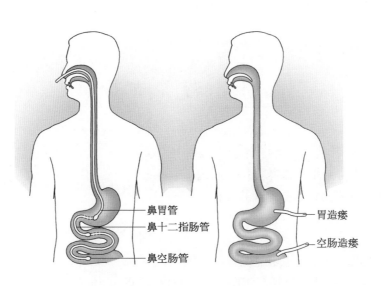

鼻胃管
鼻十二指肠管
鼻空肠管

胃造瘘
空肠造瘘

图 61-1 胃肠营养途径

膳、混合奶等均可使用,适合于存在气管内插管接受人工通气治疗,颌面(口腔)、鼻咽部大手术或创伤、烧伤后影响经口进食的患者。

经鼻胃管途径使反流与误吸的发生率增高,不适于接受长时间 EN 支持的患者及昏迷患者,特别是胃肠运动功能障碍时应避免使用。此外,长时间留置鼻管可增加鼻窦、口咽部与上呼吸道感染的发生率。

(2) 经鼻空肠置管喂养:应用特点与上述基本相同,优点在于因导管通过幽门进入十二指肠或空肠,使反流与误吸的发生率降低。但要求营养液的渗透压不宜过高,滴注速度较均匀,且不宜过快,尤其在喂养的开始阶段。

放置方法:手术中直接放置、床边胃镜引导下放置和使用特殊专门的鼻肠螺旋管(图 61-2)。

(3) 经胃/空肠造口喂养:通过手术方式行胃或空肠造口置入营养管。适合于较长时间需要肠内营养的患者。其优点在于:①导管可长时间放置;②去除了鼻管,减少了鼻咽与上呼吸道的感染性并发症,并减少了患者心理上的负担,行动方便;③降低了反流与误吸的发生率;④在喂养的同时可行胃肠减压,尤其适合于危重患者及某些特殊需要的患者,如食管瘘、十二指肠瘘、胰腺炎等;⑤患者可同时经口进食。

置管方法:①手术置管,多在行原发病手术时同时置管。如重症胰腺炎、肠瘘、腹部创伤等手术时;②经皮穿刺胃造瘘术(percutaneous endoscopic gastrostomy, PEG),即在纤维胃镜的引导下,经胃造口置入营养管。此方法床旁即可施行(图 61-3),尤其适合于需要给予肠内营养的危重患者,既减少了手术创伤,又提供了肠道喂养的最佳途径。详见"经皮穿刺胃/空肠造瘘术"。

临床上可根据患者的具体情况选择胃肠营养途径(图 61-3)。

● **肠内营养制剂的种类与选择**

1. **要素饮食(elemental diet)**　它是由氨基酸或短肽、葡萄糖、脂肪、维生素及矿物质与微量元素等组成的治疗饮食。不含高分子蛋白质,故不需要或较少需要消化,吸收较完全,对消化道刺激小。要素饮食提供了可满足机体需要的营养素的种类与数量,其剂型有粉状与液体两种。

许多危重患者存在有不同程度的肠功能障碍,所以在开始肠内营养时宜先选用要素饮食,根据疾病及肠功能恢复情况,逐渐向整蛋白模式的配方饮食或正常饮食过渡。

根据所含氮源成分,要素饮食可分为以下几种。

(1) 结晶氨基酸为氮源的要素饮食:如爱伦多(日本味之素)等。其特点为不需消化而直接吸收,适合于消化吸收功能有障碍的患者,如胰腺炎、胆道梗阻、广泛肠切除等。

(2) 蛋白水解物(短肽)为氮源的要素饮食:如百普素等,只需很小程度的消化即可吸收,可用于具有基本的消化吸收功能并向正常饮食过渡的患者。由于结晶氨基酸与水解蛋白的特殊异味使其难以口服,因此多用于接受管饲的肠内营养支持者。

2. **整蛋白配方饮食**　与要素饮食相同,将人体需要的营养物质按一定比例配方制成粉剂或液体,其成分较全。不同的是所补充的氮是以完整的蛋白质形式提供,如大豆蛋白、酪蛋白。它需要在肠道内

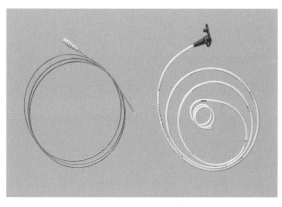

图 61-2　鼻肠螺旋管

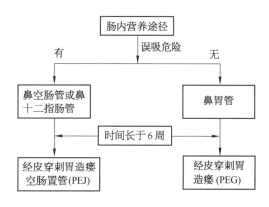

图 61-3　肠内营养途径选择

经过消化才能吸收,因此要求患者肠道功能较好,否则不宜使用。一般多用于胃肠功能逐渐恢复,肠运动、消化、吸收良好的危重患者,以及用于补充其开始口服饮食时营养量的不足部分。常用的制剂有:安素(abbott),能全素(nutricia)等。可行管饲,亦可口服。

3. 匀浆膳与混合奶

(1) 匀浆膳:它是根据患者热量与蛋白质的需要量,选择相应的肉、蛋、肝、面包、豆制品及水果、蔬菜等经加工混合匀浆化而制成的饮食。它营养成分全面,接近正常饮食,故对肠道的消化吸收功能要求较高,基本上接近于正常功能,但因某些原因仍不能经口进食的患者可选用。由于它对消化道的刺激较大,不宜用于胰腺炎、肠外瘘等病例。

(2) 混合奶:亦是由牛奶、豆浆、鸡蛋、奶糕、糖、植物油等加工而成,糊状。应用特点与匀浆膳类似,但消化道负担小。

要素饮食中常见的 6 种膳食纤维在肠道的作用部位(图 61 - 4)。

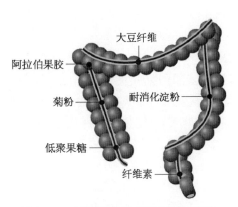

图 61 - 4　6 种膳食纤维在结肠的作用部位

多数危重患者在接受要素饮食及整蛋白配方饮食的 EN 支持后,可逐渐过渡到正常经口饮食。此外,根据某些疾病要求,还有特殊配方的要素饮食,如:肝功能不全时可选用低乳糖与低芳香族氨基酸、高支链氨基酸配方的要素饮食;肾衰竭时宜选用含必需氨基酸及不含有乳糖与电解质配方的要素饮食;心功能不全时可选用低钠及高能量配方的要素饮食;烧伤与创伤患者可选择高能量配方要素饮食。

● **特殊营养成分**

近年来的基础与临床研究显示,在肠内营养配方中提供在药理上能产生免疫增强作用或/和肠道特需的营养物质,可改善肠内营养支持效果,提高机体的免疫机能,促进肠道功能恢复。这类营养素包括:谷氨酰胺、精氨酸、ω - 3 多不饱和脂肪酸、短链脂肪酸与核苷酸。

IMPACT(novartis)是一种含超标准精氨酸、膳食核苷酸和鱼油的高蛋白肠内营养处方。nutrisonfibre(能全力,nutricia),jevity(健力体,abbott)等是含有纤维素的肠内营养食品,其被肠道内细菌代谢后产生短链脂肪,将有助于保护重症患者的肠黏膜屏障及调整肠道功能。

● **肠内营养的实施与应用**

肠内营养实施需根据患者胃肠功能状态、营养管顶端所处的位置选择不同方式。

1. 一次性投给(bolus feeding)　用注射器将配好的肠内营养食品于短时间内一次性注入。这种喂养方式引起的并发症较多,如恶心、腹痛、呕吐,危重患者不推荐使用。

2. 间歇性喂养(intermittent feeding)　分次给予肠内营养食品,常常是重力滴注,每次 30~40 min,间隔 3~4 h 给 1 次。这种喂养方式造成的并发症比一次性喂养时少。一次性投给与间歇滴注仅用于胃内置管行肠内营养患者,胃肠功能较好。

3. 连续滴注(continuous feeding)　通常借助肠内营养泵于 20~24 h 连续性滴注。多数患者对这种方式耐受较好,危重患者尤其是放置空肠喂养者常用此方法行肠内营养。

● **并发症及处理**

1. 机械性并发症　包括因导管过粗,材料较硬等造成的咽部刺激和黏膜损伤,营养管堵塞以及导管异位。

处理:①在导管选择上应注意其管径不宜太粗,目前肠内营养制品的溶解性均较好,沉渣少,管径 0.3~0.5 cm 一般可以满足需要,片剂药物应尽量研碎,并充分溶解后投入,注入后用水冲洗导管以确保无堵塞,对于溶解后成糊状或胶冻样的药品避免使用。②喂养管必须抽出胃肠液或经 X 线检查确定其正确部位后方可使用。③导管位置不良时应予以调整或更换。

2. 呼吸道并发症　肠内营养可以导致误吸与

肺部感染,多发生于昏迷、导管位置及胃排空不良时,尤其是在接受了食管、胃手术使解剖结构发生改变后。

处理:①在进行肠内营养时,床头抬高 30°以上,可以减少误吸。②胃运动不良者应用胃动力药物。③对于吞咽、咳嗽反射明显降低,以及存在胃液潴留、腹胀等,使反流、误吸的发生率增高患者,最好采取空肠置管实施肠内营养。

3. 胃肠道并发症　如恶心、呕吐、腹胀、肠痉挛、肠蠕动过强、腹泻、胃潴留等,这些并发症可能与不适当的营养制品配方选择,或不适当的输注浓度与速度有关。这在危重患者行肠内营养开始阶段时较易发生,特别是当患者存在有腹腔及全身严重感染时,肠吸收与运动功能往往较差,血清白蛋白浓度较低时(低于 25 g/L),肠壁缺血、水肿,且肠绒毛吸收能力下降。此外,在营养液渗透压较高、滴注速度过快、温度较低或被细菌污染时均可发生。

处理:一旦出现腹痛、腹胀、腹泻等症状时,应暂停肠内营养液的滴注,及时寻找原因,待上述症状缓解后再重新开始。

4. 代谢性并发症　包括葡萄糖不耐受,电解质失衡及某些营养素缺乏或过剩。

(1)糖代谢紊乱:患有糖尿病、重症胰腺炎以及感染、创伤等应激后,其他任何原因引起葡萄糖耐量下降的患者可出现血糖升高。

处理:在肠外营养支持时,特别是在初期阶段应注意血、尿糖的监测,由小剂量开始逐渐增加用量,补充胰岛素或服用降糖药物。此类患者往往需要降低葡萄糖的供给量。

(2)电解质失衡:如血钠过高或过低,血钾过高或过低等。存在消化液大量丢失及应用利尿药物的重症患者,应注意钠、钾、镁等的补充。肾功能障碍时应限制钾的摄入,颅脑损伤的重症患者,可合并有中枢性水盐代谢紊乱,如出现尿崩样改变,使排尿增加并出现顽固性低钠及血钾的改变。

处理:在实施肠内营养时,严密监测电解质,及时纠正内环境紊乱。

● 注意事项

(1)重症患者往往合并胃肠动力障碍,头高位可以减少误吸,及其相关肺部感染的可能性。重症患者在接受肠内营养(特别经胃)时应采取半卧位,最好达到 30°～45°。

(2)在肠内营养支持时,除了常规监测项目如营养支持效果及代谢等并发症外,还应注意经常检查营养管的位置和滴注情况,注意患者是否发生腹胀、恶心、呕吐、腹泻等胃肠并发症的症状。胃内残留量被广泛用于评价胃的排空状况,经胃营养患者应严密检查胃腔残留量,避免误吸的危险,通常需要每 6 h 后抽吸一次腔残留量,如果潴留量小于或等于 200 ml,可维持原速度,如果潴留量小于或等于 100 ml 增加输注速度 20 ml/h,如果残留量大于或等于 200 ml,应暂时停止输注或降低输注速度。

(3)在肠内营养输注过程中,以下措施有助增加对肠内营养的耐受性:对肠内营养耐受不良(胃潴留＞200 ml、呕吐)的患者,可促胃肠动力药物;肠内营养开始时营养液浓度应由稀到浓;使用动力泵控制速度,输注速度逐渐递增;在喂养管末端夹夹温器,有助于患者肠内营养的耐受。

(4)在开始接受肠内营养时,应将营养液的浓度稀释 1/4～1/2,在某些危重患者,则可能从温开水或盐水开始,逐渐增加浓度。最高要素饮食浓度一般为 25％。此外,开始阶段应以缓慢速度滴注,如 25 ml/h 开始,如耐受良好,可适量增加,如 50 ml/h 至 80 ml/h 至 100 ml/h,6～24 h 后,根据患者对开始阶段或前一阶段肠内营养液输注的耐受情况,逐渐增加输注的速度与浓度。这一过程因病情而定,一般需要 7～10 天达到完全肠内营养。

(二)肠外营养实施与管理

任何原因导致胃肠道不能应用或应用不足,应考虑肠外营养,或联合应用肠内营养。对于不能耐受肠内营养和肠内营养禁忌的重症患者,应选择完全肠外营养支持(total parenteral nutrition, TPN)。

● 适应证

(1)胃肠道功能障碍的重症患者。

(2)由于手术或解剖问题胃肠道禁止使用的重症患者。

(3)存在有尚未控制的腹部情况,如腹腔感染、肠梗阻、肠瘘等。

(4)胃肠道仅能接受部分的营养物质的补充的重症患者,可采用部分肠内与部分肠外营养(partial

parenteral nutrition，PPN)相结合的联合营养支持方式,目的在于支持肠功能。一旦患者胃肠道可以安全使用时,则逐渐减少甚至停止肠外营养支持,联合肠道喂养或开始经口摄食。

● 禁忌证

(1) 早期复苏阶段、血流动力学尚未稳定或存在严重水电介质与酸碱失衡。

(2) 严重肝功能衰竭,肝性脑病。

(3) 急性肾功能衰竭存在严重氮质血症。

(4) 严重高血糖尚未控制。

● 肠外营养支持途径与选择原则

肠外营养支持途径可选择经中心静脉和经外周静脉营养支持,如提供完整充分营养供给,ICU 患者多选经中心静脉途径。营养液容量、浓度不高,以及接受部分肠外营养支持的患者,可采取经外周静脉途径。

经中心静脉途径包括经锁骨下静脉、经颈内静脉、经股静脉和经外周中心静脉导管(peripherally inserted central venous catheter，PICC)途径。锁骨下静脉感染及血栓性并发症均低于股静脉和颈内静脉途径,随着穿刺技术和管材的提高,机械性损伤的发生并不比经股静脉高。PICC 并不能减少中心静脉导管相关性感染(catheter related blood infection，CRBI)的发生。对于全身脏器功能状态趋于稳定,但由于疾病难以脱离或完全脱离肠外营养的 ICU 患者,可选择此途径给予 PN 支持。

与多腔导管相比,单腔导管施行肠外营养,CRBI 和导管细菌定植的发生率明显降低。中心静脉插管需要比外周静脉穿刺更高无菌要求。敷料出现潮湿、松动或者沾污时应予更换。穿刺局部有渗血时,建议使用普通纱布。

● 肠外营养液的配制步骤

把各种营养素在输注前进行混合,配制成全营养混合液,然后以混合液的形式经静脉输入。这是最为合理的肠外营养实施措施,疗效好,副反应少。肠外营养液种类分为配置的营养袋和"三腔袋"或"两腔袋"的营养混合液。

配置的营养袋的步骤:①将微量元素、无机磷酸盐和电解质加入氨基酸注射液内。②将磷酸盐格林福斯加入葡萄糖溶液。③将上述溶液注入塑料袋内(如有另外的氨基酸或葡萄糖溶液也应在此时加入袋内)。④脂溶性维生素溶解水溶性维生素,然后一起加入脂肪乳内。⑤将复合维生素加入袋内。⑥用轻摇的方法混匀袋中内容物。

"三腔袋"或"两腔袋"的营养混合液中有葡萄糖、氨基酸和脂肪乳,在输注前仍然要加入微量元素、电解质等。

● 并发症和处理

1. 中心静脉置管、输液等技术问题所致的并发症

(1) 穿刺置管的并发症:在采用深静脉插管的过程中,可发生气胸、血胸、水胸、臂丛神经损伤、空气栓塞等。导管扭结或折断等并发症,应给予注意。

处理:熟悉锁骨下静脉及其周围组织的解剖和掌握正确的穿刺技术,一般可以避免上述并发症的发生。

(2) 感染:感染的原因是由于导管系统以及营养液的污染。导管系统可以是置管当时无菌操作不够严格,也可以是在疗程中护理不周所致。

处理:在治疗过程中出现感染迹象和不明原因的发烧或腹胀,应时刻想到与导管和输入物有关的可能性,应检测输液瓶内残渣,作细菌培养和血培养,必要时拔出导管,管尖作细菌培养。

2. 与代谢有关的并发症

(1) 血糖异常:肠外营养主要的并发症,以高血糖为常见,低血糖少见。

处理:及时监测和调整,高血糖是可以避免的。

(2) 非酮性高渗性昏迷,在血糖高达 600～700 mg/dl 时可产生非酮性高渗性昏迷。高渗可使水从组织间隙、细胞内进入血管内,一方面细胞脱水,一方面造成高血容量和血液稀释,高渗利尿把水排到体外。进行性脱水的结果使细胞受到进一步损害。首先是神经系统,易发生神经细胞萎缩以至死亡、神经组织内出现点状出血灶和血栓形成等。高渗状态并不少见,尤其在老年人,有糖尿病、尿毒症及严重应激状态下,TPN 输液太快,糖浓度相对过高时易于发生。

处理:一旦发生非酮性高渗性昏迷,应停输高渗糖,补充等渗盐水和电解质(如钾),应用外源性胰

岛素等,还要注意低血糖的发生。

（3）重要营养物质的缺乏:①低血磷症:严重的低血磷症可表现为昏睡、肌肉软弱、口周或肢端刺痛感、呼吸困难,甚至发生昏迷抽搐,血液中红细胞的2,3-二磷酸甘油酸(2,3-DPG)降低等。②锌缺乏症:临床可产生口周、肛周红疹、出血性皮疹、皮肤色素沉着、脱发、腹痛、腹泻或伤口愈合不良等。由于锌是许多重要酶所必需的元素,并和免疫功能有关,故严重锌缺乏的患者往往显得很危重。

处理:对TPN治疗的患者补充足够的各种所需物质就可完全预防。

（4）肝脂肪变性:在较长期输入过量葡萄糖又缺乏必需脂肪酸情况下可产生,也和营养不良本身有关,故近来学者多不主张长期由葡萄糖供给太高的热量。长期过量输脂肪乳剂的结果亦可发生肝脂肪变性。但适量的脂肪乳剂有预防脂肪肝的作用。

（5）输氨基酸相关的并发症:①肝脏毒性反应:临床上常可发现TPN疗程中转氨酶、碱性磷酸酶以及血清胆红素升高等,一般认为是由于患者对氨基酸的耐受性不良所致,但长期应用高糖,小儿较长期应用过量脂肪乳剂亦可发生。然而肝毒性反应多数是可逆的。②肝功能不正常患者,输入含色氨酸、苯丙氨酸量高的溶液,由于苯核族氨基酸量大,可以改变血浆氨基酸谱,引起脑病。在这种情况下应输支链氨基酸溶液。

3. 其他并发症:如无石性胆囊炎或胆汁淤积,可能与肠黏膜缺乏刺激、胆囊收缩素(CCK)分泌减少有关。

● 注意事项

（1）配置营养液要严格无菌,以避免溶液在配制过程中细菌污染。

（2）配制营养液需配备经过配制训练的护理人员,最好有相应的专业技术人员。

（3）按照一定的配制程序进行。因为不恰当的配制程序,可严重影响混合液中脂肪乳的稳定性,以致全营养混合液的变性。

（4）多采用输液泵匀速输注。首次输注时先慢后快。

（5）如渗透压大于860 mmol/L,最好经深静脉输注。

（杨　挺　许红阳）

六十二、输液泵的应用

（一）注射泵

注射泵可以精确控制液体速度,使药物能够微量、持续、匀速进入体内,以达到最理想的治疗效果。注射泵能提高医疗、护理的安全,避免因输液速度不均匀导致的药量不稳定对患者的影响,尤其是血管活性药物,同时可以减少护理工作量,已广泛应用于临床各科室,尤其是ICU、CCU、儿科、急诊科和手术室等。

● 一般结构

注射泵一般结构有:显示屏、压把、注射器槽、电源开关、开始/停止键、静音键、调节部分(旋钮或上下箭头指示键)等(图62-1)。

● 种类

所有注射泵均可以设置流速,以ml/h为单位持续泵入。配有微电脑的注射泵可以通过输入患者

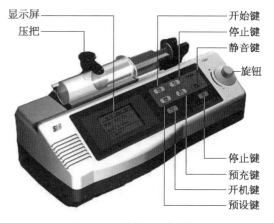

图62-1　注射泵一般结构

体重、药物浓度、使用剂量,单位时间(可以是每小时或每分钟)每公斤体重需要的药量,由注射泵计算出速度(如佳士比 3400 型、3500 型)运行,输液工作站可以进行更进一步的液体管理。

● **操作步骤**

1. **个人准备** 洗手,戴口罩。

2. **物品和药物准备** 根据注射泵和药物剂量选择合适的注射器,一般为 10～50 ml,根据病情配制药物,严格执行查对制度。准备好微量泵,电源线。检查泵管的有效期,完整性。

3. **固定** 将微量泵放置在合适的部位,尤其使用多个微量泵时,建议固定在专用架上。接通交流电,按压注射泵电源键 2～3 s,仪器自动自检。如自检未通过,微量泵报警提示或显示相应的错误信息。转运期间或暂无交流电源时,可直接打开电源,使用机内备用电池。

4. **安装注射器** 自检完毕,安装注射器,部分微量泵需选择注射器品牌。将配制好药液的注射器,连接延长管;排气,检查有无气泡;向上提拉压把,旋转 90°,将注射器放入微量泵的注射器座中,注射器外套尾端注射器圈边置入专用槽内,注射器拉杆尾端与推片槽衔接,压把复位,贴输注执行单。显示屏无报警信息显示,微量泵显示注射器规格(如 20 ml、50 ml 等)。

5. **设置参数** 设定参数,普通注射泵使用上下箭头或直接输入数字设定泵入速度,一般单位为 ml/h。带有微电脑的微量泵按照微量泵提示输入患者的体重、配制后的药物浓度、需要使用的剂量。使用单位可以根据药物使用习惯或要求设置,可以选择单位时间(每小时或每分钟)内每公斤体重的量(克,毫克或微克),启动微量泵后,自动计算成每小时毫升数运行。

运行过程中需要调整参数时,单机必须先暂停,改变剂量或速度后重新启动。输液工作站可以在运行过程中调整,再次确认开始后方有效。

6. **停用注射泵** 按停用键-关机,必要时拔针-安置患者-终末处理-擦拭泵,充电备用。

7. **快速注射** ①按住快速注射键,微量泵按照所设置的快速注射速度进行注射。松开快速注射键,注射泵恢复正常注射速度。②连续按压两次快速注射键,可以输入快速注射剂量,确认后微量泵按照快速注射速度,注射所设的快速注射剂量后恢复正常注射速度。

8. **更换注射器** 注射器内药物使用完毕前 5 分钟或还有 5 ml 时,微量泵将报警提示。应立即准备药物并更换。

● **常见报警及处理**

报警时会出现红色指示灯并伴有报警声。

(1) 空气报警(air in line):当注射系统中出现气泡时,注射泵会报警,并暂停泵入。

处理:按压静音键,暂停注射,排空气体,启动注射泵。

(2) 不操作报警(stopped):注射泵设置完毕,或暂停后 3 min 内未启动,不操作报警提示应开始运行。

处理:按压运行键后报警消失。

(3) 阻塞报警(occlusion):注射器前端压力增加至设定值(300 mmHg)时,提示阻塞报警。

处理:检查注射器是否过度扭曲、夹闭或静脉通道是否阻塞,并作相应处理。

(4) 结束报警(empty):注射泵完成设置注射总量前 5 分钟或还有 5 ml,即出现结束报警。

处理:到达预置注射量时,注射泵会保持静脉开放状态,需要更换注射器,重新设置,开始运行。

(5) 低电压报警(low bate):使用机内备用电池即将用完时,出现低电压报警。

处理:接通交流电,显示充电,报警消失。经上述处理报警未消失,可能机内备用电池储电量不够,需由专业人员更换机内电池。

● **注意事项**

(1) 使用专用注射器精度较使用通用注射器高。部分微量泵需要选择适配的注射器品牌,以提高精度,减少误差。

(2) 微量泵的运行单位 ml/h,可以调节的范围 0.1～200 ml/h,注射总量单位为毫升,可设置范围 0～999.9 ml,最小增量 0.1 ml。

(3) 正确更换注射器:关闭三通,更换注射器。安装注射器过程中,注意注射器拉杆尾端与推片槽衔接,如用力过猛,注射器拉杆尾端与推片槽衔接过紧,使管道内压力增加,导致药物短时间内过多进入体内;反之,推片槽与拉杆尾端接触不紧密,前行过程中不能及时将药液送入体内,导致病情波动。应常规释放系统内压力,可将延长管与三通分开,按压快速推注键,至少量药液溢出,与三通连接,调整参数,启动注射泵,打开三通。

（4）注射速度与药物剂量、药物浓度有关。改变泵入药物的浓度时,应将延长管内药液清除,避免病情波动。

（5）调整药物剂量时,须暂停微量泵,调整参数,按启动键。

（6）加强巡视,熟悉报警信号,密切观察生命体征及穿刺部位,及时正确排除异常情况。

（7）使用完毕,用柔软清水湿布擦拭仪器表面和内部,清洁微量泵。感染的患者使用后用消毒液擦拭,备用。长期不用的注射泵应每两周定时放电后充电,延长电池使用时间。

（二）输液泵

静脉输液是临床最常用的一种治疗方法,临床上应根据药物和病情不同适当地调节输液速度。输液过快、过慢均可影响疗效。使用输液泵可以精确控制输液速度,新式均匀的液体推进系统误差率小,避免了输液不稳定所造成的时快时慢、量多量少对患者的影响,使药物达到最理想的效果。输液泵能提高医疗、护理的安全,减少工作量,已广泛应用于内科、外科、儿科、心血管科、急诊科和手术室,尤其适用于 ICU 和 CCU 的输液治疗。

输液泵的主要功能包括:①精确测量和控制输液速度;②精确测定和控制输液量;③液流线性度好,不产生脉动;④能对气泡、空液、漏液和输液管阻塞等异常情况进行报警,并自动切断输液通路。

按照工作原理分为蠕动式和容积式。按照泵入导管可以分为通用型和专用泵管型。专用泵管型输液泵计量精度一般高于通用型。

● **准备物品**

输液泵(图 62 - 2)、输液器、药液、基础消毒盘、护理记录。

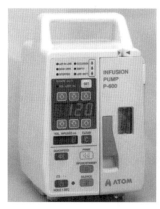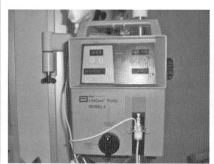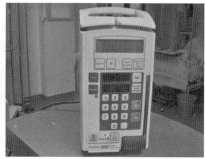

图 62 - 2　不同型号输液泵

● **操作步骤**

1. **个人准备**　洗手、戴口罩。

2. **物品准备**　检查泵管的有效期、完整性;按输液法连接液体与泵管,将输液泵管内充满液体、排净空气,备用;插上电源,显示充电;打开电源开关键,机器自动进入自检,自检完毕发出蜂鸣声待用。

3. **安装输液器**　轻轻拉开开门键,打开泵门。

（1）通用型输液器:将输液器沿箭头方向置入,在箭头下方,有一可以按动的金属弹簧板,轻轻拨向左侧,使输液器沿其右侧通过,关闭泵门,弹簧板会紧紧地压在泵片上。

（2）专用型输液器:将与输液泵配套的输液器,按照使用说明安装。如佳士比输液泵专用泵管需将 3 个储液囊置入专用部位(图 62 - 3),同时必须将调节夹卡入(图 62 - 4)。而亚培输液泵的专用输液器的必须在关机状态将控制部分安装在规定部位(图 62 - 5)。

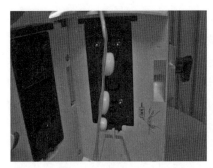
图62-3 安装输液泵管

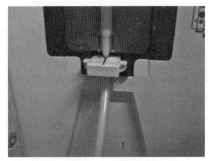
图62-4 安装调节夹

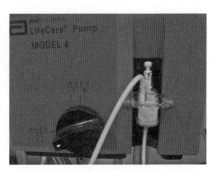
图62-5 亚培输液泵管安装

4. 设置参数

(1) 设置输液速度：根据病情和输入药物不同选择合适的流量。输液泵可供选择的流速范围：1～999 ml/小时。设置方法：在 RATE 指示灯亮时通过上下箭头调整，至合适的速度。佳士比输液泵直接输入数字。

(2) 设定输液总量：按压"SET"键，"VOL. LIMIT"指示灯亮，设定输液总量。输液总量可供选择的范围：1～9 999 ml。设置时应考虑具体需要，如某药物共 500 ml，本阶段需要 200 ml，输液总量应设为 200 ml，以便输液泵在输入 200 ml 时及时提醒护士，避免药物过多进入体内。亚培输液泵在专用界面（泵面版右侧）设定。

(3) 使用过程中需要调整速度，应先将输液泵暂停，改变参数后启动输液泵。

5. 开始运行　按压开始/暂停键（INFUSE/STANDBY），启动输液泵。面板中间输液指示灯将从橘黄色转变为绿色，并开始按液体流动方向呈绿色闪烁。面板显示输液速度和已输总量。

6. 夜间使用输液泵可以选择夜间模式　为了防止夜间关闭灯光后，发光二极管的明亮光线和响亮的报警影响患者的休息，具有可选择"夜间工作模式"。在这种模式下，发光二极管的光线会变暗，报警音量自动减弱并可调节。

7. 输液结束后处理　根据需要处理静脉通道。泵停止时，按清零键，累计输液量归零，避免下次输液量与此累计。夹闭输液器，打开输液泵门，取出输液泵管，按医院要求处置。

● 常见报警

报警时会出现红色指示灯并伴有报警声。

(1) 空气报警（air in line）：当输液系统中出现气泡时，输液泵会报警，并暂停泵入。

处理：按压静音键，夹闭输液器，打开输液泵门，①取出输液泵管将气泡赶至莫非氏滴管内，重新安装输液器，启动输液泵。②超声探头不洁，用酒精棉球擦拭清洗。③输液器管壁不洁，擦拭清洗。④输液器安装不到位，重新安装。⑤电路故障，请维修人员检修。

(2) 开门报警（door open）：打开输液泵门时，在安装输液器时可不处理。如为误操作应立即将门关闭。

(3) 不操作报警（stopped）：输液泵安装设置完毕，或暂停后 3 min 内未启动，不操作报警提示应开始运行。

处理：按压运行键后报警消失。

(4) 阻塞报警（occlusion）：输液器前端压力增加至 300 mmHg 时，输液泵提示阻塞报警。

处理：检查输液器是否过度扭曲、夹闭或静脉通道是否阻塞，并作相应处理。

(5) 输液结束报警（empty）：输液泵完成设置输液总量后，即出现输液结束报警。

处理：更换液体，重新设置输液总量，开始运行。

(6) 低电压报警（low bate）：使用机内备用电池即将用完时，出现低电压报警。

处理：接通交流电，显示充电，报警消失。

● 注意事项

(1) 使用专用输液泵管的输液泵精度较使用通用输液器的高。

(2) 使用通用的输液器，应校准其精度。

精度校准方法：①10 ml 的量筒一只。②"一"字形小改锥一只。③输液泵设置预输量 10 ml，流速 200 ml/h，选择开关搬向下，指向"普通"。④将待测的普通输液器充满液体，安装在输液泵上，将针头插入量筒或针筒,启动泵。⑤当输液"完成"报警后,观察量筒内液体量,与预输量比较,误差大于10%时,用小改锥转动调节器。低于预输量10%,按顺时针转动调节器一个角度。反之逆时针转动一个角度;误差大,转动的角度大;可转动的角度共有300度左右,当转不动时,请不要用力转,否则会弄坏调节器。每次转动后重复3、4步骤,测出调整后的精度值,直到精度误差在-10%~10%,误差越少越好。

(3) 输液泵的速度单位 ml/h,可以调节的范围1~999 ml/h,输液总量单位为毫升,可设置范围1~9 999 ml。临床输液速度多使用滴/min,大部分普通输液器 1 ml 为 20 滴(误差±0.1 ml)。设置输液速度时应注意。

(4) 为了防止夜间关闭灯光后,发光二极管的明亮光线和响亮的报警影响患者的休息,应选择"夜间工作模式",减少对患者睡眠的干扰。

(5) 避免精度不准。①不能将滴数与输液泵速度混淆,要注意单位换算,输液泵速度单位 ml/h,滴速单位滴/min,以每毫升 20 滴计,3 ml/h=1 滴/分。②更换不同品牌输液器后,室温改变大时,应校正其精度,避免由于管壁、管径、弹力大小发生变化而导致输液精度误差大。③普通输液器作输液泵管尤其是快速泵入液体时,使用 8 h 后打开泵门,将输液器向下移动一段位置后再输液。避免泵管部分老化、软化导致的精度不准。

(6) 使用完毕,用柔软清水湿布擦拭仪器表面和内部,清洁输液泵,感染的患者使用后用消毒液擦拭,备用。长期不用的输液泵应每两周定时放电后充电,延长电池使用时间。

(朱艳萍)

六十三、下肢深静脉血栓的非药物预防

下肢深静脉血栓形成已成为对人类健康危害极大的全球性常见病,发病率逐年上升。22%~29%的下肢深静脉血栓形成患者可并发致命性肺栓塞,50%以上的患者可导致长期下肢深静脉功能不全,故深静脉血栓的积极预防显得尤为重要。深静脉血栓的预防方法多种多样,包括非药物预防和药物预防。本章着重介绍下肢深静脉血栓的非药物预防,主要包括抗血栓压力带和压力泵的使用。

● 适应证

具有深静脉血栓形成高危因素的患者均需进行药物和非药物预防,高危因素包括:①年龄超过 60岁、肥胖;②外科围手术期;③卧床或制动时间超过72 h;④严重创伤骨折特别是骨盆、髋部或下肢骨折;⑤严重感染;⑥恶性肿瘤;⑦下肢静脉曲张;⑧既往有深静脉血栓或肺栓塞病史者。

● 禁忌证

下肢深静脉血栓非药物预防的禁忌证包括:①已有深静脉血栓形成或怀疑有深静脉血栓存在;②患肢的急性感染性疾病:如丹毒、皮炎、坏疽等;③患肢存在大的开放伤口或引流伤口;④患者曾行静脉结扎或近期进行皮肤移植术;⑤由于严重的动脉硬化引起的腿部血液循环不良;⑥患肢严重变形;⑦患肢存在大面积水肿。

● 操作步骤

1. 患者的准备 应明确适应证,注意患者是否存在禁忌。对于清醒患者,应充分告知患者,取得其配合。

2. 器具准备 可选择抗血栓压力带或压力泵。

(1) 抗血栓压力带:①根据人体生理特点,通过提供不同的分段压力(最大压力作用在脚踝,脚踝以上递减)(图 63-1),可有效增加血流速度,促进血液流动。能确保提供精确的压力,有助于预防血栓的形成。②根据患者情况选择合适规格的抗血栓压力带,抗血栓压力带分为腿长型和膝长型。腿长型抗血栓压力带尺寸测量方法:先测量脚跟到大腿根长度,再测量大腿跟周长,最后测量小腿肚周长(图 63-2A)。膝长型抗血栓压力带尺寸测量方法:先测量脚跟到膝盖长度,再测量小腿肚周长(图 63-2B)。

抗血栓压力带使用的操作步骤：把手伸进袜筒直到袜跟处（图 63 - 3A），用手指抓住袜跟，把袜筒反过来，里面朝外（图 63 - 3B），再将袜子的脚部和跟部穿上，确保脚后跟正好位于在袜子后跟处（图 63 - 3C），最后把袜筒慢慢套上脚踝，从前到后围绕小腿滑动手指将袜筒套上小腿（图 63 - 3D）。

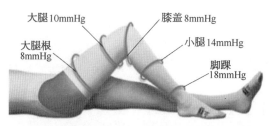

图 63 - 1　抗血栓压力带为下肢提供不同的分段压力

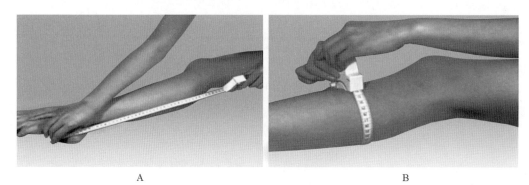

A

B

图 63 - 2　膝长型抗血栓压力带尺寸测量方法
A. 测量脚跟到膝盖长度；B. 测量小腿肚周长

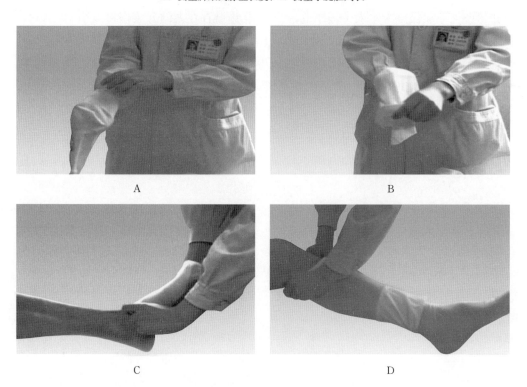

A

B

C

D

图 63 - 3　抗血栓压力带的操作步骤
A. 把手伸进袜筒至袜跟处；B. 用手指抓住袜跟，把袜筒反过来；C. 穿上袜子脚部及跟部，
确保脚后跟正好位于袜子后跟处；D. 将袜筒慢慢套上小腿

（2）压力抗栓泵：压力抗栓泵通过为下肢提供不同的分段压力，促进血液流动，如 Response 压力系统（图 63 - 4），使用一种类似于空气体积记录的方法来测量腿部血液流动的变化，由此计算出患者的静脉再充盈时间并调整加压的频率。压力循环在静脉再充盈后马上开始，尽可能地促使下肢血液流动，减少深静脉血栓形成。

压力抗栓泵操作步骤：下肢伸直，将腿套平铺在下面，将大腿、小腿及脚踝分别对应于腿套各腔（图 63 - 5A）。用腿套绑住下肢，将膝盖暴露于大腿腔与小腿腔之间（图 63 - 5B），确定松紧适宜（图 63 - 5C），接上电源，打开开关（图 63 - 5D）。

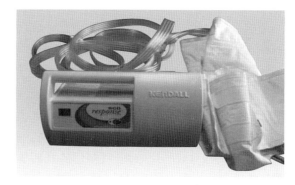

图 63 - 4　Response 压力泵

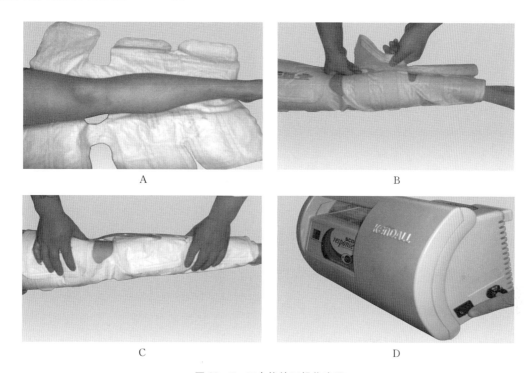

A

B

C

D

图 63 - 5　压力抗栓泵操作步骤
A. 下肢伸直对应腿套各腔放在腿套上；B. 用腿套绑住下肢，确保膝盖暴露于大腿腔与小腿腔之间；
C. 将腿套完全绑好，松紧适宜；D. 接上电源，打开开关

● **注意事项**

（1）使用抗栓压力带或压力泵时，有些患者存在局部疼痛、不适、麻木或针刺感等，一般在停止使用后短时间内消失，如持续存在则应停止使用。

（2）抗血栓压力带不要拉得过长，也不要让袜筒在小腿处、膝盖处叠层。膝长抗血栓压力带，袜跟应位于脚踝以下 2.5～5 cm 处。对于腿长抗血栓压力带，织法变化的地方应位于膝盖以下 2.5～5 cm 处，防滑带应位于大腿根部。

（3）定时清洗、定期替换抗血栓压力带，有利于延长使用寿命并且保持弹力。应剪去锋利的脚趾甲。

（4）用压力抗栓泵时，注意不要用腿套将膝盖绑住，以免影响患者下肢活动。注意腿套的松紧合适；并打开冷风开关，避免局部温度过高。如发现压力泵有问题，应立即停止使用。

（5）治疗部位内如置有人造材料（如人工关节、金属、硅胶）的患者，请在专科医师指导下使用。

（黄英姿　谢剑锋）

六十四、骨髓细胞学检查

骨髓检查是用细胞形态学检查的方法来观察骨髓中细胞的数量和质量的变化，借以了解骨髓的造血功能，对疾病的诊断、疗效观察、预后的判断等都具有重要价值。

● **适应证**

（1）确诊某些造血系统疾病（如白血病、多发性骨髓瘤等）。

（2）协助诊断部分血液系统疾病。

（3）提高某些疾病（传染性疾病或感染性疾病）的诊断率。

（4）患者多次检查外周血异常；有不明原因的肝脾淋巴结肿大。

● **禁忌证**

（1）由于凝血因子缺陷引起的出血性疾病如血友病。

（2）晚期妊娠的孕妇作骨髓穿刺术应慎重。

（3）局部皮肤有弥漫化脓性炎症或局部骨髓炎。

● **操作准备**

1. **器械准备** 清洁盘、骨髓穿刺包、2%碘酒和75%酒精、5 ml 和 20 ml 灭菌注射器、无菌手套、2%利多卡因、清洁干燥玻片 6~8 张、推片 1 张。如做骨髓培养，另需 20 ml 灭菌注射器、含培养基的细菌培养瓶。

2. **患者准备** ①术者应详细询问病史，并对患者认真体检，监测出、凝血时间。②向患者做好解释工作，以取得配合。③帮助患者摆好体位，儿童或不能合作者由其他人帮助固定体位。

● **操作方法**

1. **选择穿刺部位**

（1）髂前上棘穿刺点：位于髂前上棘后 1~2 cm，该部骨面较平，易于固定，操作方便，危险性小（图 64-1）。

（2）髂后上棘穿刺点：位于骶椎两侧，臀部上方突出的部位（图 64-2）。

（3）胸骨穿刺点：胸骨柄或胸骨体相当于第 1、2 肋间隙的位置（图 64-3），胸骨较薄（约 1.0 cm 左右），其后方为心房和大血管，严防穿通胸骨发生意外；但由于胸骨骨髓液含量丰富，当其他部位穿刺失败时，仍需作胸骨穿刺。

（4）腰椎棘突穿刺点：位于腰椎棘突突出处。

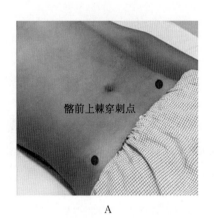

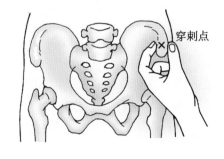

A　　　　　　　　　　　　B

图 64-1　髂前上棘穿刺点
A. 外观图；B. 示意图

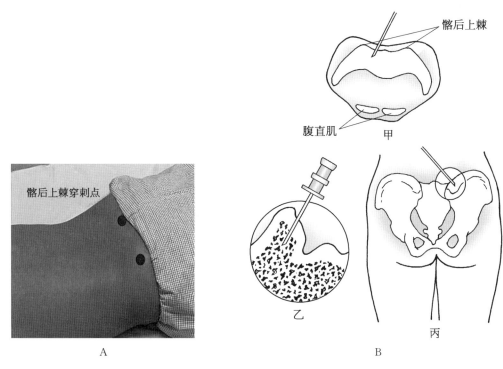

图64-2　髂后上棘穿刺点
A. 外观图；B. 示意图

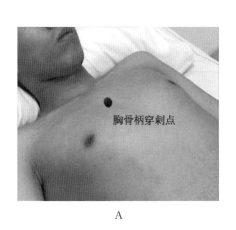

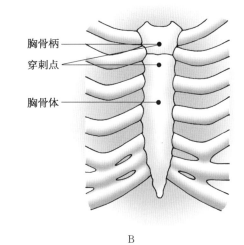

图64-3　胸骨穿刺点
A. 外观图；B. 示意图

2. 体位　胸骨或髂前上棘穿刺时,患者取仰卧位。棘突穿刺时取坐位或侧卧位。髂后上棘穿刺时应取侧卧位。

3. 常规消毒局部皮肤　术者戴无菌手套,铺无菌洞巾,用2%利多卡因作局部皮肤、皮下及骨膜麻醉。

4. 穿刺　将骨髓穿刺针固定器固定在适当的长度上(胸骨穿刺约1.0 cm、髂骨穿刺约1.5 cm),

用左手的拇指和示指固定穿刺部位,以右手持针向骨面垂直刺入(若为胸骨穿刺,则应保持针体与骨面成30°~40°角),当针尖接触骨质后则将穿刺针左右旋转,缓缓钻刺骨质(图64-4A),当感到阻力消失,且穿刺针已固定在骨质时,表示已进入骨髓腔(图64-4B)。若穿刺针未固定,则应再钻入少许达到能固定为止。

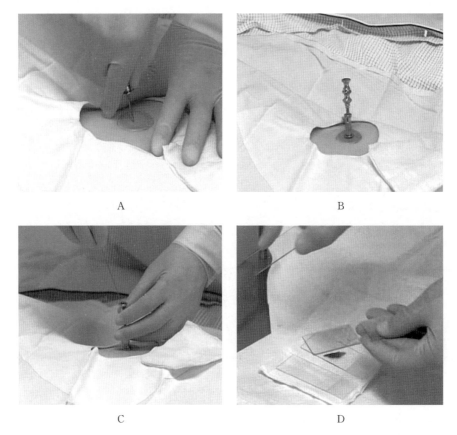

A   B

C   D

图 64-4 骨髓穿刺

A. 固定皮肤,旋入穿刺针;B. 进入骨髓腔;C. 拔出针芯;D. 涂片

5. 抽骨髓液 拔出针芯,接上干燥的 10 ml 或 20 ml 注射器,用适当力量抽吸(图 64-4C),若针头确在骨髓腔内,抽吸时患者感到一种轻微锐痛,随即有少量红色骨髓液进入注射器中。骨髓吸取量以 0.1～0.2 ml 为宜。如作骨髓液细菌培养,需在留取骨髓液计数和涂片制标本后,再抽取 1～2 ml。

6. 骨髓涂片 将抽取的骨髓液滴于载玻片上,急速作有核细胞计数及涂片数张备作形态学及细胞化学染色检查(图 64-4D)。

7. 异常处理 如未能抽出骨髓液,则可能是针腔被皮肤或皮下组织块堵塞或干抽,此时,应重新插上针芯,稍加旋转或再钻入少许或退出少许,拔出针芯,如见针芯带有血迹时,再行抽吸即可取得骨髓液。如仍抽不出骨髓成分或仅吸出少许稀薄血液,则称为干抽,此种情况多见于骨髓纤维化、恶性组织细胞病、恶性肿瘤骨髓转移等,需要更换其他部位再穿。

8. 操作结束 抽吸完毕,左手取无菌纱布置于针孔处,右手将穿刺针一起拔出,随即将纱布盖于针孔上,并按压 1～2 min,再用胶布将纱布加压固定。

9. 送检 同时送检外周血涂片两张。

● 注意事项

1. 骨髓穿刺

(1) 术前应作出血、凝血功能(PLT、BT、PT、APTT、FG)检查,有出血倾向患者操作时应特别注意。

(2) 注射器与穿刺针必须干燥,以免发生溶血。

(3) 穿刺针头进入骨质后避免摆动过大,以免折断;胸骨穿刺不可用力过猛,以防穿透内侧骨板。

(4) 抽吸液量如为作细胞形态学检查不宜过多,过多会使骨髓液稀释,影响有核细胞增生度判断、细胞计数及分类结果。

(5) 骨髓液取出后应立即涂片,否则会很快发生凝固,使涂片失败。

(6) 抽不出骨髓液时,如非技术问题,则为“干抽”,多见于骨髓纤维化、恶性组织细胞病、恶性肿瘤骨髓转移、多发性骨髓瘤或血细胞成分异常增生(如白血病原始幼稚细胞高度增生),此时需要更换部位或作骨髓活检。

（7）老年人骨质疏松，应该注意不要用力过猛；小儿不合作，严格选择穿刺部位，必要时穿刺前给予镇静剂。

2. 骨髓涂片

（1）载玻片要洁净；推端要光滑。

（2）推玻片与载玻片呈约30°角。

（3）骨髓抽取后要立即进行细胞计数和涂片。

（4）涂片一般不用抗凝剂。

（5）涂片时要保留片尾和边缘。

（6）涂片制成后，快速摇动或扇干，不可火烤。

（7）骨髓涂片固定和染色比血片时间略长。

（8）推制骨髓片应8～10张以上，且全部送检。

（王茂华　陈　志）

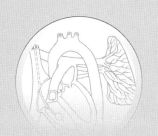

第七章
心 肺 脑 复 苏

六十五、心肺脑复苏概述

由于外伤、疾病、中毒、意外低温、淹溺和电击等各种原因,导致心跳、呼吸骤停及意识丧失,迅速而有效的人工呼吸与心脏按压可使呼吸循环重建,同时积极保护大脑功能能够促进脑功能的恢复,这一系列的抢救措施和过程称为心肺脑复苏(cardio pulmonary cerebral resuscitation, CPCR)。

临床实践证明,复苏成功的先决条件是及时心脏复苏,而脑复苏是心肺复苏的根本目的,仅有心跳、呼吸而无脑功能的人,对家庭及社会都是十分沉重的负担。大脑对缺氧最为敏感,脑平均重 1 500 g,只占体重的 2%,其血流量却占心排血量的 15%,耗氧量占全身耗氧量的 20%~25%,是人体氧耗最高的组织。常温下心搏骤停 3 s 即感觉头晕,10~20 s 出现晕厥和抽搐,20~30 s 左右呼吸停止,45 s 后瞳孔散大,1~2 min 瞳孔固定,4~6 min 后脑细胞发生不可逆损害,10 min 后脑组织基本死亡。因此,心搏骤停后复苏措施实施越早,成功率越高,反之,死亡率越高。

● **临床诊断**
当患者出现以下情况时,应考虑出现心搏骤停:
(1)意识突然丧失、昏倒。

(2)面色苍白或发绀。

(3)瞳孔散大。

(4)颈动脉搏动消失,心音消失。

(5)部分患者可有短暂而缓慢叹气样或抽泣样呼吸或有短暂抽搐,伴头眼偏斜,随即全身肌肉松弛。

其中,意识突然丧失伴大动脉搏动消失是心搏骤停早期可靠的表现,应立即进行心肺复苏。心搏骤停的诊断要求果断、迅速,切不可因反复触摸大动脉搏动、听心音、测血压等而延误抢救时机。

● **心电图表现**
根据心脏状态和心电图表现,心搏骤停分 3 种类型。

1. **心搏停顿** 心脏完全丧失收缩活动,呈静止状态,心电图(ECG)呈一平线或偶见心房 P 波(图 65-1)。

2. **心室纤颤** 心室肌呈不规则蠕动,但无血流搏出。ECG 上 QRS 波群消失,代之以不规则的、连续的室颤波(图 65-2)。在心搏停止早期最常见。

3. **心电-机械分离** 心肌完全停止收缩,心脏无搏出,ECG 上间断出现宽大畸形、振幅较低的 QRS 波群(图 65-3)。

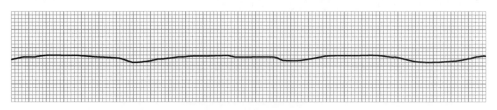

图 65-1 心搏停顿

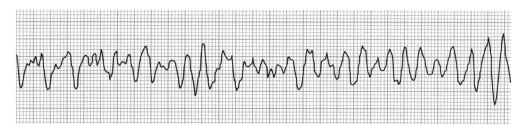

图 65-2 心 室 纤 颤

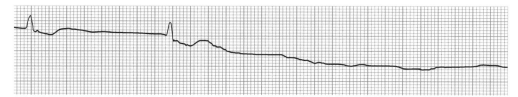

图 65-3 心电-机械分离

以上三种类型,除非开胸后直接观察或行心电图检查,否则难以鉴别,其表现均为心脏无排血,初期处理亦基本相同,故统称为心搏骤停。

当然,依据是否需要进行电击除颤及电击是否能够有效恢复灌注性心律,又分为可电击性心律(shockable rhythms)和非可电击性心律(non-shockable rhythms)两类。

● 心肺复苏的三个阶段

心肺复苏包括基本生命支持(basic life support,BLS)、高级生命支持(advanced life support,ALS)和复苏后处理(post-resuscitation care)3 个阶段。

1. 基本生命支持 指心搏骤停发生后就地进行的抢救,基本目的是在尽可能短的时间里进行有效的人工循环和人工呼吸,为心脑提供最低限度的血流灌注和氧供。BLS 抢救现场可能在医院内,更多的可能在医院外,故相当多的施救者可能是非专业人员。而且此阶段大多在没有任何设备的情况下进行,即所谓的徒手心肺复苏。

2. 高级生命支持 指由专业医务人员在心跳呼吸停止的现场,或在向医疗单位转送途中进行的抢救。此阶段已有可能借助一些仪器设备和药品实施更有效的抢救,如进行电击除颤、建立人工气道和人工通气、建立静脉通路和应用复苏药物等。

3. 复苏后处理 指自主循环恢复后在 ICU 等场所实施的进一步治疗措施,主要内容是以脑复苏或脑保护为中心的全身支持疗法。

六十六、基础生命支持

基础生命支持(basic life support,BLS)是维持人生命体征最基础的救助方法和手段,包括采用心脏按压维持患者的循环状态,人工呼吸给患者供氧和电除颤纠正紊乱的心室节律,以争取对患者采取进一步的救治。美国心脏学会(American Heart Association,AHA)基于患者发生呼吸心搏骤停的场所不同,可以分为院外心脏骤停和院内心脏骤停。

(一)院外心脏骤停

用一个由五个环节组成的生存链(chain of survival)来描述院外突发心搏骤停患者复苏时间的重要性。即"识别和启动应急反应系统、即时高质量的心肺复苏、快速除颤、基础及高级急救医疗服务及高级生命支持和骤停后的护理"(图66-1)。

院外心脏骤停

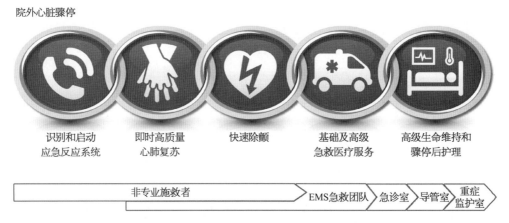

识别和启动
应急反应系统

即时高质量
心肺复苏

快速除颤

基础及高级
急救医疗服务

高级生命维持和
骤停后护理

| 非专业施救者 | EMS急救团队 | 急诊室 | 导管室 | 重症监护室 |

图 66-1　美国心脏学会的院外心脏骤停生存链

2015 年 AHA 心肺复苏指南院外基础生命支持的抢救要点较 2010 年指南有很大的更新,其表达为"CABD",即"Circulation、Airway、Breathing、Defibrillation"(即首先恢复有效循环、其次维持气道开放、提供呼吸支持、电击除颤),核心是简单、快速、有效,具体步骤包括一系列的序贯的评估与行动,可以用基础生命支持流程来描述。

1. C(circulation)人工循环　建立人工循环是指用人工的方法促使血液在血管内流动,供给全身主要器官,以维护重要器官的功能。2015 年 AHA 心肺复苏指南针对单一施救者的施救顺序的建议为:单一施救者应先开始胸外按压再进行人工呼吸,以减少首次按压的时间延迟。

(1)放置合适的体位:进行心肺复苏时,正确的体位是仰卧位(仰卧于硬质的平面上),患者头、颈、躯干平直无扭曲,双手放于躯干两侧。

如果患者为俯卧位,应把患者整体翻转,即头、肩、躯干同时转动,避免躯干扭曲。尤其注意保护颈部,可以一手托住颈部,另一手扶着肩部,头、颈部应与躯干始终保持在同一个轴面上,双上肢放置身体两侧(图 66-2)。

(2)判断患者有无意识

1)抢救者已经确认环境安全后,应检查患者的反应(图 66-3)。

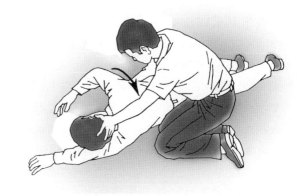

图 66-2　将患者翻转至仰卧位

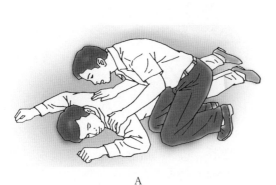

A

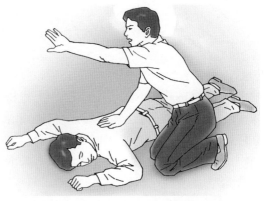

B

图 66-3　判断意识与呼救
A. 判断意识；B. 呼救

2)可以拍打患者肩膀,高声喊叫"你还好吗?"如认识,可直接呼其姓名。

3)若患者无反应,应立即呼救,大声喊"来人啊!救命啊!"。若患者有所应答,但是已经受伤或需要救治,应马上去拨打120。尽快返回,重新检查患者的情况。

(3)启动急救医疗系统:单独的抢救者发现患者没有反应(如没有运动或对刺激无反应),应立刻拨打120启动急救医疗系统(EMS)。如果条件允许,取得一台体外自动除颤仪(AED),然后给患者进行心肺复苏和除颤。如果有两名或更多抢救者,应该首先开始心肺复苏,其他人去启动急救医疗系统和取得AED。

(4)判断有无脉搏:患者心脏停搏后,脉搏随即消失。颈动脉位置靠近心脏,容易反映心搏的情况,此外,颈部暴露,便于迅速触摸。因此多采用触摸颈动脉搏动的方法来判断是否有心跳。

方法:①抢救者一手置于患者前额,使其仰头,另一手在靠近抢救者的一侧触摸颈动脉。②抢救者可用示指和中指尖先触及气管正中位置,男性患者也可先触及喉结。然后两指向下滑到气管与颈侧肌肉之间的沟内,在气管旁软组织深处就可轻轻触摸颈动脉搏动(图66-4)。

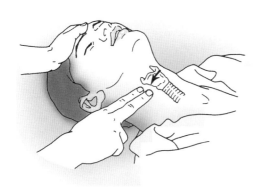

图66-4 确定气管位置后轻触感觉颈动脉搏动

注意事项:①触摸颈动脉不能用力过大,以免颈动脉受压,影响脑部血液供应。②禁止两侧同时触摸颈动脉,以防止阻断脑部的血液供应。③检查脉搏不应超过10 s。如果在10 s内没有脉搏,那么立即开始胸外按压。④未触及搏动表明心搏停止,注意避免触摸感觉错误(可能将自己手指的搏动感觉为患者脉搏)。⑤小儿颈部较短,颈动脉不易触到,以股动脉的触诊更为适宜。⑥在进行CPR时,每2 min应重复检查脉搏。

(5)胸外按压:人工循环的建立方法有两种:闭式胸外按压和开式胸外按压。在现场急救中,主要应用前一种方法。

胸外按压通过使胸内压升高(胸泵机制)和直接按压心脏而引起血液流动。短时间的CPR,血流更多地是由直接按压心脏产生。心脏停跳时间较长或胸外按压时间较长时,心脏顺应性减低,胸泵机制则占优势。正确的实施胸外按压能使收缩压峰值达到60~80 mmHg,舒张压略低,但颈动脉的平均动脉压很少超过40 mmHg。尽管胸外按压所产生的血流很少,但是对于脑和心肌提供氧气和营养来说却至关重要。其方法如下。

1)患者应仰卧于硬质平面(如平板或地面)上。

2)按压部位在胸骨下1/2(或中下1/3交界处),简单的定位方法是两乳头连线与胸骨交叉点处。

3)也可用以下方法快速确定按压部位(图66-5):①首先以示指、中指沿患者肋弓处向中间移动。②在肋弓和剑突交点处寻找胸骨下切迹,以切迹为定位标志,不要以剑突下定位。③然后将示指及中指两指横放在胸骨下切迹上方,示指上方的胸骨正中部即为按压区。以另一手的掌根部紧贴示指上方,放在按压区。④将定位之手取下,将掌根重叠放在另一手背上,保证手掌全力压在胸骨上,使手指脱离胸壁,可采用两手手指交叉抬起法。

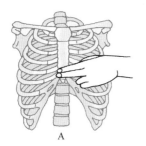

A

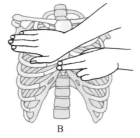

B

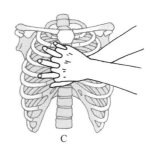

C

图66-5 快速确定正确的按压部位

4）抢救者双臂应绷直,双肩在患者胸骨上方正中,垂直向下用力按压。利用髋关节为支点,以肩、臂部力量垂直向下按压(图 66-6)。

5）按压用力方式:①按压应平稳、规律,不能间断;②按压必须有力而快速(按压频率 100～120 次/min);③以足够的速率和幅度进行按压;④保证每次按压后胸廓完全回弹,放松时双手不要离开胸壁,但应尽量放松,务必使胸骨不受任何压力(图 66-7)。

6）按压胸骨的幅度至少为 5 cm,但不超过 6 cm。

7）按压频率为 100～120 次/min。

8）判断按压是否有效,若有两位抢救者,一人按压有效时,另一人应可触及颈或股动脉搏动。

注意事项:①所有的抢救努力,包括气管插管、给药、除颤等操作,均应努力减少胸外按压的中断时间,每次中断尽量不超过 10 s。②每 2 min 更换按压者,以减少疲劳对胸外按压的幅度和频率的影响,每次更换尽量在 5 s 内完成。③按压时除掌根部贴在胸骨外,手指也压在胸壁上,否则容易造成患者肋骨或肋骨肋软骨交界处骨折。④按压部位不正确,向下错位易导致剑突骨折而致肝破裂。向两侧错位易导致肋骨或肋骨肋软骨交界处骨折,导致气胸或血胸。⑤若抢救者肘部弯曲,用力不垂直,则按压力量减弱,按压深度达不到 5～6 cm(图 66-8)。⑥若放松时抬手离开胸骨定位点,则易造成下次按压部位错误,引发骨折。⑦若放松时未能使胸部充分松弛,胸部仍承受压力,则血液难以回流到心脏。⑧若按压速度不自主的加快或减慢,则会影响按压效果。⑨两手掌不是重叠放置,而呈交叉放置(图 66-9)。

（6）按压-通气比值:2015 年国际心肺复苏指南推荐单人进行成人心肺复苏,按压-通气比值为 30:2。对婴儿和儿童患者、双人操作所使用的比值为 15:2。目的在于增加胸外按压次数,减少过度通气的可能性,尽量减少因人工呼吸而造成的按压中断(表 66-1)。

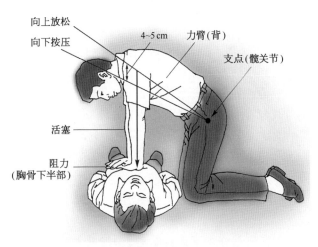

图 66-6 抢救者双臂绷直向下按压

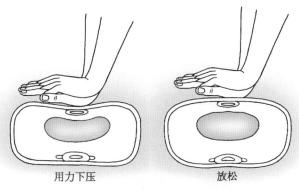

图 66-7 心脏按压的用力方式

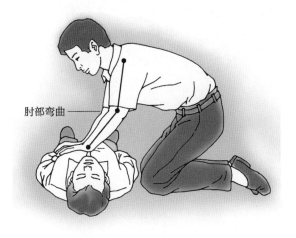

图 66-8 按压时肘部弯曲

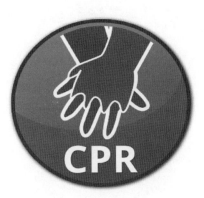

图 66-9 双手掌交叉放置

如果心肺复苏时,患者已有人工气道,抢救者以100~120 次/min 的频率连续胸外按压,另一人进行每分钟 10 次的通气。每 2 min 二人交换操作,以防止实施按压者疲劳,导致胸外按压的质量和频率降低。如果有多人实施救助,应每 2 min 更换胸外按压者(表 66 - 2)。

表 66 - 1

高质量心肺复苏的注意事项

施救者应该	施救者不应该
以 100~120 次/min 速率实施胸外按压	以小于 100 次/min 或大于 120 次/min 速率实施胸外按压
按压深度至少达到 5 cm	按压深度小于 5 cm 或大于 6 cm
每次按压后让胸壁弹回	按压间期倚靠在患者胸部
尽可能减少按压中的停顿	按压中断时间大于 10 s
给予患者足够通气(30 次按压后 2 次人工呼吸,每次呼吸超过 1 s,每次须使胸部隆起)	给予过量通气(呼吸次数太多或呼吸用力过度)

表 66 - 2

BLS 人员进行高质量 CPR 的要点

内容	成人和青少年	儿童(1 岁至青春期)	婴儿(不足 1 岁,除外新生儿)
现场安全 识别心脏骤停	确保现场对施救者和患者均是安全的 检查患者有无反应 无呼吸或仅是喘息(即呼吸不正常) 不能在 10 s 内明确感觉到脉搏 (10 s 内可同时检查呼吸和脉搏)		
启动应急反应系统	若是独自一人,且没有手机,则离开患者启动应急反应系统并尽可能取得 AED,然后开始心肺复苏或者请其他人去,自己则立即开始心肺复苏;在 AED 可用后尽快使用	有人目击的猝倒 对于成人和青少年,遵照左侧步骤 无人目击的猝倒 给予 2 min 的心肺复苏,离开患者启动应急反应系统并尽可能取得 AED,然后回到患者身边继续心肺复苏,在 AED 可用后尽快使用	
没有高级气道的按压-通气比例	1 或 2 名施救者 30∶2	1 名施救者 30∶2 2 名以上施救者 15∶2	
有高级气道的按压-通气比例	以 100~120 次/min 的速率持续按压,每 6 s 给予 1 次呼吸(每分钟 10 次呼吸)		
按压速率	100~120 次/min		
按压深度	至少 5 cm	至少为胸部前后径的 1/3,大约 5 cm	至少为胸部前后径的 1/3,大约 4 cm
手的位置	将双手放在胸骨的下半部	将双手或一只手(对于很小的儿童可用)放在胸骨的下半部	1 名施救者 将 2 根手指放在婴儿胸部中央,乳线正下方 2 名以上施救者 将双手拇指环绕放在婴儿胸部中央,乳线正下方
胸廓回弹	每次按压后使胸廓充分回弹;不可在每次按压后倚靠在患者胸上		
尽量减少中断	中断时间限制在 10 s 内		

注:AED,自动体外除颤仪;CPR,心肺复苏。

2. A(airway)判断畅通呼吸道

(1) 畅通呼吸道

1) 呼吸道不畅的常见原因:对于心肺复苏患者,维持气道的通畅至关重要,主要包括清除气道异物及解除舌根后坠。①口腔异物或分泌物阻塞:通畅呼吸道之前,应快速检查及处理口腔及咽部的异物。如有明显异物(松脱的假牙,食物或呕吐物等),可用手指钩出。口腔中液体分泌物用指套或指缠纱布清除。清除固体异物时,一手按压开下颌,另一手示指抠出异物(图66-10),口咽内异物的清除必须要在直视下进行,否则可能将异物推向深处。②舌根后坠:意识丧失的患者肌张力下降,咽部软组织和舌根较为松弛,舌的支持组织附着于下颌骨,舌体和会厌可能就会堵塞咽部气道(图66-11),所以将下颌骨上抬及枕部后仰是解除舌根后坠的关键。

2) 畅通呼吸道的方法:①仰头抬颏法:一手置于患者的前额,手掌向后方施加压力,使头部后仰。另一手的示指、中指置于下颌骨近下颏或下颌角处,向上抬起下颏,使口腔牙齿几乎闭合(图66-12)。明确没有颈部外伤者可以采用此手法通畅呼吸道。②托颌法:如果怀疑患者有颈椎损伤,开放气道应该使用没有头后仰动作的托颌手法。操作者两手分放在患者头部两边,肘部置于患者所躺的平面上,抓住患者下颌角,举起下颌(图66-13)。如果托颌手法无法通畅呼吸道,则应谨慎采用仰头抬颏手法。在心肺复苏中维持气道开放、有效保证通气是最重要的。

不论采用哪种方法通畅呼吸道,均应注意手指不要压迫患者颈前部和颏下软组织,以免压迫气道。疑有颈椎损伤者,不要使头部后仰,以免加重颈椎损伤。

(2) 判断呼吸:在通畅呼吸道后,应明确判断呼吸是否存在。

1) 维持开放气道位置,用耳朵贴近患者的口鼻附近,头部侧向患者的胸部。

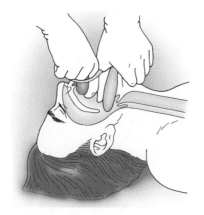

图66-10 徒手清除口腔异物

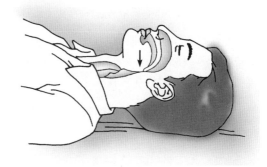

图66-11 昏迷或心搏骤停患者的舌和会厌堵塞咽部气道

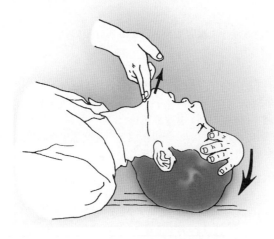

图66-12 仰头抬颏法:抬起舌根,解除后坠

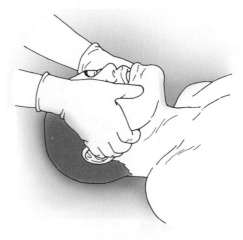

图66-13 托颌法:提起下颌

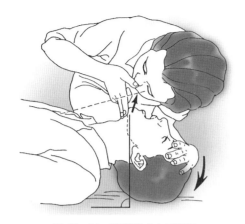

图 66-14　判断患者有无呼吸

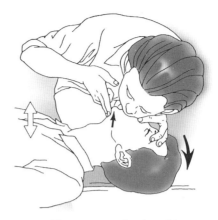

图 66-15　口对口人工呼吸

2）眼睛观察患者胸廓有无起伏。

3）面部感觉呼吸道有无气体排出。

4）耳朵听患者呼吸道有无气流通过的声音（图66-14）。

若无上述体征，则可确定已无呼吸。判断及评价时间不超过 10 s。

3. B（Breathing）人工呼吸　如果不能在 10 s内确认呼吸是否存在，则先进行两次人工呼吸，如果潮气量足够，应能看见胸廓起伏。

（1）口对口人工呼吸：在通畅呼吸道，判断患者无自主呼吸后，即应作口对口人工呼吸。

1）在保持呼吸道通畅和患者口部张开的位置下进行。

2）用按于前额一手的拇指、示指捏紧其患者鼻孔（捏紧鼻翼下端）。

3）抢救者"正常"吸一口气（不是深吸气），张开口严密地包住患者的口唇，形成口对口密封状。

4）用力向患者口内吹气，每次吹气超过 1 s，同时观察胸廓是否起伏。

5）一次吹气完毕后，立即与患者口部脱离，并松开捏鼻的手指，使气体呼出（图66-15）。

6）侧转头吸入新鲜气体，再进行第二次呼吸。

7）每次人工呼吸潮气量大约 500～600 ml。

注意事项：①人工呼吸开始后，抢救者首先缓慢吹气两口，以扩张萎陷的肺脏，并检验开放气道的效果。②人工呼吸最常见的困难是开放气道，每次人工呼吸应能够观察到胸廓起伏，如果患者胸廓在第一次人工呼吸时没发生起伏，应该再次确认气道开放是否充分。③2015 年 AHA 心肺复苏指南建议，应避免过度通气。

（2）口对鼻人工呼吸：在某些患者口对鼻人工呼吸较口对口人工呼吸更为有效。口对鼻人工呼吸主要用于不能通过患者的口进行通气者，如牙关紧闭不能开口，口部严重损伤或抢救者作口对口人工呼吸时不能将患者的口部完全紧密包住。

口对鼻人工呼吸（图66-16）的方法：①一手置于患者前额，尽量使头部后仰。②另一只手抬起患者下颏，使其口唇紧闭。③抢救者作一深吸气，抢救者用嘴包住患者鼻部，并吹气。④吹气后口离开鼻部，让患者呼气。有时患者在被动呼气时鼻腔闭塞，有必要打开患者的口腔，以便患者被动呼气。

注意事项同口对口人工呼吸。

（3）口对气管套管人工通气：适用于已有气管套管的患者实施人工通气。对气管套管主动吹气，被动呼气，易于操作。注意将患者鼻、口堵住，或将气管套管气囊充气，防止发生漏气。如果气管套管梗阻，解除梗阻有困难时，则需将其拔除，更换新套

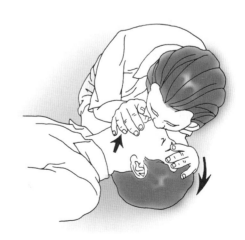

图 66-16　口对鼻人工呼吸

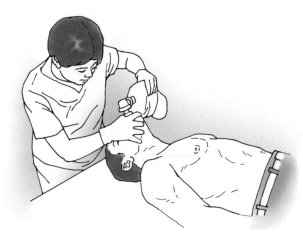

图 66-17 单人简易呼吸囊面罩通气

管,如再放置套管出现困难,应立即从皮肤窦道处行人工通气。

(4) 简易呼吸囊面罩人工呼吸:若具有简易呼吸囊和面罩,可实施简易呼吸囊面罩人工呼吸。

单人简易呼吸囊面罩人工呼吸(图 66-17)的方法:①在保持呼吸道通畅的情况下进行。②准备简易呼吸囊和密闭面罩。理想的简易呼吸囊应该连接一个贮氧袋,可以提供 100% 的纯氧。③抢救者位于患者头顶。④如果患者无颈部损伤,可使患者头后仰,或肩部填毛巾或枕头,使患者头后仰。⑤将密闭面罩覆盖患者的口鼻部,一手拇指和示指握住面罩边缘,用其余指抬举下颌,将面罩边缘与患者口鼻部皮肤紧密接触,避免漏气。使面罩密闭是有效通气的关键。⑥另一手挤压气囊,同时观察胸廓起伏幅度。每次挤压的容量占容积 1 L 的简易呼吸囊的 1/2~2/3,占 2 L 的简易呼吸囊的 1/3。⑦如果

患者没有人工气道,抢救者的复苏周期为 30 次按压和 2 次呼吸。在按压暂停时进行简易呼吸囊通气,每次挤压超过 1 s。

双人简易呼吸囊面罩通气比单人简易呼吸囊面罩人工呼吸效果好。一名抢救者站在患者头顶,用拇指和示指环绕面罩边缘使其密闭,用其余指抬举下颌,并使患者头部后仰。另一抢救者挤压简易呼吸囊,使胸部起伏(图 66-18)。两个人都应观察胸廓起伏情况。

(5) 环状软骨压迫手法:对于实施人工呼吸的患者,若有可能,可实施环状软骨压迫手法(图 66-19)。抢救者将示指寻找并固定患者甲状腺韧带(喉结),沿其下滑并触及环状软骨下缘,拇指和示指用中等力量把环状韧带向后压。目的在于压迫环状软骨,可使气管后移,将食管压迫在颈椎上面,以达到防止胃胀气,同时降低反流和误吸的危险。实施环状软骨压迫手法往往需要第三名抢救者来实施。

另外,在气管插管时,环状软骨压迫手法有助于暴露声门,便于插管。

4. D(Defibrillation)电击除颤 心搏骤停时,有效的胸外心脏按压虽能暂时维持一定水平的心排出量,但并不能使心脏终止室颤(VF)和恢复正常的有效灌注心律,心脏电除颤是治疗心室颤动最有效的方法。

电除颤以一定强度的电流刺激心室肌细胞(包括起搏细胞在内),使其同时除极,此后具有高度自律性的心脏起搏点(如窦房结,房室结)可以发挥起搏器作用,于是有可能重建窦性或房性心律。

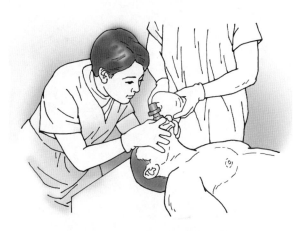

图 66-18 双人简易呼吸囊面罩通气

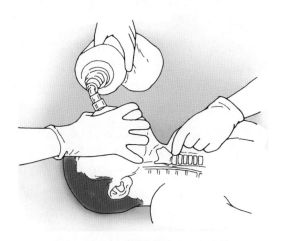

图 66-19 压迫环状软骨(Selick 手法)

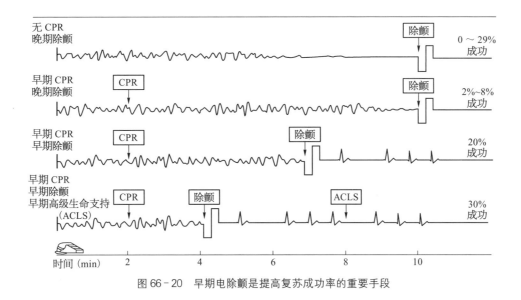

图 66 - 20　早期电除颤是提高复苏成功率的重要手段

在没有同时实施心肺复苏的情况下,从电除颤开始到生命终止,每过一分钟,室颤致心搏骤停患者的生存率则下降 7%~10%。相反,如果同时实施心肺复苏术,则患者生存率比前者高(平均仅下降 3%~4%)。从心搏骤停发生到除颤,CPR 能够使生存率增加 2~3 倍(图 66 - 20)。在 CPR 的基础上,除颤越早患者的存活率越高(图 66 - 21)。

电除颤能否成功取决从心室纤颤发生到首次行电除颤治疗的时间。CPR 可以延长 VF 的除颤时间窗(图 66 - 21),并提供少量的血流为脑和心脏输送氧气以维持代谢的基本需要。因此,在徒手心肺复苏时只要电除颤器到达抢救现场,就应该明确是否存在除颤指征,尽快开始电除颤,开放气道、人工呼吸和胸外按压等其他措施应作为准备除颤的过渡,而不能因此延误除颤的实施。

(1)心电监护-除颤器:常规的心电监护-除颤器(monitor-defibrillator,EKG)上有示波屏,显示患者的心律,抢救者据此确定电击复律的方式,设定电击能量,进行同步或非同步除颤复律。心肺复苏应用此类常规除颤器时,必须在示波屏上明确有室颤后,才能选择非同步放电除颤。

根据除颤波形的不同,目前除颤仪分为两种,即单相波和双相波除颤。两者对自主循环恢复(ROSC)及出院存活率的影响尚未发现明显差异。但有研究表明双相波除颤成功效率明显优于单相波除颤。

现以 HP CodeMaster 型除颤器为例,介绍心电监护-除颤器的操作程序。

1)准备除颤仪:打开电源开关,将多功能按钮旋转至非同步除颤位置(DEFIB)。

2)连接心电图:将患者去枕平卧于木板床上,松解衣扣,暴露胸部。连接心电监护,电极片粘贴牢固以减少信号噪声和干扰(图 66 - 22)。

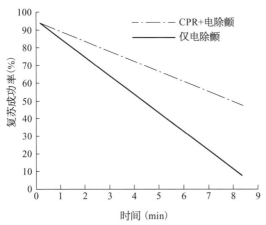

图 66 - 21　心肺复苏成功率与复苏时间以及除颤的关系

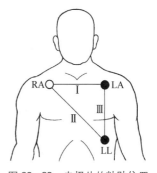

图 66 - 22　电极片的粘贴位置

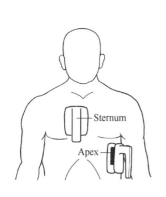

图 66-23 除颤电极的位置选择

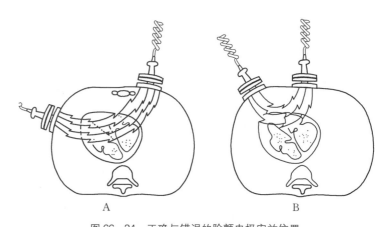

图 66-24 正确与错误的除颤电极安放位置

A. 正确的电极位置(电流通过两个心室); B. 错误的电极位置(电流只能通过一个心室)

3) 选择电击部位:正确的除颤电极位置是有效电击除颤的关键,两电击板分别置于胸骨右缘第 2、3 肋间及左侧心尖处(图 66-23)。将标有 Sternum 的除颤板放置在胸部右侧锁骨中线第 2~3 肋间,标有 Apex 的除颤板放置在胸部左侧锁骨中线第 4~5 肋间(平剑突水平)。若电极位置摆放错误,则可能使电流不能通过两个心室,而影响除颤效果(图 66-24)。

4) 清洁皮肤:快速用酒精棉球将电击部位皮肤去脂擦红,范围同电极板大小,避开监护导联线及电极膜,并用干纱布擦干。

5) 涂导电糊:涂导电糊于电极板上,将两只除颤板相互轻轻地摩擦,将导电糊涂沫均匀。

6) 除颤仪能量设置:通过位于除颤仪面板上能量选择旋钮选取除颤能量,并在监测屏幕上显示。

7) 充电:按除颤仪面板或除颤手柄上的充电键(CHARGE),当充电达到选择能量值时,位于心尖部除颤电击手柄上的指示灯亮,并发出连续蜂鸣音,屏幕显示 EDFIB xxxJ READYXIN 信息。

8) 放电除颤:两电极板紧压患者胸部,使电极板与皮肤紧密连接,确认已无人接触后,用两拇指持续按压除颤手柄上的放电键,迅速放电除颤。

9) 重新胸部按压:5 个循环的 CPR 后(约 2 min),再检查脉搏,分析心律。

电击能量选择,①采用双相波除颤时,低能量和高能量都是有效的,但是由于不同除颤仪在波形和电击成功方面存在着差异,所以目前尚不能就所有设备的首次及后续电击能量水平给出一个确切的建议。采用双相方形波首次电击时可选择 150 J。但如果仪器上明显标有有效能量范围并且操作者非常熟悉这一设备,那么就应该使用该设备特定的能量。例如 PHILIPS M4735A 型除颤器手动除颤推荐首次电击能量为 150 J(图 66-25)。②如果使用单相波除颤(图 66-26),则所有电击均应选择 360 J。如果一次电击就终止 VF 后又出现心脏停搏,那么以后的电击应该选择先前成功除颤的能量值。

住院患者可以在胸部按压前先用单相波或双相波除颤仪进行一次电击,随后立即 CPR。目标是使胸部按压至电击和电击完成至重新按压的时间间隔最短。

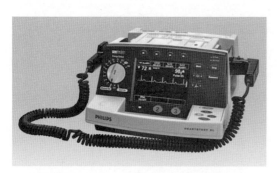

图 66-25 PHILIPS M4735A 型除颤器

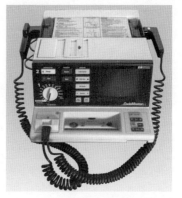

图 66-26 HP CodeMaster 型除颤器

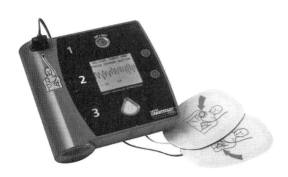

图 66-27　PHILIPS Heartstream FR2 + AEDs

（2）自动体外除颤器：自动体外除颤器（automatic external defibrillators，AEDs）是智能化计算机装置，它能够通过声音和图像提示，指导非专业抢救者和医务人员对室颤型心搏骤停进行安全的除颤（图66-27）。AEDs 对非室颤和无脉室速造成的心脏停搏没有价值，并且对室颤终止后的不可电击心律的处理是无效的。而且大多数患者电击后形成的节律并不能保证有效的灌注，CPR 必须持续到有效灌注恢复。

AEDs 的操作程序：患者仰卧，自动体外除颤器放在患者左肩边，在患者左侧进行除颤操作，这样便于安放电极，同时可另有人在患者右侧实施心肺复苏。自动体外除颤器的四步操作法。①接通电源：拉下电源开关或掀开显示器的盖子，仪器发出语音提示，指导操作者进行以下步骤。②安放电极：迅速把电极片粘贴在患者裸露的胸部，右侧电极放在患者右锁骨下方，左侧电极放在左乳头外侧，上缘距腋窝 7 cm 左右，在粘贴电极片前停止心肺复苏。若患者胸部被水浸没或出汗较多，应事先用衣服或毛巾擦干皮肤。若患者胸毛较多，会妨碍电极与皮肤的有效接触，可用力压紧电极，若无效，应刮除胸毛后再粘贴电极。当胸部有植入性装置时，电极应

该放在距该装置 2.5 cm 的位置。③分析心律：抢救者和旁观者应确保不与患者接触，避免影响仪器分析心律，心律分析需要 5～15 s。如果患者发生心室纤颤，仪器会通过声音报警或图形报警提示。④电击除颤：按"电击"键前必须确定已无人接触患者或大声宣布"离开"。当分析有需除颤的心律时，电容器往往会自动充电，并有声音或指示灯提示。电击时，患者会出现突然抽搐。第 1 次电击后，立即重新胸部按压。5 个循环的 CPR 后（约 2 min），再检查脉搏，利用 AEDs 分析心律，必要时进行另一次电击。

注意事项：①充电后两电极板不能相碰触，以免"短路"，且至少应相距 10 cm。不宜空气中放电。②电击除室颤前，若室颤波细小，应静脉或气管内注入肾上腺素 0.3～1 mg（可隔 3～5 min 再用）。③内电池应常保持充足电能。④电极板用后，注意清洁，妥善保存。⑤成年人突发心搏骤停，未能马上用上除颤器时，可由第一目击者即刻于患者胸骨中下 1/3 交界处，用握拳之手的小鱼际肌用力捶击一次，高度约离胸壁 30 cm，不宜过分用力。

（二）院内心脏骤停

针对院内心脏骤停患者，AHA 仍然用五个环节组成的生存链来描述院内突发心搏骤停患者复苏时间的重要性，但这五个环节与院外生存链是不同的。院内心脏骤停的患者依赖于院内的预警系统来预防心脏骤停，若患者发生心脏骤停，依赖于医疗机构各部门和服务间的顺畅沟通，以及由专业医疗人员组成的多学科团队进行救治。院内生存链主要包括："监测与预防、识别和启动应急反应系统、即时高质量心肺复苏、快速除颤及高级生命支持和骤停后护理"（图 66-28）。

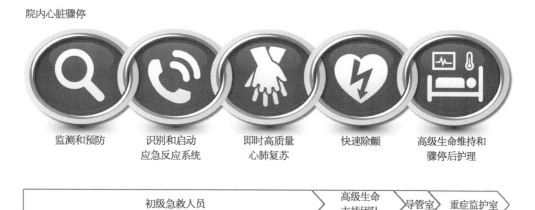

图 66-28　美国心脏学会的院内心脏骤停生存链

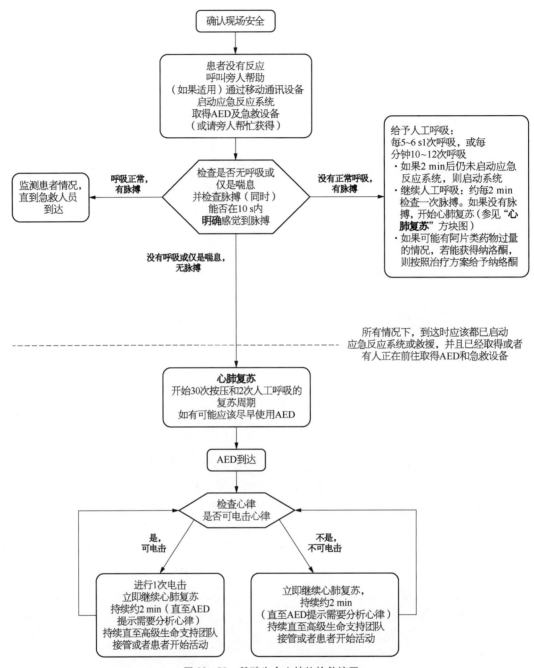

图 66-29　基础生命支持的抢救流程

针对院内呼吸心搏骤停,2015 年 AHA 指南使得应急反应系统的启动更加灵活,更加符合医护人员的临床环境(图 66-29)。

抢救者必须监护患者的情况,以评价急救效果,进行通气的抢救者负责监护呼吸和循环体征。行 5 个按压/通气周期后,再检查循环体征,如仍无循环体征,重新行 CPR。如已有循环体征,检查有无呼吸;如有呼吸,将患者置于恢复体位,监护呼吸和循环状态;如仍无呼吸,但有循环体征,则继续以 10 次/min 频率行人工呼吸,每隔几分钟检测一次循环;如无循环体征,继续行 CPR,无特殊情况,不得中断 CPR。如果恢复充分的自主呼吸,循环体征也存在,则将患者置于恢复体位。

六十七、高级生命支持

高级生命支持(advanced cardiovascular life support，ACLS)是在基础生命支持(BLS)的基础上，应用器械和药物，建立和维持有效的通气和循环，识别及控制心律失常、除颤，建立有效的静脉通道，使用各种抢救药物等进一步采取救治措施(图67-1)。

(一) 人工气道的建立

心肺复苏期间的通气目的是保持足够的氧合，并使二氧化碳充分排出。胸外按压大致可以提供25%~33%的心排血量。这种低心排血量状态只能维持心脏和大脑的部分血流供应，组织缺氧仍然会逐渐加重。为了改善氧合功能，急救人员应在救治过程中给予100%的吸入氧浓度。高浓度吸氧往往会使动脉血氧饱和度达到最大值，从而提高动脉血氧含量。

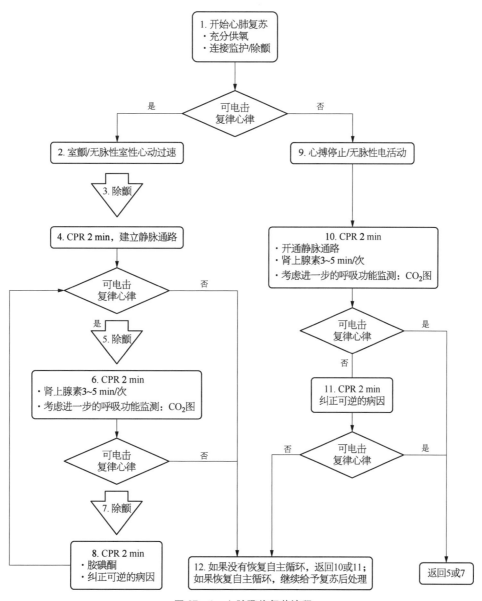

图 67-1 心脏骤停复苏流程

在缺乏呼吸道有效保护时,应尽可能给予气管插管,保持气道开放,输送高浓度氧,保持稳定的潮气量,并可避免误吸发生,有利于气道管理。

气管插管时应尽量缩短停止胸外按压的时间,争取限制在 10 s 以内完成。当实施胸外按压的抢救者一旦停止按压,实施插管者立即插管。一旦气管导管通过声门,马上恢复胸外按压。如果首次插管失败,在第二次插管前必须给纯氧 15～30 s,同时实施胸外按压。

气管插管后,抢救者应立即行临床评价(双侧胸廓运动是否均等、双肺呼吸音是否对称以及上腹部听诊有无呼吸音)以及借助认证装置(呼出二氧化碳检测仪、食管镜)来确认导管的位置。确定及固定好导管后,必要时可行胸部 X 线检查,明确导管是否在气管隆突上方。

气管插管成功建立后,立即给予每分钟 10 次的人工呼吸。实施胸外按压的抢救者应以 100～120 次/min 的频率进行胸外按压,不再因人工呼吸而暂停胸外按压。双人复苏时仍应每 2 min 交换,以避免实施胸外按压者疲劳,导致胸外按压的质量和频率的降低。

当气管插管困难时,也可考虑采用喉罩、环甲膜穿刺等手段建立人工气道。

(二)循环支持方法

1. 机械活塞装置　目前无证据表明,使用机械活塞装置对心脏骤停患者进行胸外按压,相对人工胸外按压更有优势。但是,在进行高质量人工胸外按压比较困难或危险时的特殊条件下(比如施救者有限、长时间心肺复苏、低温心脏骤停时进行心肺复苏、在移动的救护车内进行心肺复苏、在血管造影室内进行心肺复苏,以及在准备体外心肺复苏期间进行心肺复苏),机械活塞装置可以作为传统心肺复苏的替代品。

2. 体外心肺复苏(ECPR)　对于发生心脏骤停且怀疑心脏骤停病因可能可逆的选定患者,可以考虑以体外心肺复苏(ECPR)替代传统心肺复苏。

(三)建立药物治疗通路

心搏停止期间,基本的心肺复苏和早期电除颤是首位的,药物治疗是第二位的。心搏停止时所用的药物均缺乏充分的证据证明其有效。开始心肺复苏和电除颤之后,可以建立静脉(IV)通道,考虑给予药物治疗。

心搏骤停抢救的用药途径首选经静脉给药。静脉途径又分为外周静脉和中心静脉两种。中心静脉给药血浆药物峰浓度高,循环时间短,但外周静脉置管快捷简便,无需中断 CPR,且不良反应较少,一般作为首选。经外周静脉给药后需再推注 20 ml 生理盐水,并抬高肢体 10～20 s 以利药物转移到中心循环。

如果通过电除颤和外周静脉给药之后,自主循环不能恢复,急救人员可考虑放置中心静脉导管(除非有绝对禁忌),具体操作方法详见深静脉置管术部分。

如果不能建立静脉通路,一些复苏药物可以通过气管给药。研究表明利多卡因、肾上腺素、阿托品、纳洛酮和血管加压素均能通过气管吸收。但通过气管给药所能达到的血浆药物浓度较血管给药低,一般不作为首选。

(四)复苏药物的使用

1. 肾上腺素　肾上腺素是呼吸心搏骤停后用于复苏治疗的一线用药。肾上腺素对 α 和 β 受体均具有强烈兴奋作用,主要表现心肌收缩力增加,心率加快,心肌氧耗增加,皮肤、黏膜及内脏小血管收缩,但冠状动脉和骨骼肌血管扩张。因不可电击的心搏骤停应尽早给予肾上腺素治疗,但是高剂量肾上腺素不推荐常规用于心脏骤停。

2. 血管加压素　血管加压素是休克时一种重要的内源性应激激素,血管加压素能有效升高平均动脉压和每搏输出量指数,降低心率、中心静脉压、平均肺动脉压及其他血管活性药的需要量;并特异性表现为收缩出球小动脉效应大于收缩入球小动脉效应,而增加肾小球灌注压,从而增加肾小球滤过压,增加尿量,改善肾功能;但有可能导致血液在肠壁内分流及肠道氧需增加,可能加重胃肠黏膜缺氧。2015 年 AHA 心肺复苏指南推荐,与标准剂量的肾上腺素比较,联合使用加压素和肾上腺素治疗心搏骤停时没有优势,目前不推荐对心肺复苏患者使用加压素。

(五)抗心律失常药物

1. 胺碘酮　胺碘酮是心肺复苏中重要的抗心

律失常药物。对心肺复苏、除颤和血管活性治疗无反应的室颤/无脉性室性心动过速导致心搏骤停，可考虑给予胺碘酮(300 mg/kg 或 5 mg/kg)。

2. 利多卡因 利多卡因是临床常用的抗心律失常药物。依据 2015 年 AHA 指南，目前的证据不足以支持心搏骤停后利多卡因常规使用。但若是因室颤/无脉性室性心动过速导致心搏骤停，恢复自主循环后，可考虑立即开始或继续给予利多卡因。

3. 镁 镁常规作为血管舒张剂并且能够调节钠、钾和钙跨细胞流动。针对室颤/无脉性室性心动过速导致心脏骤停指南不建议常规使用镁剂。

4. β 受体阻滞剂 β 受体阻滞剂能够改善慢性心功能不全患者的临床预后。但目前证据不足以支持心脏骤停后 β 受体阻滞剂的常规使用。但是因室颤/无脉性室性心动过速导致心脏骤停而入院后，可以考虑尽早开始或继续口服或静脉注射 β 受体阻滞剂。

六十八、复苏后处理

复苏后处理(post-resuscitation care)指自主循环恢复后在 ICU 等场所实施的进一步治疗措施，主要内容是以脑复苏或脑保护为中心的全身支持疗法。患者在恢复自主循环(return of spontaneous circulation，ROSC)和初步稳定后，仍然有很高的病死率，在此阶段，积极寻找并治疗导致心搏骤停的原因；应着力加强循环、呼吸和神经系统支持；监测体温，积极治疗体温调节障碍和代谢紊乱。

（一）积极治疗原发病

导致心搏骤停的原因有：急性心肌梗死、急性肺栓塞、窒息、急性张力性气胸等，积极纠正原发病有助于患者自主循环的恢复。2015 年 AHA 指南针对急性心肌梗死导致的心搏骤停建议，对于院外发生心搏骤停并高度怀疑急性心梗患者应紧急行冠脉造影以明确并治疗冠脉疾病。

（二）恢复自主循环

复苏后支持治疗的首要目的是恢复组织和器官的有效循环。对经院前或院内处理的 ROSC 患者，必须寻找并治疗导致心搏骤停的原因，及时辨别、治疗导致心搏骤停的电解质紊乱、中毒、心肺及神经系统疾病。就临床医师而言，字母 H 和 T 有助于对复苏后治疗或再发心搏骤停危险因素的记忆(表 68-1)。

表 68-1

心搏骤停的常见原因(6H、4T)

6 个"H"	
Hypovolemia	低血容量
Hypoxia	低氧血症
Hydrogen ion (acidosis)	酸中毒
Hyperkalemia or hypokalemia	高钾或低钾血症
Hypoglycemia	低血糖
Hypothermia	低体温
4 个"T"	
Toxins	中毒
Tamponade (cardiac)	心脏压塞
Tension pneumothorax	张力性气胸
Thrombosis of the coronary/pulmonary vasculature	冠状动脉或肺动脉栓塞
Hypothermia	低体温

（三）制定血流动力学治疗目标

心搏骤停患者往往由于原发病及缺血再灌注损伤等多种原因而导致血流动力学不稳定，所以血流动力学的治疗目标就是维持血压保证重要组织灌注。针对心肺复苏后患者的血压目标，目前尚无定论，结合既往观察性研究的结论，2015 年 AHA 指南指出在心搏骤停患者恢复自主循环后应避免及立即纠正低血压（维持收缩压高于 90 mmHg，平均动脉压高于 65 mmHg）。

（四）体温控制

复苏后，体温上升高于正常水平可导致氧供需失衡，从而加重脑损伤。有研究表明，轻度低温可增强神经组织的耐受性，有助于神经系统的恢复，而不增加发生严重并发症的危险。对于心搏骤停复苏后恢复自主循环但仍昏迷的患者，可通过外部降温技术（如冰帽、冰毯）或内部降温技术（如输注冰盐水、血管内冷却导管）将其体温降至 32～36 ℃，并维持至少 24 h，对患者的神经功能恢复有益。但控制后体温不能低于 31 ℃，以免体温过低，诱发心室颤动。低温治疗期后应使体温逐渐恢复到正常水平，每小时回升 0.25～0.5 ℃为宜。复温过程中及复温后应防止出现高热。

针对院外心搏骤停患者，指南反对在院外转运中给予快速输注冰生理盐水控制体温。但院外转运时，目前无其他降温方式可以影响临床预后。

（五）癫痫的控制

心搏骤停后昏迷患者癫痫发生率为 12%～22%。癫痫的发生会影响自主循环恢复患者的神经功能和临床预后。所以，指南推荐对于复苏后患者尽早行脑电图检查以明确癫痫的存在，并且积极控制癫痫。

（六）呼吸功能的维持

自主循环恢复后，患者可有不同程度的呼吸功能障碍，一些患者可能仍然需要机械通气和高浓度的吸氧治疗。进行详细临床检查，胸部 X 线检查都很必要。此时，需要特别注意复苏后心肺并发症，如气胸和气管插管深度异常或异位等。

1. 通气功能　给予患者机械通气以维持正常 CO_2 水平，虽然轻度的呼吸性碱中毒有助于缓解脑水肿，但需要警惕呼吸性碱中毒可能会导致血管收缩引起脑灌注下降。对于一些特殊疾病的患者，比如急性呼吸窘迫综合征，需要给予肺保护性通气而可以采取允许性高碳酸血症。

2. 氧合功能　对于自主循环恢复的患者避免低氧的发生，在复苏早期可以给予高浓度氧吸入以维持氧合，但在能够监测患者血氧饱和度的情况下，可以将吸氧浓度降至维持血氧饱和度在 94%以上。

（七）血糖控制

复苏后患者的血糖控制与一般重症患者要求一致，维持在 10 mmol/L 以内，目前无循证医学证据证明严格的血糖控制能够改善复苏后患者的临床预后，而且严格的血糖控制往往会导致低血糖的发生，昏迷患者低血糖的临床表现往往不甚典型。因此，在治疗高血糖时应严密观察血糖变化，以免发生低血糖，加重脑损伤。

（八）预后评估

心搏骤停患者预后评估对于后期的治疗决策有重要的意义。对于接受亚低温治疗的患者，往往由于镇痛镇静药物的使用会影响神经功能的评估，所以，评价患者临床预后最早的时机是亚低温治疗结束后 72 h，而对于未接受亚低温治疗患者，最早的评估时机是心搏骤停后 72 h，但需要排除镇静或肌松药物对于神经功能的影响。

1. 瞳孔对光反射　对于复苏后昏迷的患者，无论是否给予亚低温治疗，发病后 72 h 无瞳孔对光反射是提示患者神经功能预后不良的重要指标。

2. 脑电图　复苏后昏迷给予亚低温治疗的患者，发病 72 h 后脑电图提示对外界刺激无反应并且在复温后存在持续地爆发性抑制，提示预后不良；对于未给予亚低温治疗的昏迷患者，发病 72 h 后脑电图提示爆发性抑制，结合其他不良预测指标能够提示患者神经功能预后不良。

3. 体感诱发电位　对于复苏后昏迷的患者，无论是否给予亚低温治疗，发病后 24～72 h 或复温后体感诱发电位 N20 波缺失，提示预后不良。体感诱发电位的监测需要熟练的技术和经验，并且监测过程中需要避免对肌肉的干扰和 ICU 环境对其干扰，但是体感诱发电位受镇静药物和温度变化影响较小,所以较脑电图监测和临床查体更具客观。

4. 影像学检查 对于复苏后未给予亚低温治疗的昏迷患者,复苏后 2 小时内的头颅 CT 提示灰白质比例减少是临床预后不良的指标;复苏后 2～6 天临床不良预后指标结合头颅 MRI 提示广泛的弥散受限,是神经预后不良的指标。由于影像学结果的解读受主观性影响很大,所以影像结果对预后的评估需要在专业的评估中心和有经验的医师指导下进行。

5. 血液指标 神经元特异性烯醇化酶(NSE)和 S-100B 可以预测复苏后患者神经功能的不良预后,在发病后 48～72 h 并且持续监测 NSE 及 S-100B 指标维持高数值,提示患者神经功能预后不良,但单独使用 NSE 和 S-100B 对患者进行预后预测容易出现假阳性的结果,所以这两个指标在临床使用时需要联合其他指标。

(九) 器官捐献

心肺复苏后恢复自主循环的患者,若病情在持续恶化或评估后存在脑死亡,可以作为器官捐献的供体。在体制完备的状况下,如果心肺复苏后未能恢复自主循环或放弃继续复苏的患者,可以作为肾脏和肝脏的供体。但是器官捐献牵涉到伦理和临床操作的问题,因此,还得需要体制和制度的完备。